ao. Univ.-Prof. Dr. Michael Wolzt
Mag. Silvia Feffer-Holik

# Gesund essen & trotzdem krank

Gluten-, Laktose-, Fruktose- und Histamin-Intoleranz

ao. Univ.-Prof. Dr. Michael Wolzt
Mag. Silvia Feffer-Holik

# Gesund essen & trotzdem krank

- Gluten-
- Laktose-
- Fruktose-
- Histamin-Intoleranz

Wien, 2. Auflage 2013



ISBN 978-3-99052-066-6

Umschlag: Grafikbüro Lisa Hahsler, 2232 Deutsch-Wagram
Coverfoto: Getty Images
Satz: malanda-Buchdesign, Andrea Malek, 8010 Graz
Projektbetreuung: Mag. Michael Hlatky, Mag. Hagen Schaub
Druck & Bindung: Druckerei Ferdinand Berger & Söhne GmbH, 3580 Horn
Printed in Austria



Aus Gründen der leichteren Lesbarkeit – vor allem in Hinblick auf die Vermeidung einer ausufernden Verwendung von Pronomen – haben wir uns dazu entschlossen, alle geschlechtsbezogenen Wörter nur in eingeschlechtlicher Form – der deutschen Sprache gemäß zumeist die männliche – zu verwenden. Selbstredend gelten alle Bezeichnungen gleichwertig für Frauen.

**www.aerzteverlagshaus.at**

## Vorwort

# Wenn die Verdauung rebelliert ...

Oft trifft es jene, die sich besonders gesund ernähren möchten: Sie reagieren nach dem Genuss von rohem Obst, milch- oder „zuckerfreien" Produkten mit Bauchkrämpfen, Blähungen, Durchfällen, starker Müdigkeit oder Migräne. Ihr Verdauungssystem kapituliert vor bestimmten Inhaltsstoffen und schafft es nicht, diese zu verwerten. In Österreich ist nahezu jeder Dritte betroffen, besonders häufig verursachen Milchzucker, Fruchtzucker und histaminhaltige Lebensmittel Probleme.

Als mögliche Ursachen orten Experten ein Überangebot an exotischen Lebensmitteln sowie die zunehmende industrielle Verarbeitung unserer Nahrung. Das Verdauungssystem ist mit einer Fülle von Geschmacksverstärkern, Konservierungsstoffen und künstlichen Zusatzstoffen konfrontiert und vielfach überfordert. Ein Enzymmangel kann die Beschwerden zusätzlich verstärken.

Bis die Stoffwechselstörung „Nahrungsmittelunverträglichkeit" erkannt wird, haben Patienten oft einen langen Leidensweg hinter sich. Die Symptome sind von Mensch zu Mensch sehr unterschiedlich ausgeprägt und passen zu mehreren Krankheitsbildern, wie z.B. dem Reizdarmsyndrom, das häufig auf einer Intoleranz basiert. Aber auch eine Nahrungsmittelallergie, bei der das Immunsystem beteiligt ist, sollte durch Tests ausgeschlossen werden.

Nehmen Sie dieses Buch zum Anlass, Ihren Beschwerden auf den Grund zu gehen und die wirklichen Auslöser zu finden. Oft reichen schon ein Diätplan und die Zufuhr bestimmter Enzyme, damit es Ihnen wieder besser geht.

Auf den folgenden Seiten werden die mannigfaltigen Formen der Nahrungsmittelunverträglichkeiten praxisnah erklärt – mit Anleitungen zu einer präzisen Diagnose. Sie können Ihrem Arzt im Vorfeld viel dabei helfen, wenn Sie ein Ernährungsprotokoll führen. Denn oft ist Detektivarbeit notwendig, um den wahren Übeltätern Ihrer Beschwerden auf die Spur zu kommen ...

# Inhalt

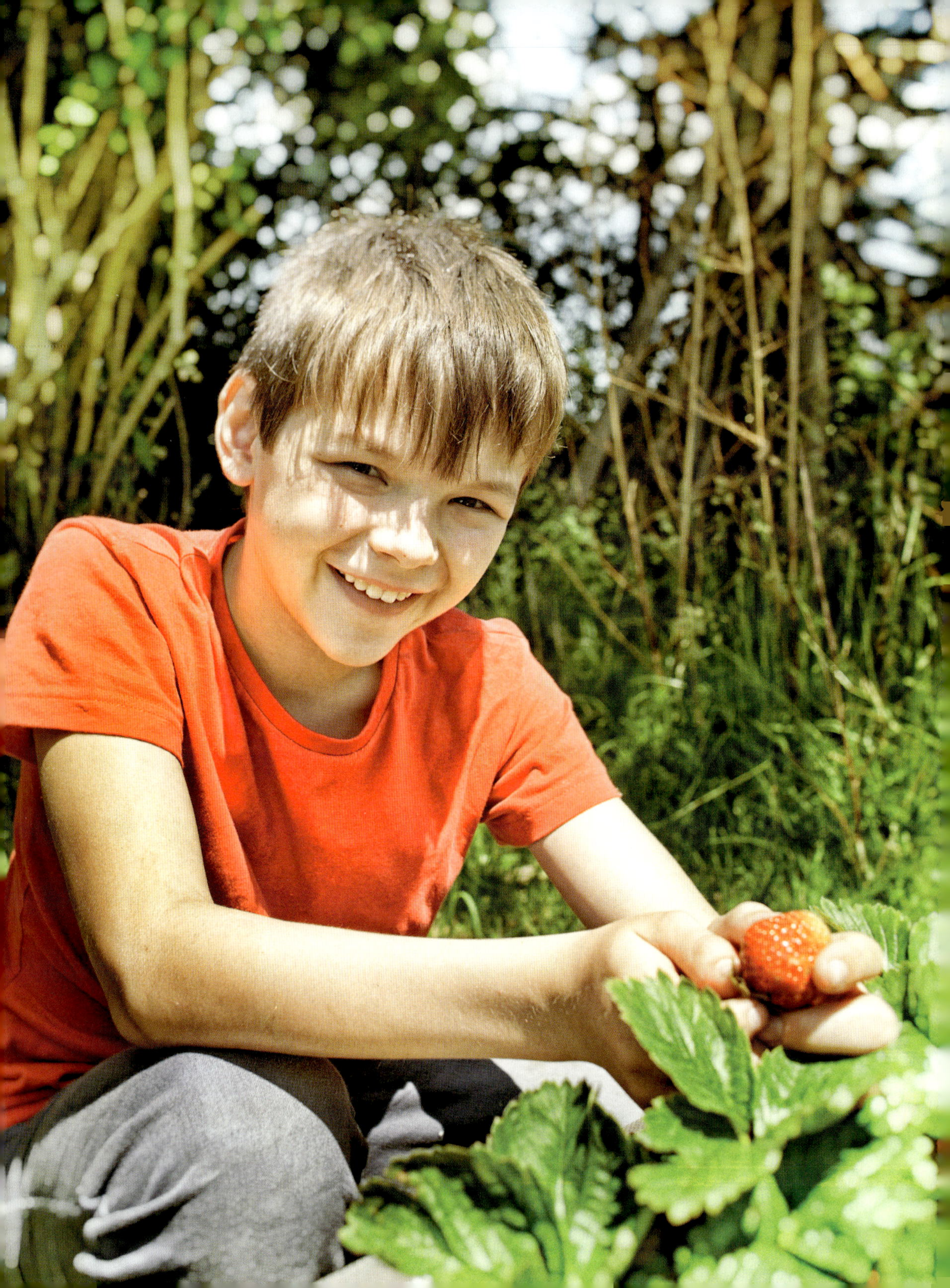

# Gesund essen – *und trotzdem krank*

Ein Biss in einen Apfel verursacht ein pelziges Gefühl, eine Portion Erdbeeren innerhalb weniger Minuten Nesselausschlag oder einige Happen marinierter Fisch heftige Darmkoliken – kommen Ihnen solche Reaktionen auf Lebensmittel irgendwie bekannt vor? Haben Sie auch schon nach Mahlzeiten plötzlich gegen Beschwerden wie Atemnot, geschwollene Lider oder Bauchgrummeln angekämpft? Dann könnten Sie an den Folgen einer Nahrungsmittelunverträglichkeit leiden: Studien zu Folge sind in Mitteleuropa bis zu acht Prozent der Kleinkinder unter drei Jahren und zwischen zwei und fünf Prozent der Erwachsenen von einer „echten" Nahrungsmittelallergie betroffen. Die Anzahl jener, die eine Nahrungsmittel-Intoleranz, also keine Allergie, quält, ist aber weit höher.

# Es ist nicht alles eine Allergie

Der Begriff „Allergie" ist heute fast schon ein Modewort und wird ganz unterschiedlich verstanden. Dabei reicht die Wahrnehmung der Bevölkerung von Bagatellisierung der Beschwerden („das geht vorbei") bis zur Übertreibung mit Panik-Angst-Zuständen nach Zufuhr zahlreicher Lebensmittel.

## Was ist eine Allergie?

Unter „Allergie" versteht man eine „spezifische Änderung der Immunitätslage im Sinne einer krankmachenden Überempfindlichkeit".
Allergien können sich unter verschiedenen Beschwerdebildern und an verschiedenen Organen manifestieren. Besonders häufig betroffen sind jedoch Haut und Schleimhäute, eben die Grenzen, an denen der individuelle Organismus mit der Umwelt unmittelbar in Kontakt kommt.
Nun gibt es neben den immunologisch vermittelten allergischen Reaktionen andere Zustandsbilder, die klinisch von der Betroffenheit der Patienten sehr ähnlich aussehen (z.B. Nesselsucht, Atemnot, Kreislaufreaktionen, Bauchkrämpfe und Durchfall), die aber nicht wie echte Allergien durch spezifische Antikörper oder Immunzellen hervorgerufen

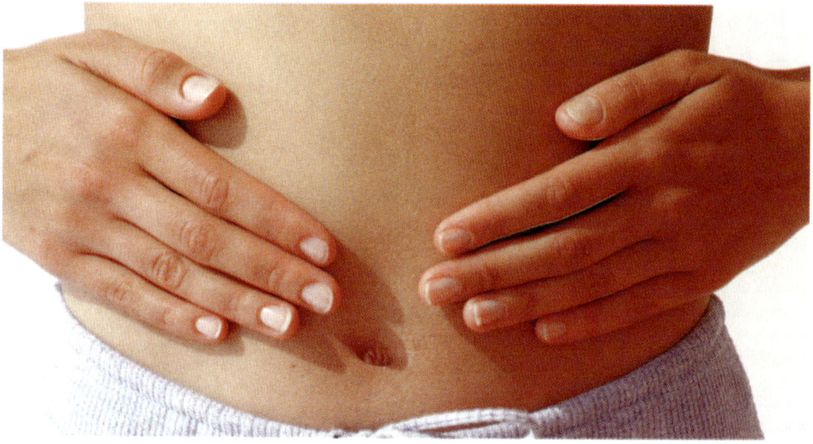

werden. Man spricht in solchen Fällen von Pseudo-Allergien oder von Nahrungsmittel-Intoleranzen. Ein wesentlicher Unterschied für die Praxis liegt darin, dass nur bei echten Allergien Hauttests sinnvoll sind. Bei Pseudo-Allergien und Intoleranzen sind auch im Blut keine spezifischen Antikörper nachweisbar.

Im Folgenden werden die Unterschiede zwischen einer Nahrungsmittelallergie, einer Nahrungsmittel-Intoleranz und einer Pseudo-Allergie vorgestellt. Kurz zusammengefasst: Während der Körper bei einer echten Allergie immer bestimmte Antikörper gegen einen an sich harmlosen Stoff bildet – die Antikörper sind mit Hilfe von Haut- und Bluttests nachweisbar – basiert eine Intoleranz meist auf einem Enzymmangel. Die Symptome beider Erkrankungsformen sind oft jedoch täuschend ähnlich.

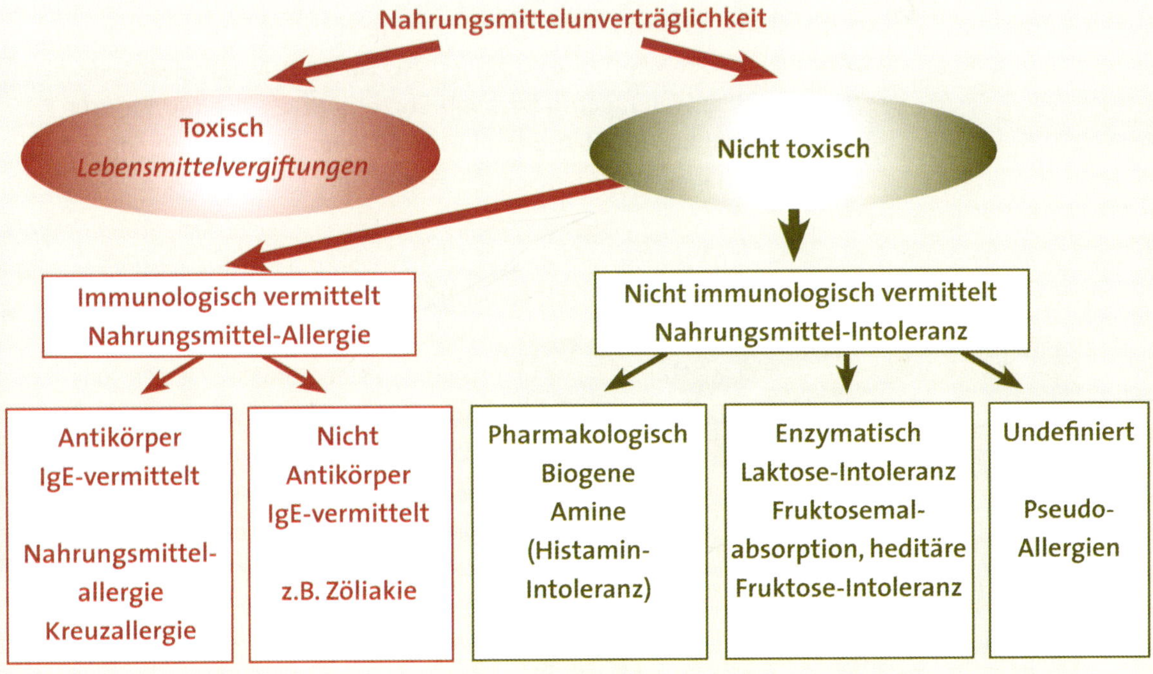


*Quelle: adaptiert nach Klassifikation der Nahrungsmittelverträglichkeitsreaktionen nach EAACI-Einteilung*

# Das Immunsystem spielt eine entscheidende Rolle

Der Begriff „Nahrungsmittelunverträglichkeit" umfasst mehrere Möglichkeiten. Wichtig in der Unterscheidung ist, ob das Immunsystem an der Erkrankung direkt beteiligt ist:

**Wenn das Immunsystem auf bestimmte Substanzen überreagiert, kommt es zu einer**

**a) Nahrungsmittelallergie** (IgE vermittelt): Die körpereigene Abwehr richtet sich dabei unnötiger Weise gegen harmlose Eiweiße oder Eiweißkomplexe, die in Nahrungsmitteln vorhanden sind. In der Folge bildet das Abwehrsystem spezielle Antikörper der Klasse IgE. Daraufhin wird Histamin in großer Menge ausgeschüttet, dies führt zu allergischen Reaktionen wie Asthmaanfällen, Nesselsucht, Magen-Darm-Beschwerden, Schwellungen oder auch Entzündungen der Mund- und Nasenschleimhäute. Im Extremfall kann sich ein allergisch bedingter, lebensbedrohender Kreislaufschock entwickeln. (siehe Allergie, Seite 12).

**b)** Bei der **Zöliakie** (nicht IgE-vermittelt) wird durch die Reaktion des Darms auf das im Getreide enthaltene Klebereiweiß Gluten das Immunsystem aktiviert, es kommt dadurch zu Entzündungen. In der Medizin wird diskutiert, ob es sich um eine Allergie handelt. Das liegt daran, dass bei der Zöliakie IgA- bzw. selten IgG- Antikörper gegen Gluten gebildet werden, allerdings keine IgE- Antikörper wie bei einer „klassischen" Nahrungsmittelallergie. (siehe Zöliakie, Seite 125ff.).

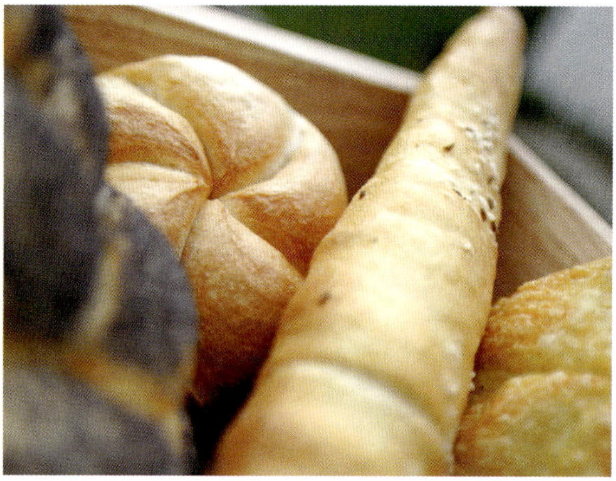

**Wenn das Immunsystem nicht direkt bei der Entstehung der Erkrankung mitwirkt,** spricht man von **Nahrungsmittel-Intoleranzen ...**

- **... als pharmakologische Reaktion:** Bestimmte Substanzen in Nahrungsmitteln sind sehr aktiv und können, wenn sie in großen Mengen verzehrt werden, eine Wirkung auf Körperfunktionen, z. B. Blutdruck oder Gefäße, ausüben. Dazu zählen die biogenen Amine wie beispielsweise das Histamin. Die Symptome z. B. einer Histamin-Intoleranz gleichen zwar jener einer Allergie, es werden jedoch keine Antikörper gebildet. Klassisches Beispiel hierfür ist die **Histamin-Intoleranz** (siehe Seite 51), die manchmal auch als Pseudoallergie bezeichnet wird.

- **... basierend auf einem Enzymmangel:** Dabei wird das Enzym, das an der Verdauung eines Nährstoffes in irgendeiner Form beteiligt ist, nicht oder in zu geringem Ausmaß vom Körper gebildet. Diese Defekte können angeboren sein oder sich im Laufe der Zeit entwickeln. Dazu zählen die **Laktose-Intoleranz** und die **Fruktosemalabsorption** bzw. **hereditäre Fruktose-Intoleranz** (siehe Seite 91 und Seite 109).

- **... als sogenannte Pseudo-Allergie:** Hier reagiert der Körper auf einen Nahrungsbestandteil ähnlich wie bei einer echten Allergie und löst allergieähnliche Symptome aus oder verstärkt eine bestehende Allergie. Pseudoallergien treten oft in Zusammenhang mit Zusatzstoffen wie Konservierungsmittel (Schwefeldioxid und Sulfit) auf (siehe Seite 83).

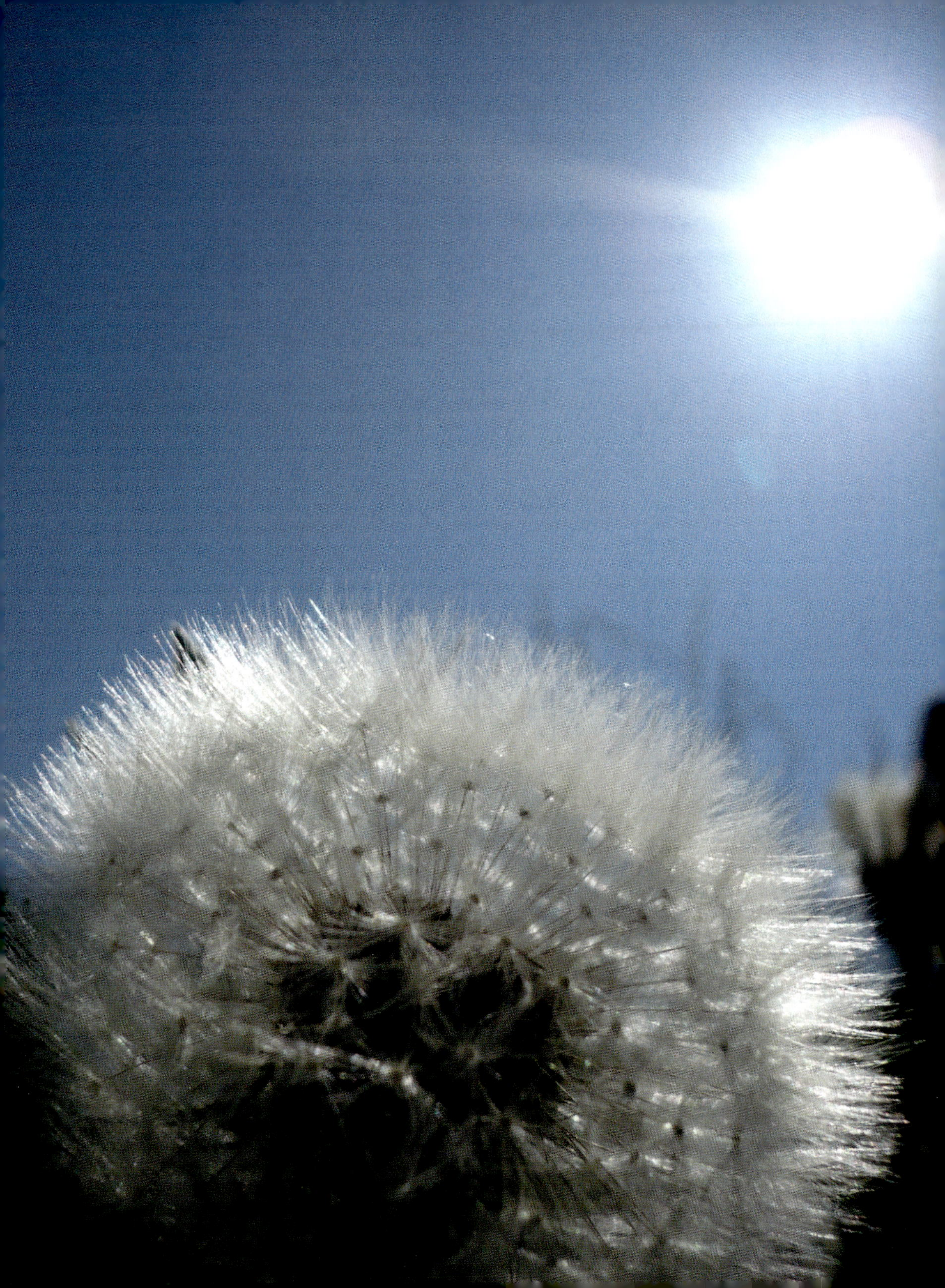

# Merkmale einer Allergie

Allergien haben viele Gesichter: Sie können die Nasenschleimhaut betreffen, die Bronchien, die Augen, die Haut oder den ganzen Körper. Besonders im Anfangsstadium der Erkrankungen werden allergische Reaktionen oft auf die leichte Schulter genommen, dabei sind sie nur die Spitze des Eisbergs. So können Atembeschwerden, die als Folge einer allergischen Reaktion auftreten, unbehandelt zu chronischem Asthma führen.

Doch ob Heuschnupfen, Asthma oder schwere Hautsymptome – die Zahl der Betroffenen hat sich in den letzten drei Jahrzehnten verdreifacht. Experten schätzen, dass etwa 30 bis 40 Prozent der Bevölkerung in Europa an den Folgen einer Allergie leiden. Die häufigsten Allergieerkrankungen (15 Prozent) betreffen die Atemwege, oft bedingt durch Pollen oder Hausstaubmilbe. Mögliche Reaktionen auf Lebensmittel machen nur zwei Prozent aus, im Kindesalter mehr.

# Was passiert bei einer Allergie?

Bei einer Allergie kommt es zu einer Überempfindlichkeitsreaktion des Körpers auf sogenannte Allergene. Diese gelangen meist mit der Atemluft, durch die Nahrung oder durch Berührung in den Körper. Allergene sind vielfach natürliche, völlig ungefährliche Stoffe, die Menschen mit einem „intakten" Immunsystem keinerlei Probleme bereiten. Denn die meisten der Allergieauslöser sind „Naturprodukte" wie z.B. Blütenstaub, Nahrungsmittel oder Tierhaare – also keinesfalls Krankheitserreger.

Für das Immunsystem eines Allergikers sind diese Stoffe aber nicht harmlos, im Gegenteil, sie werden zum potentiellen Feind:

Der erste Kontakt mit dem Allergen veranlasst bestimmte weiße Blutkörperchen – sogenannte B-Lymphozyten – dazu, spezielle Proteine – sogenannte IgE-Antikörper – zu produzieren. Die Aktivierung des

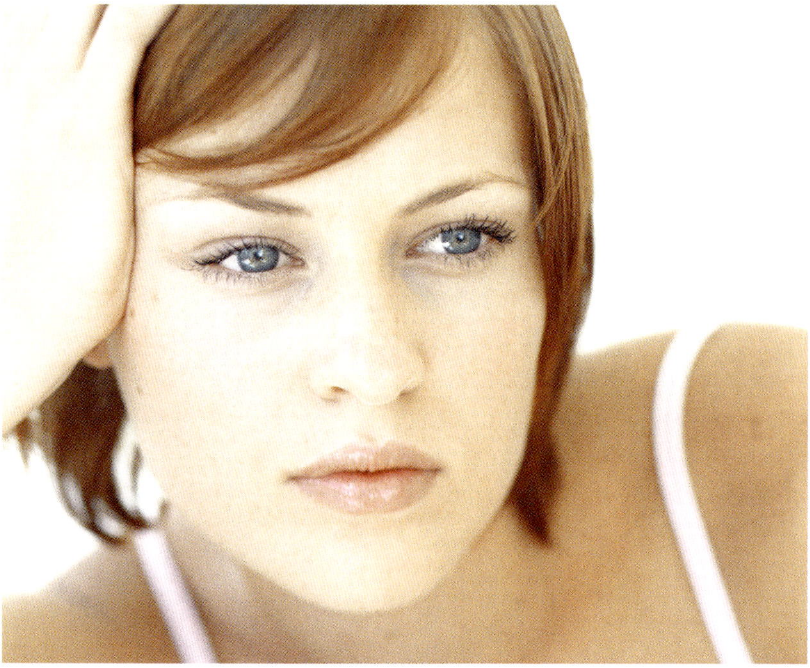

Immunsystems durch die Bildung dieser Antikörper bezeichnet man als Sensibilisierung. Kommt das Immunsystem nun erneut mit dem Allergieauslöser in Kontakt, so werden die gebildeten Antikörper aktiv: Sie strömen mit dem Blut zu den sogenannten Mastzellen in den Schleimhäuten von Mund, Nase, Darm bzw. der Haut. Die Antikörper heften sich an die Mastzellen – bevorzugt im Darm, da sie diesen dicht besiedeln –, die als Reaktion darauf explosionsartig große Mengen an Histamin ausschütten. Über das Lymph- und Blutgefäßsystem gelangt der Botenstoff Histamin zur Lunge sowie zu anderen Organen und löst dort allergische Reaktionen aus. Es kommt zu Quaddeln, tränenden Augen, geschwollenen Schleimhäuten, Übelkeit, Erbrechen oder entzündlichen Prozessen wie Asthma.
Diese Symptome müssen nicht unbedingt schon beim zweiten Kontakt mit dem Allergen erfolgen. Je nach Veranlagung können zwischen der Sensibilisierung und dem erstmaligen Auftreten von Symptomen Jahre vergehen. Viele Allergien treten auch erst im Erwachsenenalter auf.

**Allergietypen nach zeitlichem Verlauf**

**Typ 1: Sofortreaktion.** Die Reaktion setzt praktisch sofort oder innerhalb von 30 Minuten ein.
**Typ 2: Verzögerte Reaktion.** Der Körper äußert erst nach sechs bis 24 Stunden Reaktionen.
**Typ 3: Spättyp.** Die Symptome setzen nach zwei bis drei Tagen ein.

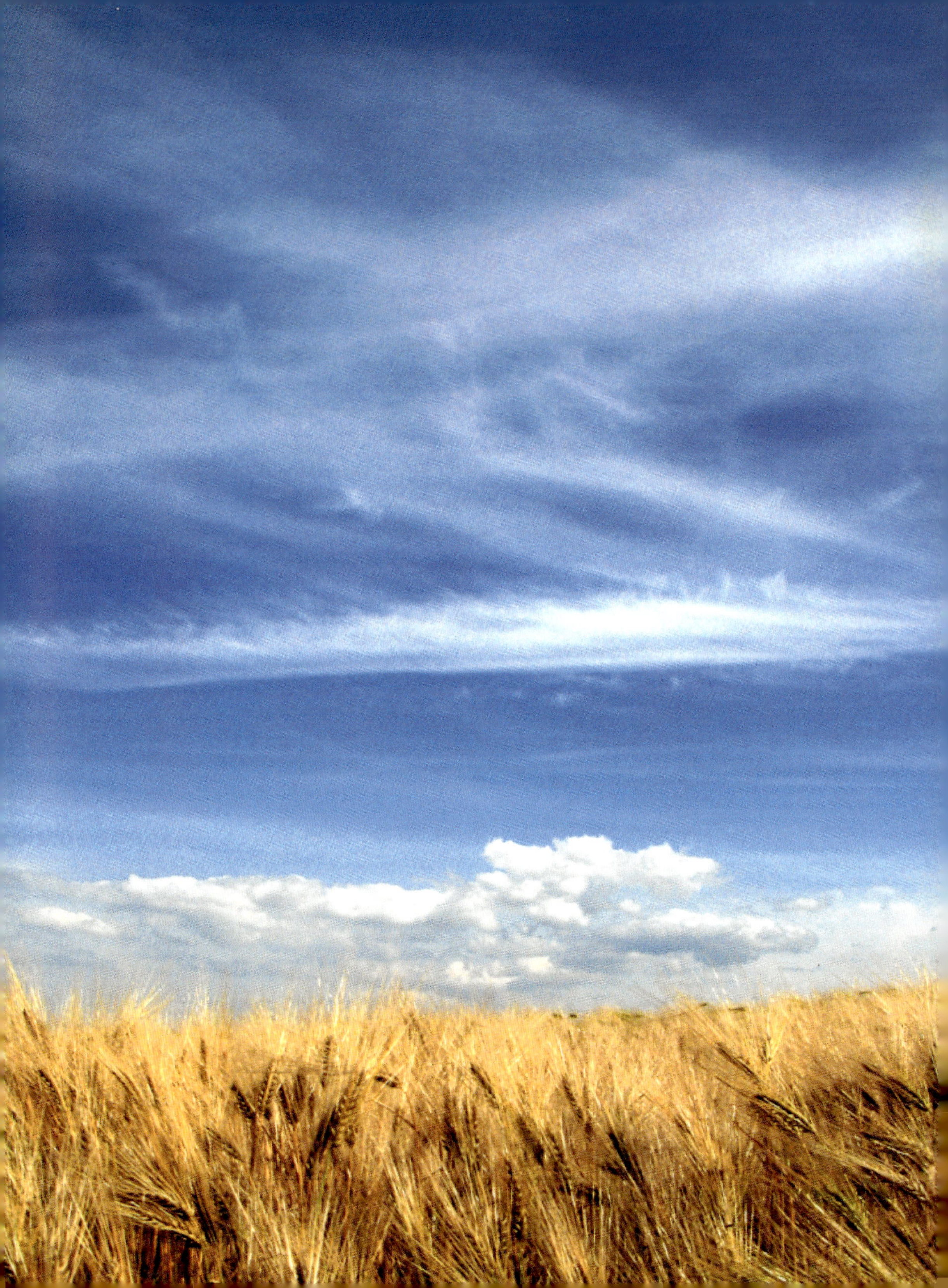

# Die Nahrungsmittel-allergie: *Warnzeichen einer ernsten Erkrankung*

**Heftige Bauchschmerzen nach einem Glas Kuhmilch**

*„Als Katharina zirka ein Jahr alt war, habe ich begonnen, ihr normale Kuhmilch zu geben. Sie hat prompt mit Erbrechen und Bauchweh reagiert. Der Kinderarzt hat mich mit ihr zu einem Allergietest geschickt, die Diagnose war eindeutig: Kuhmilchallergie gegen Molkeneiweiß. Ich habe einen speziellen Ernährungsplan von einer Diätologin bekommen und damit geht es Katharina sehr gut. Sie verträgt zwar keine Kuhmilch, aber Produkte aus Schaf- oder Ziegenmilch. Bei regelmäßigen Kontrollterminen wird überprüft, ob sich die Toleranz gegen das Molkeneiweiß gebessert hat. Bis jetzt noch nicht, aber Katharina ist ja auch erst vier Jahre alt."*

Hanna L, 29 Jahre

# Meist trifft es Kinder

Umfragen zufolge geben etwa 20 Prozent der Mitteleuropäer an, auf ein oder mehrere Nahrungsmittel allergisch zu sein. Tatsächlich dürfte die Zahl der erwachsenen Lebensmittelallergiker eher bei zwei bis fünf Prozent liegen.

„Echte" Nahrungsmittelallergien treten häufiger in der Kindheit auf., und das immer häufiger: Die Zahl der betroffenen Kinder unter fünf Jahren hat sich in zehn Jahren verdoppelt, jene, die mit lebensbedrohlichen allergischen Reaktionen in Notaufnahmen eingeliefert wurden, sogar versiebenfacht. Dabei sind Kinder innerhalb Europas unterschiedlich stark von Lebensmittelallergien betroffen: In Griechenland sind es 1,7 % aller Kinder, in Italien und Spanien 4 % und in Frankreich, Großbritannien, den Niederlanden, Österreich und Deutschland müssen 5 von 100 Kindern mit einer Nahrungsmittelallergie leben.

## Oft eine Sache der Gene

Allergien können in jedem Alter entstehen, dabei spielt die genetische Veranlagung eine große Rolle. So sind Kinder besonders gefährdet, wenn ein oder beide Elternteile Allergiker sind – Forscher sprechen von einer 20- bis 40-prozentigen Wahrscheinlichkeit, dass dann auch der Nachwuchs eine Allergie entwickelt. Umwelteinflüsse und geänderte Ernährungsgewohnheiten sind auch Faktoren, die die Entstehung einer Lebensmittelallergie begünstigen. Oft sind Kleinkinder möglichen Allergenen nicht mehr so ausgesetzt, das Immunsystem lernt nicht, zwischen „Freund" und „Feind" zu unterscheiden.

Am häufigsten leiden europäische Kinder an einer Kuhmilch- bzw. Hühnereiweißallergie. Auch Nüsse sind sehr oft problematisch.

Doch es gibt Hoffnung: Mit der Reifung der Darmschleimhaut und des Immunsystems werden acht von zehn Kindern diese Allergieform – wenn Diät und Behandlungsformen eingehalten werden – bis zum Schuleintritt wieder los. Allergien gegen (Erd)Nüsse und Fisch sind aber hartnäckiger und können oft ein Leben lang bestehen.

## Ist mein Kind Allergiker?

Schon im ersten Lebensjahr kann es als Überreaktion auf bestimmte Nahrungsmittelbestandteile (Kuhmilch, Hühnerei, Weizenmehl, Soja, Nüsse) zu Symptomen auf der Haut und im Magen-Darm-Trakt kommen. Besonders allergische Säuglinge und Kleinkinder können unter heftigem Erbrechen und Durchfällen leiden, dies kann in weiterer Folge auch die normale Entwicklung wie Größenwachstum oder Gewichtszunahme beeinträchtigen.
Wenn das Kind nach dem Essen immer wieder Reaktionen wie Hautausschläge, Übelkeit, Erbrechen oder Koliken zeigt, dann muss ein Arzt die Ursachen abklären. Wie wichtig das ist, zeigen auch wissenschaftliche Studien: Über 60 Prozent der Kinder, die an einer Nahrungsmittelallergie leiden und nicht entsprechend behandelt werden, entwickeln zusätzlich noch allergisches Asthma bronchiale.
Im Schulalter sind zunehmend verschiedene Obst- und Gemüsesorten, Samen (z.B. Sesam) und Gewürze, aber auch Fisch und Schalentiere Auslöser von allergischen Hautreaktionen wie Urtikaria (= Nesselsucht) und Neurodermitis. Auch Gesichtsschwellung, Juckreiz (z.B. am Gaumen) und Beschwerden im Darmbereich sind typische Symptome.

### Primäre Prävention

Folgende Maßnahmen können mithelfen, dass Kinder nicht an einer Allergie erkranken, obwohl in der Familie Allergien bekannt sind:

- Stillen ist für Babys noch immer die beste Form der Ernährung – mindestens vier Monate lang. Falls das nicht möglich ist, dann nur altersgerechte, hypoallergene Säuglingsfertigmilchnahrung füttern.
- Mit Beikost schrittweise erst nach Ende des 4. Lebensmonats anfangen. Das Baby sollte langsam einzelne Lebensmittel kennen lernen. Kuhmilch sollten Kinder am besten erst nach Vollendung des 1. Lebensjahres erhalten.

- Nicht rauchen, vor allem nicht in der Schwangerschaft, auch kein Passivrauchen.
- Schimmelpilzbildung in Innenräumen vermeiden, gut durchlüften, auf feuchte Stellen achten.
- Hautpflege und Vermeidung von hautreizenden Stoffen (z.B. Wolle, Nickel etc.).
- Die meisten Experten empfehlen auch heute noch den Verzicht auf pelz- und federntragende Haustiere, obwohl hier unterschiedliche und widersprüchliche Studienergebnisse vorliegen. So fanden einige Studien keinen Einfluss von Hundekontakt auf Allergieentwicklung, während eine überwiegende Anzahl von Studien das Risiko der Katzenhaltung für die Entwicklung einer Allergie betont. Auch die weit verbreitete Meinung, „Dreck ist gesund", die auf Untersuchungen beruht, wonach Kinder, die auf einem Bauernhof aufwachsen, weniger zu Allergien neigen als Kinder desselben Dorfes, die nicht auf dem Bauernhof aufwachsen, ist noch im Stadium einer Hypothese, d.gh. eines Denkansatzes, der die Allergieforschung bereichert, aber noch nicht geeignet ist für allgemeine Empfehlungen. Es macht keinen Sinn, ein Stadtkind in den Kuhstall zu stecken, um Allergieprophylaxe zu betreiben!

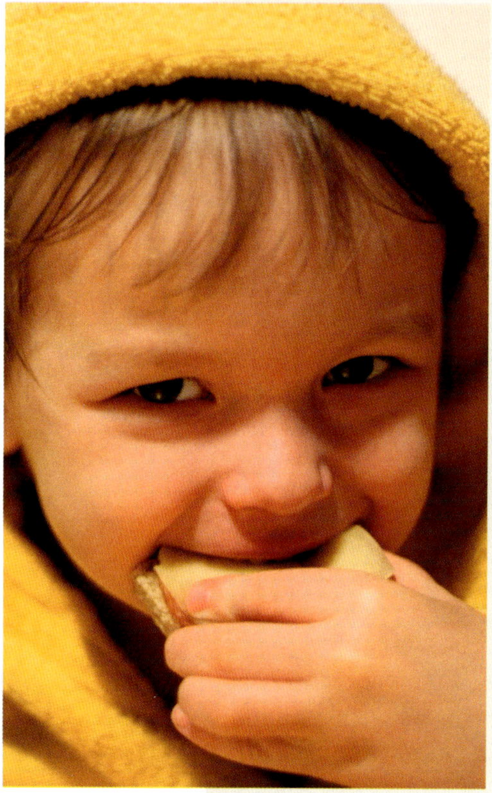

- Schutzimpfungen regelmäßig durchführen, auch das trainiert das Immunsystem.

# Symptome: Juckreiz, Schwellungen und Atemnot

Die Auswirkungen einer Lebensmittelallergie treten üblicherweise innerhalb weniger Minuten nach Aufnahme des Allergens zutage. Wie stark die Symptome sind, ist individuell sehr verschieden. So kann ein Betroffener nach dem Genuss eines frischen Apfels nur ein leichtes Kratzen am Gaumen verspüren, während ein anderer nach dem Verzehr von Garnelen mit einem Nesselausschlag am ganzen Körper reagiert.
Am häufigsten zeigt sich eine Lebensmittelallergie durch Reaktionen auf der Haut, auf den Schleimhäuten oder in den Atemwegen. Oft spielen auch mehrere Beschwerden zusammen: So kann Erbrechen mit Schwindel oder Kollaps auftreten, oder Durchfall gepaart mit Hautquaddeln usw.
Sofortreaktionen sind die gefährlichsten Auswüchse einer Lebensmittelallergie. Wenn eine Person z.B. stark allergisch auf Erdnüsse reagiert, können bei ihr unmittelbar nach dem Verzehr einer Nuss Zunge und Kehlkopf anschwellen. Es kann zu einem akuten Asthmaanfall kommen, in seltenen Fällen sogar zu einer Schockreaktion des Körpers (anaphylaktischer Schock). Das typische Erscheinungsbild: akut auftretende Herz-Kreislaufstörungen, Blutdruckabfall bis zur Bewusstlosigkeit, im Extremfall kann ein anaphylaktischer Schock tödlich enden.

# So reagiert der Körper

Die Reaktionen auf das Allergen sind individuell verschieden und können einzelne Organe, aber auch den ganzen Körper betreffen.
**Auf der Haut:** Weit über die Hälfte aller Nahrungsmittelallergiker ist mit Hautbeschwerden konfrontiert; Nesselausschlag, rasche Schwellung von Haut und Schleimhaut, plötzliche Rötung (Flush), Juckreiz, Quaddeln, Ekzem, Ausschlag, Kribbeln und Bläschen an der Mundschleimhaut.
**In den oberen und unteren Atemwegen:** Rund 20 Prozent der Reaktionen spielen sich im Bereich der Atemwege ab, wie Husten, Atembe-

schwerden, Niesattacken, Schnupfen, Anschwellen der Schleimhäute, Verschleimung der Bronchien, Heiserkeit. Durch Prozesse in den unteren Atemwegen kommt es zu Atemnot und pfeifenden Atemgeräuschen (Asthma).

**Herz-Kreislauf-System**: Zehn Prozent der Nahrungsmittelallergiker klagen über Schwindelgefühle, Herzrasen, Kollaps bis zum Kreislaufzusammenbruch.

Außerdem können auftreten:

**Allgemeine Symptome:** extreme Müdigkeit, Schlafstörungen.

**Im Magen-Darm-Trakt:** Koliken, Krämpfe, Übelkeit, Erbrechen, Durchfall, Bauchschmerzen, Verstopfung, Blähungen, Völlegefühl, Sodbrennen.

**Im Mund- und Rachenbereich:** Kratzen oder Juckreiz im Mund, im Rachen; oft mit starker Schwellung von Zunge und/oder Lippen; Bläschenbildung an den Lippen, der Zunge, an der Wangen- und Rachenschleimhaut und am Gaumen; Schluckbeschwerden.

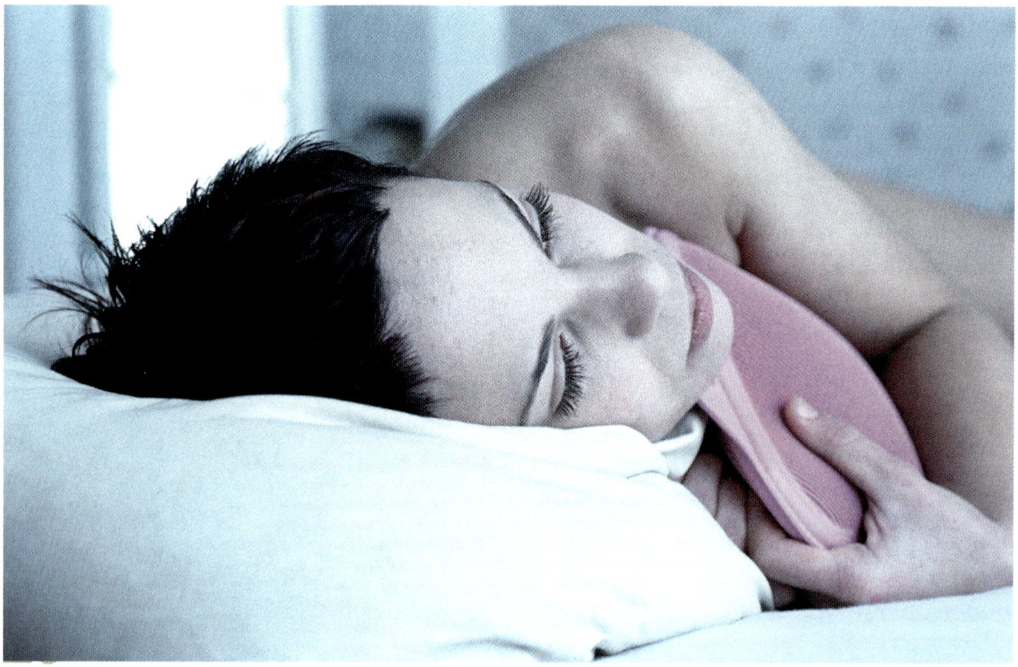

**In den Augen:** tränende und geschwollene Augen, Bindehautentzündung.
**Im Kopfbereich:** Kopfschmerzen, Migräne.

Auslöser von Lebensmittelallergien sind praktisch immer Eiweißverbindungen in bestimmten, meist pflanzlichen Nahrungsmitteln. Bei Kindern sind Milch, Eier und Nüsse die häufigsten Allergieauslöser. Erwachsene reagieren auf folgende Nahrungsbestandteile häufig mit Allergien:

- Fisch
- Meeresfrüchte
- Erdnüsse/ Nüsse
- Gewürze, Gemüse-, Obstsorten
- Sellerie, Senf, Sesam
- Getreide
- Eier
- Milch- und Milchprodukte
- Soja und Sojaprodukte
- Auch Schimmelpilze können allergisierend wirken.

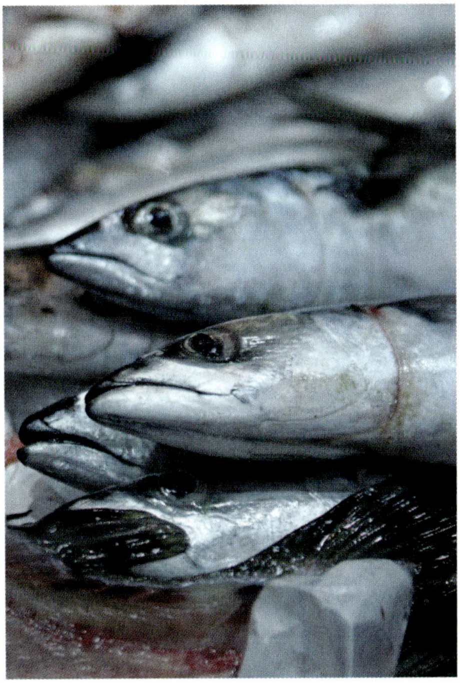

Es gibt nur wenige Nahrungsmittel, die keine Allergien hervorrufen, dazu gehören zum Beispiel geschälter Reis, Gemüse wie Zucchini, Chinakohl, gekochte Kartoffeln, Blattsalate, Gurken (Gemüse besser dünsten bzw. blanchieren statt roh essen); kaltgepresstes Olivenöl, Grüner Tee oder Mate-Tee sowie Gewürze wie Muskat, Thymian, Rosmarin und Ingwer.
Es kommt aber immer häufiger vor, dass Allergiker, die schon unter Heuschnupfen oder Nesselsucht leiden, auch bestimmte Lebensmittel nicht vertragen. Dieses Phänomen nennt man auch Kreuzallergie.

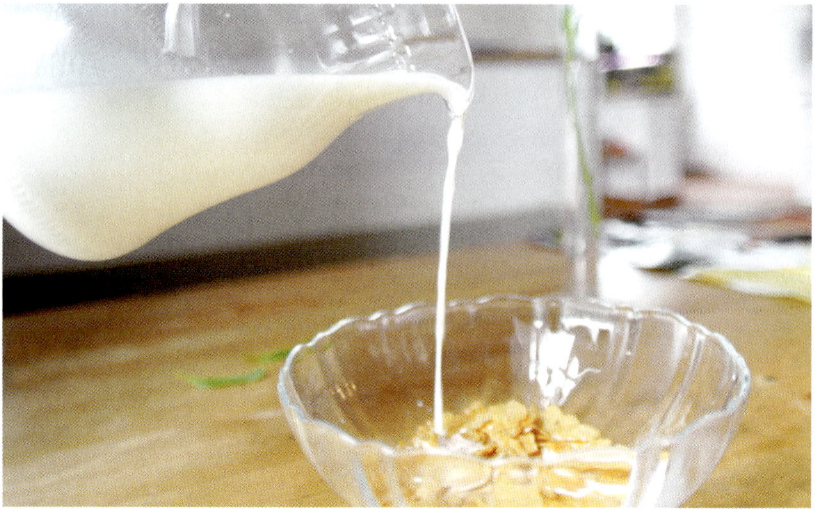

Von 100 erwachsenen Personen, die eine Nahrungsmittelallergie aufweisen, leiden bis zu

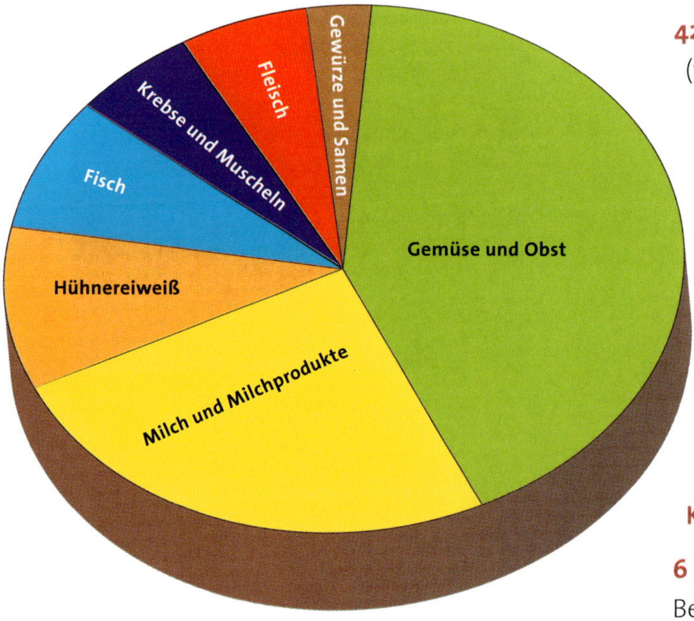


*adaptiert nach: Erika Jansen-Jarolim, Intoleranzen und Allergien gegen Nahrungsmittel, Institut für Pathophysiologie, Universität Wien*

**42** an einer Allergie gegen **Gemüse** (wie Sellerie) bzw. **Obst** (wie Äpfel, Nüsse)

**25** an einer Allergie gegen **Milch** und **Milchprodukte**

**10** an einer Allergie gegen **Hühnereiweiß**

**8** an einer Allergie gegen **Fisch**

**6** an einer Allergie gegen **Krebse** und **Muscheln**

**6** an einer Allergie gegen Bestandteile im **Fleisch**

**3** an einer Allergie gegen **Gewürze** und **Samen**.

# Die Kreuzallergie – Allergene, wo man sie nicht vermutet

Pollenallergiker beobachten im Frühjahr oft ein interessantes Phänomen: Kaum setzt mit dem ersten Pollenflug der Heuschnupfen ein, verspüren sie ein Brennen im Mund, sobald sie in einen Apfel beißen. Das lässt sich so erklären, dass in Äpfeln identische Eiweißverbindungen wie im Blütenstaub vorkommen, die dann ebenfalls die Produktion von Antikörpern auslösen. Diese Überschneidung bezeichnet man als Kreuzallergie – das Immunsystem einiger Allergiker reagiert auf Allergene, die sich sehr ähnlich sind.

Kreuzreaktionen haben in den letzten Jahren stark zugenommen und sind oft auch die häufigste Ursache für Nahrungsmittelallergien bei Jugendlichen und Erwachsenen. Besonders oft haben Birkenpollenallergiker (siehe Tabellen) mit ihnen zu tun – zwei Drittel klagen über allergische Reaktionen, wenn sie sich einen Apfel genehmigen. Die Allergenmenge ist sehr stark von der Sorte abhängig; geschälte Äpfel haben weniger Allergene. Die Beschwerden bei Kreuzallergien bleiben in vielen Fällen auf die Mundschleimhaut beschränkt: Es kann zu Juckreiz, Brennen, Kribbeln oder zu einem pelzigen Gefühl kommen. Selten können auch Atemnot, Nesselsucht, Übelkeit, Erbrechen, Schwindel und Kreislaufschwäche auftreten.

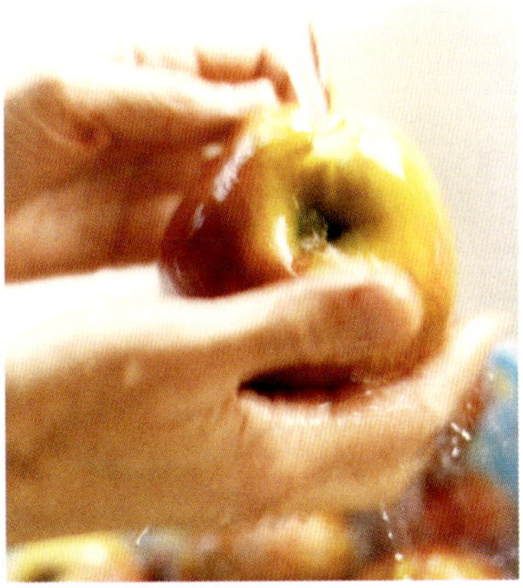

In der Therapie der Kreuzallergien ist es einerseits wichtig, den Kontakt mit Allergenen zu vermeiden (man spricht von der sogenannten Karenz). Andererseits muss auch die ursprüngliche Allergie (zum Beispiel der zugrunde liegende Heuschnupfen) behandelt werden. Besonders erfolgreich wird oft die sogenannte spezifische Immuntherapie eingesetzt (siehe Seite 37). Die Hälfte aller Heuschnupfen-Patienten mit Kreuzreaktionen auf Nahrungsmittel hat danach langfristig weniger Beschwerden mit beiden Auslösern. Allergiker sollten auch bei verpackten Lebensmitteln aufmerksam die Zutatenlisten lesen.

## Mögliche Kreuzreaktionen

In gekochtem Zustand werden viele Obst- und Gemüsesorten gut vertragen, da sich das Allergen durch die Hitze verflüchtigen kann. Dies gilt aber nicht für alle, häufigstes Beispiel ist Sellerie.

| Primär herrscht folgende Allergie vor: | mögliche Nahrungsmittelallergie als Kreuzallergie: |
|---|---|
| **Baumpollen (Buche, Birke, Hasel, Erle)** | Kernobst wie Äpfel (besonders Golden Delicious, Granny Smith – die Sorten Boskop oder Jonathan werden besser vertragen), Birnen, Nüsse (besonders Haselnüsse), Mandeln, Kartoffeln (roh), Karotten (roh), Sellerie, Kiwi, Steinobst wie Kirschen, Nektarinen, Pfirsich, Pflaumen sowie Gewürze (wie Dille, Petersilie, Kümmel, Fenchel) |
| **Kräuterpollen** | Sellerie, Karotten, Kamille, Sonnenblume, Artischocke, Fenchel, Kren, diverse Gewürze wie Beifuß, Pfeffer, Oregano, Anis, Kümmel, Dille Koriander, Lorbeeren, Paprika, Petersilie, Currymischungen |
| **Gräserpollen, Getreidepollen** | Tomaten, Hülsenfrüchte wie Soja, Erbsen, Erdnüsse, Kiwis, Melone, Wassermelone, Banane, Getreidemehle und -produkte aus Roggen, Hafer, Weizen, Gerste wie Müsli, Breie<br>Bei Allergie auf Gerste: Bier |
| **Ficus** | Ananas, Banane, Feigen, Kiwi, Papaya |
| **Naturlatex** | Kiwis, Feigen, Bananen, Paprika, Avocados, Maroni, Papaya, rohe Kartoffeln, Passionsfrucht, Sellerie, Pfirsich, Buchweizenmehl, Mango |
| **Hausstaubmilbe** | Weichtiere wie Muscheln, Auster, Krustentiere wie Garnelen, Scampi, Krabben |

# Dem Übeltäter auf der Spur

Allergien sind keine Bagatellerkrankungen und gehören unbedingt in ärztliche Hand. Die Betroffenen sind in ihrem Alltag oft stark eingeschränkt, juckende Hautausschläge, Atembeschwerden durch Asthmaanfälle, verquollene Augen durch eine Pollenallergie – all das macht das Leben schwer.

Bleiben allergische Beschwerden zu lange unbehandelt, muss man mit schwerwiegenden Folgen rechnen: allergische Entzündung wandern von Auge und Nase in Richtung Lunge. Chronisches Asthma kann entstehen und es kommt zu irreparablen Umbauvorgängen in den Atemwegen.

Wenn Sie nach dem Genuss eines bestimmten Lebensmittels immer wieder Beschwerden beobachten, sollten Sie unbedingt einen Arzt aufsuchen. Ob eine Allergie oder Unverträglichkeitsreaktion vorliegt, ist auf den ersten Blick nicht immer feststellbar. Gerade durch die Viel-

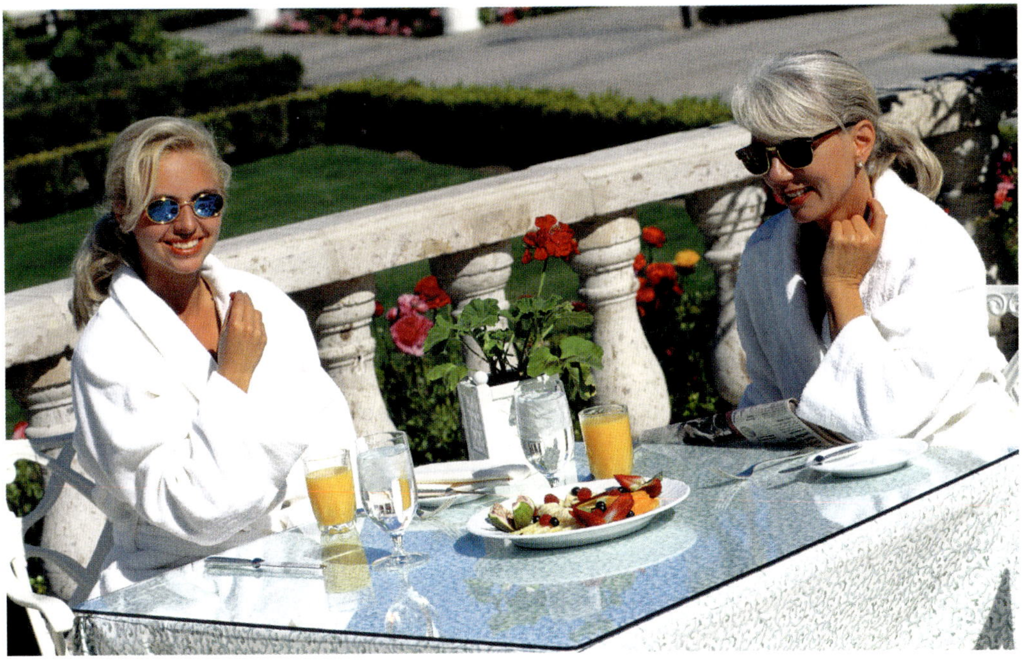

falt der Möglichkeiten und die Komplexität der Ursachen ist aber eine exakte Diagnosestellung zur Abklärung unbedingt notwendig.
Nur aufgrund von Vermutungen bestimmte Nahrungsmittel vom Teller zu verbannen, ist keine gute Strategie: Erstens bringen Sie sich damit (vielleicht unnötigerweise) um Genuss und damit Lebensqualität und zweitens kann es zu einem Mangel an wichtigen Nährstoffen kommen.
Daher ist es sehr wichtig, mit ärztlicher Hilfe herauszufinden, welche Lebensmittel nun wirklich für Sie gefährlich sind.

## Schritt für Schritt zur Diagnose

### Erster Schritt: Das ausführliche Gespräch

Im Anamnesegespräch (Vorerkrankungen) wird der Arzt unter anderem erfragen, ob in der Familie bereits Allergien bekannt sind. Wenn Eltern oder Geschwister an Allergien leiden, ist die Wahrscheinlichkeit höher, dass auch bei Ihnen eine echte Allergie vorliegt.
Je genauer Sie Ihrem Arzt schildern, wann, wie oft, in welcher Art und Intensität die Symptome auftreten, desto gezielter kann er untersuchen.

### Zweiter Schritt: Ernährungs- und Symptome-Tagebuch

Sehr gute Hilfe leistet dabei ein Protokoll über eine oder mehrere Wochen, in dem Sie Folgendes genau notieren:

- alle Speisen, Getränke und Medikamente (wenn möglich mit Mengenangaben),
- bei Selbstgekochtem listen Sie alle Zutaten, einschließlich der Gewürze, auf,
- wenn Sie besonders nach Fertigprodukten an bestimmten Symptomen leiden, schneiden Sie die Zutatenlisten der Verpackung aus, notieren den Zeitpunkt, wann es verzehrt wurde und beschreiben Sie die Beschwerden (wann sind diese aufgetreten, wie heftig waren diese).

## Dritter Schritt: Verschiedene Haut- und Bluttests

Um herauszufinden, ob und welche Allergene an den Reaktionen schuld sind, stehen spezifische Tests zur Verfügung. Beim Hauttest werden, je nach Verfahren, Lebensmittel-Allergene in natürlicher Form oder als fertiger Extrakt in die Haut gerieben, gestochen oder gespritzt.

### ■ Der Prick-Test

Bei diesem Verfahren werden geringe Mengen verschiedener Allergene in Tropfenform auf die Innenseite des Unterarms aufgetragen (bei Kindern oft am Rücken) und in die oberste Hautschicht geritzt. Nach 20 Minuten wird das Ergebnis des Tests abgelesen. Eine allergische Reaktion äußert sich durch eine juckende Quaddel, ähnlich einem Gelsenstich. Der Test wird zur Diagnostik von Typ-1-Allergien – oft bei Allergenen, die eingeatmet werden, wie Pollen oder Tierhaare sowie Nahrungsmittelallergien – verwendet. Ähnlich funktioniert auch der Prick-zu-Prick-Test. Dazu wird mit der Testnadel zuerst in das Lebensmittel gestochen, das geprüft wird. Dann wird mit dieser Nadel ganz leicht die Haut geritzt und die Reaktion darauf beobachtet.

### ■ Reibe-Test

Hier wird z.B. mit einem Lebensmittel mehrmals über die intakte Haut (meistens des Unterarms) gerieben. Der Test ist positiv, wenn innerhalb von 20 Minuten Quaddeln entstehen. Der Reibe-Test wird zur Diagnose von Typ-I-Allergien eingesetzt, ausgehend davon, dass der Patient sehr stark allergisch reagiert – oder auch bei Kleinkindern, die z.B. an einer Milchallergie leiden. Wenn der Betroffene keine Reaktion auf den Reibetest zeigt, kann dennoch eine Sensibilisierung vorliegen, allerdings ist sie dann weniger stark ausgeprägt.

### ■ Intrakutan-Test

Die Testlösung wird mit Hilfe einer Injektion in die oberste Hautschicht verabreicht. Diese Methode ist aufwändiger und risikoreicher als der Pricktest.

### Vierter Schritt: Bluttests

Bei Blutuntersuchungen im Labor wird der Gehalt eines spezifischen Antikörpers – des Immunglobulins E – bestimmt. Es gibt unterschiedliche Testverfahren:

- **RIST- (Radio-Immuno-Sorbens)Test:** Es wird der Gesamtgehalt an IgE analysiert. Der Gesamt IgE-Spiegel im Blut ist umso höher, je mehr Allergene an der Überempfindlichkeit beteiligt sind.
- **RAST- (Radio-Allergo Sorbens)Test:** Dies ist ein diagnostischer Labortest, bei dem gezielt IgE-Antikörper gegen bestimmte Allergene im Blut nachgewiesen werden. Dieser Test wird meistens zur Bestätigung einer Allergie genutzt, die bereits klinisch und im Hauttest nachgewiesen wurde.

Hierbei werden Blutzellen im Reagenzglas aufgeschwemmt und mit den verdächtigen Allergenlösungen zusammengebracht. Ist ein Mensch allergisch, zeigen diese Zellen Aktivierungszeichen oder setzen Botenstoffe wie z.B. Histamin oder Leukotriene frei. Diese Tests sind relativ aufwändig und nur an größeren Institutionen verfügbar.

Werden bei all diesen Tests keine Sensibilisierungen gefunden, so liegt auch keine Immunsensibilisierung vor. Nun können die Symptome Reaktionen auf Intoleranzen sein, die mit einer Allergie nichts zu tun haben (ab Seite 45).

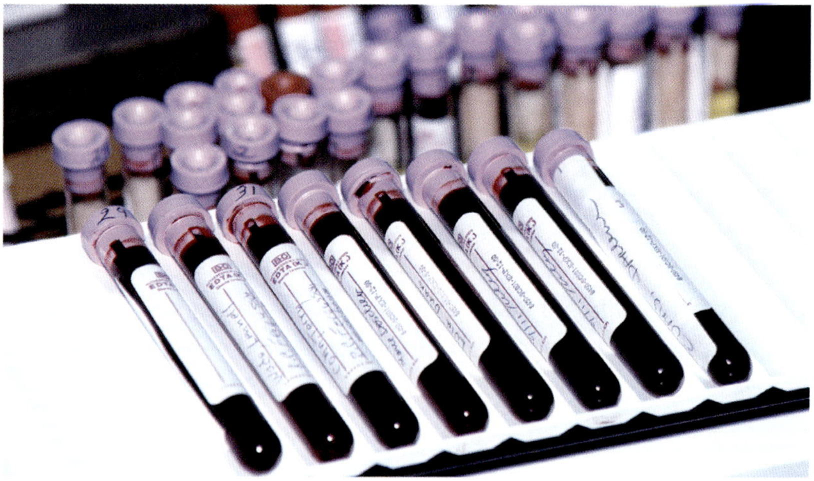

**Fünfter Schritt: Mit Hilfe von Diäten das schuldige Allergen finden**

Nun geht es darum, das schuldige Allergen zu finden. Dazu werden zunächst einmal die möglichen allergieauslösenden Stoffe eingegrenzt. Dabei kann eine **Auslassungsdiät** (diagnostische **Eliminationsdiät oder Karenzdiät**) hilfreich sein. Nach Rücksprache mit dem Arzt wird probehalber für ein bis vier Wochen auf die vermutlichen Auslöser verzichtet. Das heißt, Sie lassen für bestimmte Zeit die verdächtigen Lebensmittel (wie zum Beispiel Fisch, Milch/-produkte, Nüsse etc.) weg.

Gehen die Beschwerden in dieser Zeit zurück, wird der Speiseplan langsam wieder um einige Lebensmittel erweitert. Es können mehrere Wochen oder Monate vergehen, bis eindeutig feststeht, welche Nahrungsmittel die Allergie hervorrufen.

Bringt die Eliminationsdiät kein Ergebnis und besteht kein konkreter Verdacht hinsichtlich bestimmter Lebensmittel, halten Sie für einige Zeit eine sogenannte **allergenarme Basisdiät ein.**

Unter einer Basisdiät versteht man eine Ernährung mit nur wenigen Nahrungsmitteln, die kaum oder selten allergische Reaktionen verursachen. Sie dient oft zur Vorbereitung auf einen oralen Provokationstest. Die Diät sollte maximal zehn Tage dauern und umfasst folgende Nahrungsmittel:

- Getreide (Reis, Kartoffeln)
- Fleisch (Lamm, Pute)
- Gemüse (Blumenkohl, Brokkoli, Gurke)
- Obst (Banane, Birne)
- Fett (Sonnenblumenöl. milchfreie Margarine)
- Getränke (Mineralwasser, Tee)
- Salz/Zucker (wenig).

Wenn nun mit Hilfe der allergenarmen Basisdiät die Symptome abgeklungen sind, dann wird beim oralen Provokationstest (Suchdiät) eine genau festgelegte Menge eines bestimmten Allergens verzehrt, die Reaktionen darauf werden genau dokumentiert und die Allergenmenge wird langsam gesteigert. Bei leichten Symptomen kann, in Absprache und mit Zustimmung des Arztes, auch zu Hause eine Suchdiät durchgeführt werden.

# Was tun bei einer Nahrungsmittelallergie?

Wenn bestimmte Nahrungsmittel stärkere bzw. bedrohliche Symptome auslösen, wie starke Atemnot, Kreislaufbeschwerden oder ein Anschwellen der Kehlkopfschleimhaut, dann müssen die Auslöser konsequent gemieden werden. Besonders häufig ist das bei stark allergen wirkenden Lebensmitteln wie Nüssen (vor allem Erdnüssen), Fisch, Milch, Sellerie, Soja und Sesam der Fall.
Eine professionelle Diätberatung mit der Erstellung eines individuellen Plans ist dann – besonders auch bei Kindern – unbedingt notwendig, denn oft verstecken sich Allergene in Produkten, wo man sie gar nicht vermutet.

## Medikamentöse Behandlung

Es gibt aber auch Medikamente, die eine Linderung der Symptome bewirken, indem sie die Wirkung des Histamins unterdrücken.

**Antihistaminika:** Bei leichten Symptomen eines allergischen Schnupfens oder allergischer Augenentzündungen können spezielle Nasensprays oder Augentropfen ausreichen, die Beschwerden zu mildern. Sie blockieren die Wirkung des Histamins, das aus den Mastzellen in der Nasenschleimhaut freigesetzt wird. Neue moderne Wirkstoffe können bereits im Kindesalter unbedenklich verabreichet werden, sie machen nicht mehr müde.

**Kortison:** Ergänzend empfiehlt die Weltgesundheitsorganisation (WHO) Kortison in Form eines Nasensprays. Lokal angewandte Kortikosteroide haben oft deutlich weniger Nebenwirkungen als schleimhautabschwellende Mittel. Asthma bronchiale wird mit bronchienerweiternden und entzündungshemmenden Medikamenten behandelt.

**Adrenalin:** Bei einem Kreislaufkollaps (z.B. bei Insektengift, bei schweren Lebensmittelallergien) stehen Notfallmedikamente wie z.B. Adrenalin – auch zur Selbstinjektion – zur Verfügung.

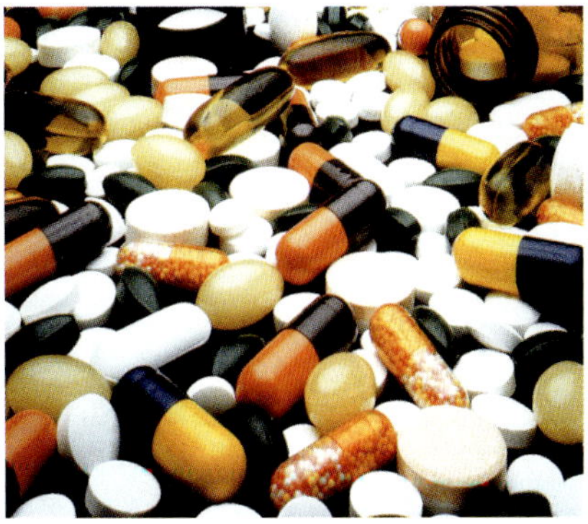

**Hyposensibilisierung/spezifische Immuntherapie (ASIT).** Damit kann eine Allergie langfristig gebessert bzw. sogar ganz ausgeheilt werden. Die Wirkung der Hypersensibilisierung beschränkt sich nicht allein auf die Linderung der Symptome, sondern es wird auch die Ursache der allergischen Beschwerden bekämpft. Der Patient erhält in Form von Tropfen, Tabletten oder einer Injektion winzige Mengen des Allergens, das in höherer Konzentration eine heftige Immunreaktion auslösen würde. Die geringe Dosis aber ermöglicht es dem Abwehrsystem, eine angemessene Reaktion auf Allergene zu erlernen. Während die Wirksamkeit der ASIT für Heuschnupfen, Asthma und Insektengift-Anaphylaxie überzeugend nachgewiesen wurde, herrscht bei Nahrungsmittelallergien noch Unsicherheit über die Wirksamkeit. Es fehlen größere Studien. Es gibt aber erste Hinweise, dass z.B. bei pollenassoziierten Nahrungsmittelallergien eine Hyposensibilisierung auch die Beschwerden nach Aufnahme der kreuzreagierenden Nahrungsmittel verbessern kann.

Wer mit einer Nahrungsmittelallergie bzw. mit einer Kreuzallergie zu kämpfen hat, sollte immer ein Notfallset mit sich führen. Wichtig ist auch die regelmäßige ärztliche Kontrolle, um den Verlauf der Allergie im Griff zu haben und zu prüfen, ob die Einschränkungen auf bestimmte Lebensmittel noch passen.

# Die Verdauung

Was passiert mit unserer Nahrung im Körper und warum kommt es zu einem Nährstoffmangel, wenn der Dünndarm nicht so recht funktioniert? Ein kurzer Streifzug durch unsere Verdauung gibt Aufschluss.

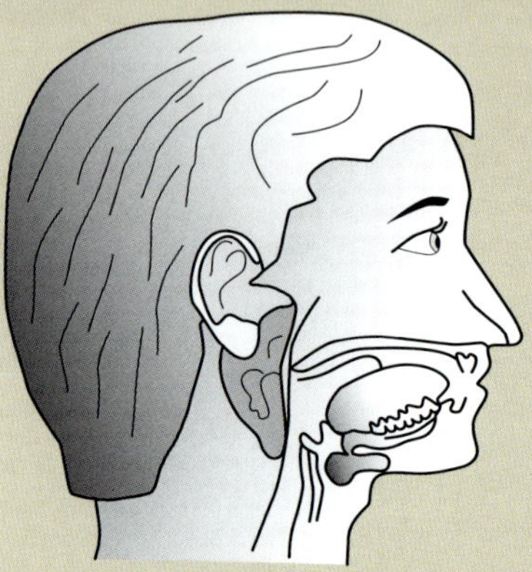

**Erste Station: Mund, Rachen und Speiseröhre**

An dem Sprichwort: „Gut gekaut ist halb verdaut" ist schon was dran. Denn je kleiner unsere Zähne die Nahrung zermahlen, desto länger bleibt sie im Mund und wird dort schon gut eingespeichelt. Enzyme spalten komplexe Kohlenhydrate (Stärke) in kleinere Untereinheiten (Einfachzucker) auf. Dies ist auch der Grund, warum Brot süßlich schmeckt, wenn es längere Zeit gekaut wird. Vom Rachen wird der Speisebrei mit Hilfe von wellenförmigen Muskelbewegungen über die Speiseröhre in den Magen gepresst.

**Zweite Station: Der Magen**

Täglich werden im Magen zwischen eineinhalb und drei Liter Magensaft gebildet – mit dem Ziel, eindringende Bakterien, die im Speisebrei enthalten sind, größtenteils zu vernichten. Der Magensaft enthält u.a. eiweißspaltende Enzyme, Schleim, um die Nahrung gleitfähig zu machen, und Salzsäure.
Im Magensaft sind aber auch Enzyme enthalten, welche die Spaltung von Fett, aber in weit größerem Ausmaß von Eiweiß, übernehmen. Nur wenige Stoffe, z.B. Alkohol und Azetylsalizylsäure, gehen, wenn auch nur in geringen Mengen, direkt ins Blut. Die Verdauung der Kohlenhydrate wird erst im Dünndarm fortgesetzt.

**Dritte Station: Der Darm**

Ein intakter Darm sorgt für ein gutes Immunsystem, da dort die meisten Immunzellen sitzen und gegen Viren, Bakterien und andere Krankheitserreger

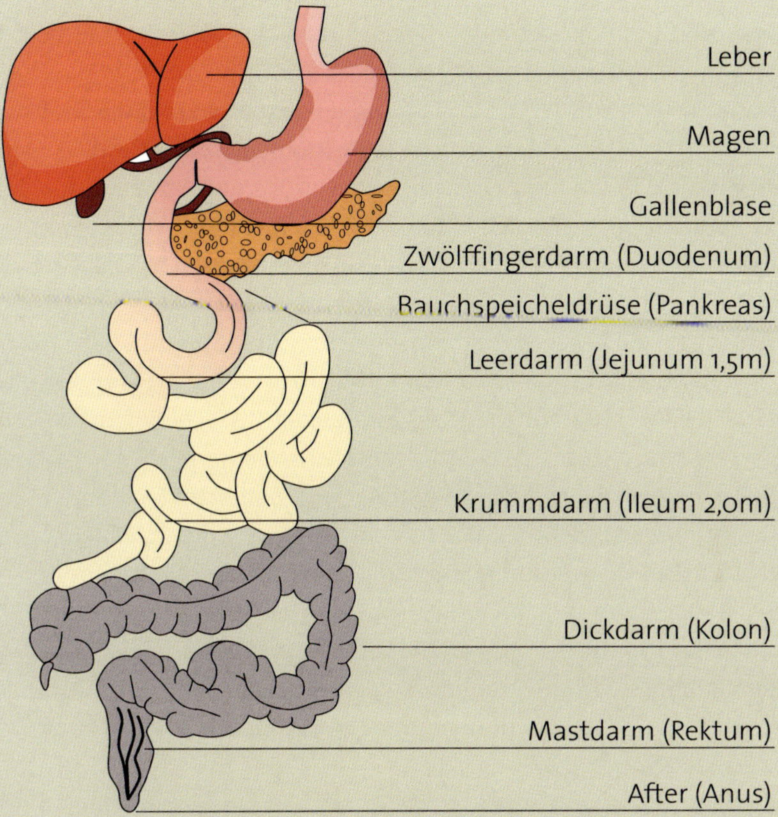


ankämpfen. Wenn die Anzahl der gesunden Bakterien z.B. durch eine Antibiotika-Therapie deutlich verringert wird, können schädliche Bakterien und Pilze ungehindert wuchern und so die Darmflora empfindlich stören. Auch Rauchen, Alkohol und Stress schaden der Immunabwehr. Ist die Darmschleimhaut beeinträchtigt und die Darmflora aus dem Gleichgewicht, steigt die Wahrscheinlichkeit für Unverträglichkeiten bzw. chronische Darmerkrankungen. Der Darm ist nicht nur das größte Immunorgan des Körpers, es werden auch die Nahrungsmittel in ihre Bestandteile aufgespalten.

## Der Dünndarm

Den größten Brocken der Verdauung übernimmt der Dünndarm. Er besteht aus dem Zwölffingerdarm, dem Leerdarm und dem Krummdarm. Die Hauptaufgabe des Dünndarms besteht darin, die Nahrung aufzuspalten und die Spaltprodukte zu resorbieren, d.h. über die Darmwand in die Blutbahn abzugeben.

Mit Hilfe von Enzymen aus der Bauchspeicheldrüse und Sekreten aus der Galle bzw. Leber werden Eiweißstoffe, Fette und Kohlenhydrate weiter zerlegt. Stärke wird dabei in Zucker umgewandelt, Eiweiße in die einzelnen Aminosäuren zerteilt und Fett wird in Glycerin und freie Fettsäuren aufgeteilt.

Zu den Enzymen, die Kohlenhydrate in kleinste Bestandteil zerlegen, gehört beispielsweise Laktase. Dieses Enzym spaltet Milchzucker – das Hauptkohlenhydrat der Milch – in Glukose (Traubenzucker) und Galaktose (Schleimzucker). Ein Mangel an diesem Enzym führt zu Unverträglichkeitsreaktionen (siehe Laktose-Intoleranz, Seite 91). Um alle Nährstoffe optimal verarbeiten zu können, ist die Oberfläche des Dünndarms sehr stark vergrößert. Das wird durch Schleimhautfalten erreicht, auf denen fingerförmige Ausstülpungen – sogenannte Zotten – in den Darm hineinragen. Auf diesen Dünndarmzotten befindet sich wiederum der sogenannte Bürstensaum, der die Aufnahmefläche des Darmes immens erweitert.

Über die Dünndarmzotten gelangen Kohlenhydratbausteine und Aminosäuren ins Blut, Fette vorwiegend in die Lymphe. Der Dünndarm nimmt auch Vitamine und Mineralstoffe auf.

Werden diese Dünndarmzotten etwa durch Entzündungen der Dünndarmschleimhaut (siehe Zöliakie, Seite 125) stark beeinträchtigt, können die Nährstoffe nur unzureichend verarbeitet werden. Es kommt zu Mangelerscheinungen im Körper.

## Der Dickdarm

Beim Übergang von Dünndarm zum Dickdarm sollte die Aufnahme aller wichtigen Nährstoffe weitgehend abgeschlossen sein. Übrig bleibt ein sehr flüssiger Speisebrei. Bei der Passage durch den Dickdarm wird der Wassergehalt um etwa 90 Prozent vermindert. Der für den Körper unbrauchbare Rest gelangt als Stuhl zum Mastdarm und damit zum Darmausgang.

Besonders wenn der Darm träge ist (da etwa wichtige Ballaststoffe und Bewegung fehlen), kann der Stuhl tagelang im Mastdarm liegen, bevor er ausgeschieden wird. Um dies zu vermeiden, sind Ballaststoffe für die Verdauung so wichtig: Sie saugen Wasser und quellen auf. Das Volumen des Speisebreies vergrößert sich und der Reiz, der auf die Darmwände ausgeübt wird, regt die Darmtätigkeit und damit die Verdauung an. Dies führt zu einer schnelleren Darmpassage und somit zu einer kürzeren Verweildauer der Speisereste im Dickdarm.

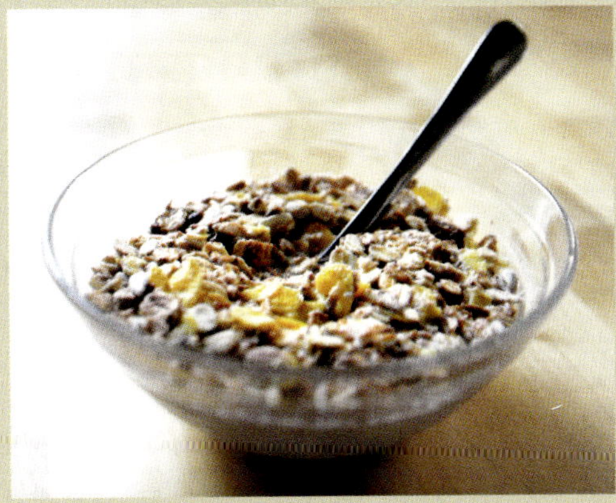

Die gesamte Verdauungszeit beträgt im Normalfall vom Mund bis zum Dickdarm etwa 24 bis 30 Stunden, bei träger Darmtätigkeit deutlich länger.

## Enzyme – die „Zündkerzen“ des Stoffwechsels

**Ohne sie geht im Körper rein gar nichts: Enzyme sind Eiweißstoffe, die fast alle chemischen Abläufe starten bzw. beschleunigen. Sie setzen Energie frei, die das Herz schlagen lässt und auch anderen Muskeln die Kontraktion ermöglicht.**

**Die meisten lebenswichtigen Stoffwechselreaktionen – wie zum Beispiel die Spaltung von Nährstoffen im Darm – könnten ohne Enzyme in unserem Körper nicht stattfinden. Es gibt mehr als 1000 verschiedene Enzym-Arten, die sich in allen Körperzellen befinden.**

**Nun kann es aufgrund eines genetischen Defekts vorkommen, dass Enzyme nicht gebildet werden, es entstehen chronische Krankheiten. Auch ein Mangel an bestimmten Spurenelementen wie Eisen, Magnesium oder Selen bzw. bestimmte Substanzen in Medikamenten können die Bildung von Enzymen hemmen.**

# „Klassische“ Allergie oder Nahrungsmittel-Intoleranz?

| Typ I – Allergie | Nahrungsmittel-Intoleranz |
|---|---|
| Beim Erstkontakt mit dem Allergen bildet das Immunsystem Antikörper, erst ab dem zweiten Kontakt kann es dann zu allergischen Reaktionen kommen | Beschwerden können schon nach dem ersten Kontakt mit einem bestimmten Stoff auftreten. |
| Schon winzige Mengen des Allergens können eine Allergie auslösen. | Die Heftigkeit der Reaktion ist neben der individuellen Empfindlichkeit stark von der Menge der Substanz abhängig. |
| Es kommt meist binnen kürzester Zeit zu Symptomen. | Es kann bis zu einer Stunde und mehr dauern, bis Beschwerden eintreten. |
| Wird durch Antigene (Proteine) ausgelöst. | Oft liegt ein Enzymmangel vor; auch natürliche und chemische Zusatzstoffe können Intoleranzen fördern. |
| Typische klinische Symptome. | Allergieähnliche Beschwerden. |
| Durch den Nachweis von IgE- Antikörpern im Blut oder Hauttest lässt sich eindeutig eine Allergie feststellen. | Identifizierung durch Allergietests nicht möglich. |

Die folgenden Kapitel geben eine ausführliche Übersicht über die Symptome und Diagnosemöglichkeiten von Nahrungsmittel-Unverträglichkeiten. Wenn Ihnen manche Schilderung bekannt vorkommt, dann sollten Sie ärztliche Hilfe suchen.

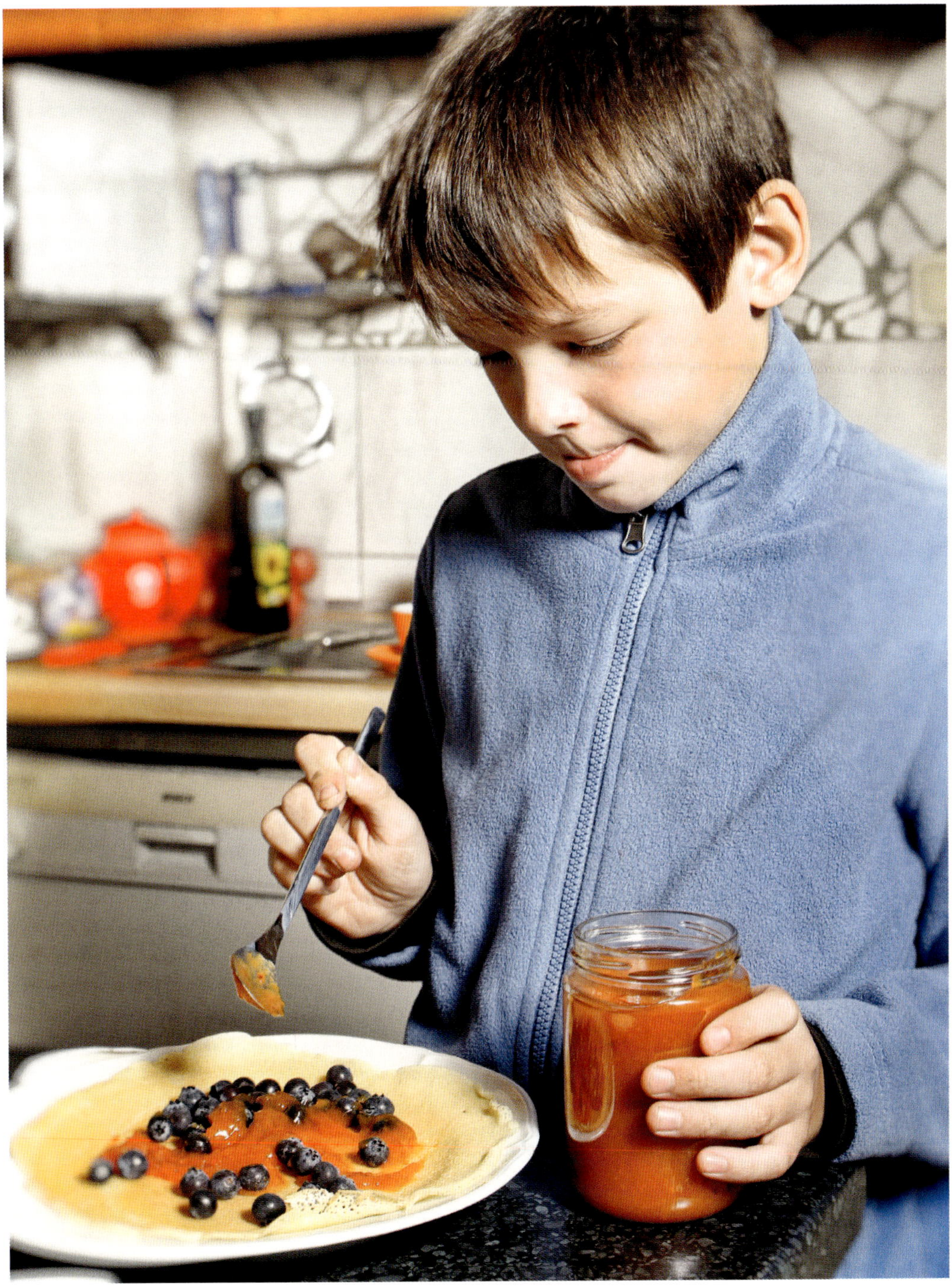

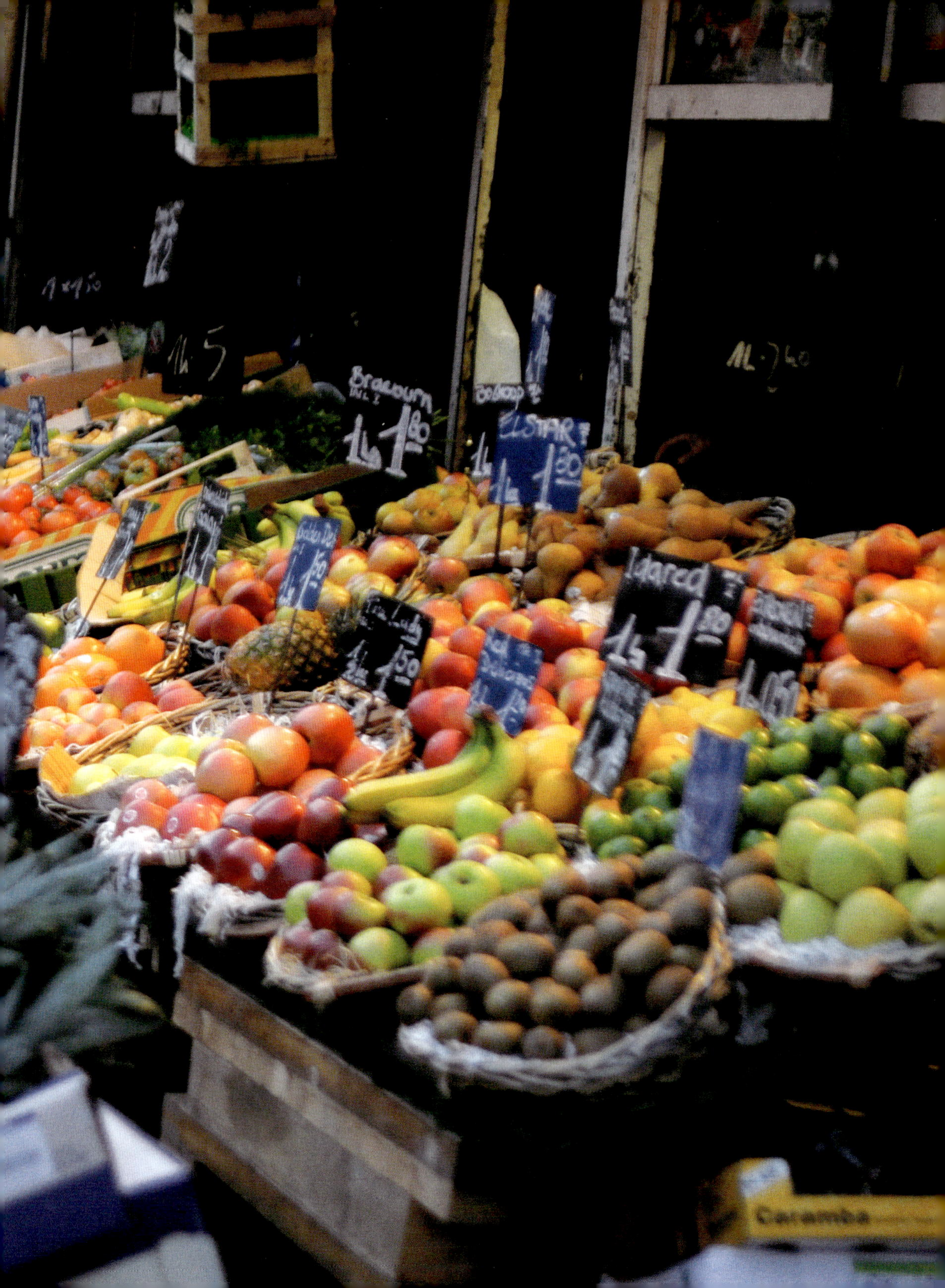
ELSTAR
Caramba

# Nahrungsmittel-Intoleranzen

Bauchweh, starke Blähungen, Durchfall – diese Beschwerden werden nach dem Essen für viele zu einer wahren Plage. Besonders Gesundheitsbewusste stellen oft fest, dass ihnen bestimmte Lebensmitteln gar nicht gut bekommen. Die häufigsten Unverträglichkeiten basieren auf Milchzucker (Laktose) und Fruchtzucker (Fruktose).

## Wie entstehen Nahrungsmittel-Intoleranzen?

Eine Unverträglichkeit hat immer etwas mit der zugeführten Nährstoffmenge, ihrer Zusammensetzung und dem Verdauungsprozess zu tun. Sehr oft liegt ein Enzymmangel vor. Die Verdauungsenzyme, die für die Spaltung oder Aufnahme bestimmter Nahrungsmittelbestandteile zuständig sind, werden vom Körper nicht oder nicht ausreichend gebildet – wie es etwa bei der **Histamin**- oder der **Laktose-Intoleranz** der Fall ist. Bei der der **Fruktose-Malabsorption** können Kohlenhydrate aufgrund eines gestörten Transportmechanismus aus dem Darm nicht

aufgenommen werden. Der Darm wird überlastet, unverdaute Nahrungsreste können Beschwerden wie starke Blähungen, Bauchschmerzen, Durchfälle, Müdigkeit oder auch Kopfschmerzen auslösen.
Wenn auch die Symptome ähnlich sind, so verhält es sich bei der **Zöliakie** anders: Hier führen das im Weizenmehl enthaltene Klebereiweiß Gliadin (Gluten) und ähnliche Eiweißstrukturen in anderen Getreidesorten zu einer krankhaften Schädigung der Dünndarmschleimhaut. Häufig sind diese Defekte angeboren, zum Teil können sie aber auch durch Krankheiten entstehen oder ernährungsbedingt sein.

## Wieder beschwerdefrei genießen?

Tests bringen Aufschluss, welche Art von Intoleranz vorliegt. Sie funktionieren über Atem- sowie Blutanalysen und sind schmerzlos. Liegt das Ergebnis vor, können Betroffene meist gut damit leben, wenn sie sich an bestimmte Regeln halten: Nach der Diagnose hilft eine individuelle ein- bis zweiwöchige Diät, bei der die verantwortlichen Lebensmittel teilweise oder vollständig – je nach Erkrankung – vom Speiseplan gestrichen werden. Dann wird schrittweise erprobt, in welchen Mengen die kritischen Lebensmittel wieder vertragen werden. Enzympräparate können die Verdauung hilfreich unterstützen.
Bei einer Unverträglichkeitsreaktion auf mehrere Nahrungsmittel oder deren Bestandteile lohnt es sich besonders, mit Hilfe eines Spezialisten einen persönlichen Ernährungsplan auszuarbeiten.

**Gut zu wissen:**
Führen Sie Tagebuch! Bei allen Lebensmittelunverträglichkeiten empfiehlt es sich, ein „Ernährungstagebuch" zu führen.
Notieren Sie,

- was Sie essen,
- wann Sie essen,
- welche Mengen eines Lebensmittels Sie zu sich nehmen,

- welche Beschwerden bis zu drei Stunden nach dem Genuss bestimmter Lebensmittel auftreten.

Nehmen Sie dieses Protokoll zu Ihrem Arztbesuch mit!

## Lebensmittel-Intoleranzen im Überblick

| Form der Intoleranz | Ursachen, Beschwerdebilder, Behandlungsmöglichkeiten |
|---|---|
| Histamin-Intoleranz | • Angeborene oder erworbene Lebensmittelunverträglichkeit gegenüber Histamin, einem Abbaustoff aus Eiweißen<br>• Bei Betroffenen liegt ein Mangel an dem Enzym Diaminooxidase (DAO)vor, das Histamin abbaut<br>• Besonders histaminhaltig sind eiweißreiche, lang gelagerte oder gereifte Lebensmittel (z.B. Käse, Wurst, Schinken), alkoholische Getränke (z.B. Rotwein, Sekt) oder Gemüse (z.B. Tomaten, Sauerkraut, Spinat)<br>• Symptome können u.a. Magen-Darm-Beschwerden, Kopfschmerzen oder auch Hautirritationen sein<br>• Diagnose über probeweise histaminarme Diät und Bluttest<br>• Therapiemöglichkeiten sind histaminarme Diät, evtl. unterstützend Enzymkapseln, die Diaminooxidase (DAO) enthalten |
| Intoleranz gegen Zusatzstoffe (Pseudo-Allergie) | • Unverträglichkeit gegenüber chemischen Konservierungsstoffen, Geschmackverstärkern, Süßstoffen etc.<br>• Es kommt zu einer massiven Histamin-Ausschüttung, aber ohne allergische Reaktion<br>• Hautjucken, Nesselsucht, tränende Augen, Flies- und Niesschnupfen sowie nicht-allergisches Asthma können auftreten<br>• Diagnose über Bluttests<br>• Additivafreie Diät |

| Form der Intoleranz | Ursachen, Beschwerdebilder, Behandlungsmöglichkeiten |
|---|---|
| Laktose-Intoleranz | • Angeborene oder erworbene Lebensmittelunverträglichkeit gegenüber Laktose, dem Milchzucker<br>• Häufigste Lebensmittelunverträglichkeit<br>• Es fehlt das Enzym Laktase, das den Milchzucker spaltet<br>• Verzehr laktosehaltiger Produkte (z.B. Milch und Milchprodukte) führt zu Magen-Darm-Beschwerden (Blähungen, Krämpfe, Durchfall), Übelkeit und Erbrechen<br>• Mehrere Diagnosemöglichkeiten, u.a. probeweise laktosefreie Diät oder Provokation mit Laktose und anschließendem Atemtest<br>• Mögliche Therapie ist eine laktosefreie Diät, laktosefreie Milchprodukte bzw. Enzymkapseln, die Laktase enthalten |
| Fruktose-Malabsorption (intestinale Fructose-Intoleranz) | • Erworbene Lebensmittelunverträglichkeit gegenüber Fruktose<br>• Bei Betroffenen funktioniert das Transportsystem, das die Fruktose vom Dünndarm in den Blutkreislauf schleust, nur eingeschränkt oder gar nicht<br>• Fruktosehaltige Lebensmittel sind zum Beispiel diverse Obst- und Gemüsesorten, Dörrobst, Honig, Marmelade, Fruchtsäfte und viele industriell verarbeitete Lebensmittel<br>• Symptome sind in erster Linie Magen-Darm-Beschwerden wie starke Bauchschmerzen, Durchfall, Verstopfung, Übelkeit<br>• Diagnose mittels Provokation mit Fruktose und anschließendem Atemtest<br>• Hilfreich sind eine fruktosearme Diät bzw. Einnahme von bestimmten Enzymen, die den Fruktoseabbau begünstigen |

| Form der Intoleranz | Ursachen, Beschwerdebilder, Behandlungsmöglichkeiten |
|---|---|
| Gluten-Intoleranz (Zöliakie) | • Lebensmittelunverträglichkeit gegenüber Gluten, einem Klebereiweiß<br>• Es kommt zu einer entzündlichen Erkrankung der Dünndarmschleimhaut<br>• Verzehr glutenhaltiger Lebensmittel (Weizen, Roggen, Gerste, Dinkel, Grünkern, Hafer) führt z.B. zu Magen-Darm-Beschwerden und Wachstumsstörungen bei Kindern<br>• Diagnose ist mittels Antikorpertest und Dünndarm biopsie möglich<br>• einzige Therapie ist eine glutenfreie Diät |

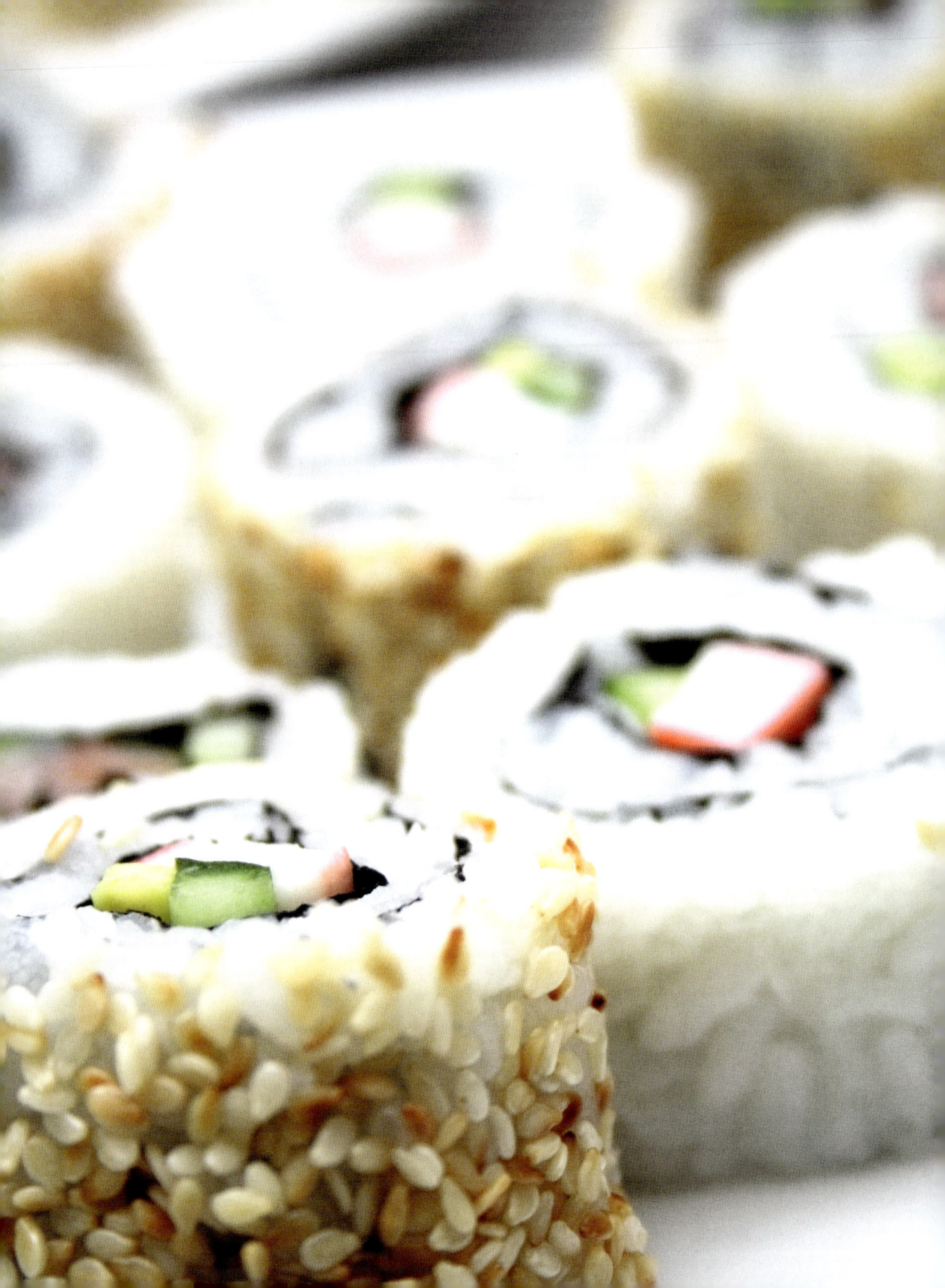

# Histamin-Intoleranz

## *Ähnliche Beschwerden, aber doch keine Allergie!*

*„Ein halbes Jahr lang hatte ich täglich immer wieder mit den gleichen Problemen zu kämpfen, ich musste mich ständig schnäuzen, ich hatte Kopfschmerzen, starken Juckreiz am ganzen Körper, vor allem nachts Bauchkrämpfe, Blähungen und fallweise auch breiige Stühle. Sehr oft kam es auch zu einer plötzlichen Rötung des Gesichts. Zuerst hat der Arzt Allergietests durchführen lassen, die alle negativ waren. Weitere Bluttests zeigten dann eine ausgeprägte Histamin-Intoleranz. Kurzfristig musste ich Anithistaminika einnehmen, gegen den Juckreiz hat das sehr geholfen. Nun halte ich Diät, ich bin nahezu beschwerdefrei, auch die Einnahme des DAO-Enzyms wirkt unterstützend."*

Helene M, 44 Jahre

# Übeltäter Histamin

Gut gereifter Käse, dazu vollmundiger Burgunder oder Chianti – für viele eine wahre Gaumenfreude, für einige wird der Genuss jedoch zur Qual. Wer nach dieser Kombination plötzlich unter Schwindel, Hitzegefühl, Atemnot oder gar Herzrhythmusstörungen leidet, sollte diese Alarmzeichen unbedingt ernst nehmen. Schuld daran kann ein Überschuss an biogenen Aminen sein. Das bekannteste davon ist Histamin.

## Mit dem Reifegrad steigt auch der Histamingehalt

In eiweißhaltigen Lebensmitteln ist so gut wie immer Histamin enthalten. Es entsteht, wenn Nahrungsmittel verderben oder wenn diese während der Produktion einen bakteriellen Gärungsablauf durchmachen – wie etwa Sauerkraut, Essig, gut gereifter Käse oder Wein. Je länger das Nahrungsmittel reift oder (unzureichend) gelagert wird, desto höher ist auch der Histamingehalt: Bakterien bauen dabei kräftig Aminosäure ab und bilden so aus Histidin Histamin. Bei der Reifung von Wein – besonders bei Rotwein – etwa entsteht Histamin, da hier Milchsäurebakterien kräftig mitmischen.

## Ohne Histamin geht nichts

Histamin ist an sich eine natürliche Substanz, die der Körper selbst produziert bzw. die er zusätzlich über Nahrungsmittel erhält. Gespeichert wird es vor allem in den basophilen Granulozyten (diese gehören zu den weißen Blutkörperchen) im Blut und in den Mastzellen im Gewebe – jederzeit bereit, auf den Plan zu treten. Denn ohne Histamin würde im Körper einiges nicht funktionieren.

**Histamin**

- regt die Bildung von Magensaft an,
- fungiert als Gewebshormon und trägt wesentlich zur Übertragung von Erregungen im Nervensystem bei,
- spielt eine wichtige Rolle bei der Abwehr von körperfremden Stoffen, der Wundheilung und dem Zellwachstum,
- ist am Schlaf-Wach-Rhythmus beteiligt,
- beeinflusst die Bewegungsabläufe (Peristaltik) des Verdauungstraktes,
- kontrolliert unter anderem auch unseren Appetit,
- ist an der Regulation der Körpertemperatur, des Blutdrucks sowie der Schmerzempfindung und der Hormonbildung mitbeteiligt,
- kann zum Auftreten der Seekrankheit führen,
- wird aufgrund einer Immunreaktion auf allergene Stoffe explosionsartig freigesetzt.

Es kann aber auch zu einer direkten Ausschüttung von Histamin kommen, ohne dass das Immunsystem daran beteiligt ist – wie bei einer Histamin-Intoleranz.

Beim gesunden Menschen werden die Histaminvorräte ständig in unbedenklichen Konzentrationen gehalten und Histamin auch regelmäßig durch das Enzym **D**i**a**min**o**xidase (abgekürzt DAO) im Dünndarm abgebaut. Allerdings kann DAO zu wenig oder gar nicht vorhanden und so in seiner Funktion eingeschränkt sein (siehe DAO- ein wichtiges Enzym, Seite 59).

> **Gut zu wissen:** Die Histamin-Intoleranz (kurz HI) entsteht durch eine Überlastung des Körpers mit einer Eiweißsubstanz, die nicht abgebaut werden kann, da zu wenig DAO-Enzym vorhanden ist.

# Hohe Dunkelziffer

Viele Menschen leiden an einer Histamin-Intoleranz (HI, oder auch Histaminose genannt), die meisten wissen es gar nicht. Schätzungen zufolge sind mindestens ein bis drei Prozent der Bevölkerung betroffen, das sind allein in Österreich zwischen 80.000 und 240.000 Menschen, in Deutschland zeigen mindestens 800.000 bis zwei Millionen Personen HI-Symptome. Befunde bringen keine Auffälligkeiten, die wirklichen Ursachen für die Beschwerden werden daher oft jahrelang nicht gefunden. Meist bleibt der Betroffene auch mit der Diagnose allein, dass die Symptome psychosomatisch bedingt seien – ein jahrelanger Leidensweg, der nicht sein müsste, ist damit vorprogrammiert.

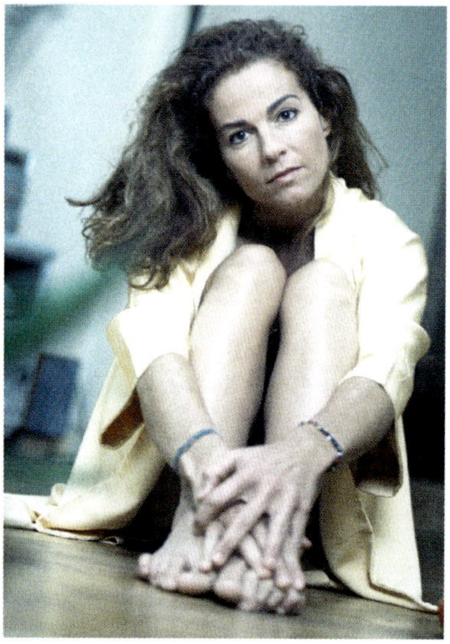

Die Histaminose zeigt sich häufig um das 40. Lebensjahr, Frauen sind häufiger betroffen als Männer. Als Ursache dafür könnte eine Minderung der Östrogene in Frage kommen. Bei männlichen HI-Patienten werden oft Medikamente genannt, die das Abbauenzym Diaminoxidase hemmen. Insbesondere die Substanz Azetylzystein wird bei Befragungen oft angegeben, aber auch der Einsatz von Schmerzmitteln und Rheuma-Medikamenten spielt eine Rolle.

Besonders Menschen mit einer entzündlichen Darmerkrankung bzw. mit einer Nahrungsmittel-Kreuzallergie haben ein erhöhtes Risiko, auch an einer Histamin-Intoleranz zu erkranken. Nur ganz wenige Personen haben einen angeborenen Enzymdefekt, bei der überwiegenden Zahl ist der Mangel am entscheidenden Enzym DAO erworben (siehe Seite 59).

Auch bei Kleinkindern kann es – wenn auch selten – vorkommen, dass das mit der Nahrung aufgenommene Histamin nicht ausreichend abgebaut wird. Es kommt dann zu allergieähnlichen Symptomen. Der Arzt wird mit verschiedenen Tests abklären, ob es sich um eine Lebensmittelallergie oder um eine Intoleranz handelt.

# Vielfältige Beschwerden



Die Symptome sind zwar jenen einer Allergie zum Verwechseln ähnlich – es liegt aber keine allergische Reaktion vor, da keine Antikörper gebildet werden. Die Beschwerden entstehen durch eine Überlastung des Organismus mit Histamin, das nicht abgebaut werden kann.
Vor allem dann, wenn dieses in höherer Konzentration mit der Nahrung aufgenommen wird und wenn zu wenig DAO-Enzym vorhanden ist. Dann gelangt Histamin über die Darmschleimhaut in die Blutbahn und von dort in die Organe, wo es die Zellen reizt.

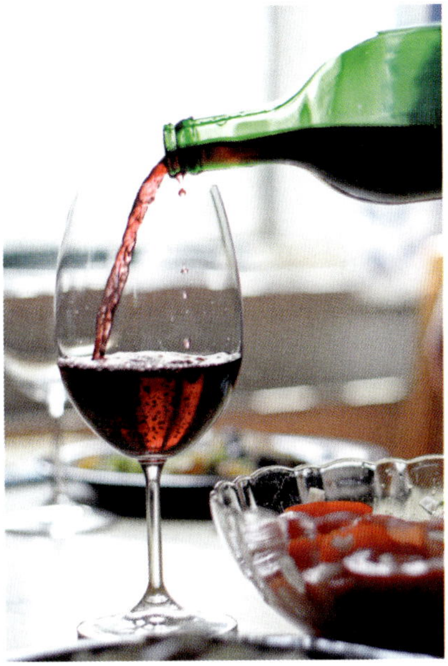

**Im Zentralnervensystem:** Leitsymptom bei hohem Histaminspiegel im Blut ist der Kopfschmerz. Häufige Auslöser sind besonders Rotwein, aber auch Weißwein, Sekt und Champagner. Wer also nach Rotwein- und Käsegenuss **Schwindel, Hitzewallungen, ausgeprägte Kopfschmerzen** oder sogar **Migräne** entwickelt, sollte unbedingt an eine Histamin-Intoleranz denken. Noch dazu kommt, dass Alkohol den Histaminabbau hemmen kann. Auch Tyramin und Phenylethylamin – beides biogene Amine, die häufig in Schokolade und Käse vorkommen, – können Kopfschmerzen hervorrufen. Eine histaminfreie Diät kann deutliche Linderung bringen, wie auch eine Studie eines Wiener Ärzteteams zeigt: 35 Patientinnen – überwiegend Frauen –, die durchschnittlich 14-mal im Monat an Kopfschmerzsymptomen litten, haben vier Wochen lang eine histaminfreie Diät eingehalten. Danach waren 22 Personen völlig beschwerdefrei, acht stellten deutlich weniger Symptome fest und nur fünf konnten über keine Besserung berichten.

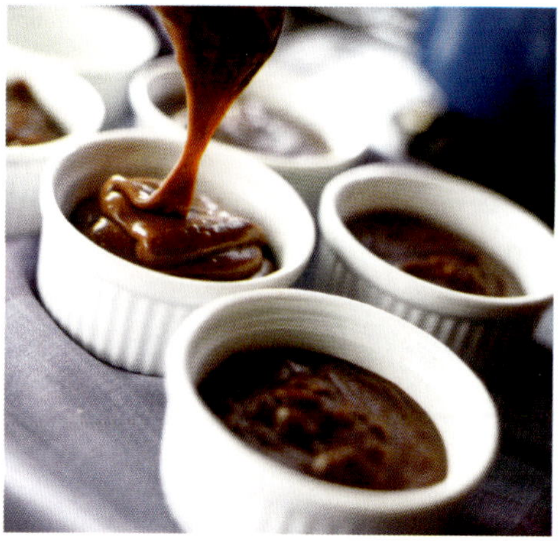

**Im Bereich der Atemwege:** Immer wiederkehrende Anzeichen wie **rinnende Nase, heftige Atembeschwerden** oder plötzliches **Anschwellen von Lidern, Lippen, Gesicht** oder **Nasenschleimhäuten** sollten Sie ernst nehmen. Histaminreiche Kost kann auch Asthma auslösen, umgekehrt sollten Asthmatiker histaminhaltige Nahrungsmittel meiden. Auch Personen, die unter einem chronisch stark juckenden Ekzem bzw. an Nesselsucht (Urtikaria) leiden, weisen oft einen verzögerten Histaminabbau auf.

**Herz-Kreislauf-System:** Speziell nach dem Genuss von **Rotwein** kann es bei empfindlichen Personen zu Herzrhythmusstörungen kommen. Wichtig ist hier eine Herzuntersuchung, um andere Erkrankungen auszuschließen.

Histamin sorgt dafür, dass mehr Adrenalin ausgeschüttet wird, es kann zu einer Beschleunigung des Herzschlags sowie niedrigem oder hohem Blutdruck kommen. Zeigen die kardiologischen Befunde keine Auffälligkeiten, so kann eine histaminfreie Diät bzw. die medikamentöse Unterstützung beispielsweise durch H1-Rezeptorblocker die Beschwerden beenden.

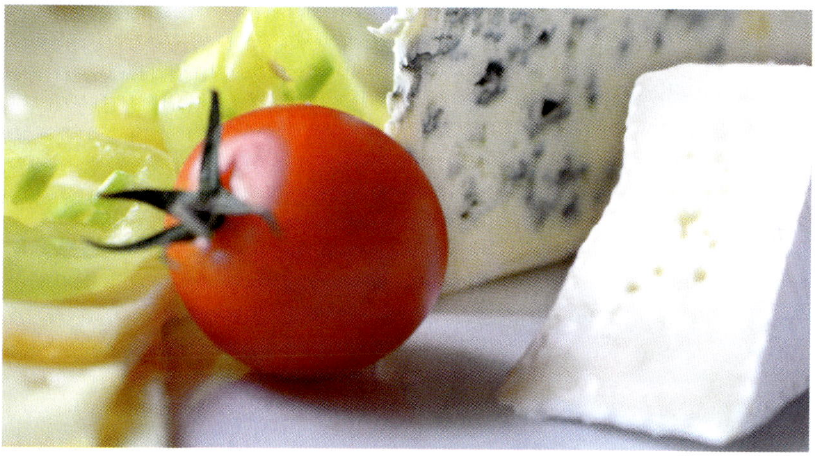

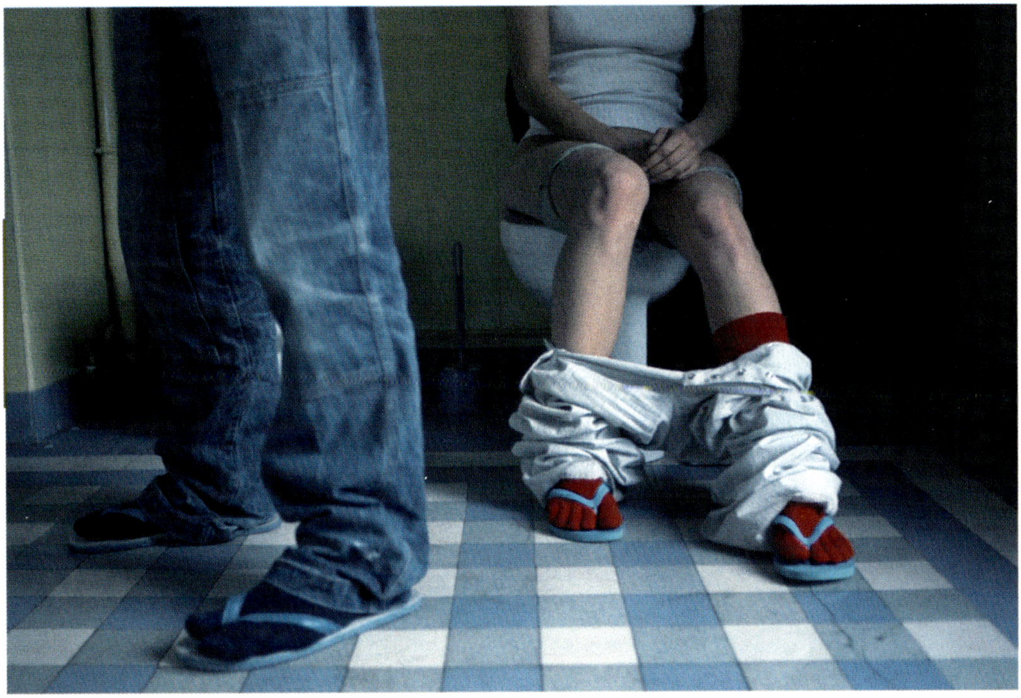

**Oft trifft es den Magen-/Darmtrakt:** Übelkeit, Erbrechen, Durchfall, Magenkrämpfe oder Blähungen können typische Anzeichen einer Histaminose sein. Bei chronischem Durchfall könnten aber auch eine Laktose-Intoleranz (siehe Seite 91), eine Fruktosemalabsorption (siehe Seite 109) oder eine Zöliakie (siehe Seite 125) vorliegen.

**In Form von Hautproblemen:** Typisch für HI ist **plötzliches Erröten des Gesichts** oder Juckreizattacken direkt nach dem Verzehr histaminreicher Speisen oder alkoholischer Getränke. Für Menschen mit Hautproblemen wie Neurodermitis (atopische Dermatitis) hat zu viel Histamin oft eine Verschlechterung des Hautbildes zur Folge.

> **Gut zu wissen:** Die Krankheitszeichen einer Histamin-Intoleranz gleichen häufig jenen einer „echten" Nahrungsmittelallergie. Die Beschwerden treten in unterschiedlicher Ausprägung, meist kurz nach einer Mahlzeit (bis zu einer Stunde, selten später) auf.

Zu einem kurzfristigen Histaminanstieg kann es auch kommen bei

- **körperlicher Anstrengung**
- **plötzlichem seelischen Stress**
- **Hormonschwankungen:** Frauen leiden häufig vor dem Eisprung bzw. vor Beginn oder am ersten Tag der Menstruation unter krampfartigen Schmerzen, Migräneanfällen, Fließnase und Verdauungsproblemen. Dies könnte auch durch einen Histaminüberschuss bedingt sein. Studien zeigen, dass das histaminabbauende Enzym Diaminoxidase in diesen Zyklusphasen in verminderten Mengen vorhanden ist. Eine Therapie mit einem Antihistaminikum kann helfen, die Histaminmengen einzudämmen und krampfartigen Unterleibsschmerzen vorzubeugen. In der Schwangerschaft produziert der Körper größere Mengen DAO, daher tritt auch eine HI kaum auf.
- **Infektionskrankheiten**
- **Akute Magen-Darm-Infekte, Durchfall:** Sie können vorübergehend die Aktivität des Enzyms DAO mindern. An sich schützt eine effektive Darmbarriere den Körper vor dem Eindringen des exogenen Histamins – das heißt vor jenem Histamin, das mit der Nahrung aufgenommen oder von Darmbakterien gebildet wird. Bei gestörten Darmbarrieren kann dieses Histamin aber in den Körper gelangen. Die DAO-Enzymaktivität normalisiert sich in der Regel nach Abklingen des Infekts.
- Bei **chronisch entzündlichen Darmerkrankungen** wie **Morbus Crohn und Colitis ulcerosa** kann es während eines Schubs zu einem vorübergehenden DAO-Mangel kommen.
- **Röntgenkontrastmittel** und andere Medikamente können ebenfalls Histamin freisetzen.

# Wie kommt es zu einem Histaminüberschuss?

Wenn ein **Mangel am Enzym Diaminoxidase (DAO)** besteht. Bestimmte **Medikamente** steigern oder blockieren die Histaminfreisetzung bzw. führen zu einer Verringerung der Aktivität des Enzyms DAO.
Ein Hauptfaktor ist verstärkte Zufuhr **histaminreicher Nahrungsmittel** (siehe S. 62) oder anderer **biogener Amine.**
Auch **Histamin-Liberatoren** können den Histaminspiegel im Blut erhöhen, indem sie das u.a. in Mastzellen gespeicherte Histamin freisetzen.

## DAO – wenn ein wichtiges Enzym fehlt

Wenn Tests eindeutig ergeben haben, dass keine Lebensmittelallergie vorliegt, dann könnte dem Körper ein wichtiges Enzym namens Diaminoxidase (DAO) gänzlich oder teilweise fehlen. DAO ist ein empfindliches Enzym, das den Körper vor einem Überschuss an biogenen Aminen wie gerade dem Histamin schützt. Es wird von den Zellen der Darmschleimhaut ständig produziert und teilweise in den Dünndarm abgegeben, wo man auch die höchste Konzentration findet. In geringen Mengen kommt DAO auch in der Leber, den Nieren und in den weißen Blutzellen vor.
Bei einem DAO-Mangel liegt eine Störung des natürlichen Histaminabbaus im Körper vor. Dadurch bleibt Histamin über wesentlich längere Zeit und in viel größeren Mengen als gewöhnlich im Körper aktiv und kann dadurch Beschwerden verursachen.
Dieser DAO-Enzym-Mangel kann – zwar selten, aber doch – angeboren sein.
Vielmehr

- kann **eine chronisch entzündliche Darmerkrankung** wie Morbus Crohn und Colitis ulcerosa oder **ein akuter Infekt** der Darmschleimhaut zu einer Verringerung des DAO führen. Die DAO-Enzymaktivität normalisiert sich in der Regel nach Abklingen des Infekts.
- Bestimmte **Medikamente** können die Aktivität des Enzyms drosseln. Dazu gehören etwa Mittel gegen Asthma, hohen Blutdruck,

Rheuma, Schmerzmittel sowie Antibiotika. Rund 20 Prozent der Bevölkerung nehmen DAO-hemmende Medikamente zu sich. Gepaart mit zu viel Histamin in der Nahrung können dann pseudoallergische Effekte auftreten.

- Auch **Alkohol** hemmt die Diaminoxidase. Kakao, schwarzer Tee und Energy Drinks (Bestandteil Theobromin) können die Wirkung des Enzyms ebenfalls blockieren.

## Medikamente können DAO hemmen

Häufig verwendete Wirkstoffe in Medikamenten wie Azetylzystein, Clavulansäure, Isoniazid, Verapamil, Metamizol oder Chloroquin können eine Blockade des Enzyms DAO auslösen. Somit ist der Körper einer erhöhten Histaminbelastung ausgesetzt.

Patienten, die eines oder mehrere der folgenden Medikamente einnehmen müssen, sollten histaminreiche Speisen meiden und den Arzt informieren, wenn bei ihnen Symptome einer Intoleranz auftreten.

Für Allergiker und Histamin-Intolerante empfehlen sich Schmerz- und Rheumamittel, welche die Histaminfreisetzung hemmen, z. B. mit dem Wirkstoff Ibuprofen.

Über 90 Medikamentenwirkstoffe stehen unter Verdacht, DAO zu hemmen. Dazu zählen u.a. einige Schmerz- und Schlafmittel, Hustenlöser, Antirheumatika und Antibiotika. Unter den DAO-Hemmer finden sich auch Wirkstoffe, die häufig gegen HI-Symptome wie Asthma, Herzbeschwerden und Bronchitis eingesetzt werden. Die Substanz Theophyllin in Asthmamittel etwa kann den Histaminabbau hemmen, daher sollten auch Asthmatiker ihre Medikamente nicht gemeinsam mit histaminreichen Nahrungsmittel wie etwa Sauerkraut, geräuchertem Fisch oder Käse einnehmen.

Folgende Wirkstoffe können das histaminabbauende Enzym Diaminoxidase (DAO) blockieren:

| MEDIKAMENTENWIRKSTOFF | WIRKUNG ALS/BEI |
|---|---|
| Azemetacin | Antirheumatikum |
| Azetaldehyd | Abbauprodukt von Alkohol |

| | |
|---|---|
| Azetylcystein | Schleimlöser |
| Acriflavin | Antiseptikum |
| Ambroxol | Schleimlöser |
| Amitriptylin | Antidepressivum |
| Chinidin | Herzmittel |
| Chloroquin | Antirheumatikum |
| Cimetidin | Ulcusmittel |
| Clavulansäure | Antibiotikum |
| D-Cycloserin | Antibiotikum, Angstzustände |
| Diazepam | Tranquilizer |
| Dihydrazalin | gefäßerweiternder Wirkstoff |
| Framycetin | Antibiotikum |
| Furosemid | Diuretikum |
| Haloperidol | Neuroleptikum |
| Isoniazid | Tuberkulose |
| Metamizol | Schmerzmittel |
| Metoclopramid | Magen-Darm-Mittel |
| Pancuronium | Muskelrelaxans |
| Propafenon | Antiarrhythmikum bei Herzrhythmusstörungen |
| Theophyllin | Asthmamittel |
| Verapamil | Herz-Kreislaufmittel |

*(modifiziert nach Sattler et al. 1985 und Beutling 1996)*

Es gibt zu jedem der hier genannten Wirkstoffe eine oder mehrere Alternativsubstanzen, die die DAO-Produktion nicht eindämmen – sprechen Sie mit Ihrem Arzt darüber. Setzen Sie auf keinen Fall ein Medikament eigenmächtig ab, nur weil Sie einen Zusammenhang mit bestimmten Beschwerden vermuten!

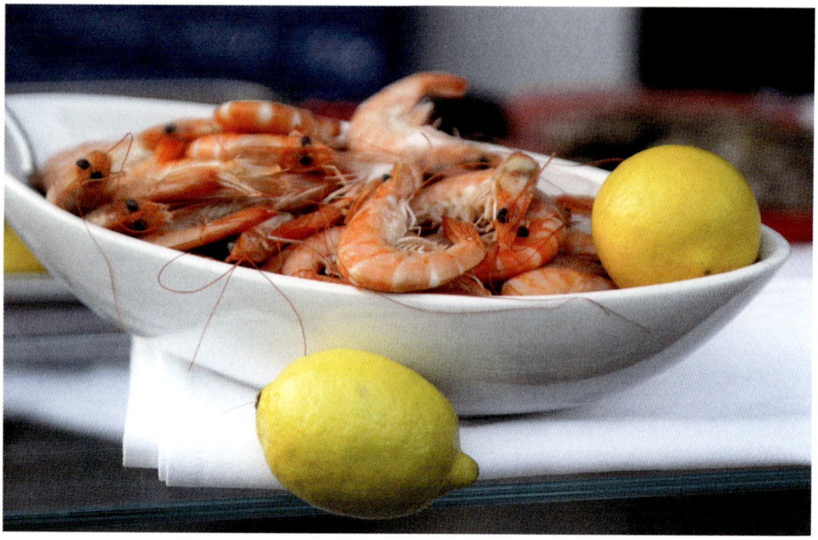

# Welche Lebensmittel enthalten Histamin?

Der Histamingehalt in einzelnen Lebensmitteln kann stark schwanken und hängt von der Reifezeit, der Kühlung, den Hygienebedingungen während der Herstellung und dem Lebensmittel selbst ab. So können zum Beispiel Fischwaren bei unsachgemäßer Behandlung oder auch Lagerung rasch bedenkliche Histaminwerte entwickeln.

Grundsätzlich gilt:

- Je länger ein Nahrungsmittel gelagert oder gereift ist, desto höher ist sein Gehalt an Histamin und anderen biogenen Aminen.
- Daher möglichst frische Lebensmittel verwenden.
- Histamin wird auch durch Erhitzen nicht zerstört.
- Leicht verderbliche Gerichte wie Fisch oder Spinat nicht ein zweites Mal aufwärmen, da sich die bakterielle Aktivität bereits nach dem ersten Zubereiten stark entfaltet und in den folgenden 24 Stunden sehr viel Histidin zu Histamin umgewandelt wird.

## Die Menge macht´s

**Erfahrungsgemäß hängen die Beschwerden bei einer Histamin-Unverträglichkeit auch entscheidend von der Menge des aufgenommenen Histamins ab. So könnte es sein, dass ein kleiner Tomatensalat durchaus vertragen wird, kommt aber dann als Hauptgang eine Pizza mit Tomaten, Salami und Thunfisch dazu, gepaart mit einem Glas Rotwein und als Nachtisch eine Käseplatte, so können bei empfindlichen Personen starke körperliche Symptome auftreten.**

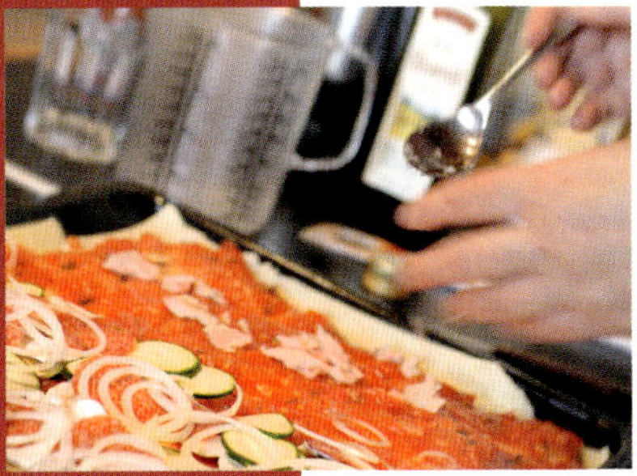

Zu den Lebensmitteln, die am häufigsten Histamin-Unverträglichkeiten auslösen, zählen geräucherter und marinierter Fisch bzw. gepökeltes Fleisch, lang gereifter Käse, Rotwein und gegärte Lebensmittel wie Sauerkraut.
Frischfleisch, frischer Fisch, Milch und Frischmilchprodukte (z.B. Sauermilch, Jogurt, Frischkäse, Mozzarella) oder frische Eier enthalten nur geringe Mengen Histamin.

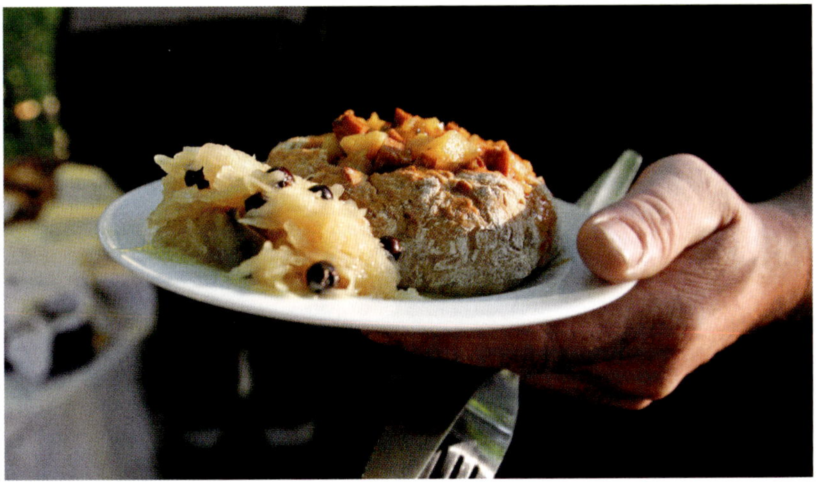

Die folgende Tabelle enthält eine detaillierte Auflistung von histaminreichen bzw. histaminarmen Lebensmitteln:

| Nahrungsmittel | besonders histaminreich | Alternativen/histaminarm |
|---|---|---|
| Fisch | Thunfisch, Sardinen, Hering, Sardellen (besonders wenn sie geräuchert, gesalzen oder mariniert sind) geräucherte Makrelen, Matjes, Rollmöpse, Konserven | frischer Fisch (auch tiefgefroren) von Dorsch, Seelachs, Scholle, Kabeljau, Seehecht |
| Milch-/ Käseprodukte | lang gereifte Käsesorten oder Käse aus Rohmilch bzw. Sauermilch;<br>Hartkäse wie Parmesan, alter Gouda, Emmentaler, Bergkäse, Camembert, Brie, Tilsiter, Edelschimmelkäse, Quargel (Harzer) | frische Milchprodukte wie Butter, Milch, Kefir, Buttermilch, Joghurt, Quark (Topfen), Sahne (Schlagobers);<br>sehr junge Käsesorten wie Butterkäse, junger Gouda, Frischkäse |
| Wurst/ Fleisch | roher Schinken, Salami,<br>Osso Collo (besonders wenn Wurstware geräuchert, gepökelt oder gesalzen ist) | frische, wenig verarbeitete Wurstwaren und frisches Fleisch, Frischwurstaufschnitt |
| Gemüse | mikrobiell vergoren,<br>in Essig mariniert (eingelegtes Gemüse);<br>Sauerkraut, Spinat, Tomaten, Auberginen, Avocado | Kartoffel, Karotten, Blumenkohl (Karfiol) Gurken, Broccoli, Lauch, Knoblauch, Erbsen, Weißkohl, Blattsalate wie Grüner Salat, Kürbis, Mangold, Pilze, Rhabarber, Spargel, Zucchini, Zwiebel, Rote Bete (Rote Rüben), Paprika, Radieschen |

| | | |
|---|---|---|
| Obst | Erdbeeren, Kiwi, Orange, Grapefruit, Ananas, überreife Bananen, rote Pflaumen, Birnen, Himbeeren | frisches Obst: Apfel, Johannisbeeren, Aprikosen (Marillen), Blaubeeren (Heidelbeeren), Zitronen, Kirschen |
| Alkoholika | lang gereifte Weine, lang gegärte Biere<br>Rotwein, Champagner, Sekt, Weizenbiere | in geringen Mengen klare Spirituosen wie Schnaps, Pils/Export-Biere, trockener Weißwein |
| Sonstiges | Würzsoßen und -pasten, Hefeextrakte,<br>Sojasoße, Ketchup, Sojapaste, Tafelessig, Rotweinessig, schwarzer Tee | Gewürze, Kräuter, Salz, Reis, Nudeln, Eier, Butter, Pflanzenöle, Getreideprodukte ohne Hefe;<br>Grüner Tee |

*Tabelle: Quelle: modifiziert nach Beutling 1996, Becker 2006 und Lämmel 2006, VFED, März 2007*

**Gut zu wissen:** Mit der Nahrung nehmen wir im Schnitt täglich vier Milligramm Histamin zu uns. Bei einer Histamin-Intoleranz können bereits 15 bis 30 Mikrogramm Histamin Symptome hervorrufen. Diese Mengen sind schon in einem Viertelliter Rotwein und einem kleinen Stück alten Gouda enthalten.

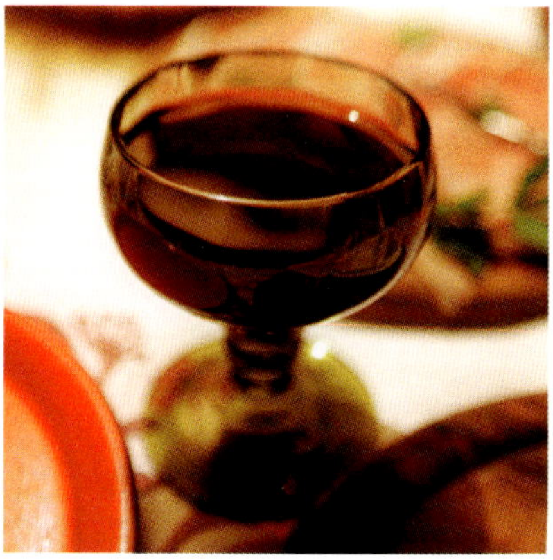

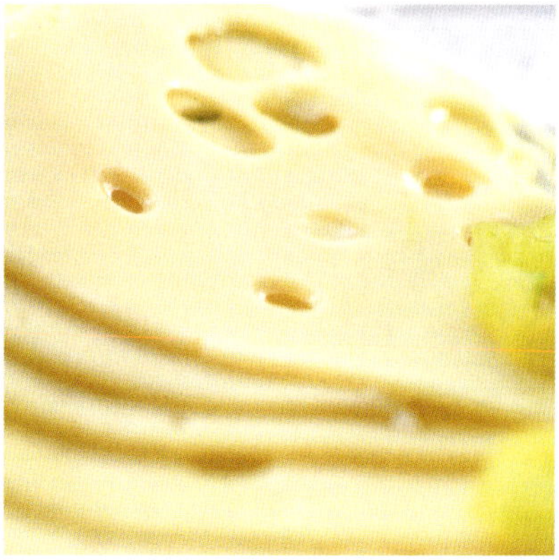

# Die einzelnen Nahrungsmittelgruppen und ihr Histamingehalt

## Fisch

Frischer Fisch ist nahezu (hist)aminfrei, allerdings neigt sein Fleisch – besonders von Makrele, Thunfisch, Hering – rasch dazu, zu verderben, insbesondere bei unsachgemäßer Kühlung (z.B. Unterbrechung der Kühlkette beim Transport). Besonders Fischsorten aus warmen Gewässern (z.B. Thunfisch) müssen direkt nach dem Fang auf Eis, um das Entstehen großer Histaminkonzentrationen zu vermeiden. Früher wurde die Histaminmessung in Fischkonserven zur Lebensmittelüberwachung eingesetzt.
Ebenso wird durch die Weiterverarbeitung mittels Salzung (z.B. Matjeshering, Sardinen, Sardellen, Seelachs/roter Lachsersatz) und/oder Räuchern (z.B. Forelle, Makrele, Kieler Sprotten, Schillerlocken, Bücklinge) und Konservierung (Fischkonserven) der Histamingehalt weiter in die Höhe getrieben. Marinierter Fisch ist über den Histamingehalt vieler Marinaden (z.B. Essig) zusätzlich belastet (z.B. Bismarckhering, Rollmops).

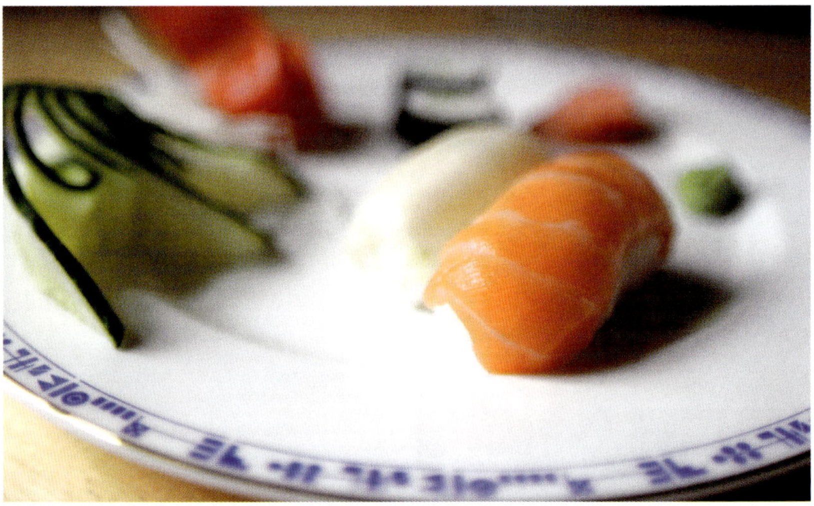

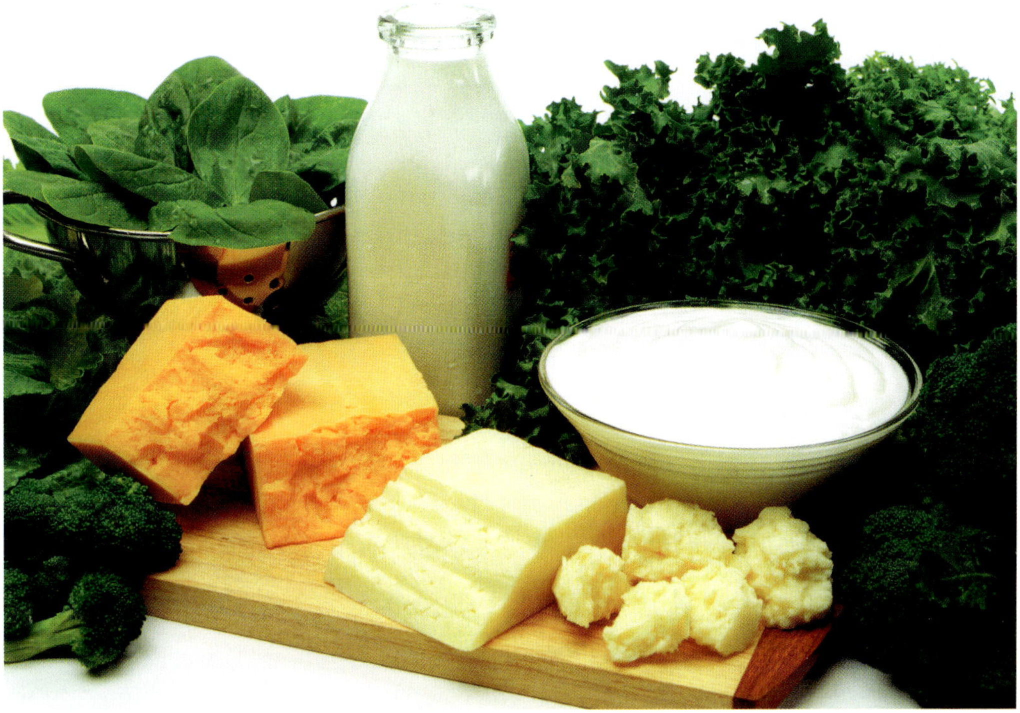

### Käse

Histaminreicher Käse wird weit besser vertragen als histaminreicher Fisch. Eine Erklärung dafür könnte sein, dass biogene Amine aus Käse im Magen-Darm-Trakt nur relativ langsam freigesetzt werden.

### Milchprodukte

Frischmilchprodukte wie z.B. Milch, Buttermilch, Rahm, Joghurt, Butterkäse, Frischkäse (nicht Schmelzkäse!) enthalten nur wenig Histamin. Je länger der Käse hingegen gereift ist, desto höher ist seine Histaminkonzentration. Da sich das besondere Aroma vieler Käsesorten aber erst mit zunehmender Reifung entfaltet, sind gerade die wohlschmeckenden, vollmundigen Käsesorten bezüglich ihres hohen Histamingehaltes problematisch (z.B. „alter" Gouda, „überreifer" Camembert, Salzkäse wie Parmesan, Schimmelkäse wie Roquefort).

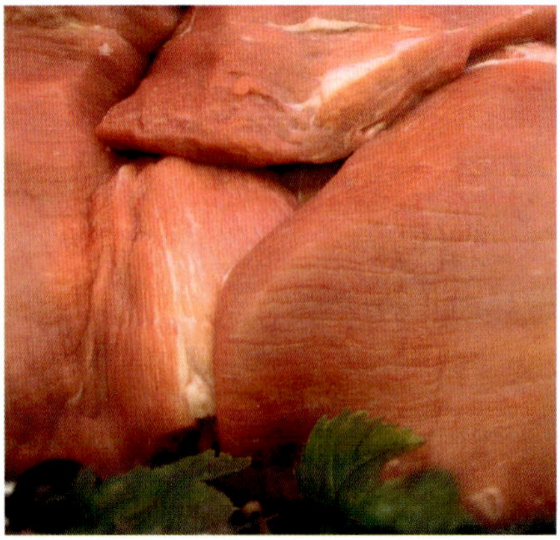

### Fleisch

Ebenso wie Fisch sind Fleisch und Wurst in rohem und gekochtem Zustand histaminarm. Wird das Fleisch jedoch zu Wurstwaren weiterverarbeitet, kommt es im Zuge der Reifung in unterschiedlichem Ausmaß zur Anreicherung von biogenen Aminen, wie z.B. bei Rohwürsten oder Rohschinken, die durch Trocknung von rohem Fleisch, meist unter Zusatz von Salz (Pökelungsreifung) und Räucherung (Rauchreifung), hergestellt werden.

### Schokolade, Zitrusfrüchte und Nüsse

Der Histamingehalt dieser Nahrungsmittel ist eher gering. Schokolade etwa enthält hingegen biogene Amine wie Tyramin bzw. Phenylethylamin, die Intoleranzen auslösen können.

### Alkoholika

Alkohol verstärkt die Wirkung biogener Amine; also auch von Histamin. Durch den Alkohol wird die Durchlässigkeit der Darmwand erhöht, sodass Histamin rascher in den Blutkreislauf tritt.
Der Genuss von Alkohol (vor allem Rotwein, Sekt, Champagner, Weizenbier, hefetrübes Bier) ist bei einer Histamin-Intoleranz also in dreifacher Hinsicht bedenklich: Er enthält viel Histamin, kurbelt die körpereigene Histaminbildung an (ist ein sogenannter Histamin-Liberator) und hemmt zusätzlich noch die DAO.
So wird bei gut gereiften Rotweinen (Chianti, Burgunder, Bordeaux) der Säureabbau mit Hilfe von Milchsäurebakterien in Gang gebracht, auch eine lange Maischegärung fördert die Entstehung von Histamin. Bei säurearmen weißen Weinen hingegen, wie dem Grünen Veltliner aus Österreich oder dem deutschen Rhein-Mosel-Riesling, entsteht kaum Histamin. Trotzdem klagen Weißweintrinker oft über Migräne und andere pseudoallergische Reaktionen. Diese können durch erhöhte Mengen an Sulfit hervorgerufen werden – dieser Stoff hemmt das Wachstum von Pilzen. Besonders Asthmatiker können heftig auf Sulfit reagieren. (siehe auch Kapitel Pseudo-Allergie, Seite 83).

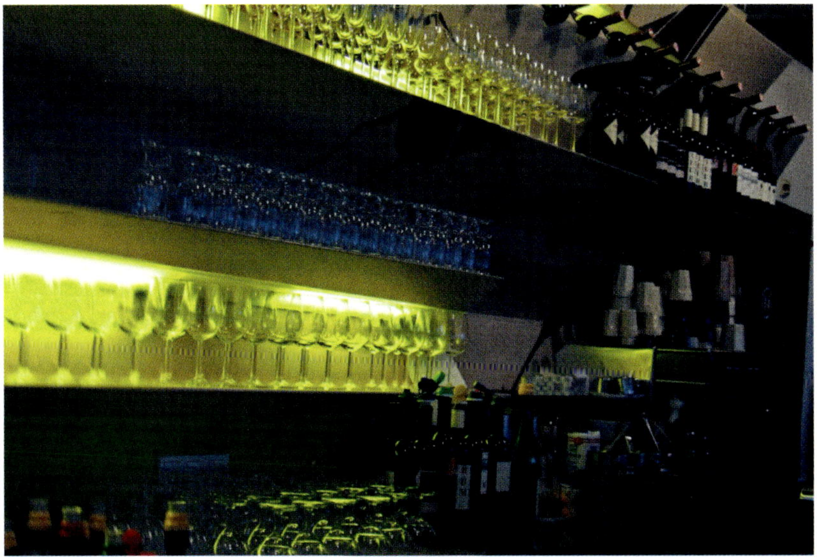

Champagner wird ebenfalls mit Sulfit konserviert, außerdem enthält er auch viel Histamin. Als Alternative bieten sich spezielle Sektsorten an, die kaum Histamin und relativ wenig Sulfit enthalten.

**Gut zu wissen:** Bei Beschwerden verzichten Sie am besten eine Weile auf den Genuss von Wein, wenn sich die Symptome bessern bzw. verschwinden, probieren Sie schrittweise in kleinen Schlucken verschiedene Weinsorten aus – und beobachten sie genau die Reaktionen darauf.

### Pflanzliche Nahrungsmittel

Diese enthalten von Natur aus nur geringe Histaminmengen, die bei der Produktion/Reifung jedoch beträchtlich anwachsen können, so zum Beispiel bei in Essigmarinade eingelegten Gurken oder Mixed Pickles.

Sauerkraut wird aus fein geschnittenem Weißkohl in einer zweiprozentigen Salzlake mit Hilfe von Milchsäurebakterien hergestellt. Am Gärprozess sind auch Histaminbildner beteiligt. Bei der Zubereitung von Sauerkraut kann durch die Abtrennung der Lake eine deutliche Reduzierung des gesamten Histamin-Gehalts erreicht werden.

**Gut zu wissen:** Der Geschmacksverstärker Glutamat (E 620-625) wird wie Histamin durch die Diaminoxidase abgebaut. Daher sind Personen mit Histaminintoleranz oft auch gegenüber Glutamat sehr empfindlich.

**Vorsicht bei ...**

Hefeextrakt ist extrem stark mit Histamin belastet. Es wird aus Bierhefe hergestellt und dient als Geschmacksverstärker in fast allen Tüten- und Dosensuppen, Fertigsaucen, Tiefkühlpizzen und Nudelgerichten sowie in Fertigmenüs. Hefeextrakt muss auf der Zutatenliste aller Lebensmittel angegeben werden.

Schokolade enthält keine bis nur mäßige Mengen an Histamin, ist aber dafür reich an anderen biogenen Aminen und wird erfahrungsgemäß bei Histamin-Intoleranz schlecht vertragen. Also Vorsicht bei Kakao und heißer Schokolade. Personen mit häufigen Verdauungsbeschwerden sollten darüber hinaus Kaffee und schwarzen Tee meiden, da diese Sorten die vorhandene Symptomatik verstärken können.

**Gut zu wissen:** Greifen Sie zu frischen, kurz gereiften Nahrungsmitteln, sie enthalten nur wenig Histamin. Mit zunehmender Lagerungsdauer steigt auch der Histamingehalt in Lebensmitteln an. Wärmen Sie Mahlzeiten nicht auf, auch hier kann sich Histamin bilden.

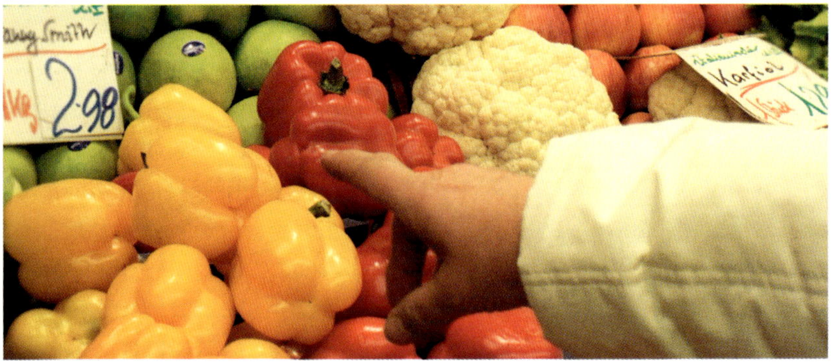

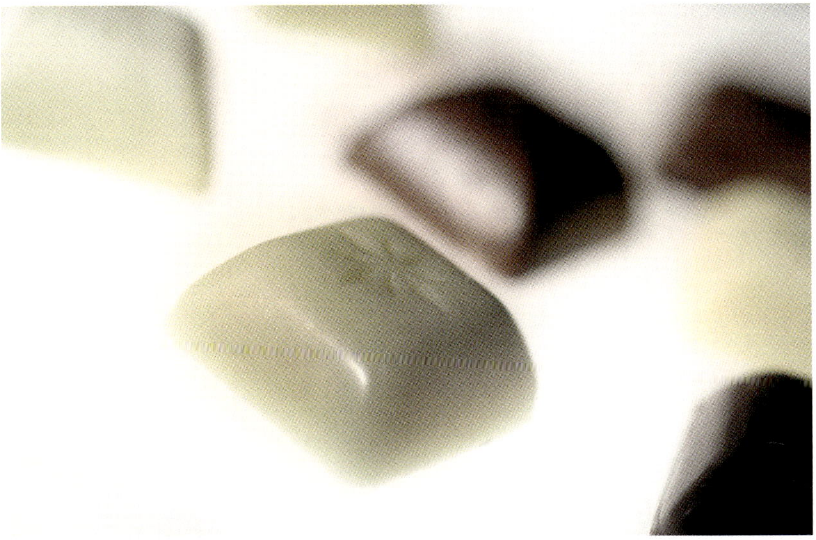

# Biogene Amine: Nicht nur Histamin

Neben dem Histamin gibt es noch eine Reihe anderer biogener Amine wie Tyramin oder Serotonin. Wenn diese im Übermaß im Körper vorhanden sind bzw. ein gestörter Abbau vorliegt, so können sie – wie Histamin – heftige Symptome auslösen. Schokolade zum Beispiel enthält das biogene Amin Tyramin – es erhöht den Blutdruck und kann Migräneanfälle verursachen. Bei Migränepatienten reicht bereits eine Menge von 100 mg Tyramin für einen Anfall aus. Auch die biogenen Amine Serotonin und Phenylethylamin zeigen ähnliche Wirkung auf Migränepatienten.

Biogene Amine spielen oft eine Rolle als Geschmacks- und Aromastoffe. Einige der Amine, oder aus ihnen gebildete Substanzen, wirken beim Menschen als Hormone und sind bei der Regulation der Blutzirkulation oder als Überträgersubstanzen für das Nervensystem wichtig. Biogene Amine können in Lebensmitteln direkt gebildet werden. Aber auch durch Verarbeitung, Reifung oder Lagerung kommt es zu biochemischen und mikrobiologischen Eiweißveränderungen und somit zur Bildung von Histamin und Co.

Zu den biogenen Aminen gehören:

| Biogenes Amin | Vorkommen zum Beispiel in |
|---|---|
| **Histamin** | Fisch, Käse, Wein (wie Chianti, Burgunder) |
| **Cadaverin** | verdorbenes Fleisch |
| **Putrescin** | verdorbenes Fleisch, Käse, Tomaten, Orangen |
| **Agmatin** | Käse |
| **Tyramin** | Käse (besonders Parmesan, Cheddar, Camembert), Hering, Schokolade, Kakao, Zitrusfrüchte, Sauerkraut, Wein |
| **Phenylethylamin** | Bitter- und Milchschokolade, Käse (wie Cheddar) |
| **Serotonin** | Ananas, Avocado, Banane (altersgereift), Walnüsse |

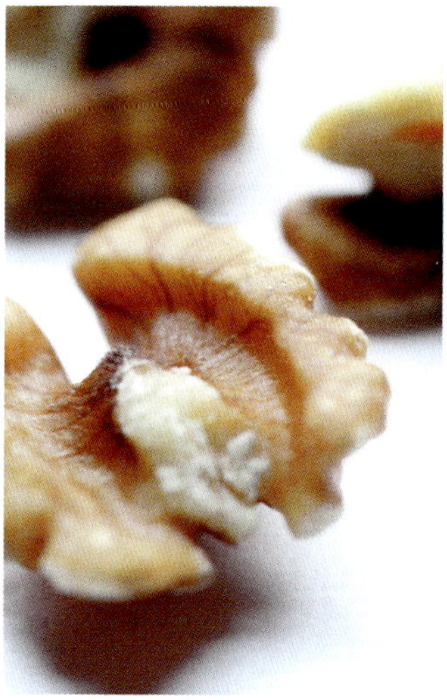
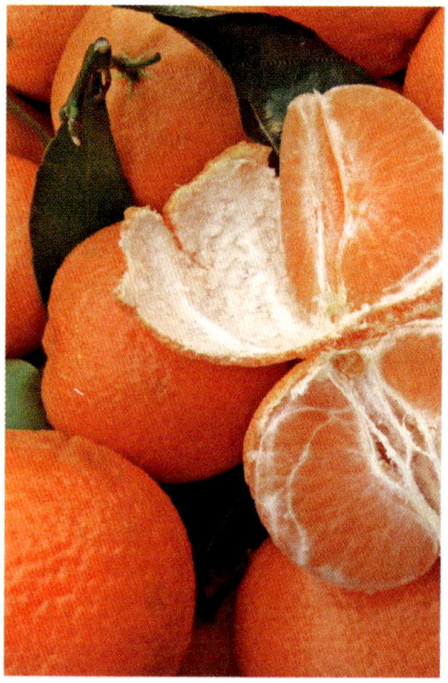
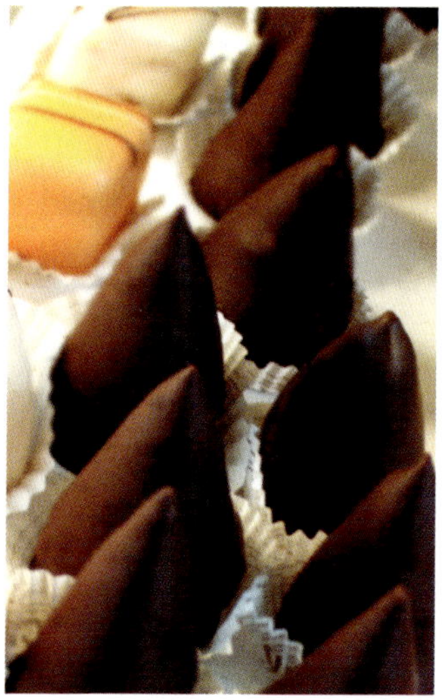

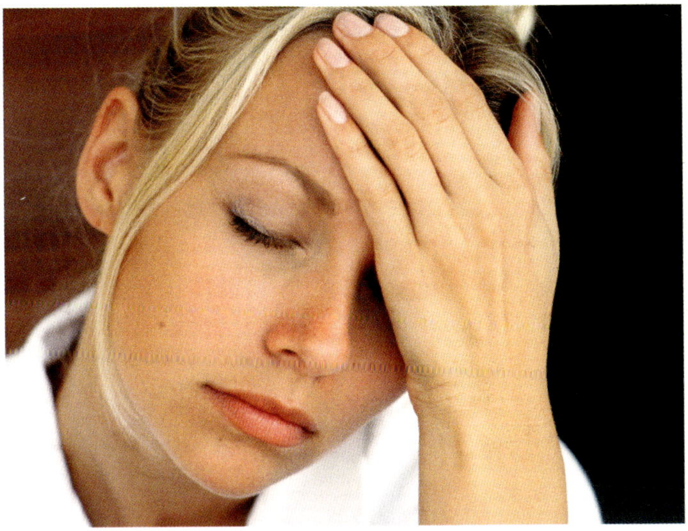

| Ausgangssubstanz | Biogenes Amin | Wirkungen |
|---|---|---|
| Histidin | Histamin | Pseudo-Allergie, Kopfschmerz, Migräne, Koliken, Flush |
| Phenylalanin | Phenylethylamin | Kopfschmerz, Migräne, Schwindel, Übelkeit |
| Tyrosin | Tyramin | Herzklopfen, Anstieg des Blutdrucks kann zu Kopfschmerzen, Migräne führen<br>Vorsicht bei der Einnahme von sogenannten MAO-Hemmern (gegen Depressionen): sie schränken den Abbau von Tyramin ein |
| Dihydroxyphenylserin | Noradrenalin | Blutdruckanstieg |
| L-Tryptophan | Serotonin | erhöht den Blutdruck, Migränegefahr, regt die Darmtätigkeit an |
| Ornithin | Putrescin | Wachstumsfaktor für Bakterien und Schimmelpilze, verstärkt Histamin |

*Quelle M. Ledochowski M., Bair H., Fuchs D: Laktoseintoleranz, Journal für Ernährungsmedizin 2003; 5 (1), 7-14*

# Histaminliberatoren kurbeln die Histaminproduktion an

Histamin-Liberatoren sind Substanzen, die Histamin freisetzen – ohne dass dafür eine Reaktion des Immunsystems notwendig ist. Damit werden auch die Symptome einer Histamin-Intoleranz verstärkt. Zu den Histamin-Liberatoren gehören:

- Erdbeeren
- Zitrusfrüchte
- Tomaten, Tomatenmark, Tomatensaft
- Meeresfrüchte
- Ananas
- Nüsse
- Kiwi
- Alkohol
- Medikamente:

Es gibt Wirkstoffe in Schmerz-, Rheuma- oder Asthmamitteln, die die Freisetzung des in Mastzellen gebundenen Histamins verstärken, wie z.B. die Azetylsalizylsäure (ASS) in Schmerzmitteln. ASS hemmt ein bestimmtes Enzym im Körper (Cyclooxygenase), das die Produktion von gefäßerweiternden Substanzen steuert. Damit können gefäßverengende Wirkstoffe, die auch die Bronchien beeinflussen, die Oberhand gewinnen. Durch die Enzymhemmung wird auch Histamin freigesetzt – im Endeffekt kann es zu asthmatischen Anfällen kommen. Aber auch Nesselsucht, Blutdruckabfall und Fließschnupfen sind typische Symptome, die 20 bis 30 Minuten nach der Einnahme auftreten können.
Azofarbstoffe, die zum Färben von Lebensmitteln verwendet werden, haben chemisch gesehen eine ähnliche Struktur wie das Aspirin. Daher sollten ASS-Empfindliche auch bei Azofarbstoffen vorsichtig sein.
Zu den Medikamentenwirkstoffen, die eine Freisetzung von Histamin bewirken können, zählt auch Diclofenac (gegen Rheumaschmerzen), Mefenaminsäure (Schmerzzustände), Indometacin (Rheumamittel) und Ketoprofen (Schmerzmittel).

Röntgenkontrastmittel und auch Substanzen wie Codein (in Hustenmitteln), Morphine sowie barbiturathaltige Schlaf- und Narkosemittel können ebenfalls eine direkte Histaminfreisetzung bewirken.
Als Alternative dazu gibt es Schmerz- und Rheumamittel mit den Wirkstoffen Fenbufen und Ibuprofen, welche die Histaminfreisetzung eindämmen. Fragen Sie Ihren Arzt!

**Gut zu wissen:** Wenn Sie nach dem Genuss von Erdbeeren einen Nesselausschlag bekommen, so kann das deshalb sein, weil die kleinen roten Früchte Histamin freisetzen. Es kann aber auch eine Reaktion auf Salizylsäure sein, die als natürlicher Stoff in Erdbeeren vorkommt.

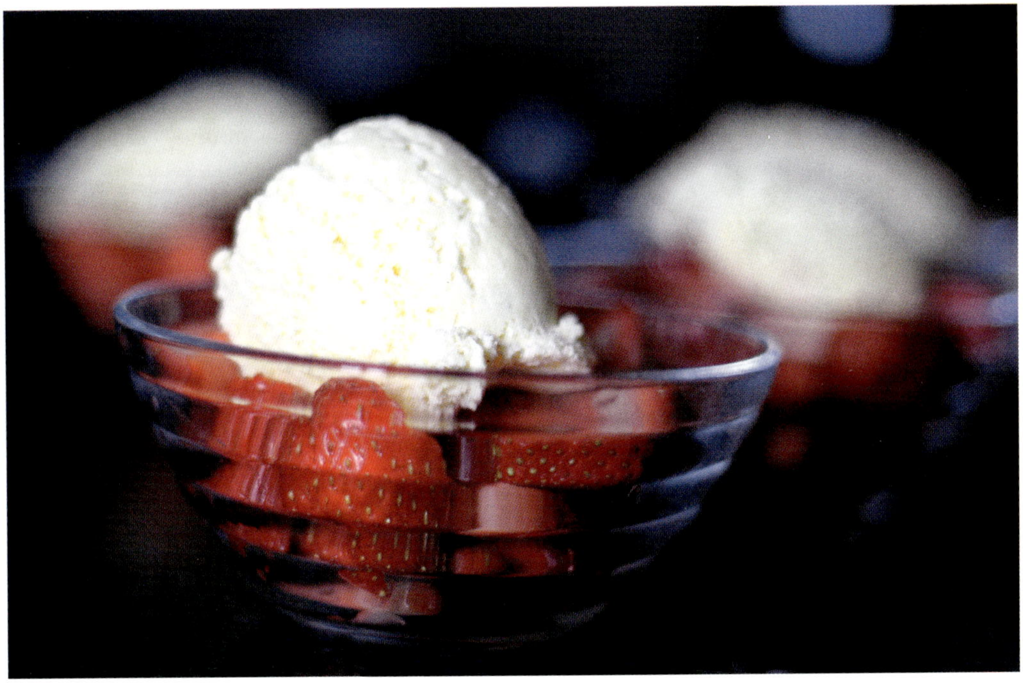

# Wie entdeckt der Arzt eine Histamin-Intoleranz?

Eine klare Diagnose einer HI mit nachfolgender Therapie kann Betroffenen viel Leid ersparen. Viele Patienten, die jahrlang an unerklärlichen Kopfschmerzen oder Durchfällen leiden, können nach einer eindeutigen Bestimmung der Histaminose wieder beschwerdefrei leben.

Bei Verdacht auf Histamin-Intoleranz müssen auch immer Grunderkrankungen erkannt bzw. ausgeschlossen werden, die eine Hemmung der DAO bewirken können. Hierzu zählen insbesondere Erkrankungen von Entgiftungsorganen wie Leber, Darm und Nieren. Auch Kohlenhydrat-Unverträglichkeiten wie die Laktose-Intoleranz (siehe Seite 91) sollten abgeklärt werden

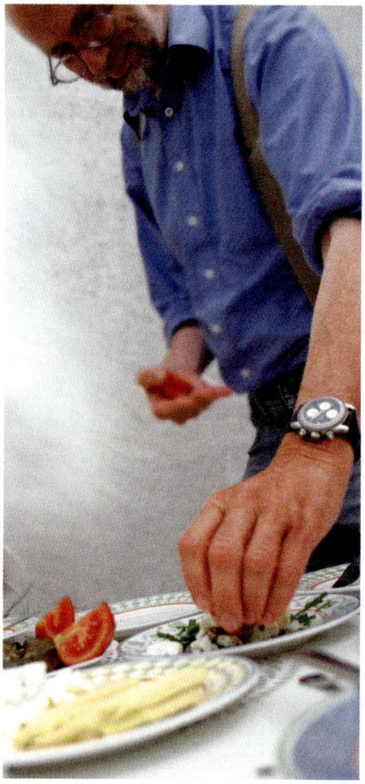

## Erhebung der Vorgeschichte (Anamnese)

Sehr hilfreich ist es, ein Tagesprotokoll zu erstellen. Darin sollte enthalten sein:

- was man isst,
- was man trinkt (einschließlich Alkohol),
- Medikamentenzufuhr (Name des Präparates, wie oft und wann wird es eingenommen) welche Beschwerden treten auf,
- bestehen allergische Erkrankungen oder Magen-Darm-Erkrankungen?

Auffällig sind Beschwerden wie Kopfschmerzen und Migräne sowie Bauchschmerzen, Koliken, starke Darmgeräusche und Durchfall. Dazu kommt es meist nach Verzehr von Rotwein, Hartkäse, Dauer- oder Räucherwurst, Schokolade oder Tomaten. Typischerweise treten Symptome nach ungefähr einer Stunde auf.

### Blutuntersuchung

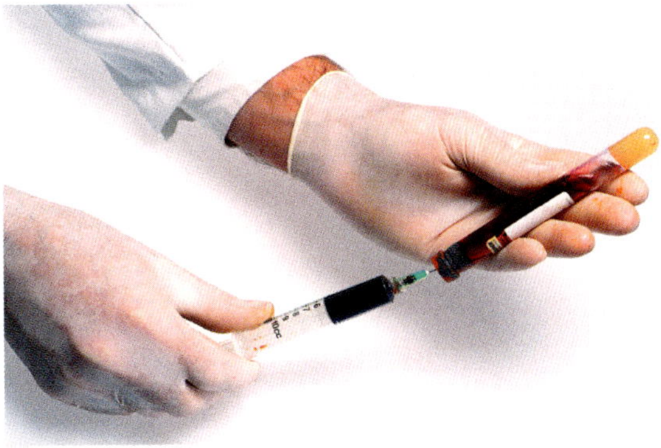

a) Wenn sich der Verdacht auf eine Histamin-Intoleranz erhärtet hat, kann die **Aktivität des histaminabbauenden Enzyms DAO im Blutserum** gemessen werden. Je niedriger der DAO-Wert im Blut, desto höher die Wahrscheinlichkeit einer Histamin-Intoleranz.

b) Zusätzlich lässt sich im Blutplasma der **Histaminspiegel** und im Blutserum der **Vitamin-$B_6$-Spiegel** bestimmen.

c) Ist im Blutbild zu wenig Vitamin $B_6$ vorhanden, so kann das auch ein Hinweis auf eine Histamin-Intoleranz sein, da DAO ein Vitamin-$B_6$-abhängiges Enzym ist.

d) Auch die Ausscheidung der Histamin-Metaboliten im Urin kann Hinweise geben.

### Diäten

Wurde eine Allergie ausgeschlossen, empfiehlt der Arzt meist eine **Eliminations-Diät.** Dabei wird der Patient auf eine histaminarme Kost gesetzt, die er zirka vier Wochen einhalten muss – d.h., alle histaminreichen und -freisetzenden Speisen sowie die entsprechenden Arzneimittel werden gemieden. Bei einer vorhandenen Histamin-Intoleranz erfolgt binnen zwei Wochen eine relativ rasche Symptombesserung. Auch durch einen neuerlichen Bluttest sieht man deutlich, ob sich der Histamin-Spiegel normalisiert hat. Dann kann man vorsichtig wieder verbotene Lebensmittel in kleinen Mengen zu sich nehmen und die Reaktion beobachten.

Halten Sie den mit dem Arzt erstellten Diätplan unbedingt genau ein. Es ist wichtig herauszufinden, was wirklich die Ursache ist und wie viel von einem Lebensmittel schon zu viel sein könnte. Die Toleranzgrenze ist von Mensch zu Mensch unterschiedlich, außerdem weisen Lebensmittel differenzierte Mengen an Histamin auf.

# Hilfe bei einer Histamin-Intoleranz

- Die **histaminarme Diät** ist das wichtigste Standbein der Therapie. Mit ihrer Hilfe kann auch die individuelle Toleranzgrenze für das Histamin ermittelt werden, die bei jedem Menschen unterschiedlich hoch ist. Die Erfolgsrate spricht für sich: Bei den meisten Betroffenen kommt es zu einer spürbaren Linderung, bis hin zur vollständigen Beschwerdefreiheit. Wer nach dem Genuss eines bestimmten Lebensmittels typische Symptome zeigt, ist dem Täter sozusagen schon auf der Spur.

**Gut zu wissen:** Greifen Sie während einer Eliminationsdiät grundsätzlich zu frischen, kurz gelagerten und unfermentierten Lebensmitteln, sie sind histaminarm. Sie dürfen auch die meisten Obst- und Gemüsesorten essen (Ausnahmen finden Sie etwa in den Kapiteln „Biogene Amine", „Histamin-Liberatoren"), da sie wenig bis kein Histamin enthalten. Dazu zählen etwa

- Äpfel,
- Karotten,
- Marillen,
- Kirschen,
- Zitronen,
- Mango,
- Mais,
- Melonen,
- alle Kohlsorten (am besten gekocht),
- grüner Salat.

Frisches Fleisch, frischer Fisch, Milchprodukte wie Sauerrahm, Joghurt, Frischkäse (Vorsicht allerdings bei gereiften Käsesorten!), auch Brot- und Backwaren, Kartoffeln, Nudeln und Reis sind erlaubt (siehe auch Tabelle „histaminreiche/histaminarme Lebensmittel" auf Seite 64/65) .Trinken sollten Sie während der Diät nur Wasser oder Tee (außer Schwarztee). Vermeiden Sie auf-

gewärmte Mahlzeiten, Histamin ist hitzebeständig und kann durch Kochen nicht zerstört werden.
Achtung: Eine „echte" Lebensmittelallergie muss unbedingt ausgeschlossen werden, da bestimmte Nahrungsmittel Allergene beinhalten können.

- Verzichten Sie auch auf **Medikamente**, die DAO hemmen bzw. auf solche, die Histamin freisetzen können (Histamin-Liberatoren).
- Trinken Sie keinen Alkohol.
- Sogenannte **Antihistaminika** beeinflussen die Wirkung des Histamins, indem sie im Körper die Histaminrezeptoren blockieren. Das sind genau jene Überträgerstellen, mit deren Hilfe das Histamin an die Zellen andockt. Besonders geeignet sind Antihistaminika („Antiallergika") zur kurzfristigen Symptomunterdrückung – beispielsweise vom Typ-H1-Rezeptorblocker. Histaminblocker wirken bei Anzeichen wie asthmatischer Schnupfen, Hautbeschwerden, Schwindelgefühl und Kopfschmerzen.

Sobald Sie beschwerdefrei sind, sollten Sie herausfinden, welche Histaminmenge Sie vertragen. Dazu essen Sie zunächst nur Lebensmittel mit geringem Histamingehalt, in der Folge steigern Sie die Portionen langsam und über den Tag verteilt.

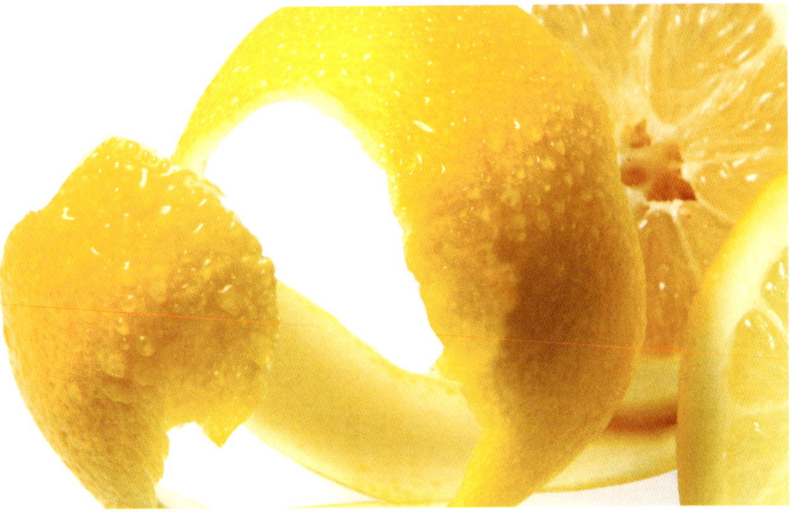

## Vitamine

Die DAO ist ein kupferhaltiges Enzym, das neben dem Mikronährstoff Zink auch Vitamin $B_6$ und Vitamin C als Coenzyme benötigt:

**Vitamin $B_6$:** Bei histaminintoleranten Personen liegt häufig ein Mangel an diesem Vitamin vor. Da Vitamin $B_6$ als Koenzym im Aminosäurestoffwechsel von großer Bedeutung ist, begünstigt eine Unterversorgung mit diesem Vitamin einen Überschuss an Histamin.
**Vitamin C** kann Histamineffekte im Körper abbauen. Nehmen wir zu wenig Ascorbinsäure auf, kann dies den Histaminspiegel im Blut erhöhen. Raucher sind aus diesem Grund besonders gefährdet, da die Gefahr einer Vitamin-C-Unterversorgung sehr groß ist.

> **Gut zu wissen:** Sind Vitamin $B_6$ und Vitamin C sowie die Mikronährstoffe Kupfer und Zink in ausgewogener Menge vorhanden, begünstigt das den Histaminabbau. Der Eiweißstoff L-Glutamin kann eine Entzündung der Darmschleimhaut positiv beeinflussen.

## Diätetische Lebensmittel

Wird die Diagnose „Histamin-Intoleranz“ gestellt, dann ist es mindestens vier Wochen lang notwendig, eine histaminfreie Diät zu halten. Damit wird dem Körper auch eine Erholungsphase gegönnt. Wer aber auf Dauer auf Käse oder Tomaten nicht verzichten möchte, kann den Enzymmangel mit Hilfe spezieller Tabletten ausgleichen. Diese Präparate enthalten das Enzym Diaminoxidase, das dem körpereigenen Enzym entspricht. Vor histaminreichen Mahlzeiten wird eine Kapsel geschluckt; das Enzym passiert unbeschadet den Magen und wird erst im Dünndarm aktiviert. Dort unterstützt es mit dem (wenigen) körpereigenen DAO den Abbau des Histamins; der Betroffene bleibt beschwerdefrei. Das Ziel ist es, mit Hilfe der diätetischen Lebensmittel die histaminarme Diät effektiv zu unterstützen und wenn möglich bei Beschwerdefreiheit wieder schrittweise zur Normalkost überzugehen.

# Histamin-Intoleranz-Test: Sind Sie auch betroffen?

Verspüren Sie nach dem Verzehr bestimmter Nahrungsmittel wie Rotwein, Sauerkraut, geräuchertem Fisch, gepökeltem Fleisch, Tomaten, Nüssen, Essig, Sojasauce, lang gereiften Käsesorten folgende Symptome?

- Magen-Darm-Störungen, wie Durchfall, Bauchschmerzen oder Krämpfe, weicher Stuhl, Übelkeit, Sodbrennen, Brechreiz, Erbrechen, Völlegefühl, Blähungen, erhöhte Stuhlfrequenz, Reizmagen und Reizdarm, Müdigkeit nach dem Essen, unangenehmer Stuhldrang, Blähbauch etc.) ❑ **ja** ❑ **nein**
- leichte bis mittelschwere Kopfschmerzen oder Migräneattacken ❑ **ja** ❑ **nein**
- laufende Nase, Schnupfen ❑ **ja** ❑ **nein**
- häufiges Husten, Räuspern oder Asthma ❑ **ja** ❑ **nein**
- Hautausschlag ❑ **ja** ❑ **nein**
- niedriger Blutdruck (Schwindelgefühl, Orientierungsstörungen, Übelkeit) ❑ **ja** ❑ **nein**
- Herzrhythmus-Störungen ❑ **ja** ❑ **nein**
- bei Frauen: Beschwerden (Schmerzen, Krämpfe) besonders am ersten Tag der Regel ❑ **ja** ❑ **nein**

Jede Antwort mit Ja sollten Sie mit Ihrem Arzt besprechen!

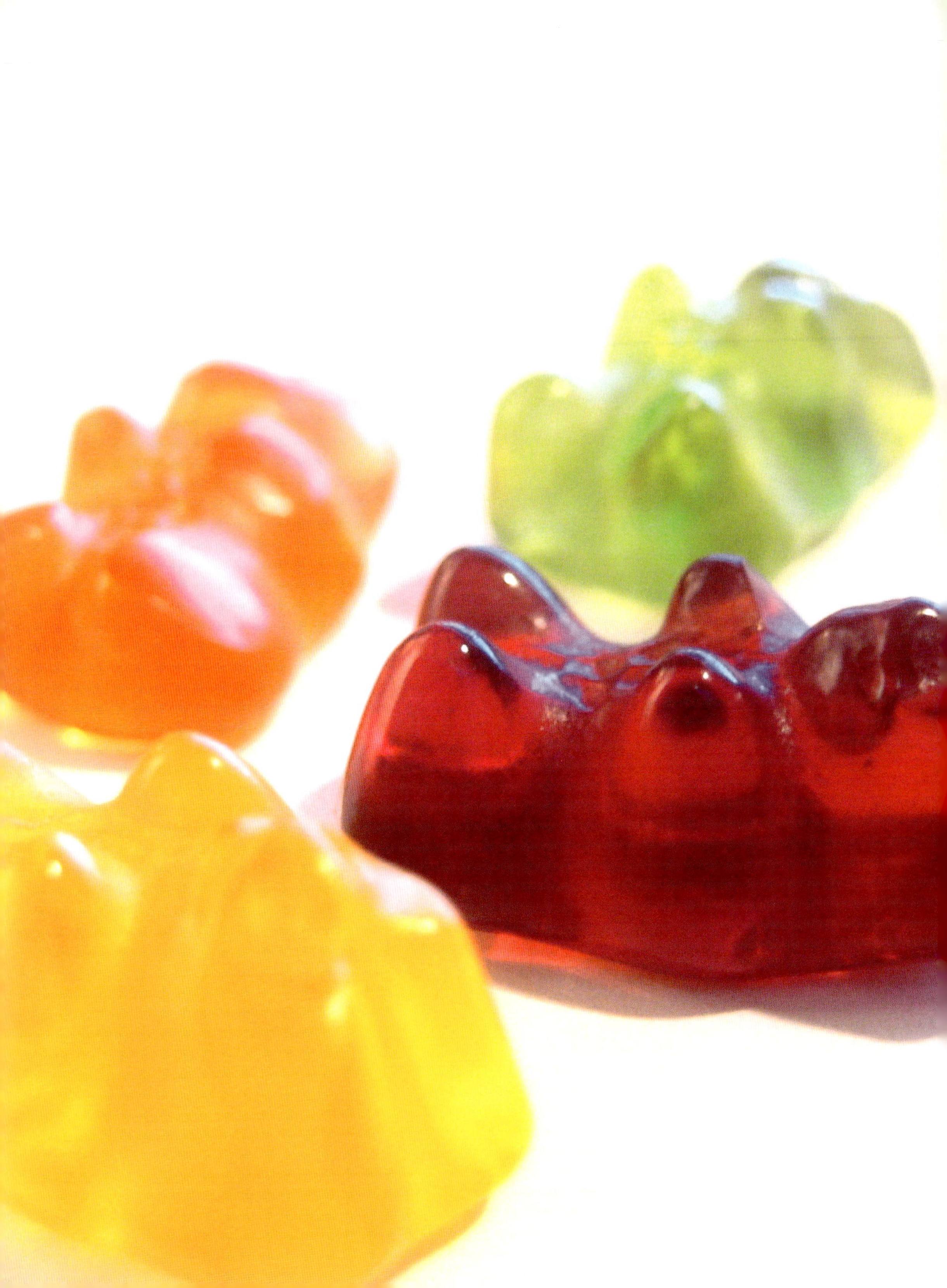

# Pseudo-Allergien

**Beschwerden nach chinesischem Essen**

*„Eigentlich habe ich chinesisches Essen immer gut vertragen. Seit zirka einem halben Jahr ist mir aber aufgefallen, dass ich nach dem Besuch im China-Restaurant sehr hefige Kopfschmerzen bekomme, die plötzlich auftreten. Es kommt auch zu heftigen Schweißausbrüchen. Wie Tests gezeigt haben, vertrage ich kein Glutamat. Ich muss also auch bei Fertiggerichten sehr genau darauf achten, ob diese mit diesem Geschmacksverstärker versetzt sind."*

Harald, 42 Jahre

# Empfindlich auf Zusatzstoffe

Der erste Blick beim Kauf eines Lebensmittels gilt oft dem Haltbarkeitsdatum, denn schließlich wird der gesamte Einkauf meist nicht am selben Tag verbraucht. Um ein Nahrungsmittel zu konservieren, bedient sich die Industrie verschiedener Methoden. Sterilisieren, Tieffrieren, Bestrahlen oder Dörren ist genauso gang und gebe wie Salzen, Pökeln oder Räuchern. Meist werden auch noch verschiedene Chemikalien hinzugefügt.
Oft sind es genau diese chemischen Zusätze, deren Substanzen das Wohlbefinden beeinträchtigen können: Sogenannte pseudoallergische Reaktionen können spontan zu Hautjucken, Nesselsucht, tränenden Augen, Fließ- und Niesschnupfen, nicht-allergischem Asthma oder anschwellendem Gaumen führen. Es kommt dabei zwar zu einer massiven Histaminausschüttung, aber ohne allergischen Hintergrund – eine lebensbedrohende Situation ist damit ausgeschlossen.

# Die wichtigsten Auslöser

## Chemische Konservierungsmittel

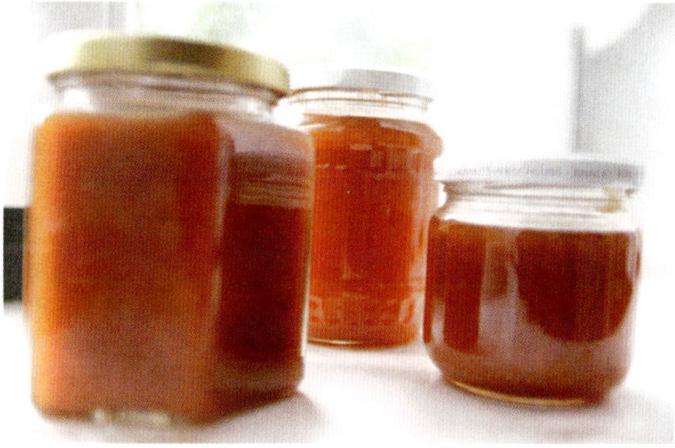

Sie sind unter anderem häufig in Fertigsoßen, Fertigsalaten, Senf, Marzipan, Marmeladen, als Grundstoff für Limonaden und auch in der Fruchtzubereitung für Joghurts zu finden. Zu den chemischen Konservierungsmittel zählen zum Beispiel
**Sorbinsäure (E 200),**
**Propionsäure (E 280)**
**Benzoate (E 210–219)**
Personen mit einer Aspirin-Unverträglichkeit reagieren oft auch auf das Konservierungsmittel Benzoesäure und ihre Verbindungen mit Beschwerden. Benzoate haben konservierende Eigenschaften und dürfen zum Beispiel Fertigsalaten, Fischmarinaden

und Sauerkonserven zugesetzt werden. Benzoate und die verwandten Salizylate (Salizylsäure) kommen auch ganz natürlich in Lebensmitteln vor, zum Beispiel in Preiselbeeren, Erdbeeren, Brombeeren, Heidelbeeren, Trockenobst und in Gewürzen wie Anis, Senf, Majoran und Melisse. Symptome wie z. B. Nesselsucht und Kontaktdermatitis werden – bevorzugt bei Asthmatikern – meist nur bei hohen Dosen hervorgerufen.

### Schwefeldioxid ($SO_2$) und andere Schwefelverbindungen (E 220–228)

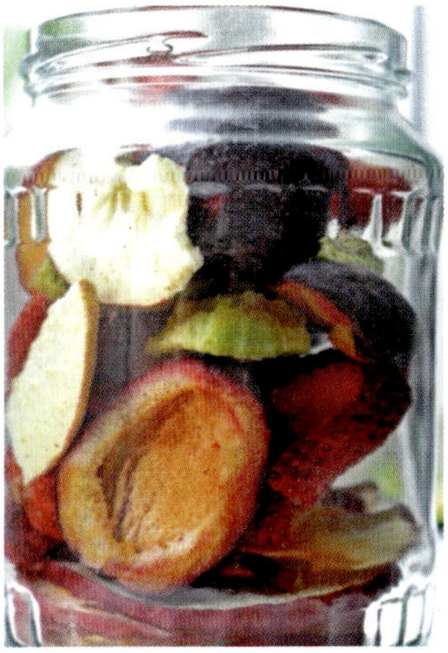

Schwefelverbindungen haben keimtötende Wirkung und verhindern das Braunwerden von Früchten und Gemüse. Geschwefelte Trockenmarillen (Aprikosen) beispielsweise sind schön orange, während ungeschwefelte bräunlich sind. Achten Sie beim Einkauf von Trockenfrüchten auf den Hinweis „ungeschwefelt“! $SO_2$ und andere Schwefelverbindungen finden sich in erhöhten Mengen beispielsweise in Trockenfrüchten, kandierten Früchten, Wurst, Wein, Weinessig, Zitronen, getrockneten Kartoffeln, Grapefruitsaft, Fruchtsäften, Marmeladen, Soßen und Sauerkrautsaft. Schon nach dem Verzehr weniger stark geschwefelter Aprikosen kann es zum sogenannten Sulfit-Asthma kommen, das besonders häufig Asthmatiker in Form von Hautreizungen oder Kopfschmerzen trifft.

### Antioxidantien (wie Butylhydroxytoluol (E 321))

Sie verhindern das Ranzigwerden eines Lebensmittels, verlängern die Haltbarkeit von Getränken und bewirken auch, dass Früchte ihre Farbe behalten und nicht braun werden.

## Geschmacksverstärker

Auch die Glutamat-Unverträglichkeit – besser bekannt unter **„China-Restaurant-Syndrom“** – ist eine Form der Pseudo-Allergie. Glutaminsäure und ihre Salze **(E 620–625)** werden als Geschmacksverstärker in der asiatischen Küche u.a. für salzige Speisen (Fleisch, Gemüse) verwendet. Der Verzehr glutamathaltiger Gerichte kann bei Empfindlichen zu Kopfschmerzen, Spannungsgefühl im Gesicht, Schweißausbrüchen, Schmerzen im Brustbereich oder Schwindel führen. Die Ausprägungen der Symptome sind stark dosisabhängig. Glutamat kann auch in Sojasoßen und in vielen Fertigprodukten wie Konserven, Trockensuppen, Salat-Dressings und Gewürzmischungen vorkommen.

## Farbstoffe (E 102, 104, 122, 129)

Hier sind besonders die synthetischen Azofarbstoffe als Auslöser von Pseudo-Allergien von Bedeutung. Dazu zählen Tartrazin (E 102), Chinolingelb (E 104), Azorubin (E122) und der neue Farbstoff Allurarot AC (E 129). Innerhalb dieser Gruppe kommt es am häufigsten beim gelben Farbstoff Tartrazin zu Reaktionen. Personen, die auf Azetylsalicylsäure (Aspirin) empfindlich reagieren (z.B. Nesselsucht), sprechen oft auch auf Tartrazin an. Tartrazin wird z. B. in Süß- und Backwaren, Getränken, Senf, Fertigsoßen, Dressings, Fruchtjogurts und Wurstwaren eingesetzt. Auch der natürliche Farbstoff Cochenillerot (Karmin, E 120) kann unerwünschte Folgen auslösen. Dieser Farbstoff wird aus getrockneten weiblichen Schildläusen gewonnen und vor allem zur Färbung von Campari verwendet. Da der Extrakt Eiweiß enthält, kann er sogar echte Allergien verursachen.

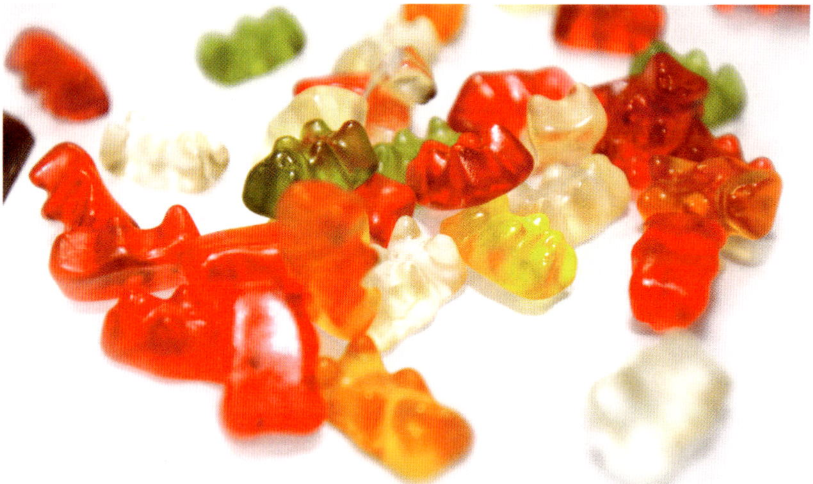

### Süßstoffe (Saccharin (E 954), Aspartam (E 951), Cyclamat (E 952))

Sie sind in kalorienreduzierten Light-Produkten zu finden, es handelt sich um chemische Verbindungen, deren Süßkraft jene des Zuckers um das zehn- bis 100fache übersteigt.

## Ärztliche Unterstützung

Der Arzt wird Sie zunächst zu Ihren Essgewohnheiten befragen, dabei ist das Führen eines Ernährungstagesbuchs sinnvoll und nach Ausschluss einer Allergie durch bestimmte Tests (siehe Seite 33) eine Diät ohne Zusatzstoffe empfehlen (siehe additivafreie Diät, Seite 88).
Treten die Symptome unter der Diät nicht auf, kann es sein, dass Sie tatsächlich eine Pseudo-Allergie auf Zusätze in Fertiglebensmitteln haben. Folglich wird die Diät mit dem Ziel fortgeführt, die verbotenen Zusätze nach und nach einzuführen und so ihre individuelle Verträglichkeit zu testen.

### Was ist eine E-Nummer?

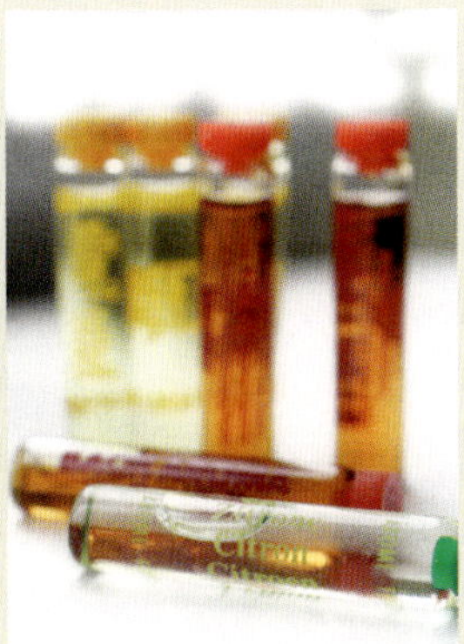

Zusatzstoffe müssen in der Zutatenliste immer mit dem Klassennamen und dem konkreten Namen oder der konkreten E-Nummer (nach europäischem Standard) deklariert werden, also entweder „Konservierungsmittel Schwefeldioxid“ oder „Konservierungsmittel E 220“. Folgende Begriffe in der Zutatenliste deuten auf das Vorhandensein von Schwefeldioxid und Sulfiten hin: Backaromen, Calciumbisulfit (E 227), Calciumsulfit (E 226), flüssiges Pektin, Gelees, Kaliumbisulfit (E 228), Kaliummetabisulfit (E 224), Maismehl, Marmelade, Melasse, Natriumhydrogensulfit (E 222), Natriummetabisulfit (E 223), Natriumsulfit (E 221), Schwefeldioxid (E 220), Trockenfrüchte, Wein, Weinessig, Zitronat.

## Additivafreie Diät

Ein Beispiel für eine Eliminationsdiät ist die additivafreie Diät: Diese wird bei Verdacht auf pseudoallergische Reaktionen auf Nahrungsmittelzusatzstoffe verordnet, z.B. bei chronisch wiederkehrenden Nesselausschlägen oder auch, wenn bei der ersten Durchuntersuchung kein Auslöser identifiziert wurde. Sie dient einerseits zum Ausschluss möglicher Auslöser (diagnostisch), andererseits zur Unterstützung der medikamentösen Therapie. Diese Diät beschränkt sich auf die Reduzierung von Farbstoffen und anderen Lebensmittelchemikalien einschließlich der Salizylate in natürlichen Lebensmitteln.

| ERLAUBT | VERBOTEN |
|---|---|
| Konserven ohne Konservierungsmittel | Alle konservierten Nahrungsmittel in Dosen und Tuben, Fertiggerichte, Fertigsaucen, chinesische und indische Kost |
| Kartoffeln (frisch oder gelagert) | Kartoffelfertigprodukte (Chips, Püree) |
| Gemüse (frisch oder tiefgefroren) | Tomate, Tomatenmark und Ketchup, Sauerkraut, Sauerrüben, Erbsen, Dörrpflaumen, Essigkonserven, Cornichonkonserven, Rhabarber, Traiteursalate, Meerrettich(creme) |
| Banane *, Zitrone*, Pflaume*, Birne*, Kiwi*, Apfel*, Wassermelone*, Nektarinen*, Mandarinen*, Pfirsich*, Grapefruit*, Kirschen*, selbst zubereitete Marmeladen aus den erlaubten Früchten ohne Zusatz von Konservierungsmitteln und Farbstoffen | kandierte Früchte, Dörrobst, Datteln, Trauben, Rosinen, Sultaninen, Orangen, Ananas, Aprikosen, Brombeeren, Heidelbeeren, alle kommerziellen Konfitüren und Marmeladen, Brotaufstriche, Fruchtgelatine, Fruchtjoghurt |
| alle Sorten Nüsse, außer ... | ... Baumnusskerne (abgepackt), Mandeln, Nusspasten |
| alle Mehlsorten, Stärke, Hafer, Hirse, Reis, Mais, Popcorn, Teigwaren (ohne Backpulver), Brot | abgepacktes, geschnittenes Brot, Rollgerste, Dauerbackwaren, Konditorwaren, Pudding, Cremes, Backpulver, Cornflakes |

| | |
|---|---|
| reine Milchschokolade ohne Füllung und Alkohol | gefüllte Schokoladen, gefärbter Marzipan, Lutschbonbon, Puddingpulver, Dosencreme, Eis, Bitterschokolade |
| Milch, Buttermilch, Rahm, Hart- und Weichkäse | Joghurt, Kefir, Schmelzkäse, Käsesalat, Fertig-Fondue |
| alle Fleisch- und Gemüsesorten (frisch, geräuchert oder tiefgefroren) | Fleischkonserven, Salami, Wurstwaren, Cervelatwurst, Wurst in Dosen |
| Fisch (nur frisch oder gesalzen), Muscheln (frisch) | Sardellen, Kaviar, Fisch und Muschelkonserven, Crevetten, Krusten- und Schalentiererzeugnisse |
| Eier | Flüssigei |
| Butter, alle Ölsorten, selbst gemachte Mayonnaise oder Senf | Mayonnaise und Saucen, Salatsaucen, Marinaden |
| Zucker, Süßstoffe | Kunsthonig, Stärkungsmittel, Aufbaupräparate, Fertigsuppen, Pastetenfüllungen, farbige Zahnpasta, Gewürze, Essig aus Essigessenzen |

* *nur in kleinen Mengen erlaubt*

*Tab: Additivafreie Diät (soweit keine spezifische Allergie individuell vorliegt)*
*Quelle: T. Werfel, B. Wedi, J. Kleine-Tebbe, B. Niggemann, J. Saloga, J. Sennekamp, I. Vieluf, S. Vieths, T. Zuberbier, L. Jäger: Vorgehen bei Verdacht auf pseudoallergische Reaktionen auf Nahrungsmittelzusatzstoffe, in: Allergologie 23, 2000, 572 – 579*

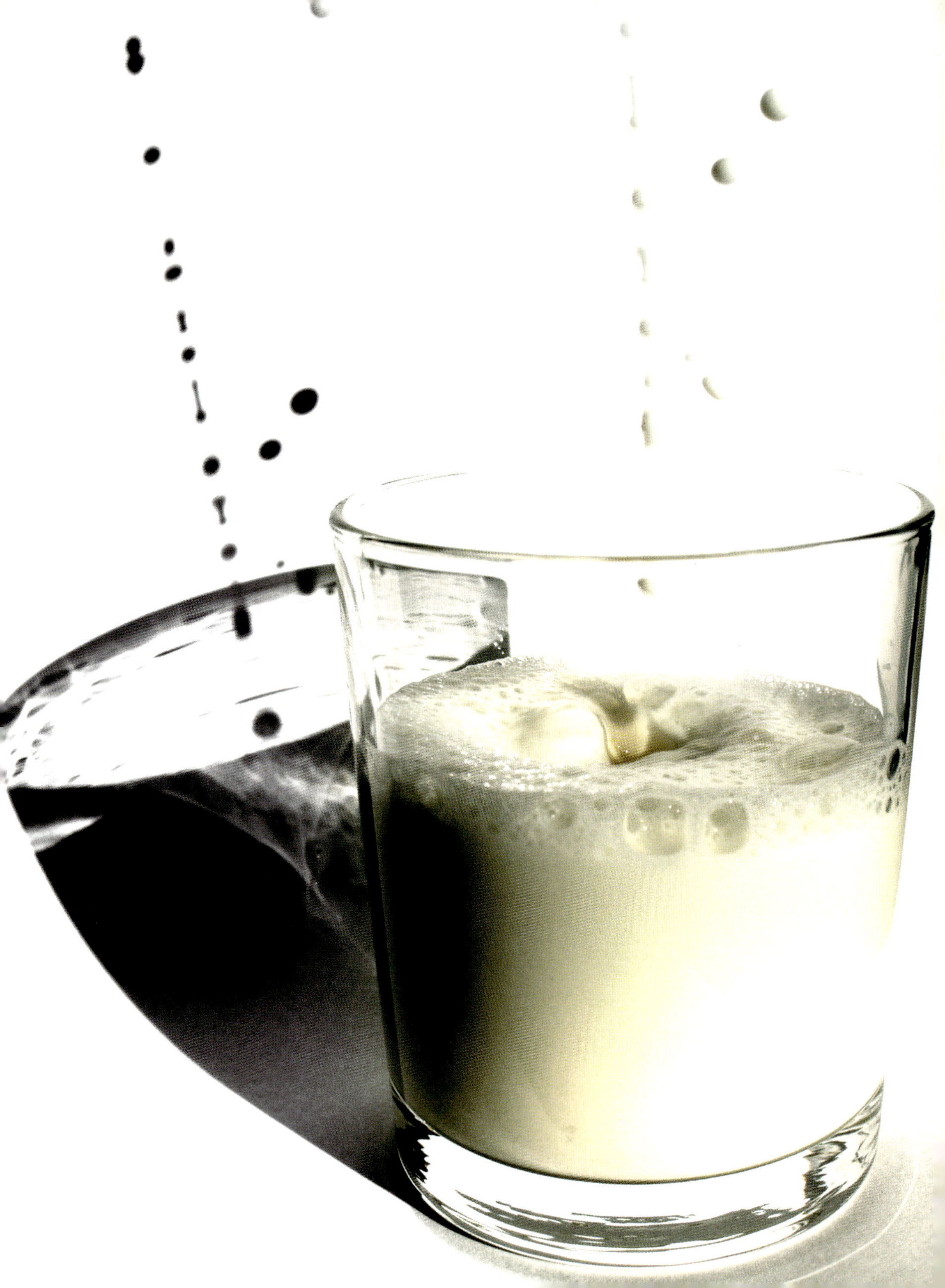

# Laktose-Intoleranz – *quälender Milchzucker*

**Es ist mir jahrelang schlecht gegangen**

*„Als Kind habe ich Kakao geliebt, ein Frühstück ohne mein Lieblingsgetränk war für mich undenkbar. Damals schon habe ich mich gewundert, warum es in meinem Bauch so grummelt, gefolgt von starken Blähungen und zeitweise auch Durchfällen. Diese Beschwerden haben dann im Erwachsenenalter zugenommen, zumindest habe ich stärker darunter gelitten. Eiscreme, Pudding, Joghurt, jede Speise, die mit Milchzucker versetzt ist, hat bei mir starke Blähungen ausgelöst. Ich habe mich gefühlt wie ein Luftballon, starke Unterbauchkrämpfe und Durchfälle haben mir sehr zugesetzt. Mein Internist hat eine Gastroskopie bzw. Koloskopie angeordnet, es wurde eine große Gasansammlung im Darm festgestellt, sonst war der Befund unauffällig. Aufgrund eines Ernährungsprotokolls schickte mich der Arzt zu einem $H_2$-Atemtest, eine Laktose-Intoleranz wurde festgestellt. Ich musste meine Ernährung für einige Zeit komplett umstellen, nun kann ich in kleinen Mengen wieder Kuhmilchprodukte essen. Wenn ich spüre, dass mir gewisse Lebensmittel nicht gut tun, steige ich auf laktosefreie Produkte um. Fertigprodukte habe ich komplett von meinem Speiseplan gestrichen."*

Anna E, 21 Jahre

# Bauchschmerzen, starke Blähungen und Durchfall

Bauchschmerzen, starke Blähungen und Durchfall – Menschen, die keinen Milchzucker (Laktose) vertragen, sind oft von diesen Begleiterscheinungen gepeinigt. Bei der sogenannten Laktose-Unverträglichkeit – oder auch Laktose-Intoleranz – spielt der Magen-Darm-Trakt verrückt. In der Schleimhaut des Dünndarms ist das Enzym Laktase in zu geringen Spuren oder gar nicht vorhanden. Laktase hat eine sehr wichtige Funktion: Das Enzym spaltet Milchzucker – das Hauptkohlenhydrat der Milch – in Glukose (Traubenzucker) und Galaktose (Schleimzucker).

Werden nun größere Mengen an Milchzucker aufgrund des Enzymmangels unzureichend verdaut, gelangen diese in tiefere Darmabschnitte. Die dort lebenden Bakterien machen sich über den Milchzucker her, als Abbauprodukt entstehen große Mengen an (Gär)Gasen und organischen Säuren. Für Betroffene heißt das: Koliken, schleimiger Stuhlabgang und Übelkeit.

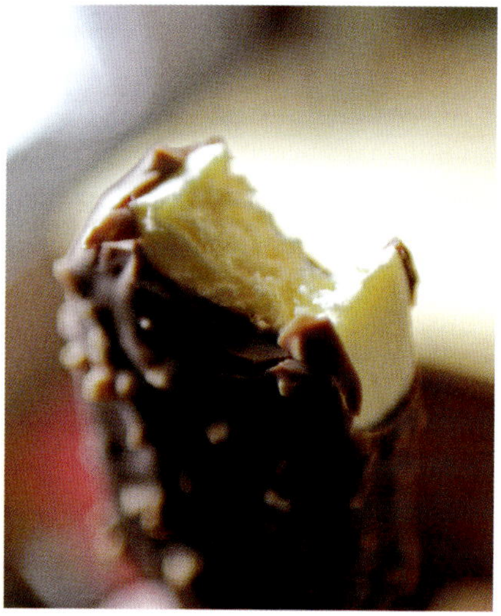

Die Empfindlichkeit gegenüber Milchzucker ist aber individuell verschieden. Einige vertragen durchaus ein wenig Milch im Kaffee, kleine Mengen Joghurt oder Sauermilch, bei anderen lösen bereits kleinste Mengen an Milchzucker Bauchkrämpfe aus. Sehr häufig kommt es nach dem Genuss von Keksen, Dessert, Saucen, Fertigprodukten oder Speiseeis zu heftigen Darmbeschwerden, da Milchzucker sich in vielen Produkten „versteckt“.

## Testen Sie sich selbst!

Wenn Sie akut an Durchfall leiden, seien Sie zurückhaltend bei milchhaltigen Nahrungsmitteln. Vielleicht kann Ihr Körper Milchzucker nicht ausreichend verarbeiten. Probieren Sie Folgendes aus: Verzichten Sie vier Tage strikt auf milchhaltige Produkte wie Milch, Molke, Joghurt, Käse, Sauer-, Buttermilch und auch auf „versteckten" Milchzucker in vielen Fertigprodukten. Trinken Sie am fünften Tag auf nüchternen Magen ein ¼ Liter Milch. Bekommen Sie danach innerhalb von 30 bis 180 Minuten Bauchschmerzen, Blähungen oder Durchfall, liegt mit hoher Wahrscheinlichkeit eine Milchzucker-Unverträglichkeit vor.

## Wenn Magen und Darm sich wehren

Die Beschwerden treten bis zu einer Stunde nach Verzehr von milchzuckerhaltigen Speisen auf. Wie stark die Magen-Darm-Beschwerden ausfallen, hängt davon ab,

- wie viel Milchzucker verzehrt wird,
- wie viel Laktase im Körper vorhanden ist,
- welche Art von Bakterien sich in der Darmflora tummelt.

Erfahrungsgemäß lösen etwa fünf bis zehn Gramm Laktose bei den meisten Erwachsenen keine Beschwerden aus. Diese Menge befindet sich z.B. in 100 bis 200 ml Milch oder einem Becher Joghurt á 150 bis 180 Gramm.

# Milchzucker-Unverträglichkeit – weltweit der „Normalfall“

Da Laktose auch in der Muttermilch enthalten ist, können Babys den Milchzucker meist problemlos verdauen. Bei rund drei Viertel der Weltbevölkerung geht diese Fähigkeit im Laufe der Kindheit aber verloren – interessanterweise zeigt sich hier ein geografisches Nord-Süd-Gefälle. Während in den skandinavischen Ländern nur etwa drei bis acht Prozent der Bewohner einen Laktase-Mangel aufweisen, findet man in Afrika und Asien bei 70 Prozent und in manchen Gegenden bis nahezu 100 Prozent der Bevölkerung diesen Enzymdefekt. In unseren Breiten tritt die Milchzucker-Unverträglichkeit in verschieden starken Ausprägungen bei zirka 12 Millionen Deutschen und 1,2 Millionen Österreichern auf, im Mittelmeerraum sind etwa zwei Drittel der Bewohner davon betroffen. Wie Wissenschafter festgestellt haben, könnte diese regionale Verteilung der Laktose-Intoleranz mit der Sonneneinstrahlung zusammenhängen. In den nordischen Ländern scheint die Sonne über das Jahr gesehen wesentlich kürzer. Daher verfügen die Bewohner über geringere Mengen an Vitamin D, womit die Aufnahme von Kalzium erschwert ist. Als Ausgleich liefert dort die Milch wertvolles Vitamin D und Kalzium.

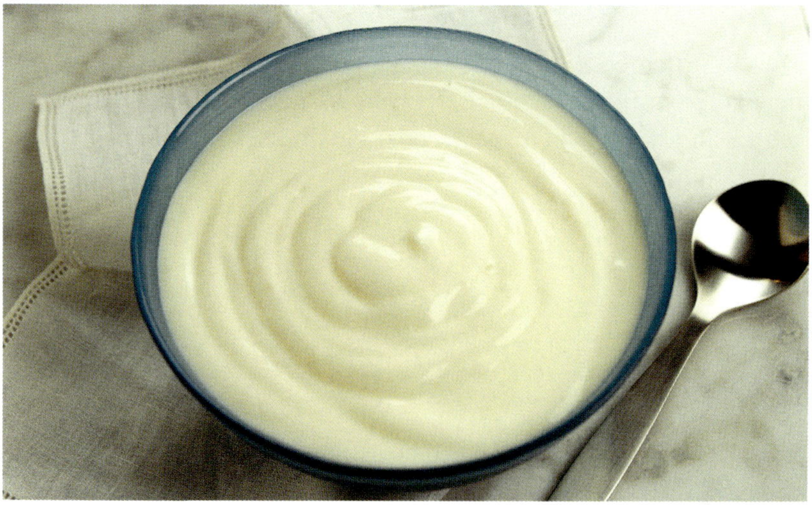

# Wie entsteht eine Laktose-Unverträglichkeit ?

Unterschieden wird zwischen: **Primärer** (hereditärer) und sekundärer (funktioneller) **Laktose-Intoleranz.**

## ■ Angeborene Unverträglichkeit (primär)

Bei dieser Form der Laktose-Unverträglichkeit handelt es sich um einen sehr seltenen genetischen Enzymdefekt. Der Säugling darf keine Muttermilch erhalten, da es sonst zu heftigen krampfartigen Schmerzen kommt.

## ■ Erworbene Unverträglichkeit (sekundär)

Sie tritt meistens im Erwachsenenalter auf.
Der Laktase-Mangel entwickelt sich schleichend über Jahre, da die Fähigkeit des Körpers, Laktase zu produzieren, im Alter abnimmt. Laktase-Mangel kann aber auch infolge von Erkrankungen der Darmschleimhaut entstehen.
Diese sekundäre (funktionielle) Unverträglichkeit kommt als Begleitsymptom bei Krankheiten im Darmbereich – wie Zöliakie, Morbus Crohn, Colitis ulcerosa – oder auch nach Magen-Darm-Operationen vor. Bekommt man diese Leiden in den Griff, kann sich der Laktase-Mangel auch wieder zurückbilden. Auch während einer Chemo- oder Strahlentherapie bzw. bei chronischem Alkoholmissbrauch kann eine vorübergehende Unverträglichkeit auftreten.

**Gut zu wissen:** Die Laktose-Intoleranz basiert auf einem Mangel bzw. einer zu geringen Produktion des Enzyms Laktase und darf nicht mit der bei Erwachsenen selteneren Milcheiweiß-Allergie (Allergie gegen Kuhmilch/-produkte) verwechselt werden. Bei Kindern kommt diese Milchallergie häufiger vor. Während bei einem Laktase-Mangel kleine Mengen Milch meist vertragen werden, sind Milchprodukte bei einer Milchallergie absolut tabu.

# Hat mein Kind eine Laktose-Intoleranz?

Auch Kinder können nach dem Genuss von Milchprodukten über heftige Bauchschmerzen klagen. Zunächst wird mittels Tests und Untersuchungen eine Kuhmilchallergie bzw. chronisch-entzündliche Darmerkrankungen ausgeschlossen.
Ist die Diagnose nach dem Atemtest eindeutig, sollten Kinder zunächst ein, zwei Wochen eine laktosefreie Diät einhalten. Danach wird eine beschwerdefreie Menge an Milchzucker ermittelt und der Ernährungsplan z.B. mit laktosefreien Produkten oder Soja-, Reis-, Hafermilch darauf abgestimmt. Der Mineralstoff Kalzium ist für den kindlichen Knochenaufbau sehr wichtig und wird normalerweise über Milch aufgenommen, er sollte über andere Lebensmittel wie grünes Gemüse, Brokkoli, Grünkohl, Lachs, Mandeln und Trockenfrüchte zugeführt werden. Von einer Laktose-Intoleranz sind in erster Linie Kinder ab dem Volksschulalter betroffen.

# Bei Verdacht zum Arzt

Neben einem ausführlichen Arzt-Patienten-Gespräch, gibt es verschiedene Wege, im Labor eine Laktose-Intoleranz nachzuweisen:

- **Laktose-Toleranz-Test** Dem Patienten wird auf nüchternen Magen ein Glas Wasser mit aufgelöster Laktose (50 mg) gegeben, – davor und danach wird zur Kontrolle der Blutzucker gemessen; die Reaktionen auf die Milchzuckermischung werden ebenfalls dokumentiert. Bei einem Mangel an dem Enzym Laktase kann Laktose nicht vollständig zerlegt werden, somit kommt es bei der zweiten Blutzuckermessung nur zu einem geringen oder zu gar keinem Anstieg des Blutzuckers.
- Eine weitere diagnostische Möglichkeit bietet der Wasserstoff-Atemtest **(Laktose-$H_2$-Atemtest).** Auch hier muss der Betroffene eine Flüssigkeit mit aufgelöstem Milchzucker trinken. Wird nun die Laktose nicht im Dünn-, sondern im Dickdarm abgebaut,

entsteht dabei Wasserstoff, der über die Lungen abgeatmet wird. Der Anteil des Wasserstoffs in der Atemluft wird dann elektrochemisch bestimmt.

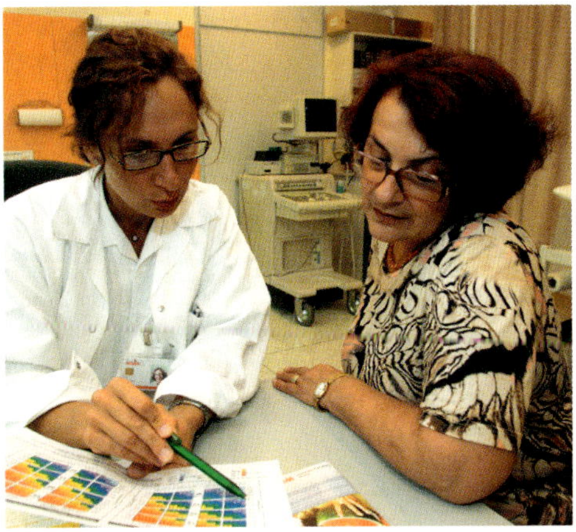

- Darüber hinaus lässt sich die Diagnose auch durch **Untersuchung von Schleimhautproben** stellen, die mit Hilfe einer Darmspiegelung aus dem Dünndarm entnommen werden. Damit lässt sich eine verminderte Aktivität des Enzyms Laktase nachweisen.
- **PCR-Untersuchung** Diese Blutuntersuchung klärt, ob als Ursache ein genetischer Defekt vorliegt. Der Test ist kostenintensiv und in seiner Aussagekraft noch umstritten.
- Das gilt auch für einen weiteren **Gentest** („LCT-Genotyp"), den Grazer Wissenschafter entwickelt haben und der ebenfalls bei Verdacht auf primäre Laktose-Intoleranz eingesetzt wird. Als Untersuchungsmaterial genügt ein Abstrich der Wangenschleimhaut.

## Die drei Phasen der Behandlung

Die Auswirkungen der erworbenen Unverträglichkeit lassen sich durch Umstellung auf milchzuckerarme bzw. -freie Kost auf ein Minimum reduzieren. Was erlaubt bzw. verboten ist, hängt davon ab, ob nun eine völlige oder nur eine leichte Unverträglichkeit vorliegt:
**In der ersten Phase der Behandlung** sollte mit ärztlicher Hilfe eine **laktosefreie Diät** – sprich **Eliminationsdiät** – durchgeführt werden. Es werden bis zu vier Wochen lang alle laktosehaltigen Speisen (in erster Linie Milch oder milchhaltige Produkte) gemieden. Sehr oft stellt sich bereits nach wenigen Tagen eine spürbare Linderung der Beschwerden ein.
Aufgrund dieser Erfahrungen kann **in der zweiten Behandlungsphase** ein **individueller Diätplan** erstellt werden, vor allem soll nach der laktosefreien Diät der Speiseplan langsam wieder mit laktosearmen

Speisen erweitert werden (siehe Liste Laktosegehalt/Lebensmittel, Seite 103). Bauen Sie laktosefreie und laktosearme Milchprodukte wie Hartkäse, Joghurt, Sauermilch, Weichkäse, Hüttenkäse oder Topfen schrittweise wieder in Ihren Menüplan ein. Auch auf Milch sollten Sie nicht gänzlich verzichten. Laktosefreie Milch ist sowieso erlaubt, bei „normaler" Milch führen Sie beispielsweise im Rahmen einer Mahlzeit bis zu 1 dl Milch (0,5 bis 5 Gramm Milchzucker) zu. Wenn Sie die Belastung langsam steigern, werden Sie selbst bald merken, wie viel Sie vertragen.

Verteilen Sie **im dritten Behandlungsschritt** laktosehaltige Lebensmittel gleichmäßig über den Tag und vermeiden Sie generell größere Laktosemengen in einer Mahlzeit. Zusätzlich können Sie den Laktasemangel auch mit Enzympräparaten ausgleichen.

Werden die Beschwerden trotz Diätplans nicht wirklich besser, kann gleichzeitig auch eine **Fruktose-Intoleranz** vorliegen (siehe Seite 109).

Eine andere Therapiemöglichkeit besteht darin, Laktase in Form von Kautabletten, in Tropfen- oder Kapselform zuzuführen und so eine Aufspaltung des Milchzuckers zu ermöglichen. Das Enzym wird am besten vor einer laktosehaltigen Mahlzeit eingenommen.

In manchen Fällen ist auch bei der Milchzuckerunverträglichkeit eine **probiotische Therapie** mit Laktobazillen hilfreich, die eine gestörte Darmflora normalisieren kann.

Bestimmte Lebensmittel, wie etwa **laktosefreie Milch,** können auch den Alltag in Sachen Ernährung wesentlich erleichtern. Diese Produkte wurden bereits in der Molkerei durch enzymatische Aufspaltung der Laktose nahezu laktosefrei gemacht. Durch diesen Prozess steigt die Konzentration an Galaktose und Glukose. Das verleiht der laktosefreien Milch einen (ungewohnt) süßlichen Geschmack. Wichtig: Die laktosefreien Produkte enthalten genauso viel Kalzium wie herkömmliche Milch.

# Die Ernährung umstellen – aber wie?

Die Kost sollte je nach vorhandener Laktaseproduktion laktosearm oder sogar laktosefrei sein. Laktose findet sich neben Milch (Kuh-, Ziegen-, Schaf-, Stutenmilch) auch in einer ganzen Reihe von Nahrungsmitteln wie Eiscreme oder Molke (siehe Tabellen auf den folgenden Seiten).
Da aber in der Lebensmittelindustrie sehr häufig (Mager)Milchpulver eingesetzt wird, beschränkt sich das Auftreten von Beschwerden längst nicht mehr auf reine Milchprodukte. Größere Mengen an Milchpulver können etwa auch in Schokolade, in Backwaren, Kuchen, Kekssorten, Margarinen, Instantkakao, Cremelikören, Fertigpuddings, Fertigkartoffelpüree, Fertigsuppen, Fertigknödel, Instantsoßen, Salat- und Grillsaucen, fettreduzierten Mayonnaisen, Fertiggerichten und tiefgefrorenen Gemüsezubereitungen, Wurstwaren bzw. Wurst- und Fleischaufstrichen sowie auch als Tablettengrundstoff in Medikamenten enthalten sein (siehe Seite 100).
Auf den Zutatenlisten von Halbfertig- und Fertigprodukten weisen nicht nur die Begriffe Laktose und Milchzucker auf Milchanteile hin, sondern auch Zuckerstoff, Trockenmilch, Milchpulver, Molkenpulver, Magermilchpulver, Vollmilchpulver, Molke und Molkenerzeugnisse.

**Gut zu wissen:** Verzichten Sie unbedingt auf Halbfertig- und Fertigprodukte. Milchzucker wird oft eingesetzt, um die Konsistenz dieser Produkte zu verbessern.

Wichtig für den Laktosegehalt von Lebensmitteln ist auch die Herstellungsart. Werden bei der Produktion von Joghurt, Sauermilch oder manchen Käsesorten Bakterien verwendet, die Laktose im Rahmen des Gärungsprozesses aufspalten, so kann das Endprodukt nahezu laktosefrei sein. Oft wird der Gärungsprozess jedoch frühzeitig unterbrochen, das Lebensmittel weist dann einen hohen Laktosegehalt auf.

**Gut zu wissen:** Bei entsprechenden Beschwerden hilft die Umstellung auf eine Ernährungsweise, die auf Milchzucker verzichtet und zum Ausgleich verstärkt Soja-Produkte enthält. Auch Enzymtabletten bieten hier wertvolle Unterstützung.

Laktose wird auch als Tablettengrundstoff verwendet, allerdings in ganz geringen Mengen. Daher werden diese Medikamente in der Regel auch von Laktose-Intoleranten vertragen. Homöopathische Tabletten, Pulver und auch Schüssler-Salze können ebenfalls Laktose enthalten, homöopathische Globuli hingegen nur Saccharose.
Sollten Sie schon auf geringste Laktosemengen sehr empfindlich reagieren, fragen Sie Ihren Apotheker, welche Medikamente mit anderen Füllstoffen für Sie in Frage kommen.

## Auswahl einiger Nahrungsmittel und ihr (möglicher) Laktosegehalt

### Laktosereich (über 4,5 g Laktose/100 g)

**Milch, Molke, Kakao, Kondensmilch, Kaffeesahne sowie Mehl- und Süßspeisen,** die mit Milch zubereitet werden (z.B. Milchreis, süße Aufläufe, Pudding), sind sehr milchzuckerreich; aber auch Fertigprodukte können beträchtliche Mengen Milch enthalten, die sich hinter Bezeichnungen wie Molkepulver, (Mager-)Milchpulver, Sahne, Milcheiweiß usw. verstecken; sehr milchzuckerreiche Produkte sind z.B. Milchschokolade, Cremeeis, diverse Keks- und Kuchensorten und die meisten Fertigcremen.

*Laktosegehalt pro 100 g:*

| | |
|---|---|
| Molkepulver | 68,2 g |
| Eiscreme (im Durchschnitt) | 6,7 g |
| Magermilchpulver | 50,5 g |
| Magermilch | 4,8–5 g |
| Vollmilchpulver | 35,1 g |
| Molke | 4,7 g |
| Milchschokolade | 9,5 g |
| Vollmilch (3,6 % Fett) | 4,6–4,8 g |
| Kondensmilch | 9–13 g |
| Trinkkakao | 4,6 g |

## Mittlerer Laktosegehalt (1–4,5 g Laktose/100 g)

Bei dieser Gruppe kann es sehr große Unterschiede in der Verträglichkeit geben – abhängig von der verzehrten Menge, aber auch vom Reifegrad gesäuerter Milchprodukte. Hier müssen Sie testen, wo Ihre persönliche „Laktose-Grenze" liegt.

**Topfen und Hüttenkäse und die meisten Frischkäsezubereitungen** sind meist relativ gut verdaulich, da bei ihrer Herstellung die Molke entfernt wurde und oft nur kleinere Mengen in Kombination mit anderen Lebensmitteln verzehrt werden (z.B. als Brotaufstrich). Achtung: Bei manchen Frischkäsezubereitungen wird Milchpulver zugesetzt, um die Cremigkeit zu erhöhen.

Verglichen mit Milch enthalten **Sahne, Crème fraîche** und **Rahm** etwas geringere Mengen Milchzucker; durch das Fehlen von Milchsäurebakterien wird der Laktosegehalt aber nicht weiter abgebaut. In leichten Fällen von Laktose-Intoleranz können kleine Mengen Sahne als Milchersatz verträglich sein (z.B. 1 TL Sahne im Kaffee oder 1/3 Sahne mit 2/3 Wasser verdünnt zum Kochen (z.B. Palatschinken).

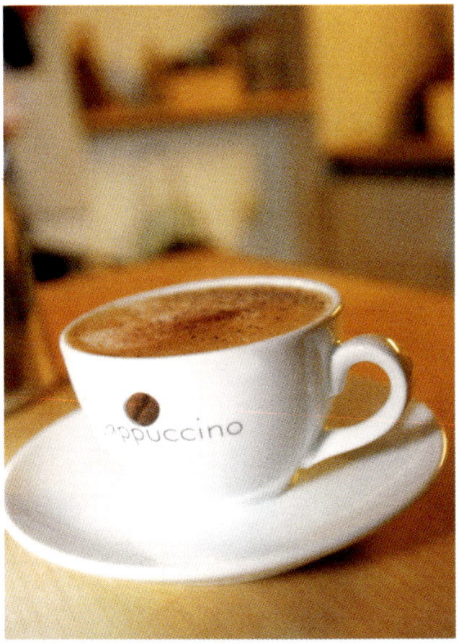

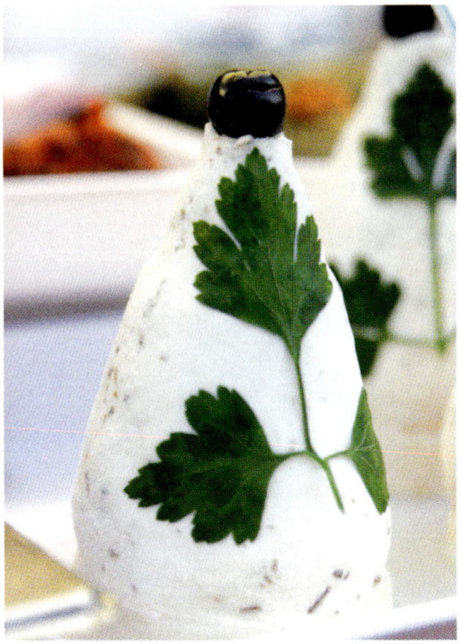

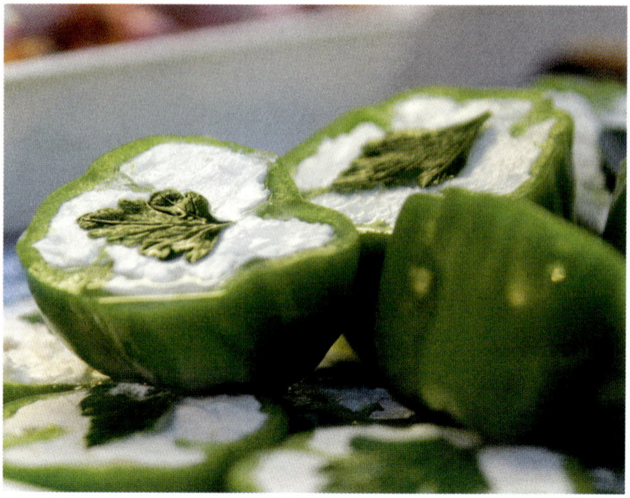

**Joghurts, Butter- oder Sauermilch, Acidophilusmilch und Kefir**

gehören zu den gesäuerten Milchprodukten, die bei leichter Laktose-Intoleranz in kleineren Mengen (z. B. ein halber Becher) noch toleriert werden. Dabei sollten Sie Joghurts (am besten Naturprodukte) mit lebenden Milchsäurebakterien bevorzugen, da sie mit helfen, den Milchzucker teilweise abzubauen. Die Wirkung hängt aber von einer intakten Bakterienzellwand ab und dass zumindest geringe Mengen des Enzyms Laktase noch aktiviert werden können.

*Laktosegehalt pro 100 g:*

| | |
|---|---|
| Joghurt gerührt (3,2 % Fett) | 4,5 g |
| Schlagobers/Rahm (36 % Fett) | 3,3 g |
| Kaffeesahne (mind. 10 % Fett) | 4 g |
| Sauerrahm (15 % Fett) | 3,2 g |
| Sauermilch/Acidophilusmilch | 4 g |
| Joghurt (3,6 % Fett) | 3,2–4,5 g |
| Buttermilch | 3,5–4 g |
| Magertopfen | 3,2–4,1 g |
| Diverse Molkesorten | 3,8–4 g |
| Fruchtjogurt | 3,1 g |
| Fruchtbuttermilch | 3,1 g |
| Diverse Fruchtjoghurts | 3,4–3,7 g |
| Topfen 20 % Fett | 2,7–3,6 g |
| Magerjoghurt (1 % Fett) | 3,3–4,1 g |
| Doppelrahm-Gervais | 2,6 g |
| Hüttenkäse | 3,3 g |
| Nuss-Nougat-Creme | 1,9 g |

## Fast laktosefrei (unter 1 g Laktose/100 g)

**Butter** sowie alle **Hart- und Schnittkäsesorten und fast alle Weichkäsesorten** sind beinahe immer verträglich, da ein Großteil des Milchzuckers in der Buttermilch bzw. in der Molke zurückbleibt. Der verbleibende Milchzucker wird beim Käse großteils während des Reifeprozesses abgebaut. Ausnahme: Molkekäse und einige Schmelzkäsesorten mit Zusatz von Milchpulver (= „Eckerl-Käse").
Der Kalziumbedarf kann durch laktosefreie Milch- und Käsesorten (siehe nachfolgende Tabelle) ausreichend gedeckt werden:

*Laktosegehalt pro 100 g:*

| | |
|---|---|
| Butter | 0,6 g |
| Camembert (45 % Fett) | 0,1 g |
| Feta-Käse (45 % Fett) | 0,5 g |
| Rahmbrie (50 % Fett) | 0,1 g |
| Chesterkäse (50 % Fett) | 0,3 g |
| Parmesan | 0,06 g |
| Ricottakäse | 0,3 g |
| Emmentaler, Tilsiter, Bergkäse, Pizzakäse, Alpenkäse, Inntaler, Bauernkäse, Edamer, Mozzarella, Gorgonzola u. a. | 0–0,1 g |

*Quelle M. Ledochowski M., Bair H., Fuchs D: Laktoseintoleranz, Journal für Ernährungsmedizin 2003; 5 (1), 7-14*

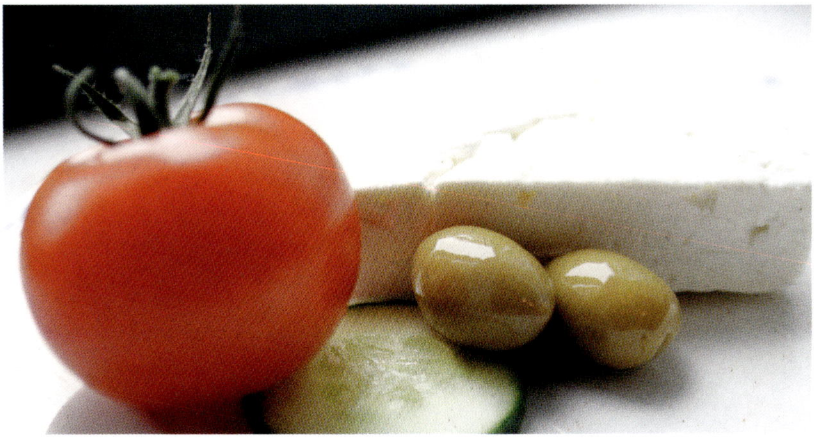

# Schmackhafte Alternativen zu laktosehaltigen Nahrungsmitteln

Folgende laktosefreie Lebensmittel werden in kleinen Portionen über den Tag verteilt besser vertragen als in großen Portionen:

- **Laktosefreie Milch** und **Milchprodukte**
- **Ersatz für Milch- und Milchprodukte:** Mandel-Kokos-Milch, pflanzliches Milchpulver
- **Sojaprodukte:** Milch, Drink, Joghurt, Dessert, Creme
- **Reismilch, Reisdrink**
- Frisch oder tiefgekühltes **Fleisch/Fisch,** wenn sie ohne Zusatz von Laktose erzeugt wurden
- **Früchte/Gemüse:** alle Sorten, frisch, tiefgefroren oder gekocht (nur ohne Zusätze – Zutatenliste beachten!), Dörrobst, kandierte Früchte
- **Getreide** (Weizen, Dinkel, Roggen, Gerste, Hafer, Hirse ...), **Brot** und **Gebäck** ohne Milchzucker-Zusatz
- Alle **Mehlsorten, Eier, Gewürze** und **Kräuter, Kakao**, alle **Nüsse**
- **Getränke:** Kräuter-/Früchtetee, Kaffee, Obst-/Gemüsesäfte, Mineralwasser

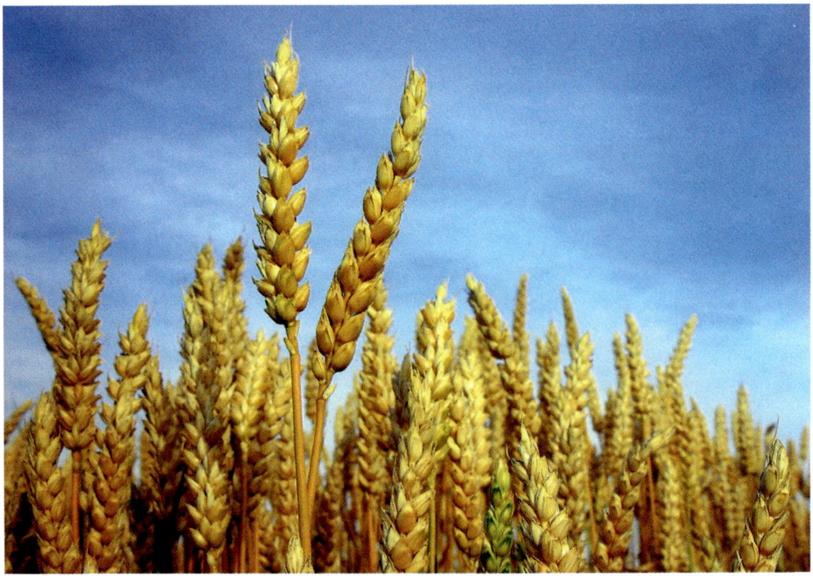

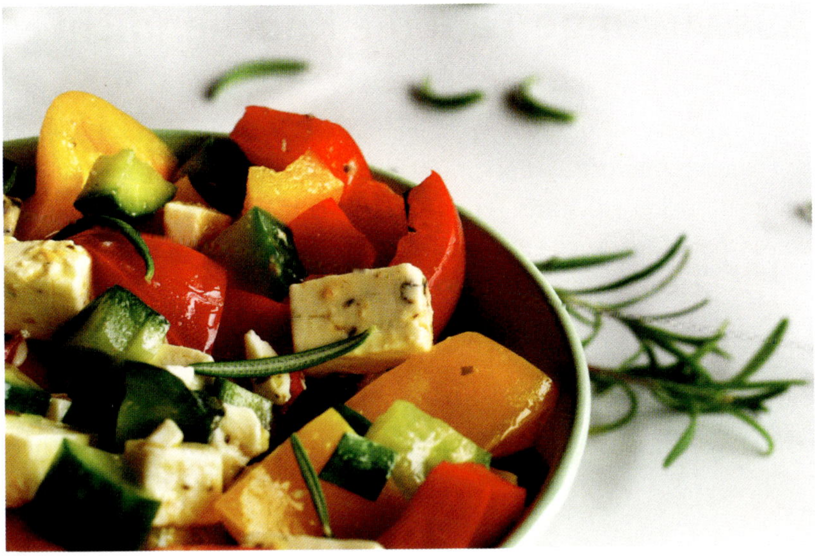

- **Milchzuckerarme Käsesorten:** Tofu, Appenzeller, Bergkäse, Brie, Butterkäse, Camembert, Cheddar, Emmentaler, Edamer, Gorgonzola, Gauda, Jerome, Mozzarella, Münsterkäse, Parmesan, Romadur, Sauermilchkäse, Trappistenkäse, Tilsiter, Weichkäse, Feta-Käse
- **Kuchen:** Biskuitteig, Blätterteig, Hefeteig, Mürbeteig, Rührteig
- **Mais:** Maismehl, Maisgrieß, Popcorn, Cornflakes, Sweetcorn
- **Öl/Fett:** naturreine Pflanzenöle und -fette, laktosefreie Margarine, Butter
- **Kartoffeln, Reis und Teigwaren:** Reismehl, Reiswaffeln, Rice Krispies, Reisnudeln, Reissorten, Kartoffelmehl, Nudeln ungefüllt
- **Süßes:** Agar-Agar, Ahornsirup, Birnendicksaft, Traubenzucker, Vanillezucker, Zucker, Dicksäfte, Gelee, Gummibärchen, Honig, Konfitüren, Zucker, Marzipan, Dinkel-Zwieback, Bitterschokolade kann milchzuckerfrei sein

**Gut zu wissen:** Sollten sich Ihre Beschwerden bei der Verwendung von fruktosehaltigen Nahrungsmitteln (wie Trockenfrüchte, Honig, Gummibären) verstärken, könnten Sie auch an einer Fruktose-Intoleranz leiden.

# Auswirkungen auf die Knochendichte

Wer unter Laktose-Intoleranz leidet, hat eine höhere Wahrscheinlichkeit für Osteoporose. Dabei kommt es zu einer Abnahme der Knochendichte; Knochensubstanz geht verloren. Schmerzhafte Verformungen der Wirbelsäule – auch bekannt als „Witwenbuckel" – und häufige Brüche – vor allem im Bereich der Wirbel, der Hüfte, der Oberschenkel oder auch der Gelenke – sind die Folgen.

Die Gründe für den Kalziummangel bei Laktose-Intoleranten liegen auf der Hand: Wenn der Milchzucker Beschwerden auslöst, dann nehmen Betroffene automatisch weniger bis fast keine Milch und Milchprodukte zu sich. Diese gelten aber als Kalziumspender. Kalzium wird zum Aufbau von Knochen und Zähnen benötigt, kalziumreiche Ernährung – schon in jungen Jahren – wird vorsorglich gegen Knochenschwund im Alter empfohlen.

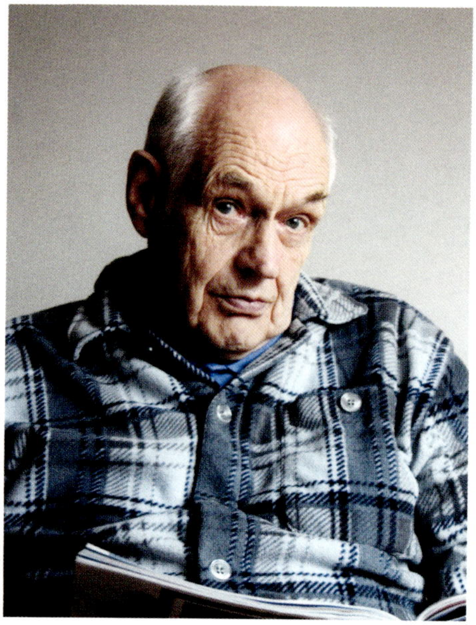

Oft werden aber die Symptome der Milchzucker-Unverträglichkeit als nicht so gravierend empfunden, daher wissen viele gar nicht, dass Sie eine Intoleranz haben. Interessanterweise neigen diese Menschen – trotzdem sie herkömmliche Milch und Milchprodukte konsumieren – zur Osteoporose. Eine Erklärung dafür ist, dass der Körper Laktose auch bei ihnen nur unzureichend verdauen kann. Daher wird augenscheinlich das in der Milch vorkommende Kalzium nicht optimal genutzt. Wenn nach einer Knochendichtemessung ein Osteoporose-Risiko besteht, sollte daher auch immer das Vorliegen einer Laktose-Intoleranz untersucht werden – vielleicht ist das die Mitursache für den verstärkten Verlust an Knochenmasse.

Aber auch Laktose-Intolerante sollten das Vorliegen einer Osteoporose prüfen lassen und gegebenenfalls einen medikamentösen Kalzium- und Vitamin-D-Ersatz erhalten.

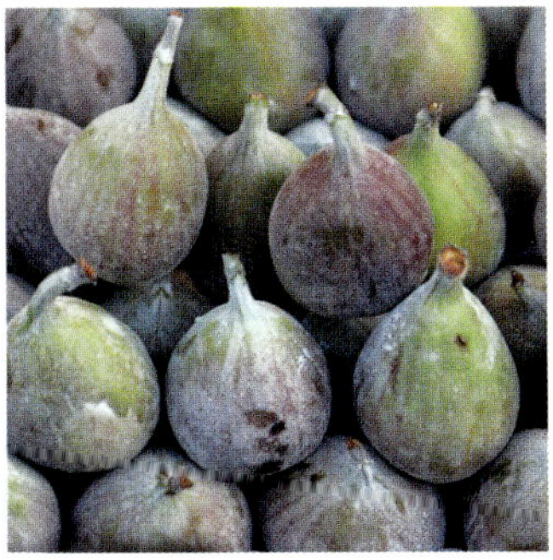
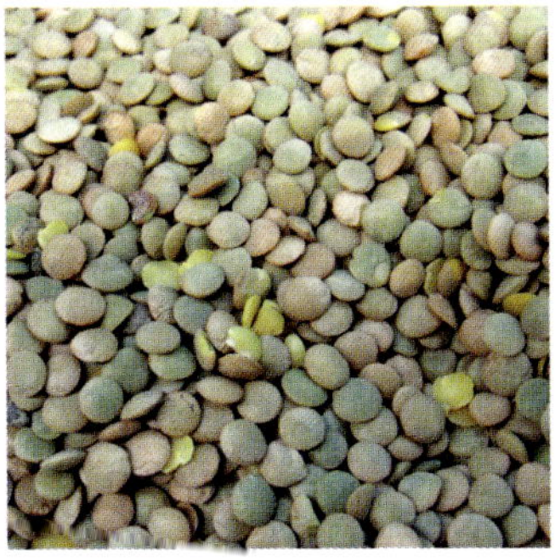
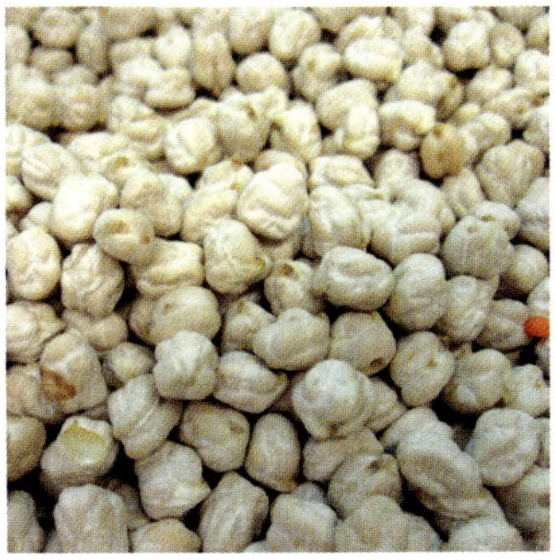

## Was tun bei Kalzium-Mangel?

Bereits drei bis vier Scheiben Emmentaler enthalten ein Gramm Kalzium und decken damit den Tagesbedarf eines Erwachsenen. Um eine vergleichbare Menge über Gemüse aufzunehmen, müsste man zwei Kilo grüne Bohnen essen oder 800 Gramm Spinat.

**Nahrungsmittel, die reich an Kalzium sind:**

- laktosefreie Milchprodukte (sie enthalten genauso viel Kalzium wie herkömmliche Milchprodukte)
- Aprikosen, Beerenobst, Brokkoli, Brunnenkresse, Dörrobst, Feigen,
- Haselnüsse, Hülsenfrüchte, Haferflocken, Kohl, Kresse, Lauch,
- Mandeln, Karotten, Nüsse, Petersilie, Sonnenblumenkerne, Schnittlauch,
- Sojabohnen, Tofu, Walnüsse,
- kalziumreiches Mineralwasser- und Fruchtsäfte.
- Damit der Körper ausreichend Kalzium aufnehmen kann, benötigt er Vitamin D. Nach neuesten Erkenntnissen sind wesentlich höhere Vitamin-D-Spiegel zur Aufrechterhaltung der Knochengesundheit notwendig, als bisher angenommen. Um ganzjährig einen gesunden Vitamin-D-Spiegel zu erhalten, wird daher die zusätzliche Gabe von Vitamin D durch entsprechende Präparate empfohlen.

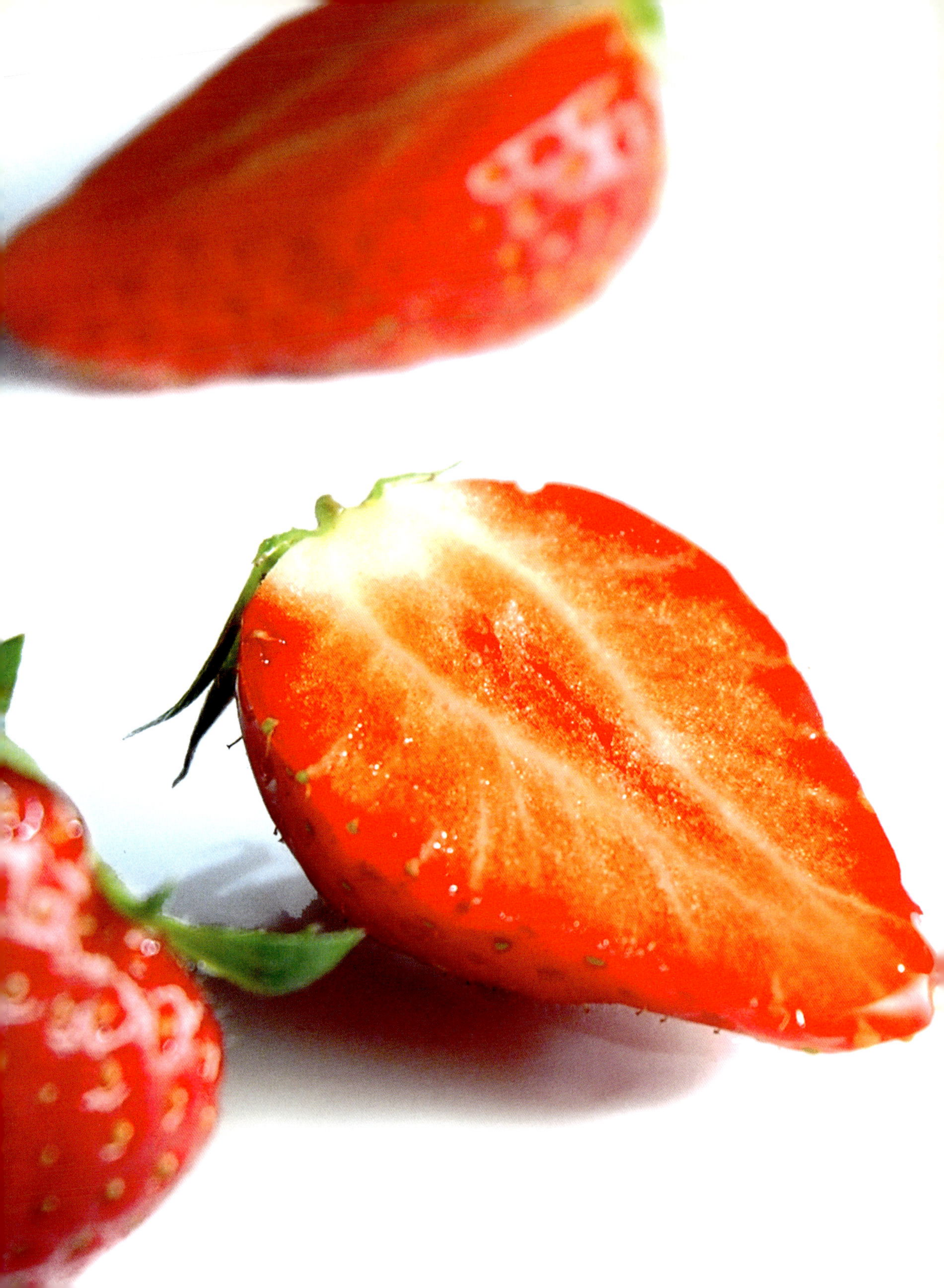

# Fruktosemalabsorption – *wenn Fruchtsüße Beschwerden macht*

**Ich habe mich immer sehr gesund ernährt**

*„Ich lege sehr viel Wert auf gesunde und kalorienarme Ernährung. Auf meiner Einkaufliste ganz oben standen immer schon viel Obst und Gemüse sowie Müsli, Light-Produkte, Wellness-Getränke oder zuckerfreie Naschereien. Dass all diese Lebensmittel viel Fruktose enthalten können, die mir in größerer Menge nicht gut tut, war mir nicht bewusst. Aufgefallen ist mir, dass ich besonders nach meinem Frühstücksmüsli, das ich mit Fruchtjoghurt, Birnen und Äpfel verfeinert hatte, regelmäßig unter Bauchkrämpfen und Durchfall litt. Auch nach Soft-Drinks ist es mir gar nicht gut gegangen, Blähungen und Darmbeschwerden machten mir sehr zu schaffen. Bei einem Arztbesuch wurde ein Reizdarm diagnostiziert. Ich fühlte mich aber immer schlapper. Da auch die Durchfälle zunahmen, schickte mich mein Arzt zu einem $H_2$-Atemtest. Nun weiß ich über meine Intoleranz Bescheid und nach einer fruktoselosen Diät vertrage ich bestimmte fruktosehaltige Obstsorten wieder."*

Gabriele K, 32 Jahre

Wer gerne Obst, Gemüse und Honig isst, ernährt sich nicht nur nährstoff- und ballaststoffreich, sondern nimmt auch jede Menge Fruchtzucker (Fruktose) zu sich. Fruchtzucker lässt den Blutzuckerspiegel langsam ansteigen. Diese positive Eigenschaft kommt auch Diabetikern zugute: Produkte für Zuckerkranke werden vielfach mit Fruktose hergestellt, da sie z.B. den Geschmack von Süßstoffen überdeckt und das fruchtige Aroma in Lebensmitteln verstärkt.
Aber auch wer auf seine Linie schaut und zu kalorienärmeren Waren greift, kommt unwillkürlich mit Fruktose in Kontakt. Denn Fruchtzucker besitzt im Gegensatz zu herkömmlichem Haushaltszucker (Saccharose) eine stärkere Süßkraft. Deshalb kann man ihn sparsamer verwenden und gleichzeitig Kalorien sparen – ein Grund mehr, warum Figurbewusste gerne zu „Light"-Produkten greifen.

## Die Menge macht's

Fruktose ist also nicht nur als natürliche Süße in Früchten und Gemüsesorten, sondern auch in zunehmenden Maß in industriell gefertigten Nahrungsmitteln auf heimischen Tellern präsent.
Der Anteil an mit Fruchtzucker(sirup) gesüßten Nahrungsmitteln nimmt stetig zu, dieses Überangebot an Fruktose kann zu Magen-Darm-Beschwerden führen. Der menschliche Verdauungsapparat ist schlichtweg nicht darauf eingestellt, größere Mengen an reiner Fruktose zu bewältigen.

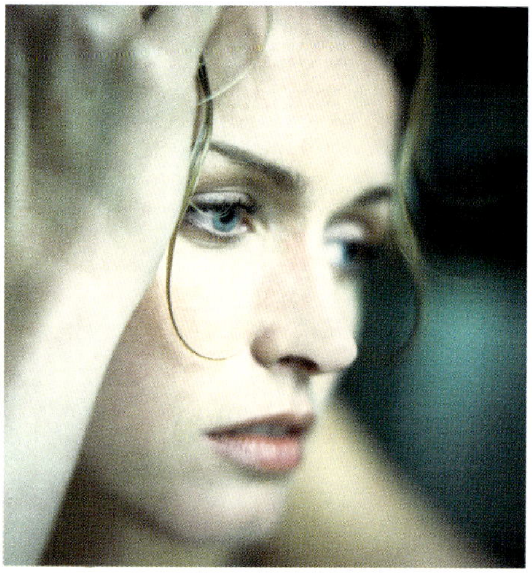

Die Folgen: Auch Gesunde können vorübergehend an Blähungen oder leichtem Durchfall leiden, wenn der „Zuckerschub" zu hoch ist. Untersuchungen haben gezeigt, dass bereits 25–50 Gramm Fruktose bei etwa der Hälfte der Erwachsenen zu Bauchbeschwerden führen können. Ein Apfel mit einem Gewicht von 200 g enthält bereits 11,5 Gramm Fruktose, zwei Gläser Apfelsaft zirka 30 Gramm.

Vielfach wird angenommen, dass Fruktose der „bessere" Zucker ist, da er in natürlicher Form etwa in Früchten und Honig vorkommt und den Blutzuckerspiegel langsamer ansteigen lässt. Er führt (in geringen Mengen) tatsächlich zu einer geringeren Insulinausschüttung als weißer Zucker, allerdings ist er wie alle Zuckerarten eine „Kalorienbombe": Fruktose besitzt die höchste Süßkraft aller Zuckersorten und ist mit einem Kaloriengehalt von 406 kcal/100 g genauso energiereich. Daher führt auch der übermäßige Genuss von Fruchtzucker zu Übergewicht, außerdem deuten erste Studien darauf hin, dass eine hohe Fruktoseaufnahme zu einem geringeren Sättigungsgefühl sowie zu einer Erhöhung des Cholesterins führen kann.

**Worin ist Fruktose enthalten bzw. welche Lebensmittel können mit Fruchtzucker gesüßt sein?**

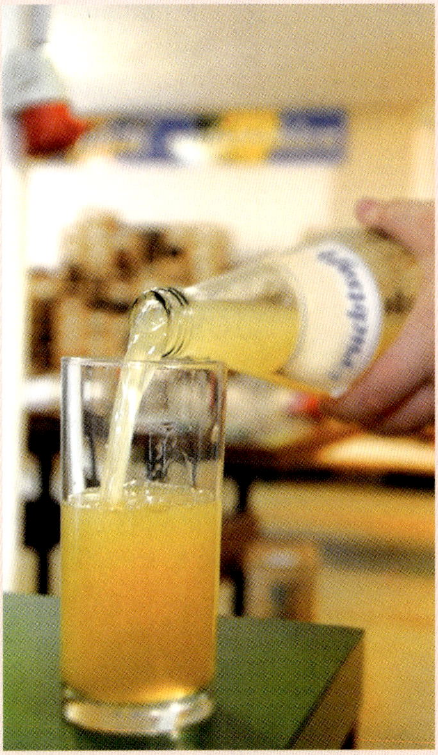

**Früchte**

- Honig
- Gemüse
- Weißer Haushaltszucker (Saccharose): er wird im Darm in Traubenzucker und Fruchtzucker gespalten
- Softdrinks
- Fertigprodukte
- Diätprodukte
- Süßigkeiten (Kaugummis, Gummibären ...)
- Milchprodukte
- Müsli

Der an sich schon langsame Fruchtzuckerabbau kann aber noch zusätzlich durch den Mangel an einem bestimmten Transporterprotein gestört sein. Dann liegt eine **intestinale Fruktose-Intoleranz** vor (auch **Fruktosemalabsorption** genannt).

**Gut zu wissen:** Diese Form der Fruchtzuckerunverträglichkeit ist in unseren Breiten sehr häufig anzutreffen, es leidet zirka jeder dritte Europäer darunter. Frauen sind häufiger betroffen als Männer. Der Dünndarm ist nicht in der Lage, große Fruktosemengen zu verarbeiten. Diese Form der Fruchtzuckerunverträglichkeit ist eine Stoffwechselstörung, die in jedem Alter entstehen und nur vorübergehend oder auch dauerhaft auftreten kann. Trotz ähnlicher Beschwerden handelt es sich weder um eine Allergie noch um das Reizdarm-Syndrom, sondern um eine Lebensmittelunverträglichkeit: Fruktose wird nicht oder nicht ausreichend aufgenommen.
In den USA leidet nahezu jeder Zehnte unter Fruktose-Malabsorption, in Österreich sind es zirka eine halbe Million, in Deutschland ca. 5 Millionen Menschen (EU-weit 5–7 %), die von einer Fruktose-Malabsorption betroffen sind. Die Dunkelziffer liegt allerdings auch in Europa bei bis zu einem Drittel der Bevölkerung.

## Gestörter Transport

Wie kann es nun zu einer verminderten Fruktoseaufnahme kommen? Die Transporterproteine GLUT-5 (von GLUkose-Transporter-5) und in geringem Maß GLUT 2 schleusen Fruktose vom Dünndarm in den Blutkreislauf. Wird nun zu viel Fruchtzucker auf einmal zugeführt, kann es kurzzeitig zu einer Überlastung der Transportsysteme kommen. Dies passiert auch, wenn zu wenig GLUT-5 produziert wird bzw. wenn es gänzlich fehlt. Der Abtransport der Fruktose ins Blut erfolgt dann gar nicht oder nur unvollständig. Die Folge: Der Fruchtzucker wandert unverdaut in den Dickdarm, wo ihn Bakterien zu den Gasen Wasserstoff und Kohlendioxid sowie zu kurzkettigen Fettsäuren umsetzen. Es kommt zu typischen Symptomen einer Fruktosemalabsorption wie Blähungen, Krämpfe, starke Schmerzen und wässriger Stuhl. Diese Überforderung des Transport-

systems kann vorübergehend auftreten – Sorbit etwa erschwert den Transport von Fruktose – oder dauerhaft vorhanden sein.
Eine Fruktosemalabsorption kann auch bei Kindern auftreten, hier sind die Untersuchungen, Diätempfehlungen und die schrittweise Anpassung des Fruktoseverzehrs an die persönliche Verträglichkeit identisch mit den Empfehlungen für Erwachsene.

**Selbsttest**
Trinken Sie auf nüchternen Magen einen 1/8 Liter klaren Apfelsaft, ohne sonst etwas zu trinken oder zu essen. Sollten innerhalb von 30 Minuten bis 3 Stunden Bauchschmerzen, Blähungen, gurgelnde Darmgeräusche und/oder Durchfall auftreten, liegt mit hoher Wahrscheinlichkeit eine Fruktosemalabsorption vor. Gewissheit bringt der $H_2$-Atemtest.

# Malabsorption oder Intoleranz?

Im Gegensatz zur **Fruktosemalabsorption** gibt es noch eine zweite Form der Fruktose-Intoleranz: Sie ist angeboren, kommt aber sehr selten vor: Bei der sogenannten **hereditären Fruktose-Intoleranz** fehlt ein wichtiges Enzym in der Leber – das Aldolase B. Der Zuckerabbau wird dadurch von Geburt an schwer gestört. Die Erbkrankheit führt unbehandelt zu Wachstumsstörungen, Leberschäden mit Gelbsucht, Ödemen und Nierenschäden. Es kann auch zu einer Unterzuckerung (Hypoglykämie) kommen, die sich in Schweißausbrüchen, Schwindel und Panik äußert und sogar zur Bewusstlosigkeit führt.

**Was ist bei der hereditären Fruktose-Intoleranz zu beachten?**

- Lebenslange Abstinenz von Fruktose, Sorbitol und Saccharose.
- Es ist keine schrittweise Anpassung des Fruktose-Verzehrs möglich.

Die hereditäre Fruktose-Intoleranz wird fast immer innerhalb des ersten Lebensjahrs festgestellt. Schlechte Leberwerte, Gedeihstörungen und Abneigung gegen Süßes deuten auf eine genetisch bedingte Fruktose-Intoleranz hin.

# Austesten bringt Gewissheit

**Gut zu wissen:** Die Fruktoseverträglichkeit ist von Person zu Person unterschiedlich und muss individuell getestet werden. Sie hängt in erster Linie von der Menge und dem jeweiligen Lebensmittel ab: Während manche schon auf kleine Mengen Fruktose reagieren, sind andere bei Mengen bis zu 30 bis sogar 50 g pro Tag oder mehr beschwerdefrei.
Verzichten Sie unbedingt auf Softdrinks, die viel Fruktose enthalten. Sie können bei empfindlichen Personen eine Fruktoseunverträglichkeit begünstigen.

Wer sensibel auf Fruchtzucker reagiert, sollte Protokoll führen, was er wann in welchen Mengen isst bzw. in welchem Zusammenhang es zu Beschwerden kommt, und sich eine sichere ärztliche Diagnose mit Hilfe eines Atemtests einholen:
Wie bei der Laktose-Intoleranz, so wird auch hier beim sogenannten $H_2$- Atemtest der Gehalt von Wasserstoff in der Atemluft geprüft. Der Betroffene bekommt auf nüchternem Magen 50 Gramm Fruchtzucker verabreicht. Der im Dickdarm produzierte Wasserstoff gelangt ins Blut und schließlich in die Luft, die ausgeatmet wird. Über zwei Stunden wird alle 30 Minuten der Wasserstoffgehalt beim Atmen und ein eventuelles Steigen der Konzentration gemessen.
Es gibt auch die Möglichkeit einer genetischen Untersuchung. Dabei wird geprüft, ob das Enzym Aldolase B vorhanden ist. Diese Methode wird bei Patienten mit Verdacht auf eine hereditäre Intoleranz empfohlen, denn bei ihnen könnte die beim Atemtest verabreichte Menge an Fruktose schwere Komplikationen auslösen.

Steht fest, dass eine Fruktosemalabsorption bzw. Intoleranz vorliegt, wird der Arzt zunächst zu einer fruchtzuckerfreien Diät raten.

# Mit kleinen Schritten zum Erfolg

Zu Beginn der Diät wird die Fruktosezufuhr weitgehend gedrosselt: Die meisten Obst- und Gemüsesorten sowie Säfte werden vom Speiseplan gestrichen, Haushaltszucker durch Traubenzucker ersetzt. Die Gesamtsumme des aufgenommenen Fruchtzuckers sollte 10 g pro Tag nicht übersteigen.

Wenn nach ein bis zwei Wochen die Beschwerden deutlich nachlassen, können fruktosearmes Obst wie Honigmelone oder Pfirsich und auch die meisten Gemüsesorten (gut vertragen werden in der Regel Erbsen, diverse Salate, Kartoffeln, Brokkoli, Zucchini, Rhabarber, Radieschen, Spinat oder auch Spargel) in kleinen Stücken erprobt werden. Damit lässt sich auch ermitteln, ob und in welchen Mengen bestimmte fruktosereiche Lebensmittel zum persönlichen Verzehr geeignet sind.

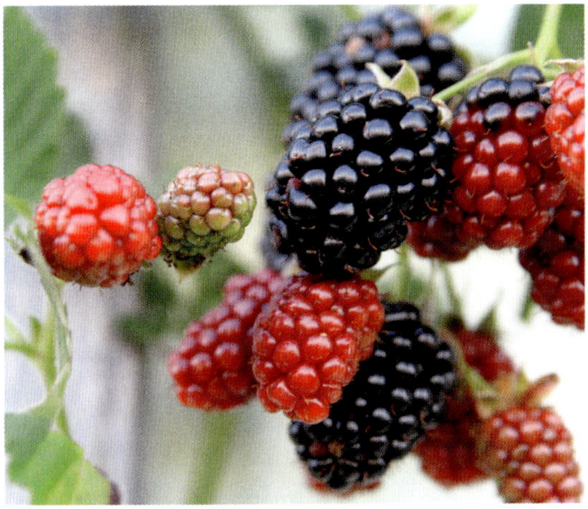

Es gibt auch die Möglichkeit, über diätetische Präparate Enzyme wie z.B. das Enzym Xylose-Isomerase zuzuführen, die den Abbau der Fruktose im Dünndarm unterstützen.

Die Symptome können auch von der bakteriellen Besiedelung des Darms abhängen. Besserung bringt daher vielfach auch die Behandlung mit Antibiotika.

**Gut zu wissen:** Wenn sich nach längerer fruchtzuckerfreier Diät keine Besserung abzeichnet, so könnte zusätzlich auch eine Laktose-Intoleranz bzw. eine Histamin-Unverträglichkeit vorliegen.

# Schmerzhafte Begleiterscheinungen

Nahezu jeder Zweite, der von einer Fruktosemalabsorption betroffen ist, weiß nichts von seiner Erkrankung. Oft sind die Beschwerden unregelmäßig und nicht so stark, meist werden sie auch gar nicht mit Essen in Verbindung gebracht. Dennoch kann es zu den folgenden Begleiterscheinungen kommen:

- Die Darmflora leidet besonders unter der unkontrollierten Fruchtzuckeraufnahme und es kann zu Symptomen kommen, die sich unter dem Begriff **Reizdarm** zusammenfassen lassen. Bei dieser Erkrankung können Bauchschmerzen und Krämpfe, vorzugsweise im linken oder rechten Unterbauch, Blähungen oder auch plötzlich einsetzender Stuhldrang auftreten. Nach Perioden mit durchfallartigen Stühlen kann es zu Episoden mit Verstopfung kommen. All diese Beschwerden werden auch bei der Fruktosemalabsorption registriert. So manches „Reizdarmsyndrom" verschwindet nach einer fruchtzuckerreduzierten Diät.
- **Depressionen**
  Patienten mit Fruktosemalabsorption sind häufig mit depressiven Verstimmungen konfrontiert: Sie können lebenswichtige (essentielle) Aminosäuren wie Tryptophan nur vermindert bzw. gar nicht aufnehmen. Tryptophan ist eine Vorstufe des Glückshormons Serotonin; bei einem Mangel wird weniger Serotonin produziert. Es kommt in der Folge zu depressiven Verstimmungen bis hin zur Depression. Um dem entgegenzuwirken, giert der Körper nach Kohlenhydraten, welche die Serotoninbildung anregen. Somit entsteht ein gewaltiger Heißhunger nach Süßem. Womit ein Teufelskreis vorprogrammiert ist: Denn zu viel Fruchtzucker verstärkt die depressiven Symptome. Eine konsequente fruktosearme Diät bringt hier Besserung.
- **Folsäure- und Zinkmangel**
  Bei einer Fruchtzucker-Unverträglichkeit kommt es auch oft zu einem Folsäure- bzw. Zinkmangel. Der Körper benötigt das Vitamin Folsäure unter anderem für das Zellenwachstum und zur Blutbildung. Das Spurenelement Zink steuert Stoffwechselaktivitäten, es ist auch Bestandteil vieler Enzyme. Ein Zinkmangel führt zu

Blutarmut und Wachstumsstörungen. Enthalten ist Zink in roten Fleischsorten, Milch, Fisch, Vollkornprodukten und Nüssen.

**Gut zu wissen:** Das Reizdarmsyndrom kann mit einer Fruchtzucker-Unverträglichkeit zusammenhängen.

## Wird Fruchtzucker zum Tabu?

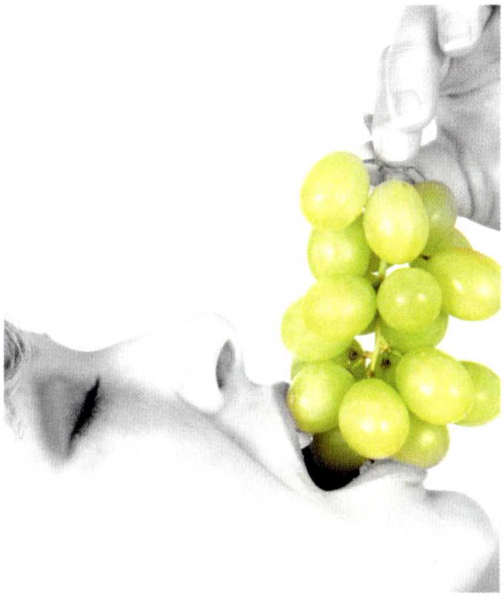

Muss ich jetzt ständig Diät halten? Wird mein Körper noch ausreichend mit Vitaminen versorgt? Der folgende Überblick gibt Antworten, als Betroffener sollten Sie aber einen individuellen Ernährungsplan mit einem Arzt bzw. mit geschulten Diätexperten erstellen.

### ■ Soll ich völlig auf Fruchtzucker verzichten?

Fruchtzucker steckt nicht ausschließlich in Früchten. Wer an der Fruktose-Intoleranz leidet, kann auch mit Unverträglichkeitsreaktionen auf Lebensmittel reagieren, die mit normalem Haushaltszucker hergestellt werden. Weißer Zucker besteht aus Fruktose (Fruchtzucker) und Glukose (Traubenzucker).

Entscheidend für die Verträglichkeit ist nicht nur die absolute Menge an Fruktose, die eine Frucht enthält, sondern auch das Verhältnis von Fruktose zu Glukose (Traubenzucker). Lebensmittel, deren Traubenzuckeranteil gleich hoch oder höher ist als der Fruchtzuckeranteil, werden deutlich besser vertragen. Das ist auch der Grund, warum z.B. Bananen kaum Probleme bereiten: Das Verhältnis Fruktose zu Glukose in Äpfeln liegt bei etwa 3 : 1, bei Bananen ist es fast ausgeglichen. Ein sehr gutes Fruktose-Glukose-Verhältnis weisen auch Ananas, Mandarinen, Heidelbeeren und Grapefruits auf. Obst ist nach einer Mahlzeit meist besser bekömmlich.

Die gute Nachricht ist daher: Fruktosehaltige Nahrungsmittel müssen nach der Diätphase nicht generell vom Speiseplan verschwinden, es sollten nur Lebensmittel mit viel Fruktosegehalt gemieden, fruktosearme bevorzugt bzw. auf das Fruktose-Glukose-Verhältnis geachtet werden.

## ■ Welche Wirkung hat Traubenzucker im Körper?

Traubenzucker regt die Aufnahme von Fruchtzucker aus dem Dünndarm ins Blut an. Durch den gleichzeitigen Konsum von fruchtzuckerhaltigen Lebensmitteln und Traubenzucker kann diese ausgleichende Wirkung genutzt werden. Fruchtzuckerhaltiges Obst ist durch den gleichzeitigen Verzehr von Traubenzucker leichter verdaulich. Zucker (egal, ob nun Trauben-, Frucht- oder weißer Zucker) sollte man aber generell nur in Maßen zuführen, er ist eine Kalorienbombe und treibt das Gewicht nach oben!

## ■ Kann ich meinen Kaffee mit Süßstoff zuckern?

Mit Süßstoff ja, mit Zuckeraustauschstoff hingegen nicht. Wer seinen Kaffee weiter süßen möchte, sollte auf Süßstoff (Saccharin, Aspartam, Cyclamat ...) umsteigen, er wird in der Regel gut vertragen. Anders verhält es sich mit Zuckeraustauschstoffen, für deren Abbau der Körper

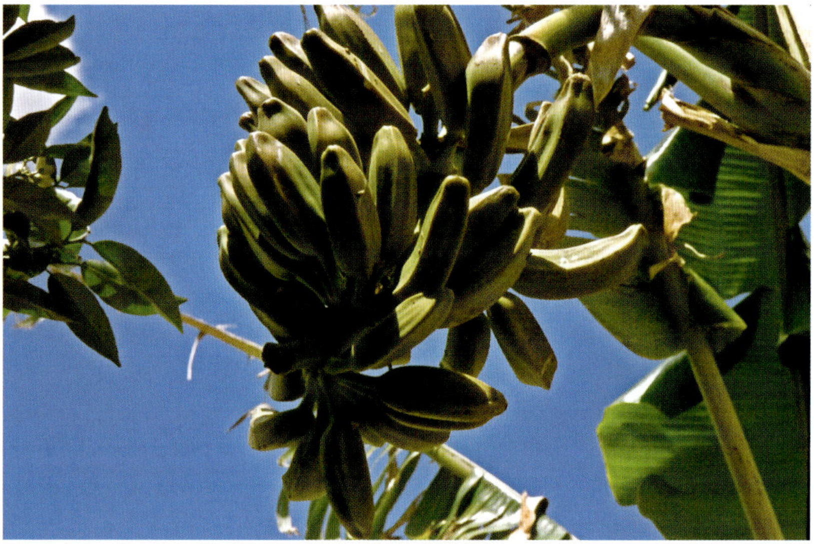

kein Insulin braucht: Der Zuckeraustauschstoff Sorbit (Sorbitol E 420) blockiert den GLUT-5-Transporter und verschlechtert so zusätzlich die Aufnahme von Fruktose im Dünndarm.
Sorbit (Sorbitol E 420) wird u.a. bei zuckerfreien Kaugummis, Süßigkeiten, Kuchen, Toast, Muffins, Fertigprodukten, Ketchup, Dressings, Bier, Wein, Dörrobst, Diabetikerprodukten, bei vielen „Light-Produkten“ und bei als „zuckerfrei“ deklarierten Produkten als Feuchthaltemittel und Zuckerzusatzstoff (E 420) eingesetzt, aber auch als Trägerstoff in manchen Medikamenten (z.B. Vitamintabletten).
Produkte mit „verwandten“ Austauschstoffen wie Mannit (E 421), Isomalt (E 953) und Xylit (E 967 ) sollte man auch lieber meiden.

## ■ Ist das Süßungsmittel Stevia eine Alternative?

Das pflanzliche Süßungsmittel Stevia wird aus Pflanzenblättern des Süßkrauts gewonnen und hat eine zweihundert- bis dreihundertfach höhere Süßkraft als Saccharose. Es hat keine Kalorien und kommt als Lebensmittelzusatzstoff E 960 unter anderem in Speiseeis, in Obst- und Gemüseprodukten, in Konfitüren und Gelees, in Süßwaren oder Knabbereien auf Kartoffel-, Getreide-, Mehl- oder Stärkebasis bzw. auch in Getränken zum Einsatz. Das Süßungsmittel ist für Fruktose- und auch Laktose-Intolerante sehr gut geeignet, sollte aber wie alle Zuckersorten nur in geringem Maße verzehrt werden. Manche Stevia-Produkte beinhalten Sorbit oder Laktose, achten Sie daher auf die Zutatenliste!

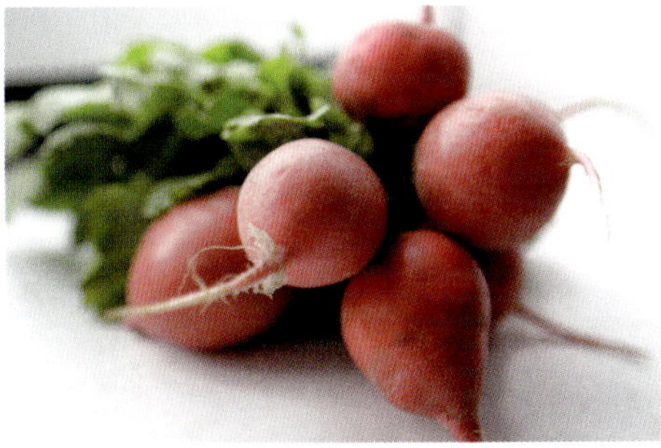

## ■ Soll ich zu Lebensmitteln greifen, die als „zuckerfrei“ ausgewiesen sind?

Die Hinweise „zuckerfrei“ oder auch „weniger süß“ auf Nahrungsmitteln bedeuten nur, dass der weiße Haushaltszucker nicht beigemengt wurde. Stattdessen wird sehr oft Fruchtzucker oder Sorbit zugesetzt. Auch fettarme bzw. probiotische Milchprodukte können Fruchtzucker enthalten. Das trifft auch auf Softdrinks, Limonaden, Mineralwasser mit Fruchtgeschmack, Wellness- und Diät-Erfrischungsgetränke zu.

## Wenn ich weniger Obst esse, wird mein Körper dann noch ausreichend mit Vitaminen versorgt?

Wer eine fruktosearme Diät einhält, hat oft Zweifel, ob er genug Vitamine und Mineralstoffe zu sich nimmt. Tatsache ist, dass es trotz verminderter Zufuhr von Vitaminen zu einer besseren Versorgung kommt, da durch die Diät die Darmleistung verbessert wird. Der Körper kann dann die Vitamine wieder optimal verwerten. Außerdem gibt es eine Menge fruktosearmes Gemüse, das ausreichend Vitamine und Spurenelemente liefert.

## In welchen Lebensmitteln ist wenig Fruktose enthalten?

In Getreideprodukten kommt nur wenig Fruktose vor. Bei Brot, Reis, Nudeln, Kartoffeln können Sie daher zulangen. Auch Gemüsesorten wie Brokkoli, Chicorée, Zucchini, Erbsen, Gurken, Kopfsalat, Löwenzahn, Radieschen, Rettich, Rhabarber, Spargel, Spinat gelten als gut verträglich. Leicht gedünstetes Gemüse ist besser verdaulich als rohes.

**Gut zu wissen:** Auch bei der Fruktosemalabsorption spielen Enzyme eine wesentliche Rolle: Sie zerlegen Kohlenhydrate – also Zucker – in sogenannte Einfachzucker wie Fruktose oder Glukose und in Mehrfachzucker wie Stärke. Glukose wird im Dünndarm sehr schnell, Fruktose dagegen nur sehr langsam verarbeitet. Enzyme unterstützen den Abbau von Fruktose. So wandelt etwa das Enzym Xylose-Isomerase Fruktose in leicht verwertbare Glukose um und kann dadurch die Beschwerden einer Unverträglichkeit mildern. Enzyme können auch als diätetische Präparate vor den Mahlzeiten eingenommen werden.

**Folgende Nahrungsmittel enthalten viel Fruktose bzw. ist bei ihnen das Verhältnis Fruktose zu Glukose hoch, daher lieber die Finger davon lassen:**

- **Dörrobst (Rosinen, Feigen, Datteln, gedörrte Aprikosen, Zwetschken),**
- **Fruchtsäfte (Apfel-, Birnen-, Marillensaft u.a.), Limonaden wie z.B. Cola,**
- **Obst wie Äpfel, Birnen, Weintrauben, Zwetschken (Pflaumen), Heidelbeeren (Blaubeeren), Marillen (Aprikosen), Mangos, Pfirsiche, Kompotte und Marmeladen. Bei selbst gemachten Kompotten das Kochwasser wegleeren und stattdessen die Früchte mit Wasser und Traubenzucker aufgießen,**
- **Honig,**
- **Ketchup, Tomatenmark,**
- **grüne Bohnen, Kohlgemüse, Zwiebeln, Lauchgemüse, Sauerkraut, Karotten, Rote Rüben.**

Es gibt spezielle Diättabellen, die den Fruktosegehalt von Lebensmitteln zeigen. Darin ist auch vermerkt, welche Nahrungsmittel ein günstiges Glukose/Fruktose-Verhältnis aufweisen.

### Wie viel ist drin?

Die folgende Tabelle zeigt ein paar Beispiele für den ungefähren Fruktosegehalt von Nahrungsmitteln. Besonders getrocknete Obstsorten sind wahre „Fruktose-Bomben“:

| | |
|---|---|
| Fruchtzucker | 99, 8 g * |
| Honig (je nach Art) zirka | 35 g * |
| Äpfel getrocknet | 28 g * |
| Rosine | 33 g * |
| Datteln getrocknet | 25 g* |
| Tomatenketchup | 12 g* |
| Weintrauben | 8 g* |
| Birne frisch | 7 g* |
| Ananas frisch | 2,5 g* |
| Tomaten frisch | 1,3 g* |

**Fruktosegehalt pro 100 g Nahrungsmittel*

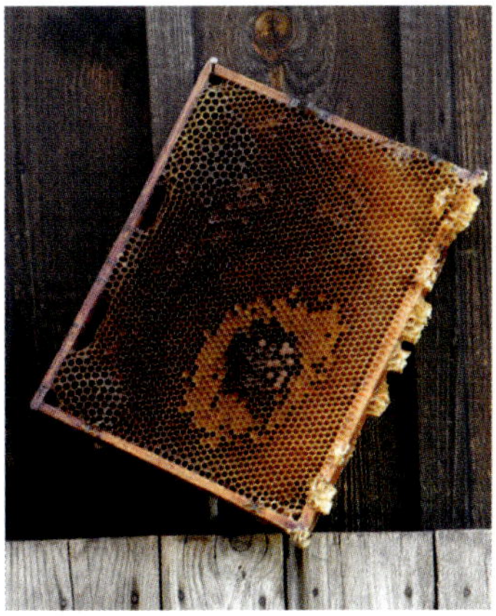

# Gut oder schlecht verträglich?

Wenn Sie streng fruktosearme Kost halten, sollten Sie für ein- bis zwei Wochen zu folgenden Lebensmitteln greifen:

| | Gut verträglich | Schlecht verträglich |
|---|---|---|
| Getränke | Wasser, grüner und schwarzer Tee, Kräutertee, Melisse-, Kümmel-, Käsepappeltee, stilles Mineralwasser, stark verdünnter Kaffee | Fruchtsäfte, Früchtetee, Light- und Diätmargarine mit Sorbit und Fruktose (siehe Lebensmitteletikette), Diabetikersäfte, Liköre, Bier, Wein |
| Beilagen | Kartoffeln, Mais, Reis, Hirse, Hafer, Roggen, Weizen und daraus hergestellte Speisen, Teigwaren, Spätzle, Nockerln, Reiswaffeln, Brot, Semmeln | Wegen des hohen Ballaststoffgehaltes: Vollkornprodukte |
| Obst | 1 Portion Marmelade zu 25 g | Alle Obstsorten und Trockenfrüchte |
| Gemüse | Diverse Blattsalate, Karotten, Tomaten, Spinat, Mangold, Kürbis, Zucchini, Fenchel, Sellerie usw. | Wegen des hohen Ballaststoffgehaltes: Kraut- und Kohlgemüse, Hülsenfrüchte wie Bohnen, Linsen; Zwiebel, Lauch, Sauerkraut, Erdnüsse, Rohkost, Topinambur, Gurke, Kohlrabi, Fisolen, Karfiol, Artischocken |
| Fleisch/Fisch | Alle Fleischsorten, Wurstwaren, alle Fischsorten | |

| | | |
|---|---|---|
| Milch-produkte | Topfen, Hüttenkäse, Schnittkäse, Streichkäse, alle Milch- und Milchprodukte ohne bzw. mit fruktosearmen Fruchtzusätzen | Diabetikerjoghurt, Milch- und alle Milchprodukte mit fruktosereichen Zusätzen |
| Essig, Essigessenz | verdünnt, Weinessig verdünnt | Most- und Apfelessig |
| Ei | Alle diversen Zubereitungsarten | |
| Zucker/ Honig/ Süßwaren | Haushaltszucker mit Traubenzucker (Dextrapur) mischen<br>Glukosesirup<br>Künstlicher Süßstoff | Honig, Fruchtzucker, Diabetikerzucker (Sorbit, Xylit, Mannit, Maltit) Diabetikerprodukte (siehe Etikett), zuckerfreier Kaugummi, Fruktosesirup, Müsliriegel |

Quelle: Arbeitskreis Ernährung und Gastroenterologie 2004

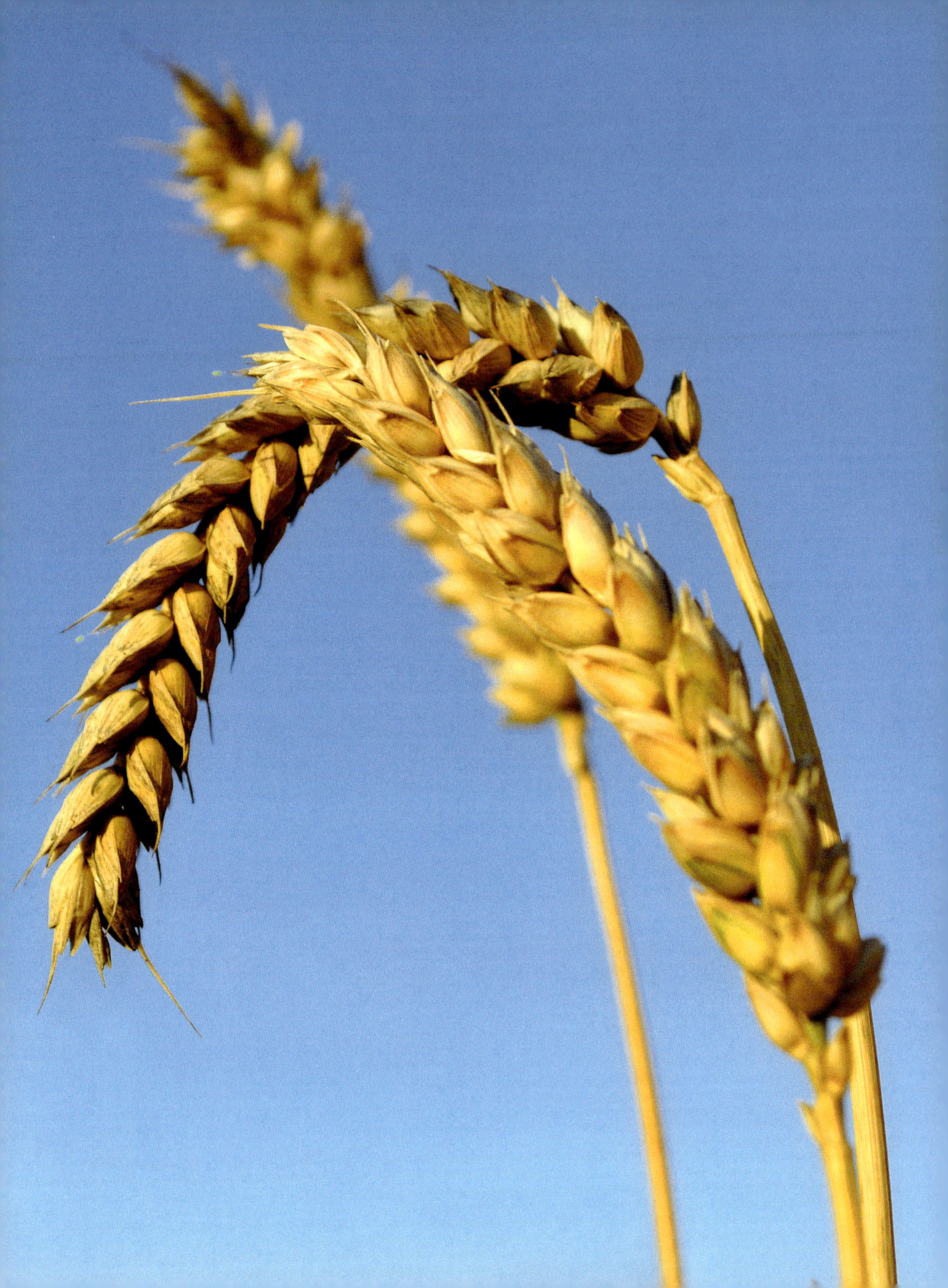

# Zöliakie –
## *Getreide macht Schwierigkeiten*

**Plötzlich habe ich viel Gewicht verloren**

*„Diese Krankheit begann bei mir vor ungefähr 12 Jahren. Ich litt ständig unter Übelkeit, aufgeblähtem Bauch, begleitet von fettreichen Stuhlgängen. Was mir sehr zu denken gab, war, dass ich binnen kurzer Zeit viel Gewicht verlor. Ich fühlte mich auch tagsüber so müde, am liebsten hätte ich die ganze Zeit nur geschlafen. Auffallend war auch, dass ich sehr blass war, dunkle Augenringe haben das noch verstärkt. Ein Blutbild zeigte einen massiven Mangel an B-Vitaminen und Nährstoffen, die Eisen- und Kalziumwerte waren auch sehr niedrig. Eine Gewebeprobe aus dem Dünndarm brachte schließlich einen eindeutigen Befund: Zöliakie. Seit ich strenge Diät halte, geht es mir wesentlich besser. Allerdings ist es oft nicht so leicht, auswärts zu essen, da Gluten einfach in sehr vielen Speisen enthalten ist. Es gibt aber zunehmend mehr Restaurants, Bäckereien und Lebensmittelketten, die glutenfreie Gerichte bzw. Produkte anbieten."*

Stefanie F., 32 Jahre

# Oft lange unerkannt

Blässe, bleierne Müdigkeit und Gewichtsverlust sind häufige Begleiter einer Zöliakie. Personen, die keine Getreideprodukte vertragen, wissen oft nichts von ihrer Erkrankung – speziell dann, wenn die Symptome nicht so ausgeprägt sind. Und trotzdem fühlen sie sich meist krank und schlapp, vor allem, weil die Verdauung große Probleme macht.

# Gluten ist schuld

Zöliakie (Sprue) ist eine chronische entzündliche Erkrankung des Dünndarms, ausgelöst durch ein Klebereiweiß (Gluten). Das Eiweiß findet sich unter anderem in Weizen, Roggen, Gerste, Hafer, Dinkel und Grünkern (siehe auch Liste mit glutenhaltigen Lebensmitteln Seite 131). Gluten sorgt als Zusatz für die Festigkeit beim Brotteig. Es kommt aber auch als Trägerstoff in vielen Lebensmitteln vor, wo man es gar nicht vermutet – unter anderem auch in Dressings, Desserts und Süßigkeiten. Je nach Getreidesorte wird es unterschiedlich benannt: Gliadin ist das Gluten von Weizen, Hordein von Gerste, Secalin von Roggen und Avenin von Hafer.

# Spezielle Unverträglichkeit

Bei der Zöliakie handelt es sich um keine „echte" Allergie auf Nahrungsbestandteile, sondern um eine Unverträglichkeitsreaktion auf das Klebereiweiß Gluten. Das Immunsystem aktiviert Antikörper gegen Gluten, dadurch entstehen Entzündungen, die Schleimhaut des Dünndarms wird geschädigt. Kleine Vorwölbungen der Schleimhautoberfläche – auch Zotten genannt – werden dadurch abgebaut. Die Folgen sind fatal: Da immer weniger Zotten vorhanden sind, bleiben Nährstoffe unverdaut im Darm. Es kommt zu Verdauungsstörungen und durch fehlende Nährstoffe zu (spürbaren) Mangelerscheinungen. Unbehandelt begünstigt Zöliakie eine Reihe von Autoimmunerkrankungen wie Hautausschlag, Typ-1-Diabetes oder Schilddrüsenerkrankungen. Eine Erhöhung der Enzymwerte der Bauchspeicheldrüse, Osteoporose, Darmkrebs oder auch die verstärkte Neigung zu Fehlgeburten können Folgen dieser Darmerkrankung sein.

## Auch Kinder erkranken

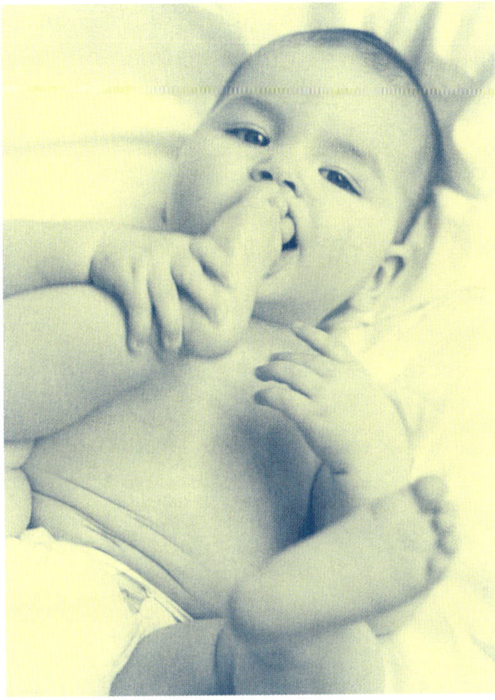

Die Krankheit ist zwar nicht vererbbar, es besteht aber eine genetische Veranlagung dafür. Oft sind schon Babys betroffen. Zwischen dem vierten und sechsten Monat werden die meisten Säuglinge schrittweise auf normale Kost und damit auch auf getreidehaltige Produkte umgestellt (Breie, Biskotten, Grieß, Weißbrot ...). Falls das Kind an Zöliakie erkrankt ist, können folgende Symptome mehrere Wochen oder Monate später auftreten (meist am Ende des ersten oder am Beginn des zweiten Lebensjahres):

- Sehr oft Gedeihstörungen, mangelndes Wachstum sowie abnehmender Appetit, Gewichtsverlust.
- Durchfall, der massig fettige Stuhl ist übel riechend. Das Kleinkind leidet an Blähungen und einem aufgeblähten großen teigig-weichen Bauch, Bauchschmerzen.
- Auffallende Blässe, dunkle Augenringe.
- Arme und Beine sind mager.
- Bei älteren Kindern kommt es auch zu einer verzögerten Pubertät sowie Gewichtsverlust.

# Den Symptomen auf der Spur

Aber auch Erwachsene können, verstärkt zwischen dem 30. und 40. Lebensjahr, an Zöliakie erkranken. Da der Darm aufgrund der Schädigung nicht in der Lage ist, alle wichtigen Nährstoffe aus dem Nahrungsbrei zu filtern, hat diese Mangelernährung viele Erscheinungsbilder. Häufig kommt es zu einer Blutarmut, die gestörte Kalziumaufnahme kann Osteoporose auslösen, auch Gelenkschmerzen oder psychische Probleme wie Konzentrationsstörungen oder Depressionen können durch Gluten-Unverträglichkeit entstehen. Bei Frauen kann unerkannte Zöliakie zu Unfruchtbarkeit oder häufigen Frühgeburten führen. Da all diese Symptome normalerweise mit anderen Ursachen in Zusammenhang gebracht werden, ist es so schwierig, der Zöliakie auf die Spur zu kommen. Außerdem ist das Ausmaß von Gluten-Unverträglichkeit individuell verschieden: Es gibt mildere Verlaufsformen, wo es mitunter „nur“ zu Bauchschmerzen oder Verstopfung kommt. Auf der anderen Seite gibt es auch Betroffene, die selbst auf geringste Spuren von Gluten mit heftigen Beschwerden reagieren.
Der Weg bis zur Diagnose „Zöliakie“ ist oft lang. Eine Umfrage der Österreichischen Arbeitsgemeinschaft Zöliakie hat ergeben, dass diese Autoimmunerkrankung im Durchschnitt vielfach erst nach 13 Jahren als solche erkannt wird. Experten vermuten, dass in Mitteleuropa eine von 300 Personen daran erkrankt, zwei Drittel der Betroffenen sind Mädchen und Frauen. Schätzungen zufolge weiß erst jede(r) achte Zöliakie-Kranke überhaupt von seiner Unverträglichkeit.
Laut Studien müssten in Österreich ca. 80.000 Personen an Zöliakie leiden, allerdings haben nur ungefähr 4.000 ihre Erkrankung auch wirklich diagnostiziert bekommen. In Deutschland sind ungefähr 250.000 Menschen davon betroffen, meistens ohne es zu wissen.

**Gut zu wissen:** Unbehandelte Zöliakie-Patienten sind fast immer auch von einer Laktose-Intoleranz betroffen.

## Erste Anzeichen

Hellhörig sollten Sie werden, wenn Sie längere Zeit hindurch – besonders nach getreidereichen Mahlzeiten – Folgendes bemerken:

- unnatürliche Blässe, oft auch verbunden mit starker Müdigkeit und Gewichtsabnahme,
- chronische Durchfälle, Fett im Stuhl,
- Durchfallphasen, die mit Verstopfung abwechseln,
- Bauchschmerzen, aufgetriebener Bauch, Blähungen, Übelkeit,
- besonders oft an Knie und Ellbogen: blaschenförmiger Hautausschlag mit starkem Juckreiz.
- Es können auch Konzentrationsstörungen, Unfruchtbarkeit oder Infektanfälligkeit auftreten.

# Eine Biopsie bringt Klärung

Folgende Untersuchungen sind für eine Zöliakie-Diagnostik notwendig:

- Zunächst wird über ein Blutbild der Nährstoff-Status erhoben: u.a. Blutgerinnung, Eisen, Gesamteiweiß, Kalzium, Vitamin $B_{12}$, Vitamin D und Folsäure.
- Ein spezieller Bluttest bringt den Nachweis, dass spezifische Antikörper vorhanden sind (Antikörpertest). Neben den Antikörpern der Klasse IgA sollte auch die Klasse IgG getestet werden, da manche Zöliakiepatienten nur diese Art von Antikörpern entwickeln.
- Bei Vorliegen eines positiven Antikörperbefundes wird bei kleineren Kindern eine Dünndarmbiopsie bzw. bei älteren Kindern und Erwachsenen eine Magenspiegelung (Gastroskopie) durchgeführt. In Zuge der Untersuchung wird dem oberen Dünndarm eine Gewebeprobe schmerzlos entnommen – auf diese Weise ist Zöliakie schließlich anhand der Beschaffenheit der Darmzotten feststellbar.

# Ein „bisschen“ glutenfrei gibt es nicht

Ist der Befund positiv, ist der einzige Weg zur **Beschwerdefreiheit eine lebenslange Diät.** Zöliakie heilt nicht aus! Nur ein strenger Verzicht auf Gluten lässt nach einigen Wochen bis Monaten – je nach Schwere der Beeinträchtigung – die Schleimhautschädigung der Darmzotten abklingen. Der Allgemeinzustand verbessert sich oftmals schon nach wenigen Tagen. Medikamente zur Besserung der Symptome gibt es nicht.

> **Gut zu wissen:** Die glutenfreie Ernährung kann zwar keine Heilung, aber eine vollständige Beschwerdefreiheit bewirken – und eine vollkommene Regeneration der Darmschleimhaut. Die Diät muss ein Leben lang eingehalten werden, um eine Schädigung des Darms zu verhindern!

# Disziplin ist gefragt

Glutenfreie Diät bedeutet Disziplin, denn werden glutenhaltige Lebensmittel nicht gemieden, schreitet die Schleimhautschädigung der Darmzotten fort – auch wenn es nicht sofort wieder zu Symptomen kommt. Eine schlampig eingehaltene Diät bringt nichts, da sich der Darm nicht erholen kann.

Auch bei Kindern sollte aufgrund der möglichen Wachstumsverzögerung die Diät genau befolgt werden, damit sich die Dünndarmschleimhaut gänzlich regenerieren kann. In Folge ist eine Zunahme des Gewichts wieder möglich, Ergebnisse der Blutuntersuchungen verbessern sich zunehmend. Sie müssen aber weiterhin konsequent auf glutenfreie Ernährung bei Ihrem Kind achten und diese auch im Erwachsenenalter weiterführen.

Viele Zöliakiekranke vertragen aufgrund der veränderten Dünndarmschleimhaut auch keinen Milchzucker mehr und haben somit auch eine Laktose-Intoleranz. Wer sich an die glutenfreie Diät hält, wird in der Regel auch die Laktose-Intoleranz wieder los.

**Wichtig:** Halten Sie nur dann eine glutenfreie Diät ein, wenn die Krankheit bei Ihnen eindeutig diagnostiziert wurde! Eine glutenfreie Diät erfordert eine beachtliche, konsequente und lebenslange Umstellung in der Ernährung, die auch mit erheblichen Kosten verbunden ist. Das alles ist nur dann gerechtfertigt, wenn es sich tatsächlich um eine Zöliakie handelt.

Lassen Sie sich von speziell geschulten Ärzten und Ernährungsexperten beraten. Mit Hilfe eines individuell erstellten ausgewogenen Diätplans lässt sich die Zufuhr aller wichtigen Nährstoffe abdecken. Je nach Ausmaß der Mangelzustände bei akuter Erkrankung werden neben der Diät eventuell auch Vitamine, Mineralien und Eisen in Tablettenform notwendig sein.

Die Österreichische Arbeitsgemeinschaft Zöliakie (www. zoeliakie.or.at) sowie die Deutsche Zöliakie-Gesellschaft (www.dzg-online.de) helfen bei der praktischen Umsetzung.

*www.zoeliakie.or.at* *www.dzg-online.de*

## Vom Speiseplan streichen

Anbei finden Sie eine Übersicht über glutenhaltige Lebensmittel

**Strikt zu vermeiden sind:**

- Produkte aus glutenhaltigen Getreidesorten wie Brot, Gebäck, Back-, Teigwaren, Knödel, Cerealien wie Müsli, Kuchen, Torten, Oblaten usw. Zu den Getreidesorten und -produkten mit hohem Glutengehalt zählen Weizen, Weizengries, Gerste, Roggen, Hafer (in Kombination mit Weizen), Dinkel, Grünkern, Kamut, Bulgur, Couscous, Einkorn, Emmer sowie die Roggen-Weizen-Kreuzung Triticale.
- Panierte Speisen.
- Fertige Kartoffelprodukte wie z.B. Chips, Kroketten, Puffer.

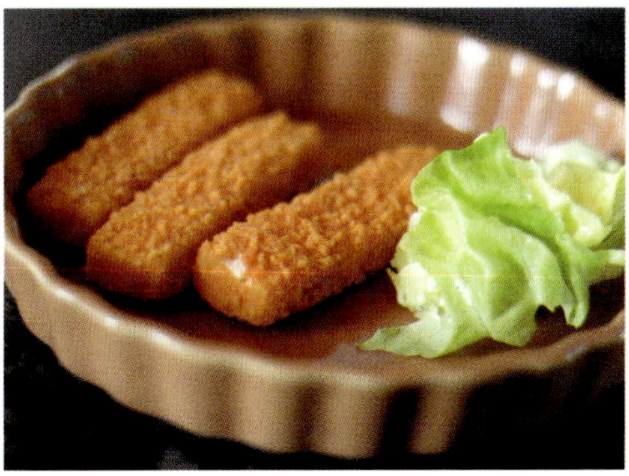

- Bestimmte Wurstsorten (z.B. Augsburger (Knackwurst), Leberkäse, Blutwurst, Bratleberwurst, Weißwurst).
- Cremen, Dessertsoßen, Süßwaren, Suppen- und Soßenpulver, Fertigsoßen, manche Sojasoßen.
- Getränke: Bier, Malzkaffee, Getreidekaffee, Kakaogetränke mit Malzzusatz, aromatisierte Tees (Gluten als Trägermittel für Aroma), Fruchtsäfte mit Getreidezusätzen.
- Lesen Sie immer die Zutatenliste von Produkten. Denn oft gibt es auch in Nahrungsmitteln ohne Mehl Hinweise auf Gluten. Der Eiweißstoff wird in der Industrie unter anderem als Träger von Aromastoffen, als Emulgator und Stabilisator eingesetzt.
- Zigaretten, Alkohol und Süßigkeiten sind für eine geschädigte Darmschleimhaut Gift.

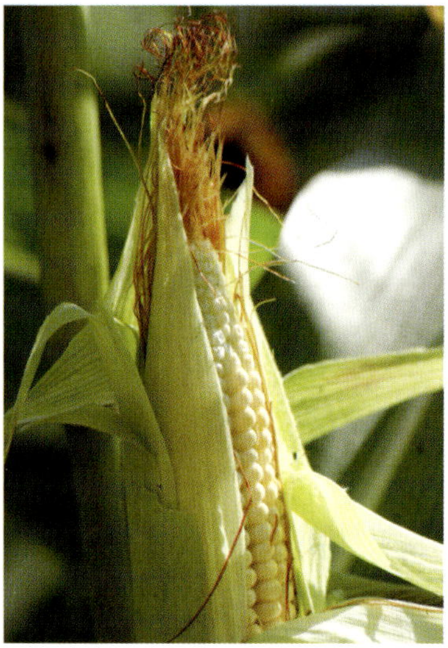

**Erlaubt sind:**

- Von Natur aus glutenfreie Lebensmittel wie Reis, Mais, Maisgries, Hirse, Amaranth, Quinoa, Soja (mehl) und Buchweizen bzw. Produkte, die auf dieser Basis hergestellt werden, wie z.B. Brot und Gebäck aus Mais oder Buchweizen. Auch Saaten wie Leinsamen, Sesam und Sonnenblumenkerne ersetzen glutenhaltige Getreidesorten.
- Frisches Obst, frisches Gemüse (Kartoffeln, Salat) Hülsenfrüchte, Milch- und Milchprodukte, Pflanzenöle, Eier, frisches Fleisch, Geflügel und Fisch.
- Marmelade, Honig, Zucker.
- Getränke: Mineralwasser, nicht aromatisierter Tee, Bohnenkaffee, Fruchtsäfte, Wein.

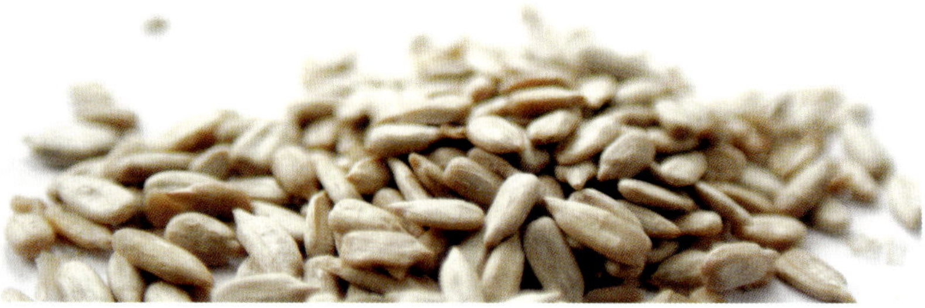

# Die durchgestrichene Weizenähre

Im Lebensmittelregal finden sich zunehmend glutenfreie Spezialprodukte, erkennbar am Symbol der durchgestrichenen Weizenähre. Seit 2005 müssen in der EU glutenhaltige Lebensmittel gekennzeichnet werden. Wenn Sie die Zutatenliste studieren, deuten folgende Begriffe auf Gluten hin:

Paniermehl, Pflanzeneiweiß, Aromen, Backtriebmittel, Bulgur, Couscous, Dinkel, Einkorn, Emmer, Vollkorn (Mehl, Graupen, Grieß, Flocken, Kleie, Schrot), Weizen, Weizenprotein (-eiweiß/-kleber), Farbstoffe, Gerste, Gewürzzubereitungen, Grünkern, Hafer, Hartweizen, Kamut, Malz, modifizierte Stärke, Roggen, Semmelmehl, Stärke, Urkorn, Verdickungsmittel.

**Wird eine Zöliakie nicht behandelt, kann es zu folgenden Erkrankungen kommen:**

- **Menstruationsstörungen, Unfruchtbarkeit.**
- **Blutarmut.**
- **Verzögerung im Wachstum.**
- **Knochenschmerzen.**
- **Depressionen.**
- **Schlechte Wundheilung.**
- **Darmkrebs.**

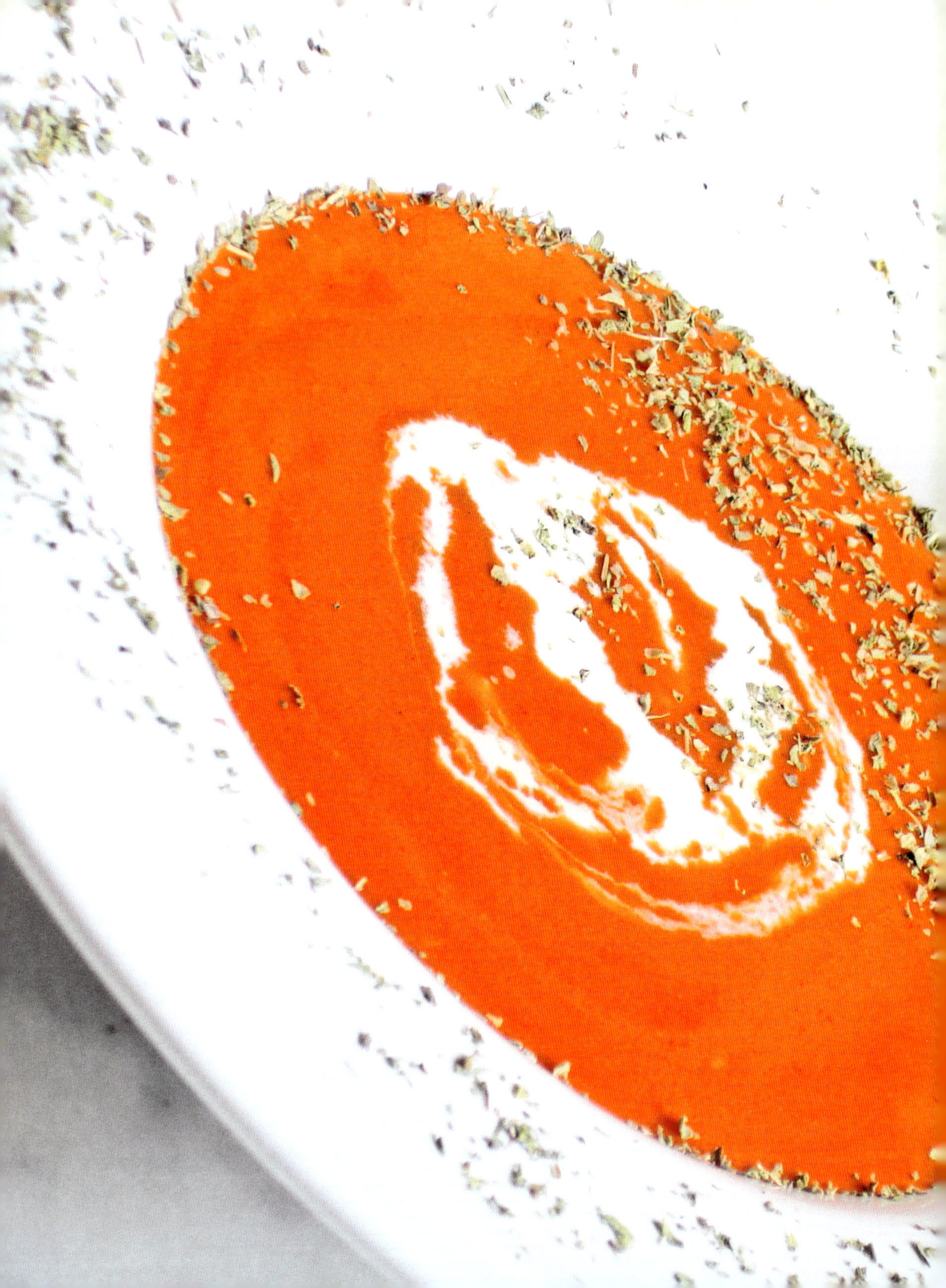

# Mehrfachintoleranzen

Die wichtigste Maßnahme bei Nahrungsmittel-Intoleranzen ist eine spezielle Diät, die dafür sorgt, dass sich der Darm erholen kann. Sollten sich die Beschwerden trotz eingehaltener ein- bis zweiwöchiger Diät aber nicht bessern, könnte (nach Ausschluss einer Darmerkrankung oder Lebensmittelallergie) zusätzlich eine weitere Form von Lebensmittelunverträglichkeit vorliegen:

## Laktose- und Fruktose-Intoleranz

Untersuchungen haben gezeigt, dass zirka zwei Drittel der Patienten mit Laktose-Intoleranz auch Schwierigkeiten haben, Fruchtzucker zu verarbeiten. Dadurch können sich Symptome wie Bauchschmerzen, Blähungen und Durchfall noch verstärken. Typischerweise tritt auch bei strikt laktosefreier Diät keine Besserung der Beschwerden ein.
Diese Kombination von Laktose- und Fuktose-Intoleranz kann auch die Entstehung von Depressionen fördern bzw. verschlechtern.
Bleibt diese „Bündelung" von Unverträglichkeiten unerkannt, so können auch bestimmte Laktasepräparate nicht greifen: Da manche dieser Produkte Füllstoffe wie Sorbit oder Xylit enthalten, führt die Fruk-

tose-Intoleranz dazu, dass es unter ihrer Anwendung zu keiner Besserung, manchmal sogar zu einer deutlichen Verschlechterung kommt. Deshalb sollten Sie bei vorliegender Laktose-Intoleranz auch eine mögliche Fruktose-Unverträglichkeit abklären lassen. Ist beides der Fall, dann achten Sie möglichst genau auf die Menge Fruchtzucker, die Sie essen und greifen Sie u.a. zu laktosefreien Milchprodukten. Meiden Sie Sorbit und für eine Zeit sehr ballaststoffreiche Nahrungsmittel (siehe auch Seite 122.) Studieren Sie auch die Lebensmitteletiketten, denn auch Wurstwaren, Fertig- und Diätprodukte oder fruchtige Milchprodukte können Laktose und Fruktose enthalten.
Es gibt für beide Intoleranzen Enzymersatztherapien, die spürbare Erleichterung bringen können.

## Laktose-Intoleranz und Histamin-Unverträglichkeit

Bei dieser Kombination werden Sauermilchprodukte bzw. Topfen sehr gut vertragen, auch Brot, Fisch und Fleisch (möglichst frisch) stellen wie viele Obst- und Gemüsesorten meist kein Problem dar (siehe auch Seite 64).
Meiden sollten Sie hingegen Fertigprodukte wie Dressings, Saucen, Packerlsuppen und Milchprodukte (außer laktosefreie).

## Laktose-Intoleranz und Zöliakie

Da bei der Zöliakie die Schleimhäute gereizt sind, kann auch das Enzym Laktase oft nur unzureichend gebildet werden. Der Milchzucker wird nicht oder nur in geringen Mengen aufgespalten, es kommt zu heftigen Darmbeschwerden.
Wichtig ist es, mit glutenfreier Kost für eine Erholung der Darmschleimhaut zu sorgen und für den Zeitpunkt der Diät dafür zu sorgen, dass nur wenig bis kein Milchzucker zugeführt wird. Hat sich die Darmschleimhaut wieder beruhigt, so verbessert sich in den meisten Fällen auch die Laktose-Intoleranz.

# Fruktose-Intoleranz und Histamin-Intoleranz

Liegt zusätzlich zur Fruktose-Intoleranz eine Histamin-Unverträglichkeit vor, können Sie weiterhin Milchprodukte essen, die nicht mit Fruktose gesüßt sind. Auch gegen kohlenhydratreiche Lebensmittel wie Reise, Nudeln und Brot spricht nichts. Auf Backwaren aus fruktosehaltiger Fertigbackmischung, Obst- und Gemüsesäfte, Softgetränke, Honig, Eis, Marmeladen und Fertig- bzw. Diabetikerprodukte sollten Sie hingegen verzichten.

# Fruktose-Intoleranz und Sorbit-Unverträglichkeit

Wenn Sie weniger Sorbit verzehren, wird auch Fruchtzucker besser vertragen. Meiden Sie daher sorbithaltige Produkte wie Diätprodukte, Kaugummis, Trockenfrüchte etc.

**Gut zu wissen:**

- Liegen mehrere Unverträglichkeiten vor, so ist nach einer ein- bis zweiwöchigen Diät ein spezieller Ernährungsplan nötig, um eine Mangelernährung auszuschließen.
- Auf Basis dieses Planes sollten Sie versuchen, die als unverträglich getestete Substanz immer wieder in kleinen Portionen zuzuführen. Sie werden feststellen, dass oft die Menge entscheidet, ob Sie z.B. Fruktose vertragen oder nicht. Es macht keinen Sinn, auf Dauer Lebensmittel mit Fruchtzucker, Milchzucker, oder Histamin gänzlich zu streichen.
- Nützen Sie auch das Angebot, zumindest eine Intoleranz mit Enzympräparaten oder medikamentös zu behandeln. So hätten Sie zumindest diese Unverträglichkeit einfacher im Griff.

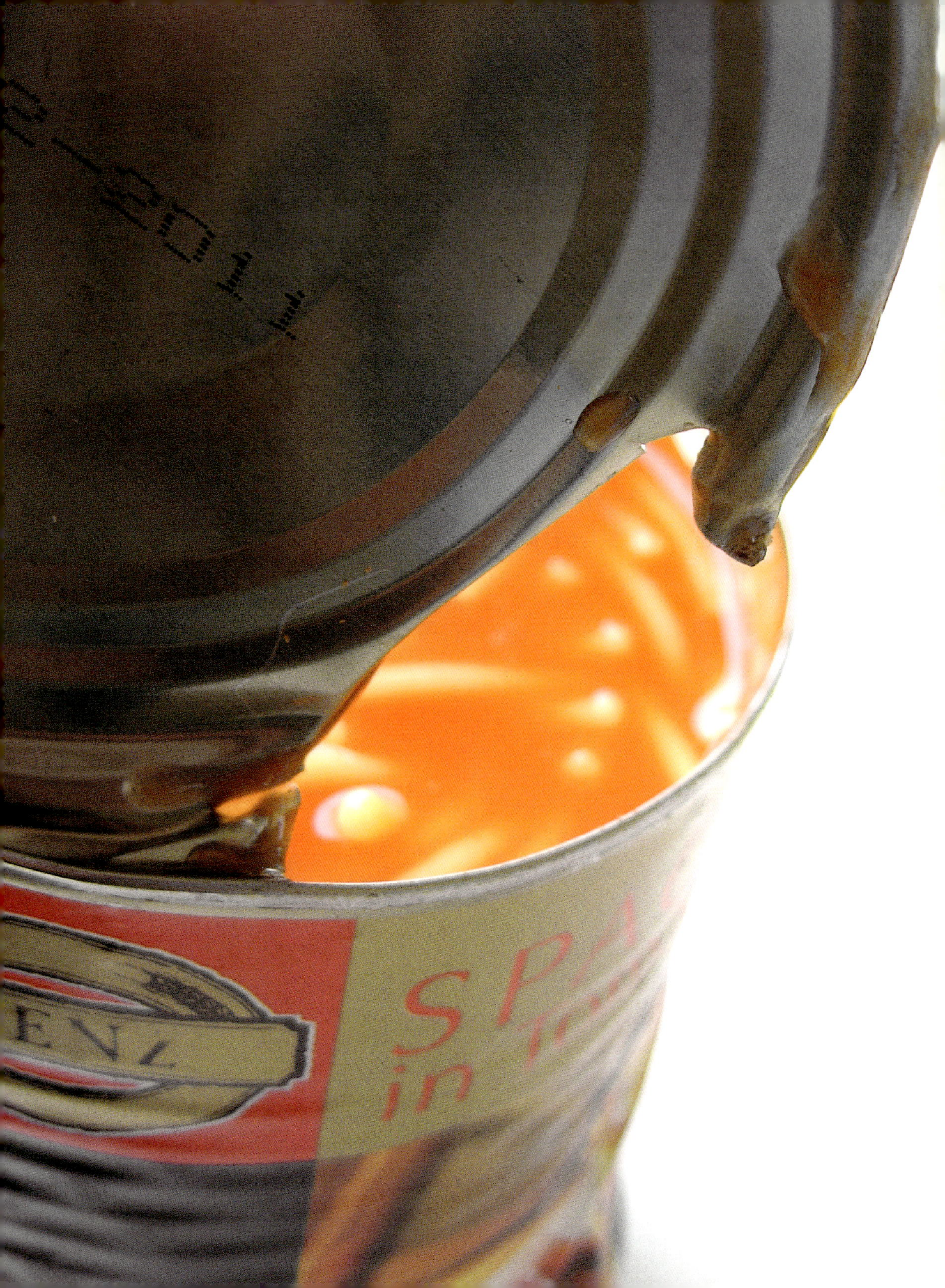
SPA
in

# Lesen Sie die Zutatenliste!

Wer bestimmte Bestandteile in Lebensmitteln nicht verträgt, sollte die Zutatenliste von Produkten genau studieren. Dabei gibt die Reihung der Inhaltsstoffe schon eine wichtige Information: Wenn zum Beispiel Mehl an erster Stelle steht, ist es auch jener Inhaltsstoff mit dem größten Mengenanteil. Das kann bei Fertigprodukten helfen, bei Süßigkeiten oder Keksen, die ja oft eine Fülle unterschiedlicher Stoffe enthalten. Zusatzstoffe hingegen sind Substanzen, welche die Eigenschaften eines Lebensmittels verändern. Sie können es haltbarer machen, im Geschmack verstärken, die Süßkraft erhöhen, es „färben“ und vieles mehr. Als Konsument bleibt also nur die Möglichkeit, auf dem Etikette nach Zusatzstoffen zu fahnden. Sie müssen darauf deklariert sein – entweder mit ihrer E-Nummer oder mit ihrem Namen, auch die Produktklasse ist vermerkt, also z.B. Konservierungsstoff E 220 (E 220 steht in diesem Fall für das Konservierungsmittel Schwefeldioxid).
Eine aktuelle Liste mit E-Nummern finden Sie auch im Internet unter *www.arbeiterkammer.at* (Suchbegriff „E-Nummern“ in die Suchmaske eingeben). Ebenso bieten die deutschen Verbraucherzentralen E-Nummerlisten an.
Derzeit sind mehr als 300 Lebensmittelzusatzstoffe in der EU zugelassen, aber die Anzahl nimmt jährlich zu.

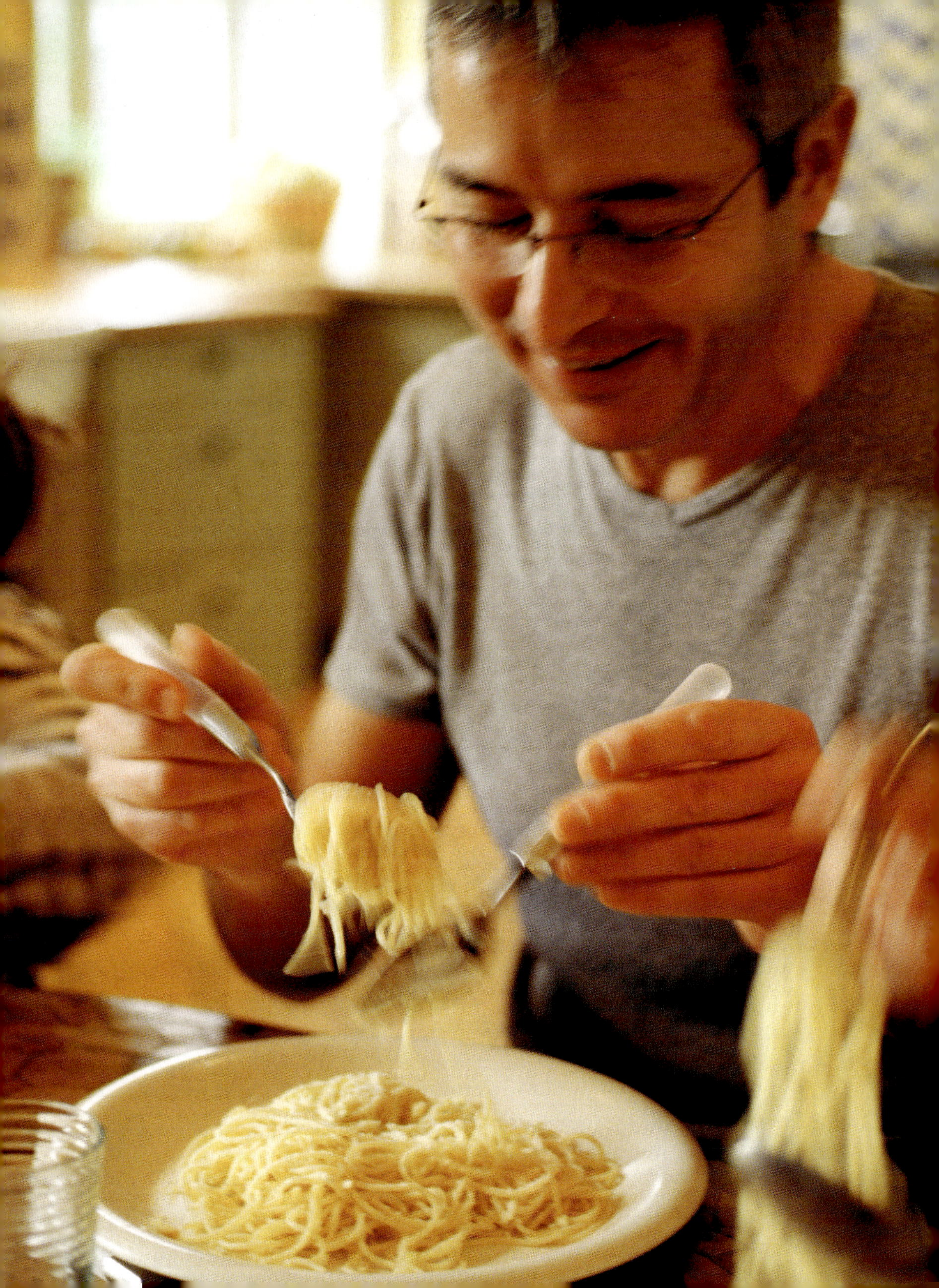

# Mit der Intoleranz leben

Folgende Tipps sind als Anregungen gedacht, wie Sie mit Ihrer Intoleranz umgehen können. Auch wenn Sie bei der Auswahl der Lebensmittel eingeschränkt sind, müssen Sie trotzdem nicht auf abwechslungsreiche Ernährung verzichten.

- **Streichen Sie nur jene Nahrungsmittel von Ihrem Speiseplan, die Sie nach sachgerechter Allergie-Diagnostik unbedingt meiden müssen.** Wenn bestimmte Lebensmittel nicht vertragen werden, können diese in der Regel durch andere derselben Gruppe ersetzt bzw. ausgetauscht werden. Ein individueller Diätplan ist hier wichtig. Bei der Erstellung können Ihnen Diätassistenten behilflich sein.
- **Mängel ausgleichen**
  Wer aufgrund seiner Unverträglichkeit eine Diät halten und damit auf bestimmte Speisen verzichten muss, läuft Gefahr, nicht genug Vitamine, Mineralstoffe und Spurenelemente aufzunehmen. Wechseln Sie im Rahmen Ihres Diätplans die Reihenfolge der Nahrungsmittel ab. Vielfalt bringt auch unterschiedliche Nährstoffe. In Absprache mit Ihrem Arzt bzw. Diätexperten sollten Sie Ihre Kost, wenn nötig, mit Vitalstoffprodukten ergänzen.

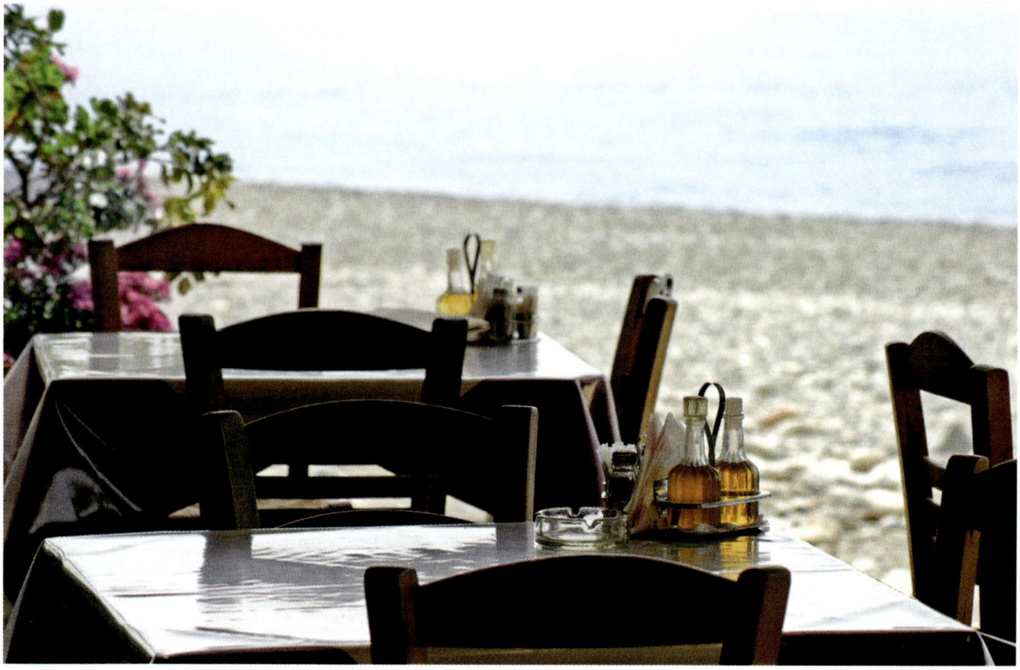

- **Je natürlicher, desto besser**
  Je ursprünglicher die Produkte sind, desto leichter umgeht man eine Reihe von Zusatzstoffen. Fertig- und Lightprodukte sowie sogenannte Snacks sollten Sie besser vermeiden, achten Sie auf frische Lebensmittel und bereiten Sie möglichst viel selber zu. Bei der Herstellung von Bioprodukten werden, wenn überhaupt, weit weniger Zusatzstoffe verwendet.
- Oft ist es ratsamer, **verpackte Produkte zu kaufen,** deren Inhaltsstoffe genau deklariert sind. Bei Brot und Gebäck etwa, das beim Bäcker gekauft wird, ist es schwierig, Genaueres über die Zusatzstoffe zu erfahren. Es gibt aber auch spezielle Biobäcker, die ihre Zutaten exakt deklarieren.
- **Sorgen Sie für eine ausreichende Eiweißversorgung**
  Der Körper braucht eine Menge Eiweiß, um reibungslos zu funktionieren. Wenn Sie Eiweiß aus tierischen Lebensmitteln (z.B. Milch) nicht vertragen, greifen Sie zu pflanzlichem Soja bzw. lassen Sie sich von Ernährungsexperten beraten. Ältere Menschen haben oft einen

Eiweißmangel, weil die Aufnahme mit den Jahren schlechter wird und dadurch nur ein Teil des zugeführten Eiweißes verdaut wird. Der Körper holt sich das fehlende Eiweiß dann von den Aminosäuren in den Muskelzellen, daher nimmt im Alter auch die Muskelmasse ab. Verbessern lässt sich die Eiweißaufnahme, wenn Proteine am Morgen bzw. zu Mittag gegessen werden. Da ist die Magensaftproduktion höher, damit funktioniert auch die Verdauung besser.

- **Immunsystem unterstützen**

  Neben einer möglichst ausgeglichenen Ernährung sollten Sie, wann immer es geht, für **Bewegung** sorgen. Sport – mindestens dreimal in der Woche – stärkt das Immunsystem.

  Da die Nährstoffe vom Darm aus verarbeitet werden, ist es ganz wichtig, für eine **ausgewogene Darmflora** zu sorgen und nützliche Milchsäurebakterien wie Laktobazillen, Bifidusbakterien zuzuführen. Diese sind in Lebensmitteln (probiotische Joghurts), aber auch in speziellen Arznei- und Nahrungsergänzungmitteln (sogenannten Probiotika) enthalten.

  Probiotika enthalten Bifidobakterien, die sich im Darm ansiedeln und dort ein saures Milieu schaffen. Krankheitserreger haben es dann schwerer, zu überleben.

# Glossar

ALLERGEN: Substanz, die eine Allergie auslöst, meist eine Eiweißverbindung.

ALLERGIE: Spezifische Änderung der Immunitätslage im Sinne einer krankmachenden Überempfindlichkeit.

ANAPHYLAKTISCHER SCHOCK: schwerwiegendste Sofortreaktion auf ein Allergen, kann zum Kreislaufzusammenbruch führen bzw. zu Herz- und Atemstillstand.

ANTIGEN: körperfremde Eiweißverbindung, welche die Bildung von Antikörpern im Blut auslöst.

ANTIHISTAMINIKA: Medikamente, welche die Wirkung von Histamin hemmen, zur Behandlung allergischer Symptome.

ANTIKÖRPER (= Immunglobulin): Eiweißverbindung, die vom Immunsystem produziert wird und spezifisch mit dem Antigen reagiert.

ASTHMA: Asthma bronchiale ist eine Erkrankung der unteren Atemwege; führt zur Verengung der Luftwege mit erhöhter Schleimabsonderung, kann sich aus unbehandeltem Heuschnupfen entwickeln.

ATOPISCHES EKZEM: andere Bezeichnung für Neurodermitis oder endogenes Ekzem.

BIOGENE AMINE: sind kleinmolekolulare organische Substanzen, die im normalen Stoffwechsel von Tieren, Pflanzen und Mikroorganismen gebildet werden. Biogene Amine kommen in fast allen Lebensmitteln in kleinen Mengen vor. Bei manchen Menschen können diese Stoffe allergieähnliche Überempfindlichkeitsreaktionen auslösen.

ELIMINATIONSDIÄT: dient zur Diagnose von Lebensmittelallergien und Intoleranzen. Verdächtige Lebensmittel werden für eine bestimmte Zeit vom Speiseplan eliminiert= ausgelassen.

ENZYM: Eiweißstoffe, die chemischen Abläufe initiieren bzw. beschleunigen.

ENZYMATISCH: Ein bestimmter Bestandteil in der Nahrung kann nicht verdaut werden, da das dafür verantwortliche Enzym nicht oder in zu geringem Ausmaß vom Körper gebildet wird. Diese Defekte können angeboren sein oder im Laufe der Zeit erworben werden. Das Paradebeispiel hierfür ist die Laktose-Intoleranz

GLUTEN: Klebereiweiß in bestimmten Getreidearten; Auslöser der Zöliakie.

IGE-ANTIKÖRPER: Abkürzung für Immunglobulin E, Das Immunsystem bildet aufgrund des Kontaktes mit dem Allergen spezifische Antikörper, ist im Blut nachweisbar.

IMMUNGLOBULINE: Eiweißverbindungen im Körper, werden als Abwehrstoffe gegen eindringende Fremdstoffe gebildet.

KREUZALLERGIE: Betroffene reagieren nicht nur auf den eigentlichen Allergieauslöser, sondern auch auf sehr ähnliche. So reagieren beispielsweise Pollenallergiker auch auf bestimmte Nahrungsmittel.

LAKTASE: Verdauungsenzym, das den Milchzucker spaltet.

LAKTOSE: Milchzucker

LAKTOSE-INTOLERANZ = Milchzucker-Unverträglichkeit. Da das Enzym Laktase fehlt bzw. nur in geringen Mengen vorhanden ist, kann Milchzucker im Darm nicht aufgespalten werden. Mögliche Symptome: Durchfälle, Koliken, starke Blähungen. Übelkeit.

LEBENSMITTEL-ALLERGIE: allergische Reaktion auf Lebensmittel, bei der es zur Bildung von Antikörpern kommt.

LEBENSMITTEL-INTOLERANZ: Sammelbegriff für verschiedene Lebensmittel-Unverträglichkeiten, bei denen keine Antikörper gebildet werden, sondern meist ein Enzymdefekt die Ursache ist.

NEURODERMITIS: anderer Ausdruck für atopisches Ekzem; Hauterkrankung mit trockener, juckender, zum Teil entzündeter Haut.

PHARMAKOLOGISCHE REAKTION: bezeichnet eine Überempfindlichkeit auf jene Nahrungsbestandteile, die ab einer bestimmten Konzentration eine Wirkung auf Körperfunktionen, z.B. den Blutdruck, ausüben. Klassisches Beispiel hierfür ist die Histamin-Intoleranz.

PRICK-TEST: Hauttest, bei dem allergenhältige Testextrakte in Tropfenform durch vorsichtiges Ritzen der Hautschicht aufgetragen werden.

PROVOKATION: nach einer Eliminationsdiät werden die verdächtigen Lebensmittel unter ärztlicher Aufsicht verabreicht und die Reaktion darauf dokumentiert.

PSEUDO-ALLERGIE: Sammelbegriff für verschiedene Lebensmittel-Unverträglichkeiten, bei denen keine Antikörper gebildet werden, aber allergieähnliche Beschwerden auftreten können.

RAST-TEST: Bluttest, mit dem bestimmte Antikörper im Blut nachgewiesen werden können.

REIB-TEST: Hauttest, bei dem eine allergenhaltige Testlösung oder das verdächtige Lebensmittel kräftig in die Unterarmhaut eingerieben wird.

SENSIBILISIERUNG: verstärkte Empfindlichkeit eines Organs gegenüber einem Reiz; geht immer einer Allergie voraus.

ZÖLIAKIE: Erkrankung der Darmschleimhaut, die durch eine Immunreaktion auf das Klebereiweiß Gluten ausgelöst wird.

ZUSATZSTOFF: Substanz, die Lebensmittel zugesetzt wird, um bestimmte technologische Wirkung zu erzielen.

# Literatur

Behr-Völtzer Christine et al.: Diät bei Nahrungsmittelallergien und –intoleranzen. 4. Auflage, Urban & Vogel, München 2008

Frenzel Denis et al.: Fruktosemalabsorption – eine unterschätzte Form der Nahrungsmittelunverträglichkeit, in: Allergo, J 16, 350–355

Hof Christiane: Köstlich essen bei Laktose-Intoleranz. Über 140 Rezepte. Trias, Stuttgart 2012

Jarisch Reinhart: Histamin-Intoleranz. Thieme, Stuttgart 2004

Klug Susanne, Schultz Sabine: Nahrungsmittelintoleranzen bei Kindern. Das Kochbuch. Trias, Stuttgart 2011

Ledochowski Maximilian: Wenn Brot und Getreide krank machen. Trias, Stuttgart, 2011

Ring Johannes: Angewandte Allergologie. 3. Aufl., Urban & Vogel, München 2004

Schäfer Torsten/Muche-Borowski Cathleen: Allergie-Prävention. S3-Leitlinie des Aktionsbündnisses Allergieprävention. Urban & Vogel, München 2004

Schleip Thilo: Richtig einkaufen bei Fructose-Intoleranz". Trias, Stuttgart 2008

Wallnhöfer Werner et al.: Darf ich? Rezepte und Tipps bei Allergien und Nahrungsmittelunverträglichkeiten. Athesia, Bozen 2007

# Weiterführende Internetadressen

Allgemeines über Nahrungsmittelintoleranzen

Lebensmittelintoleranz-Datenbank:
Datenbank mit Produktinformationen über potentiell Allergene, unverträgliche Lebensmittelzutaten bzw. Zusatzstoffe
http://www.lebensmittelintoleranz.org/index.php

Information des Österreichischen Bundesministeriums für Gesundheit:
https://www.gesundheit.gv.at/ → Nahrungmittelintoleranzen

Information der Österreichischen Agentur für Gesundheit und Ernährungssicherheit (AGES):
http://www.ages.at/ → Lebensmittelallergie

Ernährungsinformation
http://www.forum-ernaehrung.at

Plattform für Nahrungsmittelintoleranzen:
http://www.nahrungsmittel-intoleranz.com/

Internetportal für Laktoseintoleranz und NMU:
http://www.libase.de

**Infos des Europäischen Informationszentrums für Lebensmittel:**

http://www.eufic.org/ → Nahrungsmittelallergien

Konsensus-Bericht der Österreichischen Gesellschaft für Allergologie und Immunologie:
http://www.oegai.org/ → Nahrungsmittelallergien

Zum Thema Kreuzallergien:
http://www.allergenvermeidung.org/ → Kreuzallergien

Histaminunverträglichkeit & histaminreduzierte Ernährung – Infos der Österreichischen Gesellschaft für Ernährung:
http://www.oege.at

Verband der Ernährungswissenschafter Österreichs:
http//:www.veoe.org

**Laktose-Intoleranz**
Eine Auflistung von Lebensmitteln und deren genauen Laktosegehalt finden Sie auf der Website des Verbandes der Diaetologen Österreichs
http://www.diaetologen.at

**Fruktose-Intoleranz**
Eine Liste mit dem Fruktose- und Glukosegehalt ausgewählter Lebensmittel finden Sie auf der deutschen Verbraucherschutzseite http://www.was-wir-essen.de/

**Zöliakie**
Beratung und Information bieten:
Österreichische Gesellschaft für Zöliakie: http://www.zoeliakie.or.at

Deutsche Zöliakiegesellschaft: http://www.dzg.-online.de

Schweiz: IG Zöliakie der detuschen Schweiz: http:// www.zoeliakie.ch

**Rezepte**
http://www.kuechengoetter.de

# Register

# Abbildungsverzeichnis

# Autoren

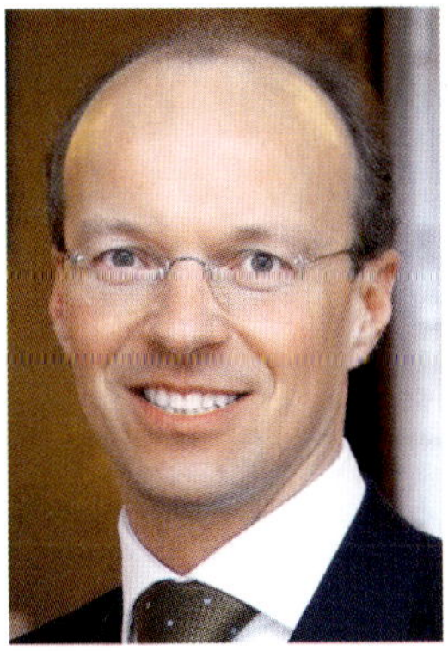

**Univ.-Prof. Dr. med. Michael Wolzt,** geboren 1967 in Wien, Medizinstudium an der Universität Wien. Ausserordentlicher Universitätsprofessor an der Medizinischen Universität Wien und Facharzt für Innere Medizin mit weiteren Ausbildungen in Kardiologie und Stoffwechsel/Endokrinologie am Allgemeinen Krankenhaus Wien. Forschungsaufenthalte im Ausland, Named Expert der Europäischen Arzneimittelbehörde EMEA, Mitglied von Fachgesellschaften, unabhängiger Gutachter sowie Preisträger für Forschungsarbeiten. Das wissenschaftliche Werk umfasst zahlreiche Originalarbeiten und Bücher.

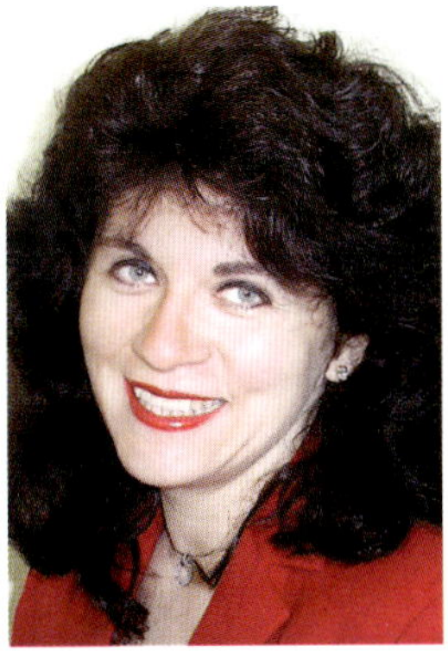

**Mag. Silvia Feffer-Holik** ist Wissenschaftsjournalistin. Nach mehrjähriger redaktioneller Tätigkeit bei Tages- und Monatszeitungen (u.a. Kurier, Konsument, Österreichische Ärztezeitung) koordinierte sie mehrere Jahre die Redaktion von Medizin populär. Derzeit schreibt sie populärwissenschaftliche Bücher und verfasst Beiträge für Print- und Internetmedien.

## 2.20 Zahnradtrieb

### 2.20.1 Einfache Übersetzung (Einfacher Zahnradtrieb)

Zahnradtriebe dienen der formschlüssigen Übertragung von Drehbewegungen. Drehzahlen und Drehmomente werden übertragen.

Die Teilkreise sind Berührungskreise zusammenarbeitender Zahnräder. Deshalb haben diese Kreise bei Drehung der Zahnräder gleiche Umfangsgeschwindigkeit; sie wälzen aufeinander ab. Also gilt auch bei Zahnradtrieben bezüglich der Teilkreise die beim Riementrieb hergeleitete **Antriebsgleichung** $n_1 \cdot d_1 = n_2 \cdot d_2$; jedoch hat das getriebene Rad entgegengesetzten Drehsinn. Da die Zähnezahlen der Zahnräder verhältnisgleich den Durchmessern sind, ergibt sich: $n_1 \cdot z_1 = n_2 \cdot z_2$

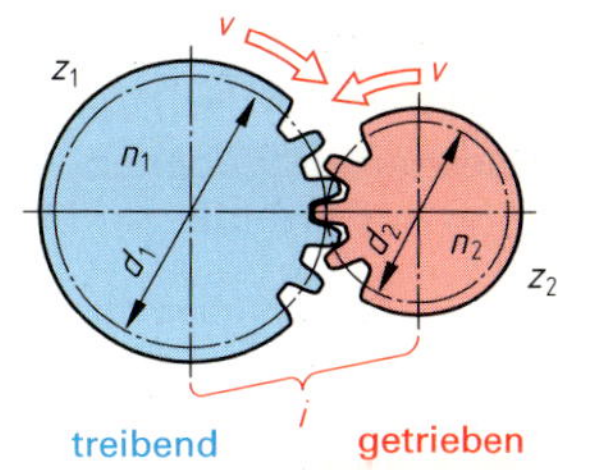


**Zwischenrad.** Es hat auf die Übersetzung keinen Einfluss; es ändert jedoch den Drehsinn und überbrückt Achsabstände.

$$i = \frac{n_1}{n_2}; \qquad i = \frac{z_2}{z_1}$$

$$i = \frac{M_2}{M_1}; \qquad M_1 = F \cdot r_1 \qquad M_2 = F \cdot r_2$$

$n_1$ Drehzahl des treibenden Rades in 1/min
$n_2$ Drehzahl des getriebenen Rades in 1/min
$z_1$ Zähnezahl des treibenden Rades
$z_2$ Zähnezahl des getriebenen Rades
$i$ Übersetzungsverhältnis
$M_1$ Drehmoment des treibenden Rades in Nm
$M_2$ Drehmoment des getriebenen Rades in Nm
$F$ Zahnkraft in N
$r_1$, $r_2$ Radius (Hebelarm) in m

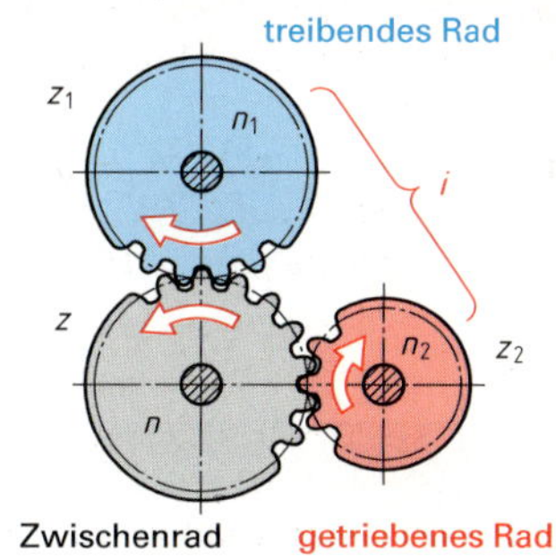


| | |
|---|---|
| $i > 1$ | ins Langsame |
| $i < 1$ | ins Schnelle |

**Beispiel**

In einem Zahnradtrieb hat das treibende Rad eine Drehzahl von 1500 1/min, das getriebene Rad von 500 1/min. Die Zähnezahl des getriebenen Rades ist 60 Zähne. Wie groß ist die Zähnezahl des treibenden Rades und welches Übersetzungsverhältnis ergibt sich?

Gegeben: $n_1$ = 1500 1/min; $n_2$ = 500 1/min; $z_2$ = 60 Gesucht: $z_1$, $i$

**Lösung:** $$z_1 = \frac{n_2 \cdot z_2}{n_1} = \frac{500\ 1/\text{min} \cdot 60}{1500\ 1/\text{min}} = \mathbf{20}$$

$$i = \frac{n_1}{n_2} = \frac{1500\ 1/\text{min}}{500\ 1/\text{min}} = \frac{3}{1} = 3 : 1 = \mathbf{3}$$

### 2.20.2 Schneckentrieb

Der Schneckentrieb ist eine Sonderbauform des Zahnradtriebes mit einfacher Übersetzung. Eine einzähnige (eingängige) Schnecke schiebt bei einer Umdrehung das Schneckenrad um einen Zahn weiter, eine zweigängige Schnecke um zwei Zähne. Somit werden Schneckentriebe wie Zahnradtriebe berechnet.

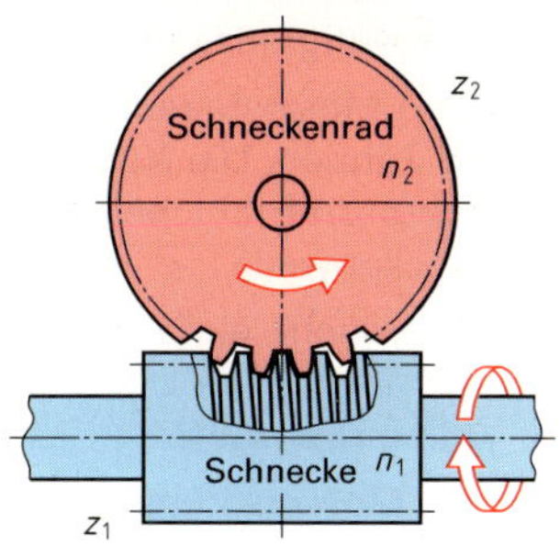


$n_1$ Drehzahl der Schnecke in 1/min
$n_2$ Drehzahl des Schneckenrades in 1/min
$z_1$ Zähnezahl der Schnecke (Gängigkeit)
$z_2$ Zähnezahl des Schneckenrades
$i$ Übersetzung

$$n_1 \cdot z_1 = n_2 \cdot z_2$$

**Beispiel**

Eine 3-gängige Schnecke treibt mit 1210 1/min ein Schneckenrad mit 66 Zähnen. Wie groß ist a) die Übersetzung, b) die Drehzahl des Schneckenrades?

Gegeben: $z_1 = 3$, $z_2 = 66$, $n_1$ = 1210 1/min Gesucht: a) $i$, b) $n_2$ in 1/min

**Lösung:** a) $$i = \frac{z_2}{z_1} = \frac{66}{3} = \mathbf{22}$$

b) $$n_2 = \frac{n_1 \cdot z_1}{z_2} = \frac{1210\ 1/\text{min} \cdot 3}{66} = \mathbf{55\ 1/min}$$

## 2.20.3 Doppelte, mehrfache Übersetzung (Doppelter Zahnradtrieb)

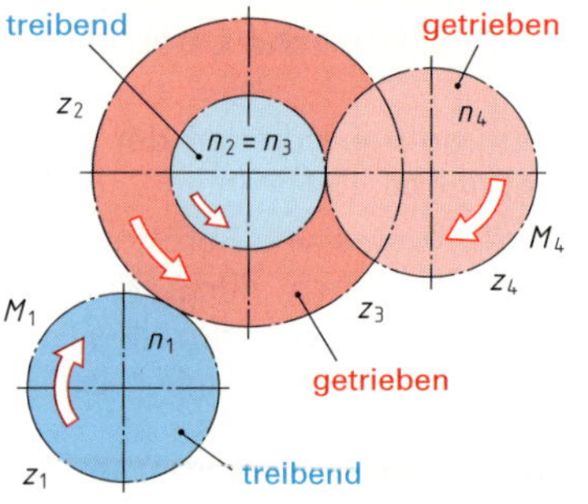


Bei der doppelten Übersetzung sind zwei Einzelübersetzungen hintereinandergeschaltet. Wobei die Zahnräder $z_2$ und $z_3$ miteinander verblockt sind und somit gleiche Drehzahl haben.

Die Gesamtübersetzung einer doppelten Übersetzung ist gleich dem Verhältnis der Drehzahlen des ersten treibenden Zahnrades zum letzten getriebenen Zahnrad. Außerdem ist die Gesamtübersetzung das Produkt der Einzelübersetzungen.

| | |
|---|---|
| $i_{ges}$ | Gesamtübersetzung |
| $i_1, i_2, i_3 \ldots$ | Einzelübersetzungen |
| $n_1$ | Drehzahl des ersten treibenden Rades in 1/min |
| $n_4$ | Drehzahl des letzten getriebenen Rades in 1/min |
| $M_1$ | Drehmoment des ersten treibenden Rades in Nm |
| $M_4$ | Drehmoment des letzten getriebenen Rades in Nm |
| $z_1, z_3$ | Zähnezahlen der treibenden Räder |
| $z_2, z_4$ | Zähnezahlen der getriebenen Räder |

$$i_1 = \frac{n_1}{n_2} = \frac{z_2}{z_1} \qquad i_2 = \frac{n_3}{n_4} = \frac{z_4}{z_3}$$

$$i_{ges} = i_1 \cdot i_2; \quad i_{ges} = \frac{n_1}{n_4}$$

$$i_{ges} = \frac{M_4}{M_1}$$

$$i_{ges} = \frac{z_2}{z_1} \cdot \frac{z_4}{z_3}$$

$$i_{ges} = i_1 \cdot i_2 \cdot i_3 \ldots$$

**Beispiel**

Berechnen Sie für eine doppelte Zahnradübersetzung aus den nachstehenden Daten die Gesamtübersetzung und die Drehzahl des vierten Zahnrades.

Gegeben: $n_1 = 1400$ 1/min, $z_1 = 30$, $z_2 = 75$, $z_3 = 25$, $z_4 = 35$

Gesucht: $i_{ges}$; $n_4$ in 1/min

**Lösung:** $i_{ges} = \frac{z_2 \cdot z_4}{z_1 \cdot z_3} = \frac{75 \cdot 35}{30 \cdot 25} = \frac{3{,}5}{1} = \mathbf{3{,}5}$

$n_4 = \frac{n_1}{i_{ges}} = \frac{1400\ 1/\text{min}}{3{,}5} = \mathbf{400\ 1/min}$

### Aufgaben

1. Von zwei zusammenarbeitenden Zahnrädern hat das treibende Rad 70 Zähne und eine Drehzahl von 720 1/min. Das angetriebene Zahnrad hat 35 Zähne. Wie groß ist die Übersetzung? Welche Drehzahl hat das getriebene Rad?
2. Das Ritzel eines Starters hat 9 Zähne, der Zahnkranz des Schwungrades 126 Zähne. Die Drehzahl des Starters beträgt 980 1/min. Mit welcher Kurbelwellendrehzahl wird der Motor gestartet? Wie groß ist die Übersetzung?
3. Die Startdrehzahl eines Motors soll 85 1/min betragen. Das Starterritzel hat 11 Zähne, der Schwungradzahnkranz 116 Zähne. Welche Drehzahl muss der Starter haben?
4. Eine Motorsteuerung mit Zahnriementrieb hat auf der Kurbelwelle eine Zahnriemenscheibe mit 28 Zähnen. Die Nockenwelle wird von einer Zahnriemenscheibe mit 56 Zähnen angetrieben. Die Motordrehzahl beträgt 4800 1/min. Wie groß ist die Übersetzung? Welche Drehzahl hat die Nockenwelle?
5. Bei einem einfachen Zahnradtrieb hat das treibende Rad 84 Zähne und eine Drehzahl von 420 1/min. Die Übersetzung ist 0,25. Wie viel Zähne hat das getriebene Rad und wie groß ist seine Drehzahl?
6. Ein Motorrad fährt mit einer Geschwindigkeit von 108 km/h. Der dynamische Reifenhalbmesser des Hinterrades beträgt 333 mm. Das Kettenritzel am Hinterrad hat 48 Zähne, das am Getriebe 16 Zähne. Wie groß ist die Übersetzung des Kettenantriebs? Welche Drehzahl hat die Getriebeabtriebswelle?
7. Bei einem Tachometerantrieb ist die Antriebsschnecke 3-zähnig, das Schneckenrad hat 12 Zähne. Wie groß ist die Drehzahl der Tachometerwelle, wenn die Antriebsschnecke eine Drehzahl von 1600 1/min hat?

8. Der Schneckentrieb eines Hebezeugs hat eine 1-gängige Schnecke, das Schneckenrad hat 70 Zähne und sitzt auf der Seiltrommelwelle. Die Seiltrommel hat einen Durchmesser von 200 mm. Die Drehzahl der Schnecke beträgt 1400 1/min. Wie groß sind a) Übersetzungsverhältnis, b) die Drehzahl des Schneckenrades (Seiltrommeldrehzahl), c) die Hubgeschwindigkeit in m/s?

9. Das Schneckenlenkgetriebe eines Lkw hat die Übersetzung $i = 18$, das Lenkrad lässt sich von Anschlag zu Anschlag 6-mal drehen, wobei das Lenksegment um 12 Zähne gedreht wird und den Lenkstockhebel dabei um 120° schwenkt. Wie viele Zähne hat die Lenkschnecke?

10. Die Motorsteuerung eines Viertakt-Otto-Motors erfolgt durch einen Zahnradtrieb mit Zwischenrad **(Bild 1)**. Das Zahnrad auf der Kurbelwelle hat 29 Zähne, das Zwischenrad hat 33 Zähne und das Nockenwellenrad hat 58 Zähne. Die Motordrehzahl beträgt 3300 1/min. Wie groß ist die Übersetzung? Welche Drehzahl hat das Nockenwellenrad? Welche Drehzahl hat das Zwischenrad?

11. Eine Kühlmittelpumpe wird über einen Zahnradtrieb mit Zwischenrad angetrieben. Die Drehzahl der Kühlmittelpumpe beträgt 4500 1/min. Das Zahnrad auf der Pumpenwelle hat 28 Zähne. Das Zwischenrad hat 36 Zähne. Die Motordrehzahl ist 3000 1/min. Wie viele Zähne hat das Zahnrad auf der Motorwelle? Welche Drehzahl hat das Zwischenrad?

12. Bei einem doppelten Zahnradtrieb **(Bild 2)** ist die Übersetzung des ersten Radpaares 2,5. Die Übersetzung des zweiten Radpaares ist 0,8. Die Drehzahl des Antriebsrades beträgt 1200 1/min. Welche Gesamtübersetzung ergibt sich? Welche Drehzahl hat das vierte Zahnrad? Welche Drehzahl hat der Zahnradblock?

13. Eine Handbohrmaschine ist mit einem Zweiganggetriebe **(Bild 3)** ausgerüstet. Das Vorgelege für den 2. Gang hat eine Übersetzung von $i_1 = 2{,}4$. Das Gangrad auf der Vorgelegewelle hat $z_3 = 44$ Zähne. Die Motordrehzahl beträgt $n_1 = 2100$ 1/min. Die Drehzahl des Bohrers soll $n_4 = 700$ 1/min betragen. Berechnen Sie a) die Gesamtübersetzung $i$, b) die Übersetzung $i_2$ des Gangradpaares, c) die Zähnezahl $z_4$ des Gangrades auf der Bohrspindel, d) die Drehzahl der Vorgelegewelle.

14. Eine Kranwinde **(Bild 4)** hat eine Seiltrommel mit 300 mm Durchmesser. Die Hubgeschwindigkeit soll 1,5 m/s betragen. Der Antrieb erfolgt über einen Schneckentrieb mit 3-gängiger Schnecke und einem Schneckenrad mit 36 Zähnen sowie ein vorgeschaltetes Stirnradgetriebe mit einer Übersetzung von 4,0. Welche Drehzahl hat der Antriebsmotor?

15. Berechnen Sie für den Achsantrieb eines Lkws **(Bild 5)** a) die Gesamtübersetzung, b) die Drehzahl des Hinterachswellenrades.

16. Für den Triebstrang eines Fahrzeuges mit Allradantrieb sind die nachstehenden Daten bekannt: Übersetzung des 2. Ganges im Wechselgetriebe ist 3,86, Räder im Verteilergetriebe $z_1 = 33$ und $z_2 = 49$, Übersetzung im Achsantrieb $i_A = 7{,}72$. Berechnen Sie a) die Gesamtübersetzung, b) die Drehzahl des Motors, wenn die Raddrehzahl 100 1/min beträgt.

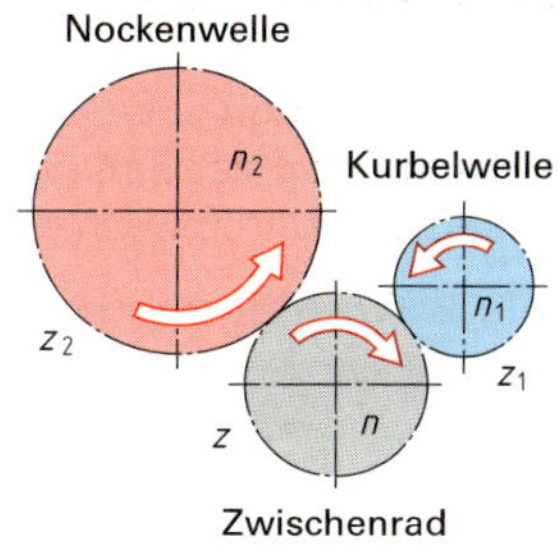

**Bild 1**

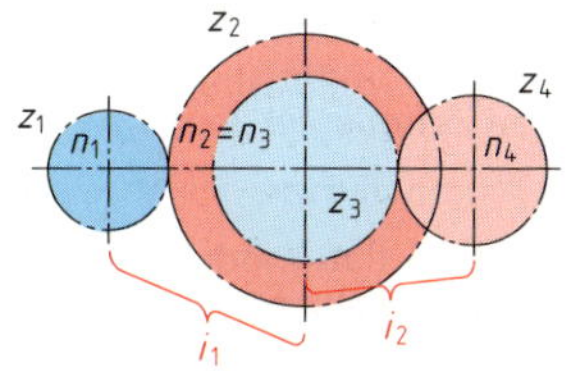

**Bild 2**

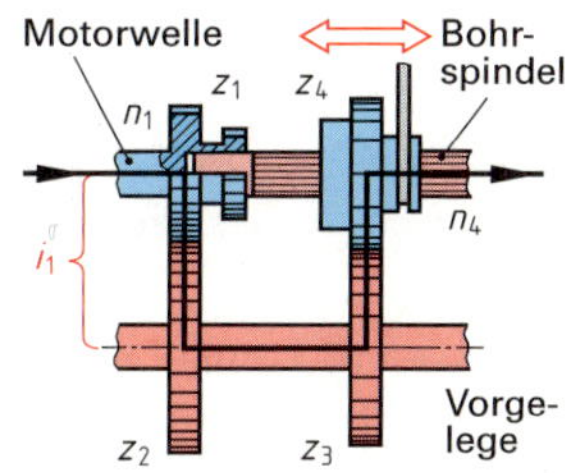

**Bild 3**

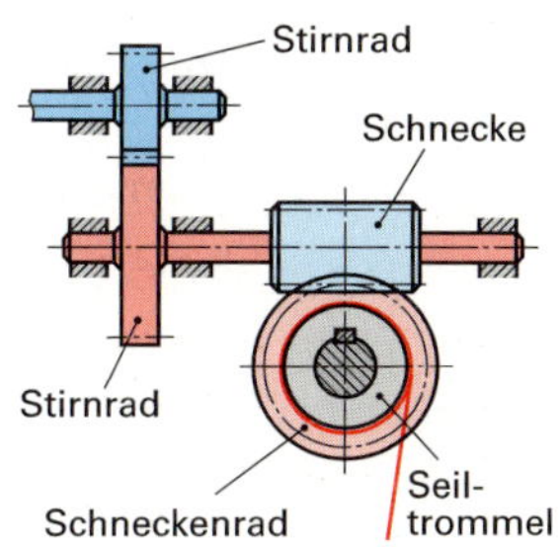

**Bild 4**

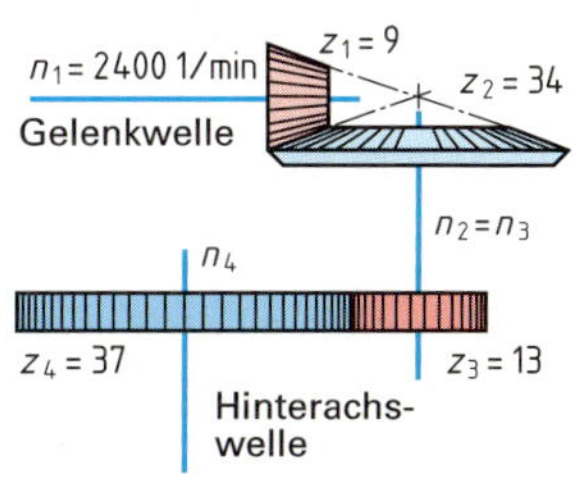

**Bild 5**

## 2.20.4 Zahnradabmessungen, Achsabstand

Im Kraftfahrzeugbau werden Zahnräder mit Evolventenverzahnung verwendet. Die Krümmung der Zahnflanke hat die Form einer Evolvente. Die nachfolgenden Formeln und Berechnungen gelten nur für diese Verzahnung.

$$p = \pi \cdot m$$

$$d = z \cdot m$$

$$h_a = m$$

$$h_f = \frac{7}{6} \cdot m$$

$$h = \frac{13}{6} \cdot m$$

$$d_a = d + 2 \cdot m$$

$$d_a = (z + 2) \cdot m$$

$$d_f = d - \frac{14}{6} \cdot m$$

$$a = \frac{d_1 + d_2}{2}$$

$$a = \frac{z_1 + z_2}{2} \cdot m$$

$$a = \frac{(1 + i)}{2} \cdot z_1 \cdot m$$

$$a = \frac{(1 + i)}{2 \cdot i} \cdot z_2 \cdot m$$

$d$ Teilkreisdurchmesser in mm
Auf den Teilkreis bezieht sich die Teilung $p$.

$d_a$ Kopfkreisdurchmesser in mm

$d_f$ Fußkreisdurchmesser in mm

$p$ Teilung in mm

Teilung. Sie ist im Teilkreisumfang so oft enthalten, wie das Rad Zähne hat. Sie wird auf dem Teilkreis als Bogenlänge von Zahnmitte zu Zahnmitte angegeben und von Zahnflanke zu Zahnflanke gemessen.

$m$ Modul in mm

Modul (lat. modulus = Maß). Er gibt an, wie oft die Zahl $\pi$ in der Teilung, oder wie oft die Zähnezahl im Teilkreisdurchmesser enthalten ist.

$h$ Zahnhöhe (Frästiefe) in mm

$h_a$ Zahnkopfhöhe in mm

$h_f$ Zahnfußhöhe in mm

$z$ Zähnezahl

$i$ Übersetzung des Radpaares

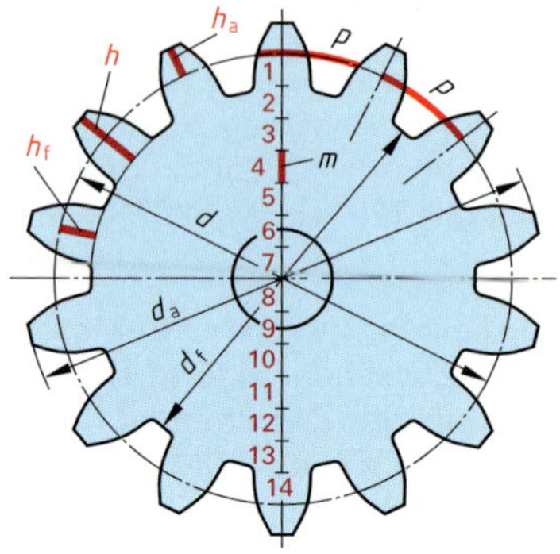


**Geradezahnstirnrad**

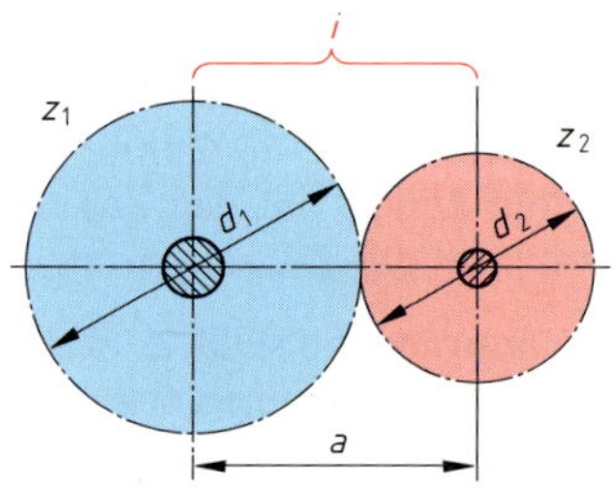


**Achsabstand**

**Beispiel**

Bei einem Rädertrieb hat das treibende Rad 40 Zähne und das getriebene Rad 30 Zähne. Der Modul ist 4 mm. a) Welche Teilung hat das treibende Rad? b) Wie groß ist der Teilkreisdurchmesser des getriebenen Rades? c) Wie groß ist der Achsabstand?

Gegeben: $m = 4$ mm; $z_1 = 40$; $z_2 = 30$

Gesucht: a) $p$ in mm; b) $d_2$ in mm; c) $a$ in mm

**Lösung:** a) $p = \pi \cdot m = \pi \cdot 4\text{ mm} = \mathbf{12{,}56\text{ mm}}$ b) $d_2 = z_2 \cdot m = 30 \cdot 4\text{ mm} = \mathbf{120\text{ mm}}$

c) $a = \frac{z_1 + z_2}{2} \cdot m = \frac{40 + 30}{2} \cdot 4\text{ mm} = \frac{70}{2} \cdot 4\text{ mm} = \mathbf{140\text{ mm}}$

### Aufgaben

1. Ein Zahnrad mit 30 Zähnen hat einen Modul von 3,5 mm. Wie groß sind Teilkreisdurchmesser, Kopfkreisdurchmesser und Zahnhöhe (Frästiefe)?
2. Das treibende Rad hat 70 Zähne, das getriebene Rad 35 Zähne. Der Modul der Räder ist 4,5 mm. Wie groß ist der Achsabstand?
3. Ein Zahnrad (40 Zähne) hat einen Kopfkreisdurchmesser von 147 mm. Wie groß sind Modul, Teilkreis- und Fußkreisdurchmesser?
4. Bei einem Zahnradtrieb wurde ein Achsabstand von 210 mm gemessen; ein Rad hat 60 Zähne, das andere 80 Zähne. a) Wie groß ist der Modul? b) Wie groß sind die Teilkreisdurchmesser? c) Welche Zahnhöhe haben die Räder?
5. Die beiden gleichgroßen Zahnräder einer Zahnradpumpe haben einen Kopfkreisdurchmesser von 52,5 mm und je 13 Zähne. Wie groß sind Modul, Achsabstand und Zahnradabmessungen?
6. Das Zahnradgetriebe **(Bild 1)** hat $z_1 = 20$ Zähne, $i_1 = 2$, $z_3 = 30$ Zähne, $m = 3$ mm für beide Räderpaare. Berechnen Sie den Achsabstand und die Zähnezahl $z_4$.

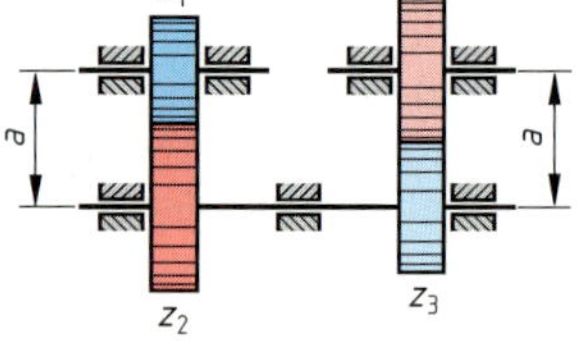


**Bild 1**

## 2.21 Grenzmaße und Passungen

Welle

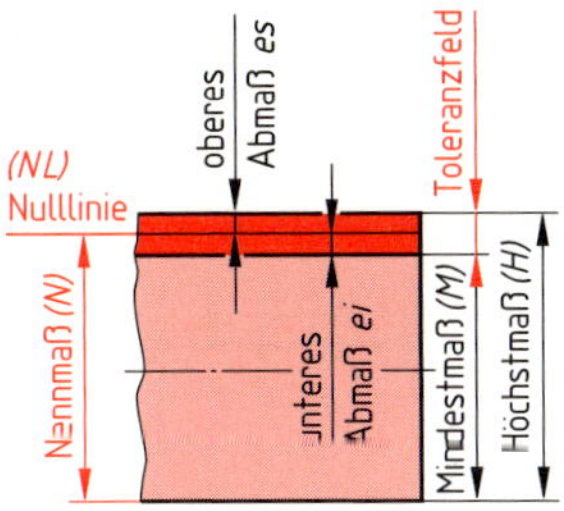


Bohrung

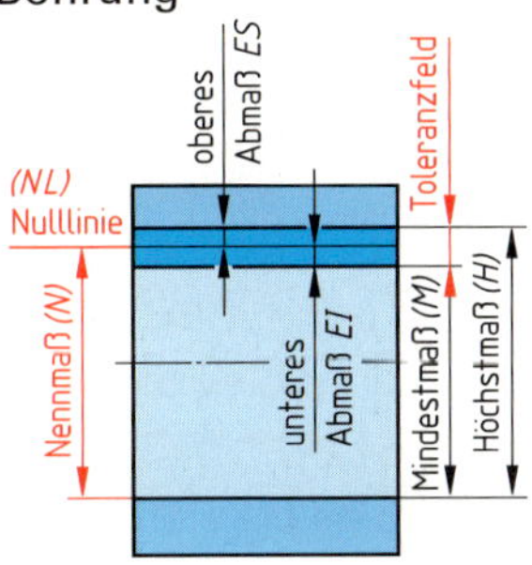


Spielpassung

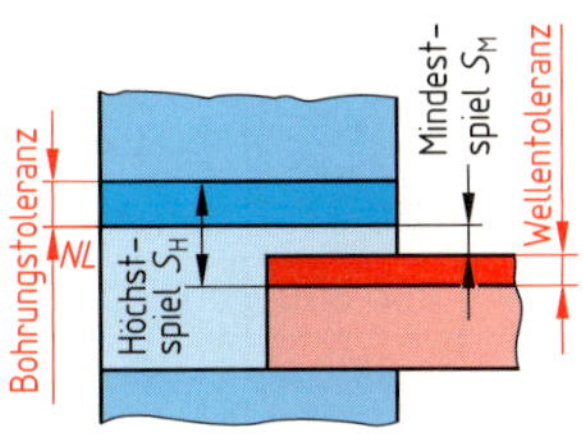


Übermaßpassung

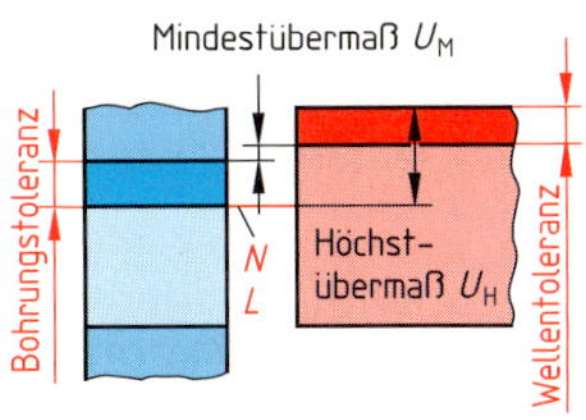


* Formelzeichen nicht genormt

**Nennmaß *N**.** Es ist das in der Konstruktionszeichnung angegebene Maß, auf das die Grenzabmaße bezogen werden.

**Istmaß *I**.** Es ist das durch Messung am Werkstück festgestellte Maß.

**Grenzmaße.** Das Höchstmaß *H** und das Mindestmaß *M** sind die noch zugelassenen Maße, zwischen denen das Istmaß liegen muss.

$H_B$ Höchstmaß Bohrung  $M_B$ Mindestmaß Bohrung
$H_W$ Höchstmaß Welle  $M_W$ Mindestmaß Welle

$$H_B = N + ES$$
$$H_W = N + es$$
$$M_B = N + EI$$
$$M_W = N + ei$$

Bei der Ermittlung des Höchstmaßes *H* und des Mindestmaßes *M* sind die Abmaße mit ihren jeweiligen Vorzeichen einzusetzen.

**Grenzabmaße.** Man versteht darunter die Differenz zwischen den jeweiligen Grenzmaßen und dem Nennmaß.

$$ES = H_B - N$$
$$es = H_W - N$$
$$EI = M_B - N$$
$$ei = M_W - N$$

**Oberes Abmaß** (Bohrung ***ES***, Welle ***es***). Es ist die jeweilige Differenz zwischen dem Höchstmaß *H* und dem Nennmaß *N*.

**Unteres Abmaß** (Bohrung ***EI***, Welle ***ei***). Es ist die jeweilige Differenz zwischen dem Mindestmaß *M* und dem Nennmaß *N*.

**Maßtoleranz *T**.** Sie ist die zulässige Abweichung vom Nennmaß *N*. Sie kann ermittelt werden als Differenz von

- Höchstmaß *H* und Mindestmaß *M*
- Oberem Abmaß *ES* bzw. *es* und unterem Abmaß *EI* bzw. *ei*.

$T_B$* Toleranz Bohrung  $T_W$* Toleranz Welle

$$T_B = H_B - M_B$$
$$T_B = ES - EI$$
$$T_W = H_W - M_W$$
$$T_W = es - ei$$

**Spiel *S**.** Es ist die positive Differenz zwischen dem Bohrungsdurchmesser und dem Wellendurchmesser, wenn der Durchmesser der Bohrung größer ist als der der Welle.

**Mindestspiel $S_M$*.** Es ist die positive Differenz zwischen dem Mindestmaß der Bohrung $M_B$ und dem Höchstmaß der Welle $H_W$.

$$S_M = M_B - H_W$$

**Höchstspiel $S_H$*.** Es ist die positive Differenz zwischen dem Höchstmaß der Bohrung $H_B$ und dem Mindestmaß der Welle $M_W$.

$$S_H = H_B - M_W$$

**Übermaß *U**.** Es ist der vor dem Fügen bestehende Maßunterschied zwischen Bohrung und Welle, wenn das Istmaß der Welle größer ist als das der Bohrung.

**Mindestübermaß $U_M$*.** Es ist die negative Differenz zwischen dem Höchstmaß der Bohrung $H_B$ und dem Mindestmaß der Welle $M_B$ vor dem Fügen.

$$U_M = H_B - M_W$$

**Höchstübermaß $U_H$*.** Es ist die negative Differenz zwischen dem Mindestmaß der Bohrung $M_B$ und dem Höchstmaß der Welle $H_W$ vor dem Fügen.

$$U_H = M_B - H_W$$

**Beispiel 1**

Gegeben: Bohrung Ø 30 H7

Gesucht: *ES*; *EI*; $H_B$; $M_B$; zeichnerische Darstellung

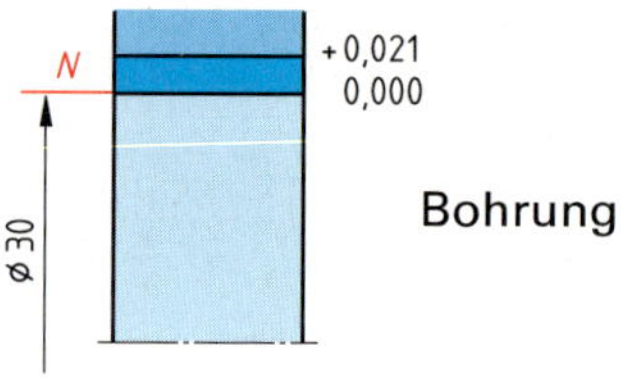


**Lösung:** 30 H7 = $30^{+0,021}_{\ 0,000}$ (lt. Tabelle)

$ES$ = + **0,021 mm** $\qquad EI$ = 0,000 mm

$H_B = N + ES$ = 30,000 mm + 0,021 mm = **30,021 mm**

$M_B = N + EI$ = 30,000 mm + 0,000 mm = **30,000 mm**

**Beispiel 2**

Gegeben: Welle Ø 30 g6

Gesucht: *es*; *ei*; $H_W$; $M_W$; *T*; zeichnerische Darstellung

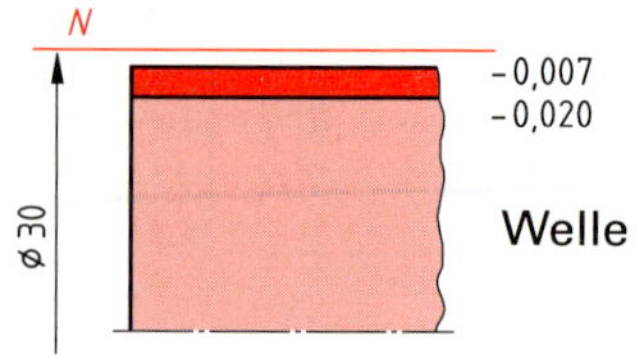


**Lösung:** 30 g6 = $30^{-0,007}_{-0,020}$ (lt. Tabelle)

$es$ = – 0,007 mm $\qquad ei$ = – 0,020 mm

$H_W = N + es$ = 30,000 mm + (– 0,007) mm = **29,993 mm**

$M_W = N + ei$ = 30,000 mm + (– 0,020) mm = **29,980 mm**

**Beispiel 3**

Gegeben: Die Bohrung nach Beispiel 1 und die Welle nach Beispiel 2 werden miteinander gefügt.

Gesucht: $S_H$; $S_M$; Passungsart; zeichnerische Darstellung

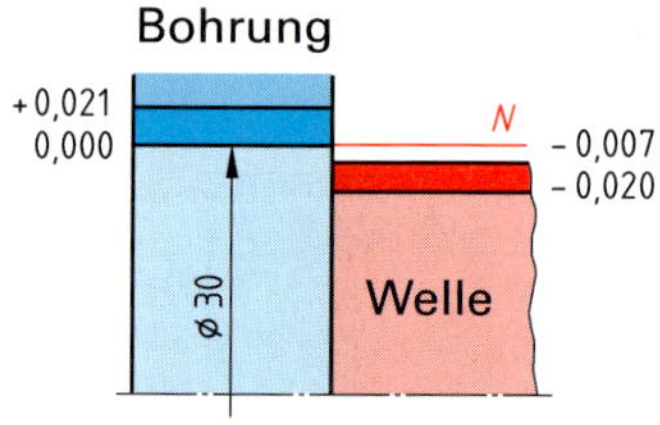


**Lösung:** $S_H = H_B - M_W$ = 30,021 mm – 29,980 mm = **0,041 mm**

$S_M = M_B - H_W$ = 30,000 mm – 29,993 mm = **0,007 mm**

Es besteht eine Spielpassung.

## Aufgaben

1. Berechnen Sie die fehlenden Werte.

| Aufgabe | | a | b | c | d | e | f | g |
|---|---|---|---|---|---|---|---|---|
| Nennmaß | in mm | 50 | 30 | 140 | ? | ? | ? | ? |
| Oberes Abmaß | in mm | +0,086 | +0,035 | ? | ? | ? | ? | ? |
| Unteres Abmaß | in mm | +0,070 | ? | – 0,039 | ? | ? | ? | – 0,020 |
| Höchstmaß | in mm | ? | ? | ? | 80,051 | ? | 350,425 | 400,200 |
| Mindestmaß | in mm | ? | ? | ? | ? | 200,004 | 350,390 | ? |
| Toleranz | in mm | ? | 0,013 | 0,025 | 0,019 | 0,029 | ? | ? |

2. Beim Herstellen von Kolbenbolzen mit einem Ø $22^{\ 0,000}_{-0,004}$ wurden folgende Istmaße festgestellt: 22,001; 21,997; 21,981; 22,002; 21,993. a) Bei welchen Kolbenbolzen wurde die Toleranz eingehalten? b) Welche Kolbenbolzen können nachgearbeitet werden?

3. Die Bohrung eines Zylinders hat einen Durchmesser von 80 H6. Bestimmen Sie Höchstmaß, Mindestmaß und die Toleranz.

4. Die Zapfen der Kurbelwellenlager eines Motors haben das Maß Ø 40 h6. Bei der Generalüberholung des Motors werden die Kurbelwellenzapfen geschliffen. Das erste Untermaß beträgt Ø $39^{+750}_{+734}$. Bestimmen Sie für beide Fälle $H_W$ und $M_W$.

5. Ein Zylinderstift mit einem Durchmesser von 8 mm ist in der Toleranz m6 ausgeführt. Die Bohrung im Werkstück wird auf Ø 8 H7 aufgerieben. Bestimmen Sie Höchstspiel und Höchstübermaß. Stellen Sie die Bohrung und den Stift mit den Toleranzen zeichnerisch dar.

6. Für die Passungen a) Ø $50\frac{H6}{g5}$; b) Ø $85\frac{H7}{n6}$; c) Ø $25\frac{H7}{f7}$ sind die oberen und unteren Abmaße, Höchstmaße, Mindestmaße, Höchstspiel bzw. Mindestübermaß, Mindestspiel bzw. Höchstübermaß zu bestimmen.

# 3 Kraftfahrzeugtechnisches Rechnen

## 3.1 Berechnungen am Motor

### 3.1.1 Hubraum

Der Hubraum eines Zylinders ist der Raum zwischen OT und UT des Kolbens. Der Gesamthubraum eines Motors ergibt sich aus der Summe der Hubräume der einzelnen Zylinder eines Motors.

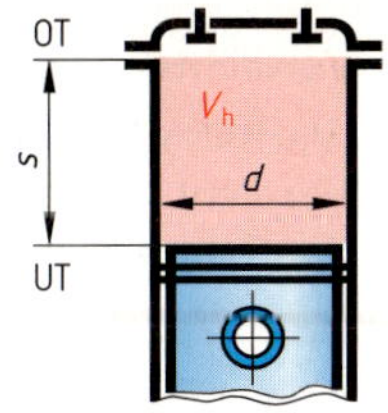


$$V_h = \frac{\pi \cdot d^2}{4} \cdot s$$

$$d = \sqrt{\frac{4 \cdot V_h}{\pi \cdot s}}$$

$$s = \frac{4 \cdot V_h}{\pi \cdot d^2}$$

$$V_H = V_h \cdot z$$

$$V_h = \frac{V_H}{z} \qquad z = \frac{V_H}{V_h}$$

$d$ Zylinderdurchmesser in cm
$A$ Zylinderquerschnitt in cm²
$s$ Hub in cm
$V_h$ Hubraum eines Zylinders in cm³
$V_H$ Gesamthubraum in cm³
$z$ Zylinderzahl

**Beispiel**

Ein Vierzylinder-Pkw-Motor hat einen Zylinderdurchmesser von 84 mm und einen Hub von 80 mm. Wie groß ist der Hubraum eines Zylinders in cm³ und der Gesamthubraum in cm³?

Gegeben: $d = 84$ mm $= 8{,}4$ cm; $s = 80$ mm $= 8$ cm; $z = 4$

Gesucht: $V_h$ in cm³; $V_H$ in cm³

**Lösung:** $V_h = \frac{\pi \cdot d^2}{4} \cdot s = \frac{\pi \cdot (8{,}4 \text{ cm})^2}{4} \cdot 8 \text{ cm} = \mathbf{443{,}34 \text{ cm}^3}$

$V_H = V_h \cdot z = 443{,}34 \text{ cm}^3 \cdot 4 = \mathbf{1773{,}36 \text{ cm}^3}$

**Aufgaben**

1. Der Einzylindermotor eines Mopeds hat einen Zylinderdurchmesser von 40 mm und einen Hub von 39,7 mm. Wie groß ist der Hubraum?
2. Ein Zweizylindermotor eines Motorrads hat einen Zylinderdurchmesser von 82 mm und einen Hub von 70,6 mm. Berechnen Sie a) Hubraum eines Zylinders, b) Gesamthubraum.
3. Bei einem Vierzylindermotor beträgt der Zylinderdurchmesser 75 mm und der Hub 73,4 mm. Berechnen Sie a) Zylinderquerschnitt, b) Hubraum eines Zylinders, c) Gesamthubraum.
4. Wie groß ist der Gesamthubraum in Litern **(Bild 1)**?
5. Ein Sechszylindermotor hat einen Gesamthubraum von 2 495 cm³ und einen Hub von 71,6 mm. Wie groß ist der Zylinderdurchmesser?
6. Bei einem Vierzylindermotor beträgt der Gesamthubraum 1 585 cm³, der Zylinderdurchmesser 84 mm. Wie groß ist der Hub?
7. Ein Ottomotor hat einen Gesamthubraum von 594 cm³, einen Zylinderhubraum von 297 cm³ und einen Zylinderdurchmesser von 73,5 mm. Wie groß sind Zylinderquerschnitt, Zylinderzahl und Hub?
8. Wie groß ist der Zylinderdurchmesser **(Bild 2)**?
9. Ein Zehnzylindermotor hat einen Zylinderhubraum von 1 454 cm³ und einen Zylinderdurchmesser von 115 mm. Berechnen Sie a) Gesamthubraum, b) Hub.
10. Ein Achtzylindermotor hat einen Zylinderdurchmesser von 128 mm und einen Hub von 142 mm. Durch Ausschleifen wird der Zylinderdurchmesser um 0,8 mm größer. Wie groß ist die Zunahme des Gesamthubraumes in cm³ und in %?

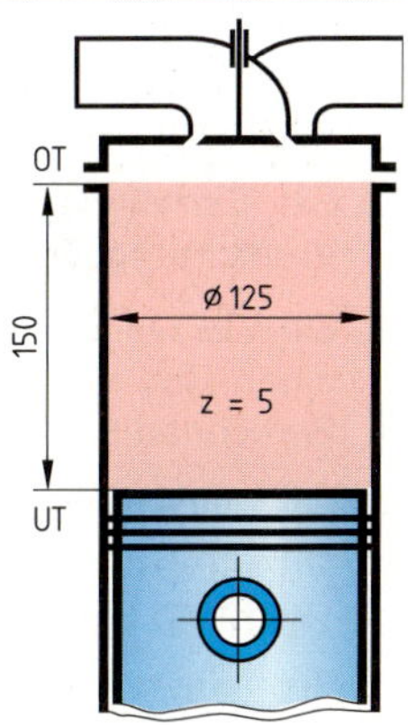


**Bild 1**

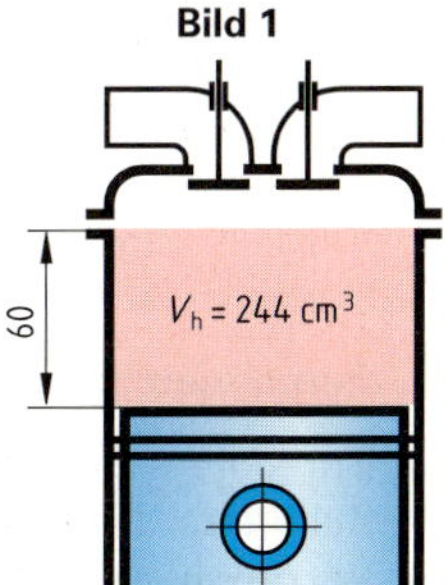


**Bild 2**

## 3.1.2 Verbrennungsraum, Verdichtungsverhältnis, Verdichtungsraum

Der **Verbrennungsraum** ist der allseitig vom Zylinder, Zylinderkopf und Kolbenboden umschlossene Raum, einschließlich der Nebenbrennräume (z. B. Vorkammer bei einem Dieselmotor). Seine Größe ändert sich während eines Hubes fortlaufend.

Der Verbrennungsraum ist am größten, wenn sich der Kolben in UT, am kleinsten, wenn er sich in OT befindet. Der kleinste Verbrennungsraum ist der **Verdichtungsraum.**

Das Verhältnis vom größten Verbrennungsraum (Kolben in UT, Anfang der Verdichtung) zum kleinsten Verbrennungsraum (Kolben in OT, Ende der Verdichtung) wird als **Verdichtungsverhältnis** bezeichnet.

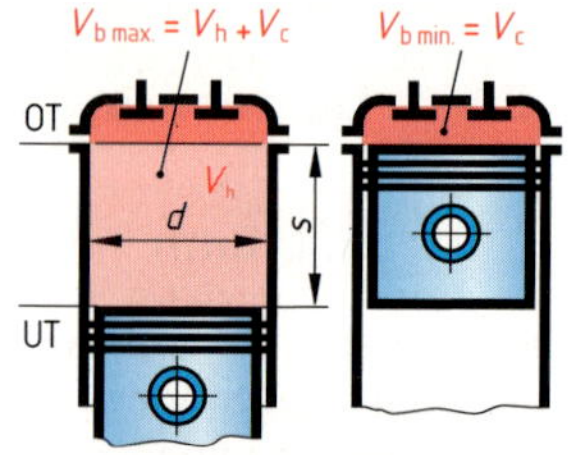


$$V_{bmax} = V_h + V_c$$

$$V_{bmin} = V_c$$

$$\varepsilon = \frac{V_{bmax}}{V_{bmin}}$$

$$\varepsilon = \frac{V_h + V_c}{V_c}$$

$$V_c = \frac{V_h}{\varepsilon - 1}$$

$$V_h = V_c \cdot (\varepsilon - 1)$$

$$\varepsilon = \frac{V_h}{V_c} + 1$$

$V_{bmax}$ Größtwert des Verbrennungsraumes in $cm^3$ (Kolben in UT)

$V_{bmin}$ Kleinstwert des Verbrennungsraumes in $cm^3$ (Kolben in OT)

$\varepsilon$ Verdichtungsverhältnis

$V_h$ Hubraum eines Zylinders in $cm^3$

$V_c$ Verdichtungsraum in $cm^3$

$V_b$ Verbrennungsraum in $cm^3$

**Beispiel**

Der Hubraum eines Einzylindermotors beträgt 416 $cm^3$, der Verdichtungsraum 52 $cm^3$. Wie groß ist das Verdichtungsverhältnis?

Gegeben: $V_h = 416\ cm^3$; $V_c = 52\ cm^3$

Gesucht: $\varepsilon = ?$

**Lösung:** $\varepsilon = \frac{V_h + V_c}{V_c} = \frac{416\ cm^3 + 52\ cm^3}{52\ cm^3} = \frac{468\ cm^3}{52\ cm^3} = \frac{9}{1} = \mathbf{9}$

### Aufgaben

1. Der Gesamthubraum eines Zweizylindermotors beträgt 598 $cm^3$, der Verdichtungsraum 40 $cm^3$. Wie groß ist das Verdichtungsverhältnis?
2. Ein Einzylindermotor hat einen Hubraum von 49,3 $cm^3$ und ein Verdichtungsverhältnis von 8,6. Wie groß ist der Verdichtungsraum?
3. Ein Vierzylindermotor hat einen Zylinderdurchmesser von 91,7 mm, einen Hub von 75 mm und einen Verdichtungsraum von 58,6 $cm^3$. Berechnen Sie a) Verdichtungsverhältnis, b) Gesamthubraum.
4. Ein Vierzylindermotor hat einen Verdichtungsraum von 36 $cm^3$ und ein Verdichtungsverhältnis von 7,9. Berechnen Sie a) Hubraum eines Zylinders, b) Gesamthubraum.
5. Bei einem Vierzylindermotor beträgt der Zylinderdurchmesser 88 mm, der Verdichtungsraum 24,62 $cm^3$ und das Verdichtungsverhältnis 22. Wie groß sind Gesamthubraum und Hub?
6. Der Einzylindermotor eines Motorrades hat einen Zylinderdurchmesser von 69 mm, einen Verdichtungsraum von 28,15 $cm^3$ und ein Verdichtungsverhältnis von 9,5. Wie groß ist der Hub bzw. der Kurbelkreisdurchmesser?
7. Berechnen Sie a) max. Verbrennungsraum, b) Hub **(Bild 1)**.
8. Berechnen Sie für den Achtzylindermotor **(Bild 2)** a) Hubraum eines Zylinders, b) Gesamthubraum, c) Verdichtungsraum, d) maximaler Verbrennungsraum, e) minimaler Verbrennungsraum, f) Verdichtungsverhältnis, g) Hubverhältnis.

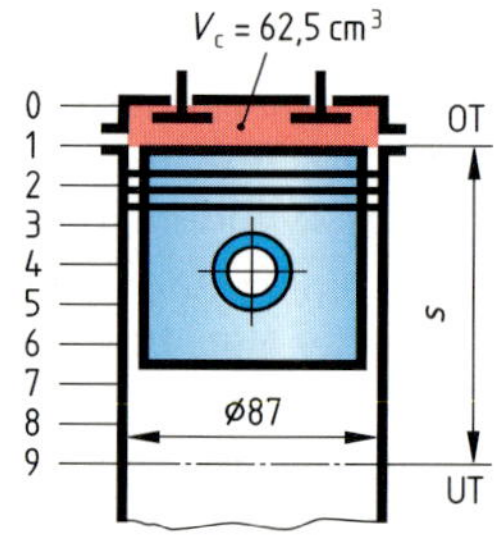


**Bild 1**

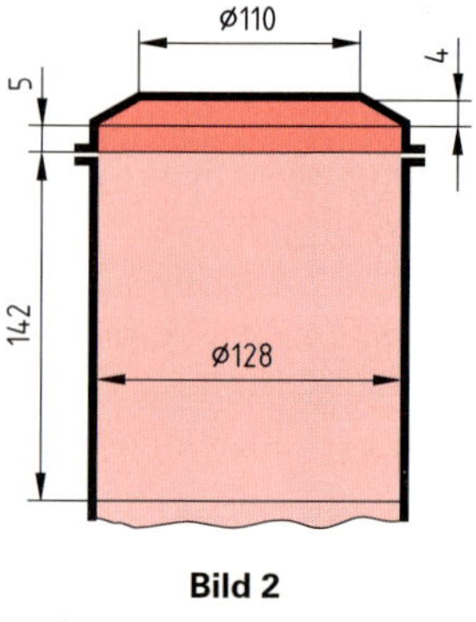


**Bild 2**

## 3.1.3 Verdichtungsänderung

Durch die Erhöhung der Verdichtung wird der mittlere Arbeitsdruck und damit die Motorleistung vergrößert. Die Höherverdichtung wird begrenzt durch Kraftstoffeigenschaften und Konstruktion des Motors. Das Verdichtungsverhältnis kann erhöht werden durch den Einbau höherer Kolben (größere Kompressionshöhe), Einbau einer dünneren Zylinderkopfdichtung, Abschleifen von Zylinder oder Zylinderkopf, Aufbohren des Zylinders oder Vergrößerung des Hubes (Hubraumvergrößerung). Eine Erniedrigung des Verdichtungsverhältnisses wird am einfachsten erreicht durch den Einbau einer entsprechend dickeren Zylinderkopfdichtung.

$$s' = h_1 - h_2$$

$$\varepsilon_1 = \frac{V_h + V_{c1}}{V_{c1}}$$

$$\varepsilon_2 = \frac{V_h + V_{c2}}{V_{c2}}$$

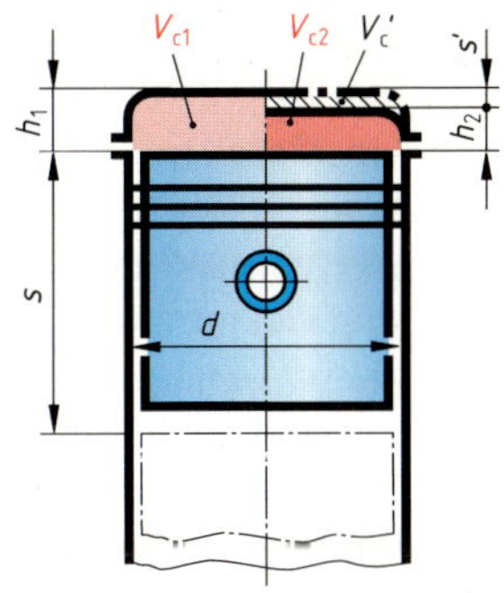


**Berechnung der Höhenabnahme ($s'$)**
**des Verdichtungsraumes bei Verdichtungserhöhung**

a) bei bekanntem Verdichtungsraum nach der Erhöhung

$$s' = h_1 - h_2$$

$$V_c' = A \cdot s'$$

$$V_{c2} = V_{c1} - V_c'$$

$$V_c = \frac{V_h}{\varepsilon - 1}$$

$$V_c' = V_{c1} - V_{c2}$$

$$A \cdot s' = V_{c1} - V_{c2}$$

$$s' = \frac{V_{c1} - V_{c2}}{A}$$

b) bei bekanntem Verdichtungsverhältnis nach der Erhöhung

$$s' = \frac{V_{c1} - V_{c2}}{A}$$

$$s' = \frac{\frac{V_h}{\varepsilon_1 - 1} - \frac{V_h}{\varepsilon_2 - 1}}{A}$$

$$= \frac{V_h}{A \cdot (\varepsilon_1 - 1)} - \frac{V_h}{A \cdot (\varepsilon_2 - 1)}$$

$$V_{c1} = \frac{V_h}{\varepsilon_1 - 1}$$

$$V_{c2} = \frac{V_h}{\varepsilon_2 - 1}$$

Durch Einsetzen von $s = V_h / A$ ergibt sich

$$s' = \frac{s}{\varepsilon_1 - 1} - \frac{s}{\varepsilon_2 - 1}$$

**Beispiel**

Ein Motor hat einen zylindrischen Verdichtungsraum von 42 cm³, der durch Abfräsen um 3 cm³ verkleinert werden soll. Der Zylinderdurchmesser beträgt 80 mm. Wie viel Millimeter müssen vom Zylinderkopf abgefräst werden?

Gegeben: $V_{c1} = 42\ \text{cm}^3$; $V_{c2} = 39\ \text{cm}^3$; $d = 8\ \text{cm}$; $A = 50{,}27\ \text{cm}^2$

Gesucht: $s' = ?\ \text{mm}$

**Lösung:**

$$s' = \frac{V_{c1} - V_{c2}}{A} = \frac{42\ \text{cm}^3 - 39\ \text{cm}^3}{50{,}27\ \text{cm}^2}$$

$$= \frac{3\ \text{cm}^3}{50{,}27\ \text{cm}^2} = 0{,}059\ \text{cm} \approx \mathbf{0{,}6\ mm}$$

**Verdichtungserhöhung**

$$V_{c2} = V_{c1} - V_c'$$

$$s' = \frac{V_{c1} - V_{c2}}{A}$$

$$h_2 = h_1 - s'$$

$$s' = \frac{s}{\varepsilon_1 - 1} - \frac{s}{\varepsilon_2 - 1}$$

**Verdichtungserniedrigung**

$$V_{c2} = V_{c1} + V_c'$$

$$s' = \frac{V_{c2} - V_{c1}}{A}$$

$$h_2 = h_1 + s'$$

$$s' = \frac{s}{\varepsilon_2 - 1} - \frac{s}{\varepsilon_1 - 1}$$

| | |
|---|---|
| $V_{c1}$ | Verdichtungsraum in cm³ vor der Verdichtungsänderung |
| $V_{c2}$ | Verdichtungsraum in cm³ nach der Verdichtungsänderung |
| $\varepsilon_1$ | Verdichtungsverhältnis vor der Verdichtungsänderung |
| $\varepsilon_2$ | Verdichtungsverhältnis nach der Verdichtungsänderung |
| $V_c'$ | Veränderung des Verdichtungsraumes in cm³ (Zu- oder Abnahme) |
| $s'$ | Änderung der Höhe des Verdichtungsraumes in cm (Verdichtungsraum als Kreiszylinder angenommen) |
| $s$ | Hub in cm |
| $d$ | Zylinderdurchmesser in cm |
| $A$ | Zylinderquerschnitt in cm² |
| $V_h$ | Hubraum eines Zylinders in cm³ |

**Aufgaben**

1. Bei der Leistungssteigerung eines Motors soll der Verdichtungsraum von 30 $cm^3$ auf 25 $cm^3$ verkleinert werden. Zylinderdurchmesser 63,5 mm. Wie viel mm müssen vom Zylinderkopf abgenommen werden?
2. Ein Motor mit 62 mm Zylinderdurchmesser und 58 mm Hub wird von 7,8 auf 8,4 verdichtet. Wie viel Millimeter müssen vom Zylinderkopf abgefräst werden?
3. Das Verdichtungsverhältnis eines Ottomotors soll von 8,9 auf 9,6 erhöht werden. Hub 65 mm. Wie viel mm müssen vom Zylinderkopf abgeschliffen werden?
4. Ein Vierzylinder-Motor hat ein Verdichtungsverhältnis von 9,3. Der Zylinderdurchmesser beträgt 77 mm, der Hub 69 mm. Durch Ablagerungen im Zylinderkopf wird der Verdichtungsraum um 3% verkleinert. Wie groß ist dadurch das Verdichtungsverhältnis?
5. Bei einem Zweizylindermotor mit einem Zylinderdurchmesser von 78 mm, einem Hub von 73 mm und einem Verdichtungsverhältnis von 7,5 wird eine Zylinderkopfdichtung eingebaut, die 1 mm dünner ist. Wie ändert sich das Verdichtungsverhältnis?
6. Bei einem Motor soll das Verdichtungsverhältnis von 9,2 auf 8,5 erniedrigt werden. Zylinderdurchmesser 79 mm; Hub 61 mm; Hubraum 299 $cm^3$. a) Wie viel mm muss die einzubauende Zylinderkopfdichtung dicker sein? b) Wie groß ist die Höhe des zylindrischen Verdichtungsraumes nach der Verdichtungserniedrigung?
7. Ein Sechszylinder-Ottomotor mit einem Verdichtungsverhältnis von 9,5 und einem Hub von 80 mm hat nach dem Ausschleifen um 1 mm einen Zylinderdurchmesser von 90 mm. a) Wie groß war der Hubraum eines Zylinders vor dem Ausschleifen? b) Wie groß ist der Verdichtungsraum? c) Wie groß ist der Hubraum eines Zylinders nach dem Ausschleifen? d) Wie ändert sich das Verdichtungsverhältnis? e) Um wie viel Prozent wird der Gesamthubraum vergrößert?
8. Ein Einzylindermotor hat einen Hub von 74 mm und ein Verdichtungsverhältnis von 9,8. Durch den Einbau einer dickeren Zylinderkopfdichtung soll das Verdichtungsverhältnis um 0,5 erniedrigt werden. Wie viel mm muss die einzubauende Zylinderkopfdichtung dicker sein?
9. Ein Pkw-Motor hat einen Zylinderdurchmesser von 90 mm, ein Hubverhältnis von 0,85 und ein Verdichtungsverhältnis von 9. Der zylindrische Verdichtungsraum soll in der Höhe um 1 mm abgefräst werden. Wie groß wird dadurch das Verdichtungsverhältnis?
10. Ein Sechszylinder-Ottomotor hat einen Gesamthubraum von 2 495 $cm^3$, einen Hub von 71,6 mm und einen Verdichtungsraum von 52 $cm^3$. Das Verdichtungsverhältnis soll um 0,6 erhöht werden. a) Wie groß ist der Zylinderdurchmesser? b) Wie groß ist das Verdichtungsverhältnis? c) Wie viel mm muss die einzubauende Zylinderkopfdichtung dünner sein?
11. Ein Vierzylindermotor hat einen Zylinderdurchmesser von 69,5 mm, einen Hub von 59 mm und ein Verdichtungsverhältnis von 8,2. Das Verdichtungsverhältnis soll durch Ausschleifen der Zylinder um 0,8 erhöht werden. Berechnen Sie a) Gesamthubraum, b) Hubverhältnis, c) Verdichtungsraum, d) Hubraum eines Zylinders nach der Verdichtungserhöhung, e) Zylinderdurchmesser für das Ausschleifen, f) maximaler Verbrennungsraum nach dem Ausschleifen.
12. Ein Sechszylindermotor hat einen Gesamthubraum von 2 748 $cm^3$, einen Zylinderdurchmesser von 86 mm und ein Verdichtungsverhältnis von 9. Durch Verschleiß vergrößert sich der Zylinderdurchmesser im Mittel auf 87 mm. Durch Ablagerungen im Zylinderkopf wird der Verdichtungsraum um 2,5% verkleinert. a) Wie groß ist der Hub? b) Wie groß ist der ursprüngliche Verdichtungsraum? c) Wie groß wird der Zylinderhubraum durch Vergrößerung des Zylinderdurchmessers? d) Wie groß wird der Verdichtungsraum durch Ablagerungen im Zylinderkopf? e) Wie groß wird das Verdichtungsverhältnis?
13. Ein Sechszylindermotor hat einen Gesamthubraum von 2,31 l, einen Hub von 73 mm und ein Verdichtungsverhältnis von 9,0. Der zylindrische Verdichtungsraum wird um 3 $cm^3$ verkleinert. a) Wie groß ist der Hubraum eines Zylinders? b) Wie groß ist der Verdichtungsraum vor der Verkleinerung? c) Wie groß ist der Verdichtungsraum nach der Verkleinerung? d) Wie viel Millimeter müssen vom Zylinderkopf abgeschliffen werden? e) Wie groß ist der Zylinderdurchmesser? f) Wie groß ist das neue Verdichtungsverhältnis?

## 3.1.4 Hubverhältnis (Hub-Bohrungs-Verhältnis)

Um die Einteilung von Motoren in Lang-, Quadrat- und Kurzhuber vornehmen zu können, muss man Hub und Zylinderdurchmesser miteinander vergleichen, indem man das Hubverhältnis bildet.

Das Hubverhältnis ist das Verhältnis von Hub zu Zylinderdurchmesser.

$$k = \frac{s}{d}$$

$s = d \cdot k$ $\qquad$ $d = \frac{s}{k}$

*k* Hubverhältnis (Hub-Bohrungs-Verhältnis)

*s* Hub in mm

*d* Zylinderdurchmesser in mm

| Motorart | Hubverhältnis |
|---|---|
| Otto | 0,7 ...1,2 |
| Diesel | 0,8 ...1,3 |

| | | |
|---|---|---|
| Langhuber<br>*s* größer *d* | 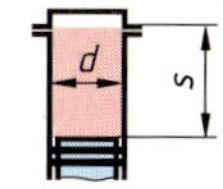  | $k > 1$ |
| Quadrathuber<br>*s* gleich *d* | 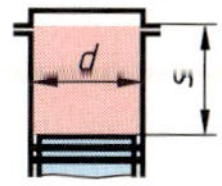  | $k = 1$ |
| Kurzhuber<br>*s* kleiner *d* | 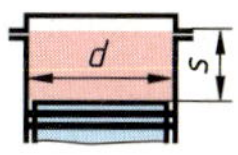  | $k < 1$ |

**Beispiel**

Ein Pkw-Motor hat einen Zylinderdurchmesser von 78 mm und einen Hub von 79,5 mm. Wie groß ist das Hubverhältnis?

Gegeben: $d = 78$ mm; $s = 79{,}5$ mm

Gesucht: $k = ?$

**Lösung:** $k = \frac{s}{d} = \frac{79{,}5 \text{ mm}}{78 \text{ mm}} = \mathbf{1{,}02} > 1$ (Langhuber)

### Aufgaben

1. Ein Pkw-Motor hat einen Zylinderdurchmesser von 90 mm und einen Hub von 70,4 mm. Wie groß ist das Hubverhältnis?
2. Ein Einzylinder-Motorradmotor hat einen Zylinderdurchmesser von 38 mm und einen Hub von 44 mm. Wie groß ist das Hubverhältnis?
3. Ein Motor mit einem Zylinderdurchmesser von 64 mm hat ein Hubverhältnis von 0,9. Wie groß ist der Hub?
4. Ein Lkw-Motor hat ein Hubverhältnis von 1,24 und einen Hub von 155 mm. Wie groß ist der Zylinderdurchmesser?
5. Ein Motor mit einem Zylinderdurchmesser von 89 mm und einem Hub von 80 mm wird ausgeschliffen. a) Wie groß ist der Hubraum nach dem Ausschleifen auf 90 mm Zylinderdurchmesser? b) Berechnen Sie das Hubverhältnis vor und nach dem Ausschleifen.
6. Ein Sechszylinder-Ottomotor hat einen Hub von 66 mm, ein Hubverhältnis von 0,825 und ein Verdichtungsverhältnis von 9. Berechnen Sie a) Zylinderdurchmesser, b) Hubraum eines Zylinders, c) Gesamthubraum, d) Verdichtungsraum, e) maximaler Verbrennungsraum, f) minimaler Verbrennungsraum.
7. Ein Sechszylinder-Dieselmotor hat einen Gesamthubraum von 5 890 cm$^3$ und einen Verdichtungsraum von 57,75 cm$^3$. Der Zylinderdurchmesser beträgt 100 mm, das Hubverhältnis 1,25. Berechnen Sie a) Hubraum eines Zylinders, b) Verdichtungsverhältnis, c) Hub, d) minimaler Verbrennungsraum.
8. Bei einem Vierzylindermotor beträgt der Hubraum eines Zylinders 393,5 cm$^3$, der Zylinderdurchmesser 84 mm und der Verdichtungsraum 51,8 cm$^3$. Wie groß sind a) Gesamthubraum, b) Verdichtungsverhältnis, c) Hub, d) Hubverhältnis?
9. Ein Achtzylindermotor hat einen Gesamthubraum von 4 520 cm$^3$ und einen Hub von 85 mm. Wie groß ist das Hubverhältnis?
10. Ein Sechszylinder-Ottomotor hat einen Gesamthubraum von 3,0 l und ein Hubverhältnis von 1,0. Die Motordrehzahl beträgt 5 000 1/min, das Verdichtungsverhältnis 9,5. Berechnen Sie a) Zylinderdurchmesser, b) mittlere Kolbengeschwindigkeit, c) maximale Kolbengeschwindigkeit, d) Verdichtungsraum.

## 3.1.5 Motorsteuerung

### Steuerwinkel, Steuerzeiten

Die Öffnungs- und Schließpunkte der Ventile, der Kanäle und Schlitze bei Zweitaktmotoren sowie der Zündzeitpunkt, bzw. der Förderbeginn werden in Grad Kurbelwinkel angegeben, bezogen auf die Totpunkte.

Die Motorsteuerdiagramme in Form von Kreisen oder Spiralen geben Aufschluss über die Öffnungs- und Schließpunkte, die Überschneidung, sowie Zündzeitpunkt und Förderbeginn.

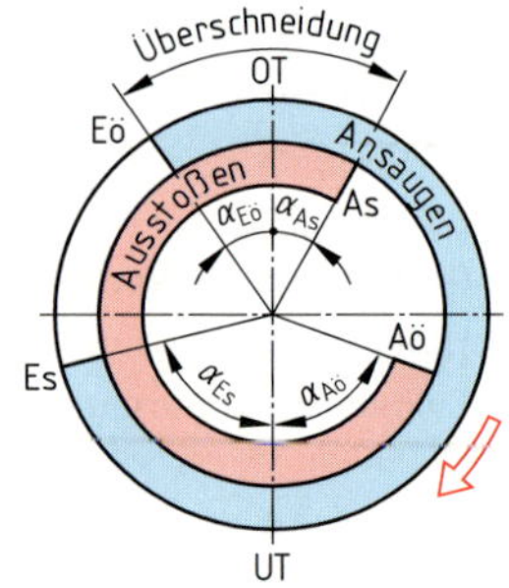


- $\alpha$ Winkel in °, z. B. Öffnungswinkel
- $\alpha_E$ Öffnungswinkel des Einlassventils in °
- $\alpha_A$ Öffnungswinkel des Auslassventils in °
- $\alpha_Ü$ Ventilüberschneidung in °
- $\alpha_Z$ Zündwinkel in °
- $l_B$ Bogenlänge in mm, gemessen auf dem Einstellkreis, z. B. Schwungrad
- $d$ Durchmesser des Kreises in mm, auf dem sich die Einstellmarkierung befindet
- $t$ Zeit in s, z. B. Ventilöffnungszeit je Arbeitsspiel
- $t_1$ Ventilöffnungszeit je Minute Motorlaufzeit in s/min
- $n$ Motordrehzahl in 1/min

- Eö Einlassventil öffnet
- Es Einlassventil schließt
- Aö Auslassventil öffnet
- As Auslassventil schließt
- Zz Zündzeitpunkt

$$\alpha_E = \alpha_{Eö} + 180° + \alpha_{Es}$$

$$\alpha_A = \alpha_{Aö} + 180° + \alpha_{As}$$

$$\alpha_ü = \alpha_{Eö} + \alpha_{As}$$

$$l_B = \frac{\pi \cdot d \cdot \alpha}{360°}$$

**Beispiel**

Von einem Viertaktmotor sind bekannt: Einlassventil öffnet 34° vor OT und schließt 76° nach UT. Der Schwungraddurchmesser beträgt 300 mm. Berechnen Sie a) Öffnungswinkel des Einlassventils, b) Bogenlänge auf dem Schwungradumfang, gemessen von Eö bis Es.

Gegeben: $\alpha_{Eö} = 34°$ vor OT, $\alpha_{Es} = 76°$ nach UT, $d = 300$ mm

Gesucht: a) $\alpha_E$ in °, b) $l_B$ in mm

**Lösung:** a) $\alpha_E = \alpha_{Eö} + 180° + \alpha_{Es} = 34° + 180° + 76° = \mathbf{290°}$

b) $l_B = \frac{\pi \cdot d \cdot \alpha_E}{360°} = \frac{\pi \cdot 300\text{ mm} \cdot 290°}{360°} = \mathbf{759\text{ mm}}$

### Ventilöffnungszeit

Unter der Ventilöffnungszeit versteht man die Zeit, in der ein Ventil während eines Arbeitsspieles offensteht.

$$t = \frac{\alpha}{6 \cdot n}$$

$$n = \frac{\alpha}{6 \cdot t}$$

$$\alpha = 6 \cdot n \cdot t$$

$$t_1 = t \cdot \frac{n}{2}$$

$$t_1 = \frac{\alpha}{12}$$

Zeit für 1 Umdrehung der Kurbelwelle $\frac{60\text{ s/min}}{n\text{ 1/min}}$

Zeit für 1° Kurbelwellenumdrehung $\frac{60\text{ s/min}}{360° \cdot n\text{ 1/min}}$

Zeit für $\alpha$° Kurbelwellenumdrehung $t = \frac{60\text{ s/min} \cdot \alpha}{360° \cdot n\text{ 1/min}} = \frac{\alpha}{6 \cdot n}\text{ s}$

Bei 2 Kurbelwellenumdrehungen eines Viertaktmotors öffnen die Ventile 1 mal. Bei $n$ Kurbelwellenumdrehungen in 1 min öffnen die Ventile $n/2$ mal.

Ventilöffnungszeit in 1 min $t_1 = t \cdot \frac{n}{2}\frac{\text{s}}{\text{min}} = \frac{\alpha}{6 \cdot n} \cdot \frac{n}{2}\frac{\text{s}}{\text{min}} = \frac{\alpha}{12}\frac{\text{s}}{\text{min}}$

**Beispiel**

Das Einlassventil eines Viertaktmotors öffnet 24° vor OT und schließt 66° nach UT. Der Schwungraddurchmesser beträgt 300 mm, die Motordrehzahl 5 100 1/min. Wie lange ist das Einlassventil geöffnet?

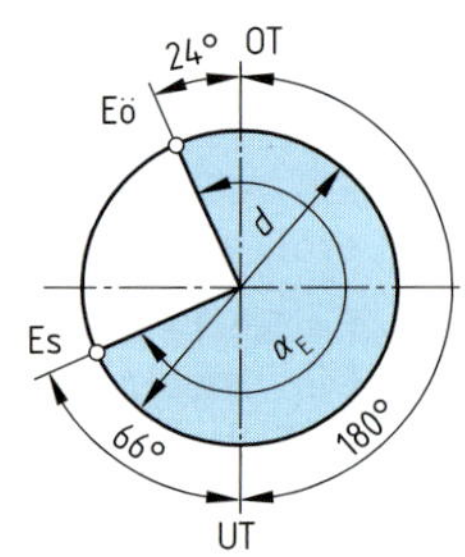


Gegeben: $\alpha_{Eö} = 24°$ vor OT, $\alpha_{Es} = 66°$ nach UT, $d = 300$ mm, $n = 5\,100$ 1/min

Gesucht: $t_E$ in s

**Lösung:** $\alpha_E = \alpha_{Eö} + 180° + \alpha_{Es} = 24° + 180° + 66° = 270°$

$t_E = \frac{60 \cdot \alpha_E}{360° \cdot n} = \frac{60\text{ s/min} \cdot 270°}{360° \cdot 5100\text{ 1/min}} \approx \mathbf{0{,}0088\text{ s}}$

## Aufgaben

1. Bei einem Ottomotor beträgt der Öffnungswinkel für das Einlassventil 248°, der Schwungraddurchmesser 240 mm. Wie groß ist die zugehörige Bogenlänge?
2. Das Einlassventil eines Ottomotors öffnet 29° vor OT und schließt 67° nach UT. Schwungraddurchmesser 280 mm. Berechnen Sie a) Öffnungswinkel des Einlassventils, b) Bogenlänge von Eö bis Es.
3. Auf dem Umfang eines Schwungrades wird zwischen den Markierungen Eö und Es eine Bogenlänge von 746 mm gemessen. Schwungraddurchmesser 300 mm. Wie groß ist der Öffnungswinkel des Einlassventils?
4. Von einem Motor sind folgende Daten bekannt:
   Eö 25° vor OT  Aö 65° vor UT  Zündzeitpunkt
   Es 59° nach UT  As 19° nach OT  10° vor OT

   Der Schwungraddurchmesser beträgt 265 mm, die Motordrehzahl 5 000 1/min. Das Steuerdiagramm ist zu zeichnen.

   Berechnen Sie a) Öffnungswinkel des Einlassventils, b) Bogenlänge von den Markierungen Eö bis Es, c) Bogenlänge vom Zündzeitpunkt bis OT, d) Ventilüberschneidung in Grad, e) Ventilüberschneidung in mm, f) Öffnungszeit des Einlassventils während eines Arbeitsspiels, g) Öffnungszeit des Einlassventils bei 1 Minute Motorlaufzeit.
5. An einem Schwungrad mit 260 mm Durchmesser werden auf dem Umfang von der Markierung Eö bis OT 45,5 mm gemessen. Wie viel Grad vor OT öffnet das Einlassventil?
6. Aus dem Steuerdiagramm eines Zweitaktmotors **(Bild 1)** sind die Öffnungszeiten für Einlass-, Auslass- und Überströmkanal zu berechnen. Die Motordrehzahl beträgt 5 200 1/min.
7. Die Markierung für die Zündeinstellung liegt 25 mm vor OT, gemessen auf dem Riemenscheibenumfang (Durchmesser 160 mm). Wie groß ist der Zündwinkel?
8. Der Förderbeginn eines Dieselmotors liegt bei 27° vor OT. Wie viel Millimeter vor OT muss die Markierung bei einem Schwungraddurchmesser von 420 mm liegen?
9. Berechnen Sie die Öffnungszeiten des Ein- und Auslassventils **(Bild 2)**. Die Motordrehzahl beträgt 5 000 1/min.
10. Berechnen Sie die Bogenlänge für Ein- und Auslassventil **(Bild 3)**. Der Schwungraddurchmesser beträgt 230 mm.
11. Wie groß ist die Öffnungszeit des Einlassventils während eines Arbeitsspieles? Motordrehzahl 5 500 1/min **(Bild 4)**.
12. Berechnen Sie die Bogenlänge am Schwungradumfang für einen Zündverzug von 0,001 s bei einer Motordrehzahl von 4 200 1/min. Schwungraddurchmesser 300 mm.

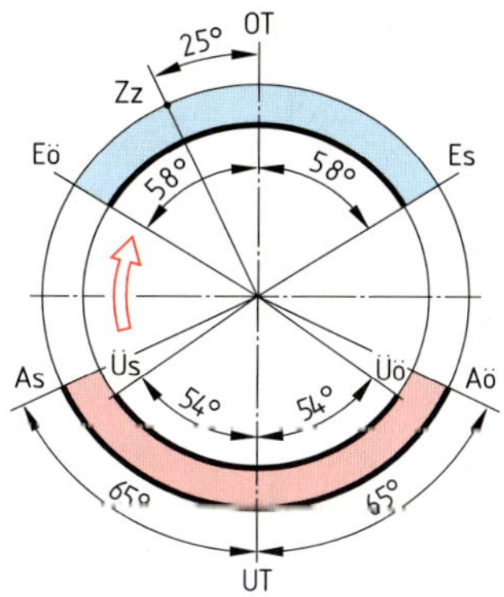


**Bild 1**

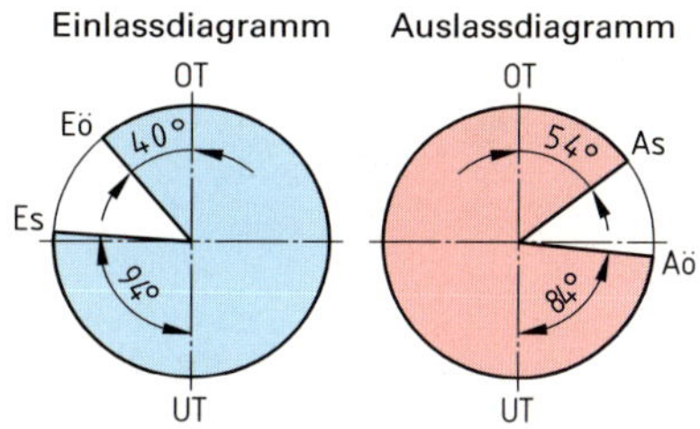


**Bild 2**

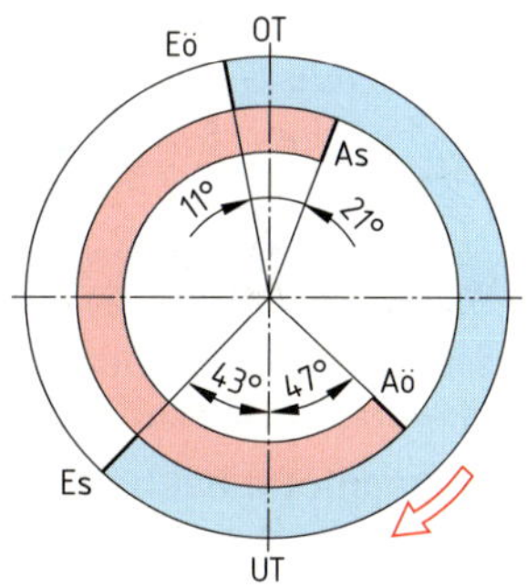


**Bild 3**

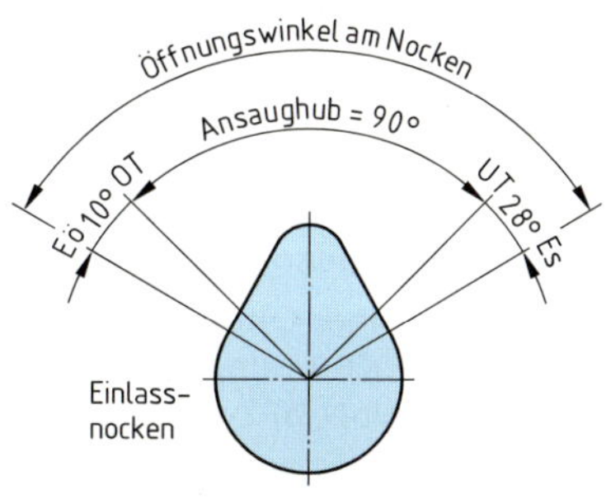


**Bild 4**

## 3.1.6 Kolbengeschwindigkeit

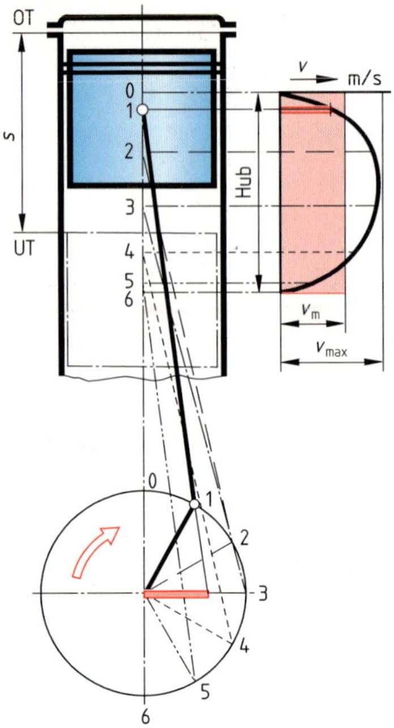


Beim Hubkolbenmotor legt der Kolben während einer Kurbelwellenumdrehung zweimal den Hub zurück. Dabei erreicht der Kolben zwischen den Totpunkten (Umkehrpunkte) seine größte Geschwindigkeit, und zwar wenn Pleuelstange und Kurbelwange etwa einen rechten Winkel bilden.

Bei einer Umdrehung der Kurbelwelle beträgt der Weg des Kolbens $2 \cdot s$, bei $n$ Umdrehungen der Kurbelwelle in einer Minute $2 \cdot s \cdot n$, in einer Sekunde $2 \cdot s \cdot n/60$. Dies ist die mittlere Kolbengeschwindigkeit $v_m$. Durch Kürzen ergibt sich $v_m = s \cdot n/30$.

$$v_m = \frac{s \cdot n}{30}$$

$$s = \frac{30 \cdot v_m}{n}$$

$$n = \frac{30 \cdot v_m}{s}$$

$$s = 2 \cdot r = d$$

$$r = \frac{s}{2}$$

$$v_{max} \approx 1{,}6 \cdot v_m$$

$$v_m = \frac{v_{max}}{1{,}6}$$

$v_m$ mittlere Kolbengeschwindigkeit in m/s
$v_{max}$ maximale Kolbengeschwindigkeit in m/s
$s$ Hub in m
$n$ Motordrehzahl in 1/min (Kurbelwellendrehzahl)
$r$ Kurbelradius in m
$d$ Kurbelkreisdurchmesser in m

| Motorart | $v_m$ in m/s |
|---|---|
| Otto | 8 ... 16 |
| Diesel | 9 ... 14 |

**Beispiel**

Die Motordrehzahl beträgt 4 000 1/min, der Hub 69 mm. Wie groß ist die mittlere Kolbengeschwindigkeit?

Gegeben: $n = 4\,000$ 1/min; $s = 69$ mm

Gesucht: $v_m$ in m/s

**Lösung:** $v_m = \frac{s \cdot n}{30} = \frac{0{,}069 \cdot 4\,000}{30} \frac{\text{m}}{\text{s}} = \mathbf{9{,}2\ \frac{m}{s}}$

### Aufgaben

1. Bei einem Lkw-Motor beträgt der Hub 155 mm, die Motordrehzahl 2 100 1/min. Wie groß sind die mittlere und die maximale Kolbengeschwindigkeit?
2. Ein Mopedmotor hat bei einer Motordrehzahl von 9 500 1/min eine mittlere Kolbengeschwindigkeit von 14,25 m/s. Wie groß ist der Hub?
3. Der Hub eines Traktormotors beträgt 101,6 mm, die mittlere Kolbengeschwindigkeit 6,096 m/s. Wie groß ist die Motordrehzahl?
4. Bei einem Pkw-Motor mit einem Hub von 69,8 mm beträgt die Motordrehzahl bei Nutzleistung 4 800 1/min, beim größten Drehmoment 3 200 1/min. Wie groß sind bei diesen Motordrehzahlen die mittleren und die maximalen Kolbengeschwindigkeiten?
5. Der Gesamthubraum eines Ottomotors beträgt 2 784 $cm^3$, der Zylinderdurchmesser 92 mm, der Hub 69,8 mm, die Motordrehzahl 5 600 1/min, das Verdichtungsverhältnis 9. Berechnen Sie a) mittlere Kolbengeschwindigkeit, b) Zylinderzahl, c) Verdichtungsraum.
6. Ein Vierzylinder-Ottomotor hat eine mittlere Kolbengeschwindigkeit von 12 m/s, eine Motordrehzahl von 5 000 1/min, ein Hubverhältnis von 0,9 und ein Verdichtungsverhältnis von 8,8. Berechnen Sie a) Hub, b) Zylinderdurchmesser, c) Verdichtungsraum, d) Weg des Kolbens in 1 Stunde.
7. Von einem Vierzylinder-Motor sind folgende Angaben bekannt: Zylinderdurchmesser 97,54 mm; mittlere Kolbengeschwindigkeit 11,684 m/s; Motordrehzahl 4 600 1/min; Verdichtungsverhältnis 8,0. Berechnen Sie a) Hub, b) Gesamthubraum, c) Verdichtungsraum.

## 3.1.7 Gasgeschwindigkeit

Für das Verhalten von Flüssigkeiten und Gasen, die durch eine Rohrleitung mit verschiedenen Querschnitten strömen, gilt: Die Durchflussmenge in einer Rohrleitung ist an allen Stellen gleich groß.

Die Durchflussmenge hängt vom Querschnitt und der Strömungsgeschwindigkeit ab. Damit lässt sich die Gasgeschwindigkeit im Ventilöffnungsquerschnitt berechnen.

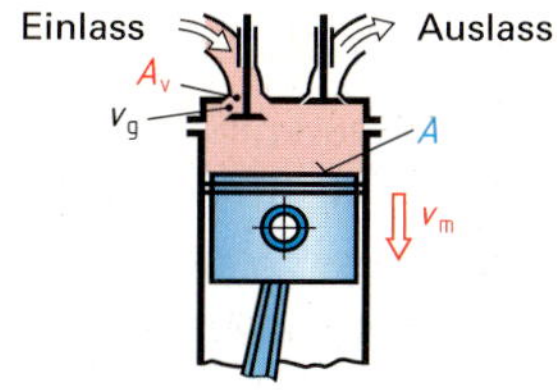


### Ventilöffnungsfläche

Bei geöffnetem Ventil wird ein Ringspalt frei, der vom Ventilhub und vom Durchmesser des Gaskanals abhängig ist. Für eine Näherungslösung kann anstelle des Gaskanaldurchmessers mit dem Durchmesser des Ventiltellers gerechnet werden.

Nach Bild ist $\cos\alpha = a/h$; daraus ergibt sich $a = h \cdot \cos\alpha$

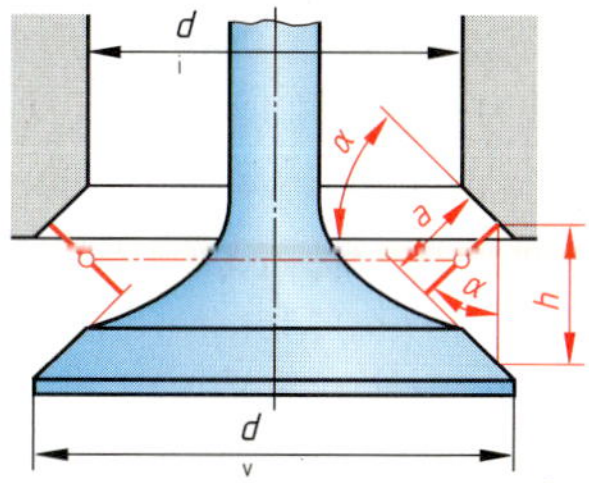


Ventilöffnungsfläche

$\cos\alpha = \frac{a}{h}$

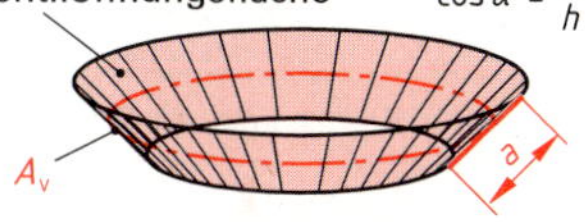


$v_g$ Gasgeschwindigkeit in m/s (Mittelwert)
$v_m$ mittl. Kolbengeschwindigkeit in m/s
$A_v$ Öffnungsfläche des Ventils in cm²
$d_i$ Kanaldurchmesser in cm
$d_v$ Ventiltellerdurchmesser in cm
$d$ Kolbendurchmesser in cm
$A$ Kolbenfläche in cm²
$\alpha$ Ventilsitzwinkel in °
$h$ Ventilhub in cm ($h = 0{,}1 \cdot d_v \ldots 0{,}35 \cdot d_v$)

$$A_v = \pi \cdot d_v \cdot a$$

$$a = h \cdot \cos\alpha$$

$$A_v = \pi \cdot d_v \cdot h \cdot \cos\alpha$$

$$h = \frac{A_v}{\pi \cdot d_v \cdot \cos\alpha}$$

$$d_v = \frac{A_v}{\pi \cdot h \cdot \cos\alpha}$$

$$v_g = \frac{A \cdot v_m}{A_v}$$

$$A_v = \frac{A \cdot v_m}{v_g}$$

$$v_m = \frac{A_v \cdot v_g}{A}$$

| Ventil | $v_g$ in m/s |
|---|---|
| Einlass | 50 ...110 |
| Auslass | 70 ...120 |

**Beispiel 1**

Ventiltellerdurchmesser 32 mm; Ventilhub 8 mm; Ventilsitzwinkel 45°. Wie groß ist die Öffnungsfläche des Ventils in cm²?

Gegeben: $d_v = 3{,}2$ cm; $h = 0{,}8$ cm; $\alpha = 45°$
Gesucht: $A_v$ in cm²

**Lösung:** $A_v = \pi \cdot d_v \cdot h \cdot \cos\alpha = \pi \cdot 3{,}2\ \text{cm} \cdot 0{,}8\ \text{cm} \cdot \cos 45° = \mathbf{5{,}7\ cm^2}$

**Beispiel 2**

Ein Motor hat einen Kolbendurchmesser von 80 mm und eine mittlere Kolbengeschwindigkeit von 10,4 m/s. Die Öffnungsfläche des Ventils beträgt 7,4 cm². Wie groß ist die Gasgeschwindigkeit?

Gegeben: $d = 8$ cm; $v_m = 10{,}4$ m/s; $A_v = 7{,}4$ cm²
Gesucht: $v_g$ in m/s (Mittelwert)

**Lösung:** $A = \frac{\pi \cdot d^2}{4} = \frac{\pi \cdot 8^2\ \text{cm}^2}{4} = 50{,}27\ \text{cm}^2$

$$v_g = \frac{A \cdot v_m}{A_v} = \frac{50{,}27\ \text{cm}^2 \cdot 10{,}4\ \text{m/s}}{7{,}4\ \text{cm}^2} = \mathbf{70{,}6\ m/s}$$

### Aufgaben

1. Ein Ventil mit 28 mm Ventiltellerdurchmesser hat einen Ventilhub von 6 mm. Der Ventilsitzwinkel beträgt 45°. Wie groß ist die Öffnungsfläche des Ventils?
2. Ein Motor hat einen Kolbendurchmesser von 128 mm und eine mittlere Kolbengeschwindigkeit von 8,8 m/s. Die Gasgeschwindigkeit soll 55 m/s betragen. Wie groß müsste die Ventilöffnungsfläche sein?
3. Die Öffnungsfläche eines Ventils beträgt 6,2 cm², die Kolbenfläche 38,5 cm². Wie groß ist die Gasgeschwindigkeit bei einer mittleren Kolbengeschwindigkeit von 9 m/s?
4. Bei einem Motor beträgt die Kolbenfläche 62,2 cm², die Öffnungsfläche des Ventils 10,8 cm² und die mittlere Kolbengeschwindigkeit 13,6 m/s. Wie groß ist die Gasgeschwindigkeit?

5. Ein Ventil mit 35 mm Ventiltellerdurchmesser hat einen Ventilhub von 8 mm und einen Ventilsitzwinkel von 45°. Der Kolbendurchmesser beträgt 78 mm, die Motordrehzahl 4 200 1/min und der Hub 65 mm. Wie groß ist die Gasgeschwindigkeit?
6. Ein Motorkolben hat einen Durchmesser von 62 mm. Der Kolbenhub beträgt 63,5 mm, der Ventilhub 7,5 mm, der Ventilsitzwinkel 45°. Wie groß ist die Gasgeschwindigkeit in einem Saugkanal mit 30 mm Durchmesser bei einer Motordrehzahl von 4 000 1/min?
7. Berechnen Sie aus den Motordaten die Gasgeschwindigkeit. Kolbendurchmesser 80 mm, Ventiltellerdurchmesser 39 mm, Hubverhältnis 0,825, Ventilhub 11 mm, Ventilsitzwinkel 30°, Motordrehzahl 6 000 1/min.
8. Ein Ventil mit 50 mm Ventiltellerdurchmesser, Ventilsitzwinkel 45°, hat eine Öffnungsfläche von 13,38 cm. Wie groß ist der Ventilhub?
9. Von einem Vierzylindermotor sind folgende Daten bekannt: Gesamthubraum 1 289 cm$^3$, Hub 77 mm, Motordrehzahl 5 000 1/min, Ventiltellerdurchmesser 36 mm, Ventilsitzwinkel 30°, Ventilhub 8 mm. Wie groß ist die Gasgeschwindigkeit?
10. Ein Motor hat einen Zylinderdurchmesser von 80 mm, einen Hub von 78 mm und eine Motordrehzahl von 5 400 1/min. Der Lufttrichter im Vergaser hat an der engsten Stelle einen Durchmesser von 30 mm. Wie groß ist die Strömungsgeschwindigkeit im Lufttrichter bei einer Zylinderfüllung von a) 100% und b) 80%?

## 3.1.8 Pleuelstangenverhältnis

Das Pleuelstangenverhältnis ist das Verhältnis von Kurbelradius zur Pleuelstangenlänge (Abstand der Pleuelaugenmitten).

$\lambda_{Pl}$ Pleuelstangenverhältnis
$l$ Pleuelstangenlänge in mm
$r$ Kurbelradius in mm
$s$ Hub in mm

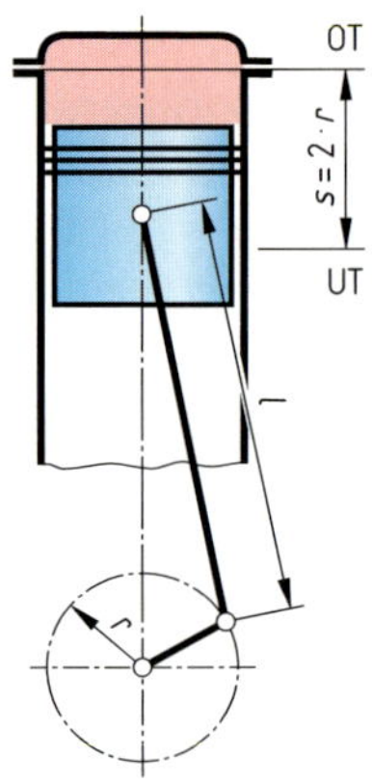


$$\lambda_{Pl} = \frac{r}{l}$$

$$r = \lambda_{Pl} \cdot l \qquad l = \frac{r}{\lambda_{Pl}}$$

$$r = \frac{s}{2}$$

| Motorart | $\lambda_{Pl}$ |
|---|---|
| Motorrad<br>Pkw | ≈ 0,21 … 0,31 |
| Nkw | ≈ 0,22 … 0,33 |

**Beispiel**

Ein Motor mit einem Hub von 71 mm hat eine Pleuelstangenlänge von 135 mm. Wie groß ist das Pleuelstangenverhältnis?

Gegeben: $s = 71$ mm; $l = 135$ mm

Gesucht: $\lambda_{Pl}$

**Lösung:** $r = \frac{s}{2} = \frac{71 \text{ mm}}{2} = 35{,}5 \text{ mm}$

$$\lambda_{Pl} = \frac{r}{l} = \frac{35{,}5 \text{ mm}}{135 \text{ mm}} = \frac{1}{3{,}8} = \mathbf{0{,}26}$$

### Aufgaben

1. Ein Motor hat einen Hub von 84 mm und eine Pleuelstangenlänge von 140 mm. Wie groß ist das Pleuelstangenverhältnis?
2. Ein quadratischer Motor (Quadrathuber) mit einem Zylinderdurchmesser von 80 mm hat eine Pleuelstange von 160 mm Länge. Wie groß ist das Pleuelstangenverhältnis?
3. Das Pleuelstangenverhältnis eines Lkw-Motors beträgt 0,25, die Pleuelstangenlänge 270 mm. Wie groß ist der Hub?
4. Bei einem Pleuelstangenverhältnis von 0,29 soll ein Hub von 88 mm erreicht werden. Wie lang muss die Pleuelstange werden?
5. Ein Motor hat einen Zylinderdurchmesser von 128 mm und ein Hubverhältnis von 1,09. Das Pleuelstangenverhältnis beträgt 0,244. Wie lang ist die Pleuelstange?
6. Ein Motor hat einen Zylinderdurchmesser von 80 mm, ein Hubverhältnis von 0,825 und eine Pleuelstangenlänge von 130 mm. Wie groß ist das Pleuelstangenverhältnis?

## 3.1.9 Gasdruck und Kolbenkraft

Während eines Arbeitsspiels ändert sich der Gasdruck im Zylinder. Durch einen Indikator (Druckschreiber) kann ein Arbeitsdiagramm (Druck-Weg-Diagramm) aufgezeichnet werden. Aus diesem wird der jeweilige Über- oder Unterdruck ermittelt.

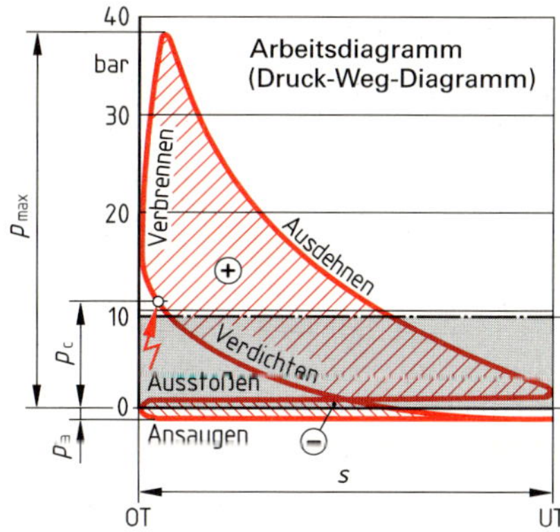


Aus dem Arbeitsdiagramm kann die erzeugte Arbeit bestimmt werden. Die Fläche zwischen Verdichtungs- und Arbeitslinie (Ausdehnung) entspricht der gewonnenen Arbeit, die Fläche zwischen Ansaug- und Ausstoßlinie der verbrauchten Arbeit. Die nutzbare Arbeit ergibt sich somit aus Arbeit = Fläche ⊕ – Fläche ⊖.

Verwandelt man diese Fläche (Differenz) in ein Rechteck mit der Länge des Hubes, so entspricht die Höhe des Rechtecks dem mittleren indizierten Kolbendruck.

Der mittlere effektive Kolbendruck kann aus der am Prüfstand ermittelten Motorleistung berechnet werden. Ist der mechanische Wirkungsgrad bekannt, so kann aus dem mittleren indizierten Kolbendruck der mittlere effektive Kolbendruck berechnet werden.

Der Gasdruck wirkt im Verbrennungsraum auch auf den Kolben. Damit kann die Kolbenkraft, die vom jeweiligen Gasdruck abhängt, berechnet werden.

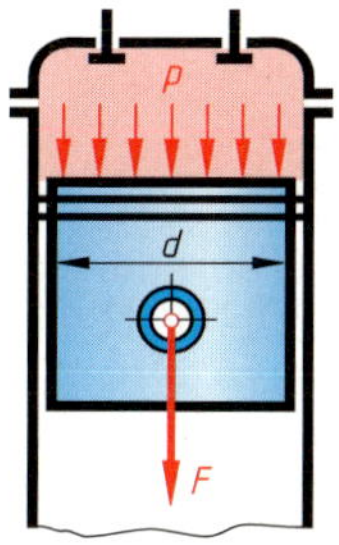


$$F = A \cdot p$$

$$A = \frac{F}{p}$$

$$p = \frac{F}{A}$$

$$p_{eff} = \eta_m \cdot p_i$$

$$\eta_m = \frac{p_{eff}}{p_i}$$

$$p_i = \frac{p_{eff}}{\eta_m}$$

$p$ Druck in N/cm²
$p_{max}$ Verbrennungshöchstdruck in N/cm²
$p_i$ mittl. innerer Kolbendruck in N/cm² (mittl. indizierter Kolbendruck)
$p_{eff}$ mittl. nutzbarer Kolbendruck in N/cm² (mittl. effektiver Kolbendruck)
$p_c$ Verdichtungsenddruck in N/cm²
$p_a$ Ansaugdruck in N/cm²
$A$ Kolbenfläche in cm²
$d$ Kolbendurchmesser in cm
$F$ Kolbenkraft in N
$\eta_m$ mechanischer Wirkungsgrad

$$1 \text{ bar} = 10 \frac{\text{N}}{\text{cm}^2}$$

| Motorart | $\eta_m$ |
|---|---|
| Otto | 0,80 ... 0,92 |
| Diesel | 0,75 ... 0,86 |

**Beispiel**

Der Verbrennungshöchstdruck in einem Ottomotor beträgt 42 bar, der Kolbendurchmesser 72 mm. Wie groß ist die Kolbenkraft?

Gegeben: $p_{max} = 42$ bar = 420 N/cm²; $d = 72$ mm

Gesucht: $F$ in N

**Lösung:** $F = A \cdot p = A \cdot p_{max} = 40{,}72 \text{ cm}^2 \cdot 420 \text{ N/cm}^2 = \mathbf{17\,102\ N}$

### Aufgaben

1. Bei einem Motor beträgt der Kolbendurchmesser 75 mm, der Verbrennungshöchstdruck 44 bar. Wie groß ist die größte Kolbenkraft?
2. Auf einen Kolben mit 78 mm Durchmesser wirkt eine Kolbenkraft von 3 920 N. Wie groß ist der Druck?
3. Bei einer Kolbenkraft von 4 500 N soll ein Druck von 9 bar auf den Kolbenboden nicht überschritten werden. Wie groß muss der Kolbendurchmesser sein?
4. Wie groß ist die mittlere Kolbenkraft bei einem mittleren inneren Kolbendruck von 13 bar und einem Kolbendurchmesser von 80 mm?
5. Bei einem Dieselmotor mit Abgasturbolader beträgt der Verbrennungshöchstdruck 96 bar. Um wie viel Prozent nimmt die Kolbenkraft zu, wenn der Zylinder von 130 mm auf 131 mm aufgebohrt wird?

## 3.1.10 Kräfte am Kurbeltrieb

Die Kolbenkraft wird in zwei Teilkräfte zerlegt, deren Größen vom Gasdruck und der Stellung der Pleuelstange abhängen:

1. Die Seitenkraft (Normalkraft) wirkt senkrecht auf die Zylinderwand.
2. Die Pleuelstangenkraft wirkt in Richtung der Pleuelstange auf den Kurbelzapfen der Kurbelwelle.

   Die Pleuelstangenkraft wird zerlegt in:

   a) Tangentialkraft (Drehkraft) wirkt am Umfang des Kurbelkreises, sie ist proportional dem Drehmoment *M*.

   b) Radialkraft wirkt auf die Kurbelwellenlager.

$$F_N = F \cdot \tan \beta$$

$$F_{Pl} = \frac{F}{\cos \beta}$$

$$F_T = \frac{F \cdot \sin(\alpha + \beta)}{\cos \beta}$$

$$F_{rad} = \frac{F \cdot \cos(\alpha + \beta)}{\cos \beta}$$

$$M = F_T \cdot r$$

| | | | |
|---|---|---|---|
| $F$ | Kolbenkraft in N | $\alpha$ | Kurbelwinkel in ° |
| $F_N$ | Seitenkraft in N | $\beta$ | Pleuelstangenwinkel in ° |
| $F_{Pl}$ | Pleuelstangenkraft in N | $r$ | Kurbelradius in m |
| $F_T$ | Tangentialkraft in N | $l$ | Pleuelstangenlänge im m |
| $F_{rad}$ | Radialkraft in N | $\lambda_{Pl}$ | Pleuelstangenverhältnis |
| $M$ | Drehmoment in Nm | | |

$$\sin \beta = \frac{r \cdot \sin \alpha}{l}$$

$$\sin \beta = \lambda_{Pl} \cdot \sin \alpha; \qquad \lambda_{Pl} = \frac{r}{l}$$

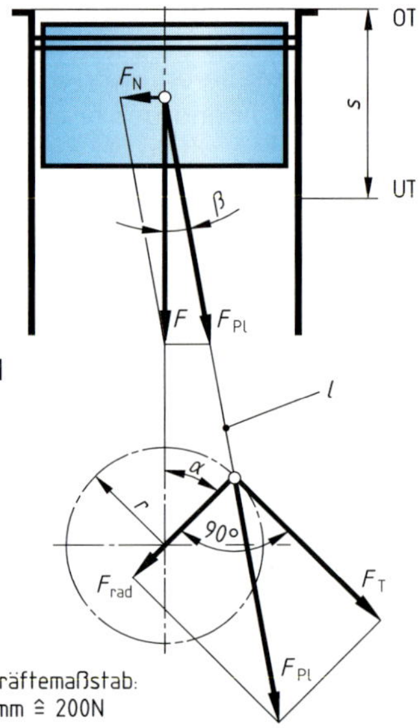


Kräftemaßstab: 1mm ≙ 200N

**Beispiel**

An einem Kurbeltrieb wirkt bei einem Kurbelwinkel von 45° eine Kolbenkraft von 5 000 N; Pleuelstangenlänge 80 mm; Kurbelradius 20 mm.

Gegeben: $F = 5\,000$ N; $l = 80$ mm; $r = 20$ mm; $\alpha = 45°$

Gesucht: a) $\beta$ in °, b) $F_N$, c) $F_{Pl}$, d) $F_T$, e) $M$ in Nm, f) Zeichnerische Kräftezerlegung zur Nachprüfung der Ergebnisse.

**Lösung:** a) $\sin \beta = \frac{r \cdot \sin \alpha}{l} = \frac{20 \text{ mm} \cdot \sin 45°}{80 \text{ mm}} = 0{,}177 \qquad \beta \approx \mathbf{10°}$

b) $F_N = F \cdot \tan \beta = 5\,000 \text{ N} \cdot \tan 10° = 5\,000 \text{ N} \cdot 0{,}1763 = \mathbf{882\ N}$

c) $F_{Pl} = \frac{F}{\cos \beta} = \frac{5\,000 \text{ N}}{\cos 10°} = \frac{5\,000 \text{ N}}{0{,}9848} = \mathbf{5\,077\ N}$

d) $F_T = \frac{F \cdot \sin(\alpha + \beta)}{\cos \beta} = \frac{5\,000 \text{ N} \cdot \sin(45° + 10°)}{\cos 10°} =$

$= \frac{5\,000 \text{ N} \cdot \sin 55°}{\cos 10°} = \frac{5\,000 \text{ N} \cdot 0{,}8192}{0{,}9848} = \mathbf{4\,159\ N}$

e) $M = F_T \cdot r = 4\,159 \text{ N} \cdot 0{,}02 \text{ m} = \mathbf{83{,}2\ Nm}$

### Aufgaben

1. Auf einen Kolben wirkt eine Kolbenkraft von 14 000 N, der Pleuelstangenwinkel beträgt 20°. Wie groß sind die Seitenkraft und die Pleuelstangenkraft?
2. Der mittlere Gasdruck von 10,8 bar wirkt auf einen Kolben mit 84 mm Durchmesser **(Bild 1)**. Wie groß sind a) Kolbenkraft, b) Seitenkraft, c) Pleuelstangenkraft, d) Tangentialkraft, e) Radialkraft, f) Drehmoment? Die Ergebnisse sind durch eine grafische Lösung zu prüfen.
3. Von einem Motor sind folgende Angaben bekannt: Kolbendurchmesser 87 mm, Hub 88 mm, Pleuelstangenlänge 176 mm, Kurbelwinkel 30°, Kolbendruck 35 bar. Berechnen Sie a) Kurbelradius, b) Pleuelstangenwinkel, c) Kolbenkraft, d) Seitenkraft, e) Pleuelstangenkraft, f) Tangentialkraft, g) Radialkraft, h) Drehmoment.

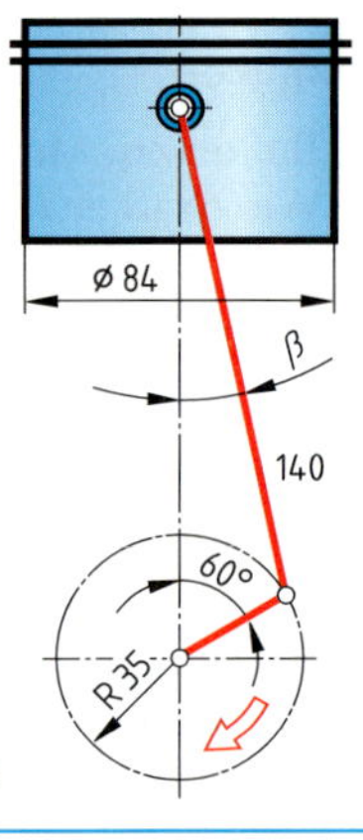


**Bild 1**

## 3.1.11 Motorarbeit

Die vom Kolben an die Kurbelwelle abgegebene mechanische Arbeit wird ermittelt aus der Kolbenkraft und dem Kolbenweg. Da sich der Verbrennungsdruck während des Kolbenhubes ändert, ändert sich auch die Kolbenkraft. Man errechnet daher die innere Arbeit des Kolbens $W_i$ aus dem mittleren inneren Kolbendruck $p_i$, dem Kolbenhub $s$ und der Kolbenfläche $A$. Wegen der auftretenden Verluste ist die an die Kurbelwelle abgegebene Nutzarbeit des Kolbens $W_{eff}$ kleiner als die theoretische innere Arbeit des Kolbens $W_i$.

$$W_i = F_i \cdot s$$

$$F_i = A \cdot p_i$$

$$W_i = A \cdot p_i \cdot s$$

$$W_i = \frac{V_h \cdot p_i}{100}$$

$$W_{eff} = F_{eff} \cdot s$$

$$F_{eff} = A \cdot p_{eff}$$

$$W_{eff} = A \cdot p_{eff} \cdot s$$

$$W_{eff} = \frac{V_h \cdot p_{eff}}{100}$$

$$1\ \text{bar} = 10\ \frac{\text{N}}{\text{cm}^2}$$

| | | | |
|---|---|---|---|
| $W_i$ | innere Arbeit in Nm | $s$ | Hub in m |
| $W_{eff}$ | Nutzarbeit in Nm (Kupplungsarbeit) | $p_i$ | mittl. innerer Kolbendruck in N/cm² |
| | | $p_{eff}$ | mittl. nutzbarer Kolbendruck in N/cm² |
| $F_i$ | innere Kolbenkraft in N | $A$ | Kolbenfläche in cm² |
| $F_{eff}$ | nutzbare Kolbenkraft in N | $V_h$ | Hubraum eines Zylinders in cm³ |

**Beispiel**

Kolbendurchmesser 62 mm; Hub 62 mm; mittl. innerer Kolbendruck 9 bar; mittl. nutzbarer Kolbendruck 8,1 bar.
Wie groß sind die innere Arbeit und die Nutzarbeit bei einem Arbeitshub?

Gegeben: $d = 6{,}2$ cm; $s = 0{,}062$ m; $p_i = 9$ bar; $p_{eff} = 8{,}1$ bar

Gesucht: $W_i$ in Nm; $W_{eff}$ in Nm

**Lösung:**

$$W_i = p_i \cdot A \cdot s = 90\ \frac{\text{N}}{\text{cm}^2} \cdot 30{,}2\ \text{cm}^2 \cdot 0{,}062\ \text{m} = \mathbf{168{,}5\ Nm}$$

$$W_{eff} = p_{eff} \cdot A \cdot s = 81\ \frac{\text{N}}{\text{cm}^2} \cdot 30{,}2\ \text{cm}^2 \cdot 0{,}062\ \text{m} = \mathbf{151{,}7\ Nm}$$

### Aufgaben

1. Auf einen Kolben wirkt eine innere Kolbenkraft von 7 180 N, der Hub beträgt 82 mm. Wie groß ist die innere Arbeit bei einem Arbeitshub?
2. Ein Motor hat einen Kolbendurchmesser von 89 mm und einen Hub von 80 mm. Der mittlere nutzbare Kolbendruck beträgt 9,2 bar. Wie groß ist die Nutzarbeit?
3. Motordaten: Kolbendurchmesser 83 mm; Hub 69 mm; mittlerer effektiver Kolbendruck 7,2 bar. Wie groß ist die Nutzarbeit je Zylinder bei einem Arbeitshub?
4. Ein Nkw-Motor hat einen Zylinderdurchmesser von 125 mm und ein Hubverhältnis von 1,24. Die Nutzarbeit beträgt 2 473 Nm bei einem Arbeitshub. a) Wie groß ist der Hub? b) Wie groß ist die nutzbare Kolbenkraft?
5. Von einem Achtzylinder-Viertaktmotor sind folgende Daten bekannt: Nutzarbeit je Zylinder bei einem Arbeitshub 1 040 Nm, Hub 140 mm, Motordrehzahl 2 300 1/min. a) Wie groß ist die nutzbare Kolbenkraft? b) Wie groß ist die Nutzarbeit in 5 Minuten?
6. Ein Vierzylinder-Ottomotor hat einen Hub von 74 mm und einen mittleren inneren Kolbendruck von 8,9 bar. Bei einem Arbeitsspiel ergibt sich eine innere Arbeit von 1 068 Nm. Wie groß sind a) Kolbendurchmesser, b) Gesamthubraum, c) innere Kolbenkraft bei einem Arbeitshub?
7. Ein Vierzylindermotor hat einen Gesamthubraum von 2,0 l und einen Kolbendurchmesser von 82 mm. Während eines Arbeitsspieles wird im Motor eine innere Arbeit von 2 300 Nm erbracht. Berechnen Sie a) Hubraum eines Zylinders, b) Hub, c) mittlerer innerer Kolbendruck, d) innere Kolbenkraft.
8. Von einem Sechszylinder-Viertaktmotor sind bekannt: Gesamthubraum 2 760 cm³, Zylinderdurchmesser 86 mm; Nutzleistung 140 kW bei einer Motordrehzahl von 5 600 1/min; mechanischer Wirkungsgrad 0,88. Berechnen Sie: a) Hub, b) mittlerer nutzbarer Kolbendruck, c) mittlerer innerer Kolbendruck, d) innere Kolbenkraft, e) innere Arbeit bei einem Arbeitshub.

## 3.1.12 Motorleistung

### Nutzleistung (Effektivleistung) aus Drehmoment und Motordrehzahl

Die Leistung eines Motors ist abhängig von Drehmoment und Drehzahl. Aus dem am Motorprüfstand ermittelten Drehmoment und der zugehörigen Motordrehzahl lässt sich die Nutzleistung (Effektivleistung) des Motors berechnen. Das Betriebsverhalten eines Motors kann aus einem Diagramm ersehen werden, in dem Nutzleistung und Drehmoment über der zugehörigen Motordrehzahl aufgetragen sind.

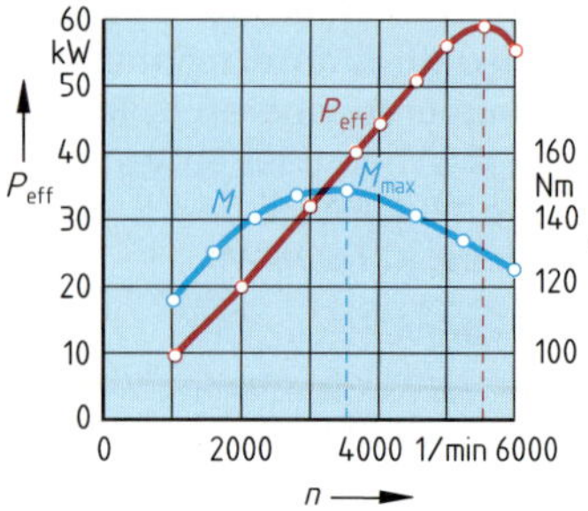


Nach der Formel Seite 82 gilt $P = \frac{M \cdot n}{9550}$

$P_{eff}$ Nutzleistung in kW  
$M$ Drehmoment in Nm  
$n$ Motordrehzahl in 1/min

$$P_{eff} = \frac{M \cdot n}{9550}$$

$$M = \frac{9550 \cdot P_{eff}}{n}; \quad n = \frac{9550 \cdot P_{eff}}{M}$$

**Beispiel**

Ein Motor erreicht bei einer Motordrehzahl von 2 200 1/min sein größtes Drehmoment von 90 Nm. Wie groß ist die Nutzleistung?

Gegeben: $M = 90$ Nm; $n = 2\,200$ 1/min

Gesucht: $P_{eff}$ in kW

**Lösung:** $P_{eff} = \frac{M \cdot n}{9550} = \frac{90 \cdot 220}{9550}$ kW $=$ **20,7 kW**

### Aufgaben

1. Ein Motor hat ein Drehmoment von 182 Nm bei einer Drehzahl von 3 600 1/min. Wie groß ist die Nutzleistung?
2. Bei einer Motordrehzahl von 4 800 1/min gibt ein Motor eine Nutzleistung von 66 kW ab. Wie groß ist das Drehmoment?
3. Bei einer Nutzleistung von 19,8 kW hat ein Motor ein Drehmoment von 24,2 Nm. Wie groß ist die Motordrehzahl?
4. Ein Motor hat bei einer Motordrehzahl von 5 800 1/min seine größte Leistung von 121,5 kW, bei einer Motordrehzahl von 4 000 1/min sein größtes Drehmoment von 235,4 Nm. Berechnen Sie a) Drehmoment bei größter Leistung, b) Leistung bei größtem Drehmoment.
5. Die fehlenden Werte sind zu berechnen und die Kennlinien zu zeichnen.

| Aufgabe | | a | b | c | d | e | f | g |
|---|---|---|---|---|---|---|---|---|
| $n$ | 1/min | 1 000 | 2 000 | 3 000 | 4 000 | 5 000 | 5 500 | 6 000 |
| $M$ | Nm | 107 | 140,3 | 155 | 156 | 150 | 139,3 | 126,5 |
| $P_{eff}$ | kW | ? | ? | ? | ? | ? | ? | ? |

Maßstäbe: 1 000 1/min ≙ 10 mm; 10 Nm ≙ 5 mm; 10 kW ≙ 10 mm.

6. Nach einem Prüfstandsversuch wurde die Kennlinie für das Drehmoment gezeichnet **(Bild 1)**. Berechnen Sie die Nutzleistungen und zeichnen Sie die Kennlinien (Maßstäbe wie in Aufgabe 5).
7. Im Schaubild **(Bild 2)** ist die Leistungskennlinie eingezeichnet. Berechnen Sie die Drehmomente und zeichnen Sie die Kennlinien (Maßstäbe wie in Aufgabe 5).

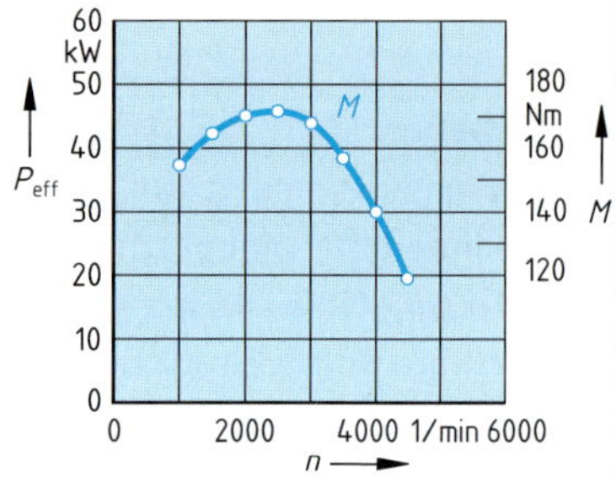


**Bild 1**

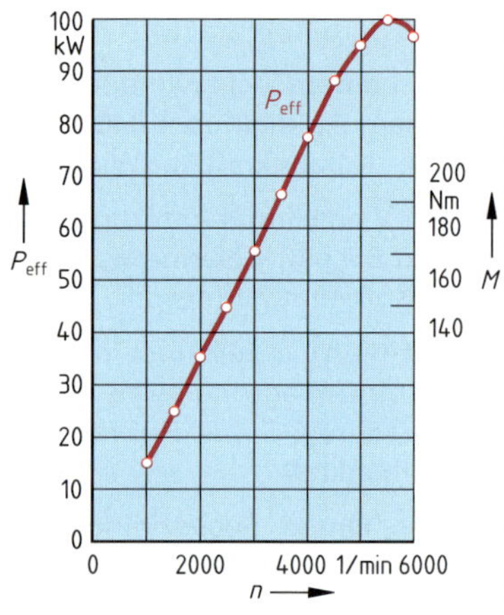


**Bild 2**

## Innenleistung aus Kolbendruck, Motordrehzahl und Gesamthubraum

Die Innenleistung eines Motors (indizierte Leistung) $P_i$ errechnet sich aus dem Produkt der inneren Kolbenkraft $F_i$ mal der mittleren Kolbengeschwindigkeit $v_m$.

Aus dem Druck-Weg-Diagramm kann der mittlere innere Kolbendruck $p_i$ bestimmt werden.

Nach Einsetzen von $F_i = A \cdot p_i$ und $v_m = 2 \cdot s \cdot n/60$ ergibt sich:

Beim Viertaktmotor ist nur jeder vierte Takt ein Arbeitstakt. Daher muss die Leistungsformel durch 4 – beim Zweitaktmotor durch 2 – geteilt werden.

Bei Mehrzylindermotoren vervielfacht sich die Leistung mit der Zylinderzahl z. Durch Einsetzen von Umrechnungsfaktoren für die Leistung 1 kW = 1000 W und für den Druck 1 bar = 10 N/cm² ergibt sich die Formel zur Berechnung der Innenleistung eines Viertaktmotors.

Setzt man $x$ als Kennzahl für das Arbeitsverfahren ein (Viertaktverfahren $x = 4$, Zweitaktverfahren $x = 2$), so erhält man

Soll für das Produkt aus Kolbenfläche (cm²) x Hub (m) x Zylinderzahl der Gesamthubraum in dm³ (l) eingesetzt werden, so muss die Leistungsformel mit dem Faktor 10 multipliziert werden (1 dm² = 100 cm²; 1 dm = 0,1 m). Daraus ergibt sich die Leistungsformel

$$P_i = \frac{V_H \cdot p_i \cdot n}{x \cdot 300}$$

$$P_i = F_i \cdot v_m$$

$$P_i = A \cdot p_i \cdot \frac{2 \cdot s \cdot n}{60}$$

$$P_i = \frac{2 \cdot A \cdot s \cdot p_i \cdot n \cdot z}{4 \cdot 60}$$

$$P_i = \frac{2 \cdot A \cdot s \cdot z \cdot p_i \cdot 10 \cdot n}{4 \cdot 1000 \cdot 60}$$

$$P_i = \frac{A \cdot s \cdot z \cdot p_i \cdot n}{4 \cdot 3000}$$

$$P_i = \frac{A \cdot p_i \cdot s \cdot n \cdot z}{x \cdot 3000}$$

$$P_i = \frac{V_H \cdot p_i \cdot n}{x \cdot 300}$$

$$n = \frac{x \cdot 300 \cdot P_i}{V_H \cdot p_i}$$

$$p_i = \frac{x \cdot 300 \cdot P_i}{V_H \cdot n}$$

$$V_H = \frac{x \cdot 300 \cdot P_i}{p_i \cdot n}$$

$P_i$ Innenleistung in kW (indizierte Leistung)
$p_i$ mittlerer innerer Kolbendruck in bar
$v_m$ mittlere Kolbengeschwindigkeit in m/s
$x$ Kennzahl für Arbeitsverfahren
$x = 4$ für Viertakt-Verfahren
$x = 2$ für Zweitakt-Verfahren
$d$ Kolbendurchmesser in cm
$A$ Kolbenfläche in cm²
$s$ Hub in m
$z$ Zylinderzahl
$V_H$ Gesamthubraum in l (dm³)
$n$ Motordrehzahl in 1/min
$F_i$ innere Kolbenkraft in N

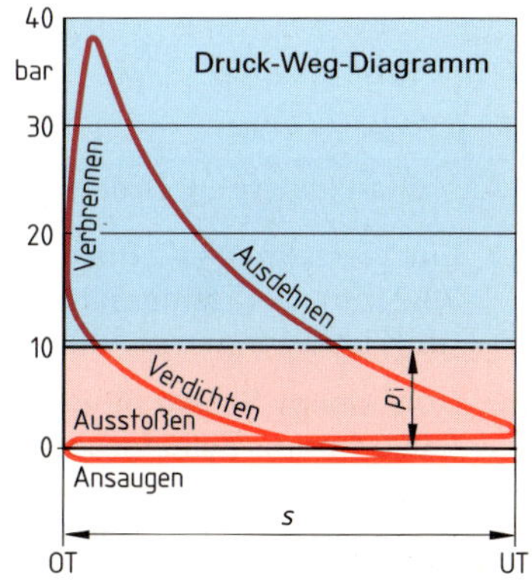


**Beispiel**

Ein Vierzylinder-Viertaktmotor hat einen Gesamthubraum von 1,99 l. Der mittlere innere Kolbendruck beträgt 9,5 bar, die Motordrehzahl 5 400 1/min. Wie groß ist die Innenleistung?

Gegeben: $V_H = 1{,}99$ l; $p_i = 9{,}5$ bar; $n = 5\,400$ 1/min; $x = 4$

Gesucht: $P_i$ in kW

**Lösung:** $P_i = \frac{V_H \cdot p_i \cdot n}{x \cdot 300} = \frac{1{,}99 \cdot 9{,}5 \cdot 5400}{1200}$ kW = **85,1 kW**

## Innenleistung aus Kolbenkraft und Kolbengeschwindigkeit

Die Innenleistung eines Motors kann mit der Formel $P = F \cdot v$ berechnet werden, wenn man für $F$ die innere Kolbenkraft $F_i$ und für $v$ die mittlere Kolbengeschwindigkeit $v_m$ einsetzt.

$$P_i = F_i \cdot v_m$$

$$P_i = \frac{F_i \cdot v_m \cdot z}{4}$$

$$P_i = \frac{F_i \cdot v_m \cdot z}{4 \cdot 1000}$$

$$P_i = \frac{F_i \cdot v_m \cdot z}{x \cdot 1000}$$

$$F_i = A \cdot p_i$$

$$v_m = \frac{s \cdot n}{30}$$

**Beispiel**

Bei einem Sechszylinder-Viertaktmotor beträgt die mittlere innere Kolbenkraft 5 810 N, die mittlere Kolbengeschwindigkeit 14,32 m/s. Wie groß ist die Innenleistung?

Gegeben: $F_i = 5\,810$ N; $v_m = 14{,}32$ m/s; $z = 6$; $x = 4$

Gesucht: $P_i$ in kW

**Lösung:** $P_i = \frac{F_i \cdot v_m \cdot z}{x \cdot 1000} = \frac{5\,810 \text{ N} \cdot 14{,}32 \text{ m/s} \cdot 6}{4\,000 \text{ Nm/skW}}$ = **124,8 kW**

## Mechanischer Wirkungsgrad

Am Schwungrad steht nur ein Teil der Innenleistung zur Verfügung, da Leistungsverluste durch Reibung (Kolben, Lager) auftreten. Leistungsabgaben für Nebenantriebe (Steuerung, Ölpumpe, Zündverteiler, Spülgebläse, Lader usw.) müssen berücksichtigt werden.

$$\eta_m = \frac{P_{eff}}{P_i}$$

$$P_{eff} = \eta_m \cdot P_i$$

$$P_i = \frac{P_{eff}}{\eta_m}$$

Der mechanische Wirkungsgrad ist das Verhältnis von Nutzleistung zu Innenleistung. Er ist stets kleiner als 1.

Bei bekanntem mechanischen Wirkungsgrad kann aus der Innenleistung die Nutzleistung berechnet werden.

Bei bekannter Innen- und Nutzleistung kann die Reibleistung $P_r = P_i - P_{eff}$ berechnet werden. Die Reibleistung kann auch annähernd durch Versuch ermittelt werden, indem man den betriebswarmen Motor mit einem Elektromotor antreibt und dessen abgegebene Leistung bestimmt.

$$P_i = P_{eff} + P_r$$

$$P_{eff} = P_i - P_r$$

$$P_r = P_i - P_{eff}$$

$$\eta_m = \frac{P_{eff}}{P_{eff} + P_r}$$

$$P_i = P_{eff} + P_r + P_l + P_{sp}$$

$\eta_m$ mechanischer Wirkungsgrad
$P_{eff}$ Nutzleistung in kW
$P_i$ Innenleistung in kW
$P_r$ Reibleistung in kW
$P_l$ Laderleistung in kW
$P_{sp}$ Spülgebläseleistung in kW

Für Saugmotoren ist $P_l$ und $P_{sp}$ jeweils gleich Null.

**Beispiel**

Die Nutzleistung eines Saugmotors beträgt 48 kW, die Reibleistung 7 kW. Wie groß sind die Innenleistung und der mechanische Wirkungsgrad?

Gegeben: $P_{eff} = 48$ kW; $P_r = 7$ kW

Gesucht: a) $P_i$ in kW, b) $\eta_m$

**Lösung:** a) $P_i = P_{eff} + P_r = 48 \text{ kW} + 7 \text{ kW} = \mathbf{55\ kW}$

b) $\eta_m = \frac{P_{eff}}{P_{eff} + P_r} = \frac{P_{eff}}{P_i} = \frac{48 \text{ kW}}{55 \text{ kW}} = \mathbf{0{,}87}$

| Motorart | $\eta_m$ |
|---|---|
| Otto | 0,80 ... 0,92 |
| Diesel | 0,75 ... 0,86 |

### Aufgaben (Leistung, Drehmoment, Wirkungsgrad)

1. Ein Vierzylinder-Viertaktmotor hat einen Zylinderdurchmesser von 84 mm und einen Hub von 79,2 mm. Der mittlere innere Kolbendruck beträgt 10,36 bar, die Motordrehzahl 6 000 1/min. Wie groß ist die Innenleistung?
2. Von einem Sechszylinder-Viertaktmotor sind bekannt: Innenleistung 94,64 kW; Motordrehzahl 5 000 1/min; Zylinderdurchmesser 90 mm; Hub 60 mm. Wie groß ist der mittlere innere Kolbendruck?
3. Ein Zweizylinder-Viertaktmotor hat eine Innenleistung von 19,77 kW bei einer Motordrehzahl von 4 800 1/min. Der Zylinderdurchmesser beträgt 73,5 mm, der mittlere innere Kolbendruck 8,32 bar. Wie groß ist der Hub?
4. Ein Dreizylinder-Zweitaktmotor hat einen Zylinderdurchmesser von 60 mm und einen Hub von 58,8 mm. Der mittlere innere Kolbendruck beträgt 7,32 bar, die Innenleistung 42,59 kW. Wie groß ist die Motordrehzahl?
5. Von einem Sechszylinder-Viertakt-Dieselmotor sind folgende Daten bekannt: Innenleistung 169,3 kW; Motordrehzahl 2 200 1/min; Hub 140 mm; mittlerer innerer Kolbendruck 9,56 bar. Wie groß sind a) Zylinderquerschnitt, b) Zylinderdurchmesser, c) Hubverhältnis?
6. Ein Einzylinder-Zweitaktmotor hat eine Zylinderquerschnittfläche von 24,63 $cm^2$ und einen Hub von 50 mm. Der mittlere innere Kolbendruck beträgt 9,83 bar, die Motordrehzahl 10 750 1/min. Wie groß ist die Innenleistung?
7. Ein Vierzylinder-Viertaktmotor hat einen Gesamthubraum von 1 593 $cm^3$, eine Motordrehzahl von 5 200 1/min und einen mittleren inneren Kolbendruck von 8,1 bar. Wie groß ist die Innenleistung?

8. Ein Zweizylinder-Zweitaktmotor hat einen Gesamthubraum von 489 $cm^3$, einen mittleren inneren Kolbendruck von 6,43 bar, eine Motordrehzahl von 6 000 1/min und einen Hub von 64 mm. a) Wie groß ist die Innenleistung? b) Wie groß ist der Zylinderdurchmesser?

9. Von einem Sechszylinder-Viertaktmotor sind bekannt: innere Kolbenkraft 5 930 N; mittlere Kolbengeschwindigkeit 15,2 m/s. Wie groß ist die Innenleistung?

10. Bei einem Vierzylinder-Viertaktmotor beträgt der Kolbendurchmesser 81,5 mm, der mittlere innere Kolbendruck 10,2 bar, die mittlere Kolbengeschwindigkeit 15,5 m/s. Wie groß ist die Innenleistung?

11. Die Innenleistung eines Motors beträgt 101,6 kW, die Nutzleistung 90 kW. Wie groß ist der mechanische Wirkungsgrad?

12. Die Innenleistung eines Motors beträgt 79,7 kW, der mechanische Wirkungsgrad 0,86. Wie groß ist die Nutzleistung?

13. Ein Motor hat einen mechanischen Wirkungsgrad von 0,8 und eine Nutzleistung von 29,4 kW. Wie groß ist die Innenleistung?

14. Die Innenleistung eines Motors beträgt 55 kW, die Reibleistung 8% der Innenleistung. Wie groß sind die Nutzleistung und der mechanische Wirkungsgrad?

15. Ein Sechszylinder-Viertakt-Dieselmotor hat einen Zylinderdurchmesser von 128 mm und einen Hub von 140 mm. Der mittlere innere Kolbendruck beträgt 9,3 bar, die Motordrehzahl 2 200 1/min, der mechanische Wirkungsgrad 0,83. Berechnen Sie a) Innenleistung, b) Nutzleistung, c) Reibleistung, d) Drehmoment, e) innere Kolbenkraft, f) nutzbare Kolbenkraft.

16. Ein Dreizylinder-Zweitaktmotor hat einen Zylinderdurchmesser von 81 mm und einen Hub von 76 mm. Der mittlere innere Kolbendruck beträgt 7,74 bar, der mechanische Wirkungsgrad 88%, die Motordrehzahl 4 500 1/min. Wie groß ist die Nutzleistung?

17. Von einem Achtzylinder-Viertakt-Dieselmotor sind folgende Daten bekannt: Zylinderdurchmesser 115 mm; Hub 140 mm; Motordrehzahl 2 300 1/min; mechanischer Wirkungsgrad 0,8; Verdichtungsverhältnis 18,5; mittl. innerer Kolbendruck 8,8 bar. Berechnen Sie a) Hubraum eines Zylinders, b) Gesamthubraum, c) Innenleistung, d) Nutzleistung, e) Reibleistung, f) Drehmoment, g) Verdichtungsraum, h) innere Kolbenkraft, i) mittlere Kolbengeschwindigkeit, k) Hubverhältnis.

18. Von einem Zwölfzylinder-Viertaktmotor sind folgende Angaben bekannt: Zylinderdurchmesser 85 mm; Hub 66 mm; Motordrehzahl 8 000 1/min; mechanischer Wirkungsgrad 0,86; Motordrehmoment 456,1 Nm. Berechnen Sie a) Nutzleistung, b) Innenleistung, c) Gesamthubraum, d) mittlerer innerer Kolbendruck.

19. Die fehlenden Werte sind zu berechnen.

| Aufgabe | | | a | b | c | d | e | f |
|---|---|---|---|---|---|---|---|---|
| Arbeitsverfahren | (Takt) | – | 4 | 2 | 4 | 4 | 4 | 4 |
| Zylinderdurchmesser | $d$ | mm | 73,5 | 80 | ? | 125 | 90 | 101,6 |
| Hub | $s$ | mm | 70 | 75 | 79,2 | ? | 60,1 | 82,6 |
| Zylinderzahl | $z$ | – | 2 | 3 | 4 | 5 | 6 | ? |
| Gesamthubraum | $V_H$ | $cm^3$ | ? | ? | ? | ? | ? | 5 357 |
| mittlerer innerer Kolbendruck | $p_i$ | bar | 8,13 | 6,0 | 9,95 | 8,47 | 9,5 | 9,26 |
| Motordrehzahl | $n$ | 1/min | 4 800 | ? | 6 000 | 2 300 | 5 000 | 4 700 |
| Innenleistung | $P_i$ | kW | ? | 56,55 | ? | ? | ? | ? |
| mechanischer Wirkungsgrad | $\eta_m$ | – | 0,88 | 0,91 | 0,9 | 0,83 | ? | 0,87 |
| Nutzleistung | $P_{eff}$ | kW | ? | ? | 78,62 | 124 | ? | ? |
| Drehmoment | $M$ | Nm | ? | ? | ? | ? | 150,9 | ? |

## 3.1.13 Motorprüfstand

### Drehmoment und Nutzleistung (Prüfstandsformel)

Das Drehmoment kann bestimmt werden durch Abbremsen des Motors auf einem Motorprüfstand.

Das Prinzip zur Bestimmung des Bremsmomentes zeigt die Pronysche Zaumbremse.

Aus der Gewichtskraft $G$ und dem Hebelarm $l$ ergibt sich das Motordrehmoment, da $F \cdot l = F_M \cdot r = M$ ist.

Aus dem Drehmoment und der zugehörigen Motordrehzahl kann die Nutzleistung bestimmt werden (Seite 82). Setzt man in der Leistungsformel für $M = F \cdot l$ ein, so erhält man $P_{eff} = \frac{F \cdot l \cdot n}{9\,550}$.

Die Nutzleistungen von Motoren können nur miteinander verglichen werden, wenn sie bei gleichen Bedingungen gemessen oder auf gleiche Bedingungen umgerechnet (reduziert) werden.

**Pronysche Zaumbremse**

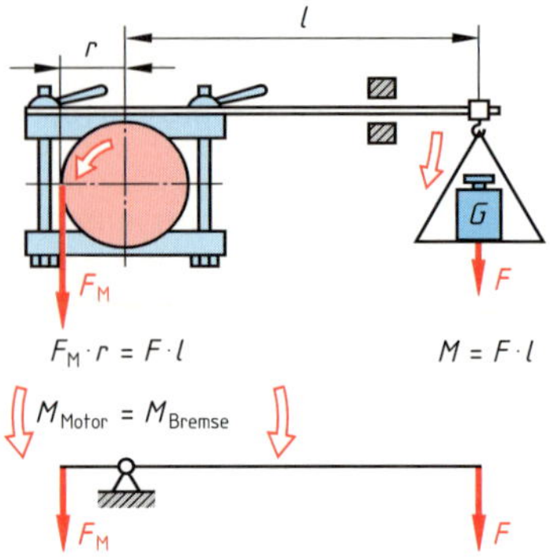


| | | | |
|---|---|---|---|
| $M$ | Drehmoment in Nm | $P_{eff}$ | Nutzleistung in kW |
| $F$ | Kraft in N (Belastung) | $F_M$ | Motorzugkraft an Bremstrommel in N (Umfangskraft) |
| $l$ | Hebelarm in m | | |
| $n$ | Motordrehzahl in 1/min | $r$ | Halbmesser der Bremstrommel in m |

$$P_{eff} = \frac{M \cdot n}{9\,550}$$

$$M = \frac{9\,550 \cdot P_{eff}}{n}$$

$$n = \frac{9\,550 \cdot P_{eff}}{M}$$

$$P_{eff} = \frac{F \cdot l \cdot n}{9\,550}$$

$$P_{eff} = \frac{F \cdot n}{10\,000}$$

mit Hebelarm $l = 0{,}955$ m

**Beispiel**

Beim Abbremsen eines Motors auf einem Prüfstand werden folgende Werte ermittelt: Länge des Hebelarms 716 mm; Belastung 124 N; Motordrehzahl 2 000 1/min. Berechnen Sie a) Drehmoment, b) Nutzleistung.

Gegeben: $l = 0{,}716$ m; $n = 2\,000$ 1/min; $F = 124$ N

Gesucht: a) $M$ in Nm; b) $P_{eff}$ in kW

**Lösung:** a) $M = F \cdot l = 124\ \text{N} \cdot 0{,}716\ \text{m} = \mathbf{88{,}8\ Nm}$

b) $P_{eff} = \frac{F \cdot l \cdot n}{9550} = \frac{124 \cdot 0{,}716 \cdot 2\,000}{9\,550}\ \text{kW} = \mathbf{18{,}6\ kW}$

### Aufgaben

1. Beim Abbremsen eines Motors auf einem Prüfstand (Hebelarmlänge 955 mm) werden folgende Werte ermittelt: Motordrehzahl 5 510 1/min; Belastung 215 N. Wie groß sind a) das Drehmoment b) die Nutzleistung?
2. Auf einem Motorprüfstand (Hebelarmlänge 716 mm) werden beim Prüfen eines Motors folgende Werte ermittelt: Motordrehzahl 2 556 1/min; Belastung 236,6 N. Berechnen Sie a) das Drehmoment, b) die Nutzleistung.
3. Ein Ottomotor hat eine Nutzleistung von 40 kW bei einer Motordrehzahl von 5 800 1/min. Welche Belastung muss am Prüfstand (Hebelarmlänge 955 mm) angezeigt werden?
4. Bei der Prüfung eines Sechszylinder-Viertaktmotors mit 2,664 l Gesamthubraum auf einem Motorprüfstand wurden folgende Werte ermittelt:

| Aufgabe | | a | b | c | d | e | f | g | h | i | j | k | l |
|---|---|---|---|---|---|---|---|---|---|---|---|---|---|
| Motordrehzahl | 1/min | 1 000 | 1 500 | 2 000 | 2 500 | 3 000 | 3 500 | 4 000 | 4 500 | 5 000 | 5 500 | 5 750 | 6 000 |
| Drehmoment | Nm | 143,3 | 178,2 | 196,7 | 201,7 | 206,0 | 206,9 | 205,3 | 196,5 | 188,2 | 172,2 | 166,1 | 155,2 |
| Nutzleistung | kW | ? | ? | ? | ? | ? | ? | ? | ? | ? | ? | ? | ? |

a) Berechnen Sie die fehlenden Werte. b) Zeichnen Sie die Motorkennlinien.
Maßstäbe: 1 000 1/min ≙ 10 mm; 10 Nm ≙ 5 mm; 10 kW ≙ 10 mm.

## Vergleichsleistung (Reduzierte Leistung)

Luftdruck und Temperatur sind nicht bei jeder Leistungsprüfung gleich. Dadurch ergibt sich ein unterschiedlicher Füllungsgrad im Motor, der die Leistung beeinflusst. Leistungsangaben der Hersteller beziehen sich auf den Bezugszustand: Höhenlage = Meereshöhe, Ansauglufttemperatur +20 °C, Luftdruck 1013 mbar (hPa). Bei anderen Prüfbedingungen ist eine Korrektur notwendig, es wird die Vergleichsleistung (reduzierte Leistung) berechnet.

$$P_{red} = P_{eff} \cdot K \cdot H$$ bei Luftdruck auf Meereshöhe bezogen

$$P_{red} = P_{eff} \cdot K$$ bei Luftdruck auf Prüfort bezogen

$P_{red}$ Nutzleistung in kW (Vergleichsleistung nach Bezugszustand)
$P_{eff}$ Nutzleistung in kW (gemessen am Prüfort)
$p$ Luftdruck in mbar (hPa)
$t$ Temperatur der Ansaugluft in °C (gemessen 150 mm vor Luftfilter)
$K$ Korrekturfaktor (aus Nomogramm)
$H$ Korrekturfaktor für die Höhenlage des Prüfortes

**Leistungskorrektur-Nomogramm**

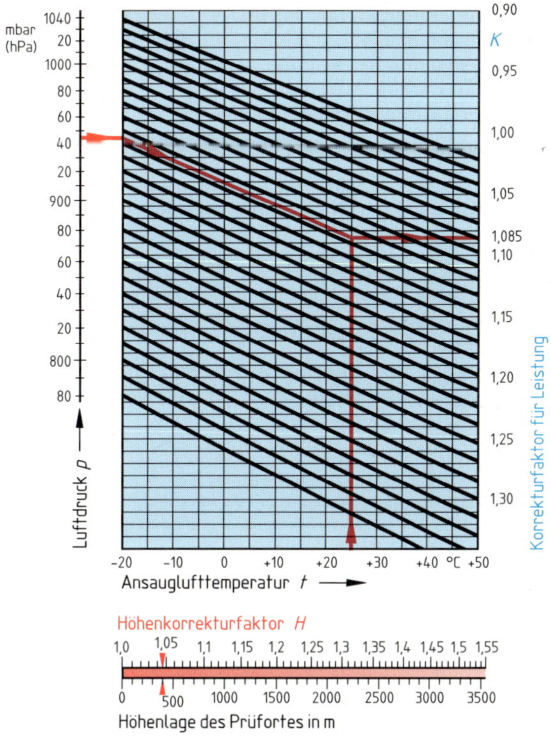


**Beispiel**

Bei der Leistungsprüfung eines Motors auf einem Prüfstand werden ermittelt: Nutzleistung 74 kW; Ansauglufttemperatur 25 °C; Luftdruck 945 mbar (hPa) gemessen am Prüfort. Wie groß ist die Vergleichsleistung?

Gegeben: $P_{eff} = 74$ kW; $t = 25$ °C; $p = 945$ mbar
Gesucht: $P_{red}$ in kW

**Lösung:** $K = 1{,}085$ (aus Nomogramm)
$P_{red} = P_{eff} \cdot K = 74\text{ kW} \cdot 1{,}085$
$= \mathbf{80{,}3\ kW}$

## Aufgaben

1. Bei einer Motorprüfung werden ermittelt: Nutzleistung 58,4 kW, Luftdruck am Prüfort 958 mbar (hPa), Ansauglufttemperatur 20 °C. Wie groß ist die Vergleichsleistung?
2. Von einer Motorleistungsprüfung sind bekannt: Nutzleistung 144,6 kW, Ansauglufttemperatur 30 °C, Luftdruck auf Meereshöhe 990 mbar (hPa), Höhenlage des Prüfortes 300 m über dem Meeresspiegel. Wie groß ist die Vergleichsleistung?
3. Ermitteln Sie die fehlenden Werte.

| Aufgabe | a | b | c | d |
|---|---|---|---|---|
| Nutzleistung in kW (gemessen) | 72,4 | 82,7 | 82,4 | ? |
| Luftdruck in mbar (hPa) am Prüfort | 945 | – | – | – |
| Luftdruck in mbar (hPa) auf Meereshöhe | – | 995 | 990 | – |
| Höhenlage des Prüfortes in m | – | 700 | 400 | – |
| Höhenkorrekturfaktor | – | ? | ? | 1,042 |
| Ansauglufttemperatur in °C | 20° | 25° | 20° | – |
| Korrekturfaktor | ? | ? | ? | 1,028 |
| Vergleichsleistung in kW | ? | ? | ? | 120,4 |

## Drehmomentanstieg, Drehzahlabfall

### Drehmomentanstieg (Drehmomenterhöhung)

Der Drehmomentanstieg eines Motors gibt die Zunahme des Drehmoments im Bereich zwischen dem Drehmoment bei maximaler Nutzleistung und dem maximalen Drehmoment (elastischer Bereich) an.

$M_{\%}$ Drehmomentanstieg in %
$\Delta M$ Drehmomentdifferenz in Nm
$n_{\%}$ Drehzahlabfall in %
$\Delta n$ Drehzahldifferenz in 1/min
$n_1$ Motordrehzahl in 1/min (bei max. Motordrehmoment)
$M_{max}$ max. Motordrehmoment in Nm
$M$ Motordrehmoment in Nm (bei max. Nutzleistung)
$n_2$ Motordrehzahl in 1/min (bei max. Nutzleistung)

$$M_{\%} = \frac{\Delta M \cdot 100\ \%}{M}$$

$$\Delta M = M_{max} - M$$

$$M_{\%} = \frac{100\ \% \cdot M_{max}}{M} - 100\ \%$$

$$n_{\%} = \frac{\Delta n \cdot 100\ \%}{n_2}$$

$$\Delta n = n_2 - n_1$$

**Beispiel**

Ein Motor hat ein maximales Drehmoment von 180 Nm. Das Drehmoment bei maximaler Nutzleistung beträgt 160 Nm. Wie groß ist der Drehmomentanstieg?

Gegeben: $M_{max} = 180$ Nm; $M = 160$ Nm

Gesucht: $M_{\%}$ in %

**Lösung:** $\Delta M = M_{max} - M = 180\ \text{Nm} - 160\ \text{Nm} = 20\ \text{Nm}$

$$M_{\%} = \frac{\Delta M \cdot 100\ \%}{M} = \frac{20\ \text{Nm} \cdot 100\ \%}{160\ \text{Nm}} = \mathbf{12{,}5\ \%}$$

| Motorart | Ladung | Drehmomentanstieg % |
|---|---|---|
| Otto | Saugmotor<br>Ladermotor | 10 … 30<br>10 … 35 |
| Diesel | Saugmotor<br>Ladermotor<br>Ladermotor mit Ladeluftkühlung | 10 … 20<br>15 … 30<br>… 60 |

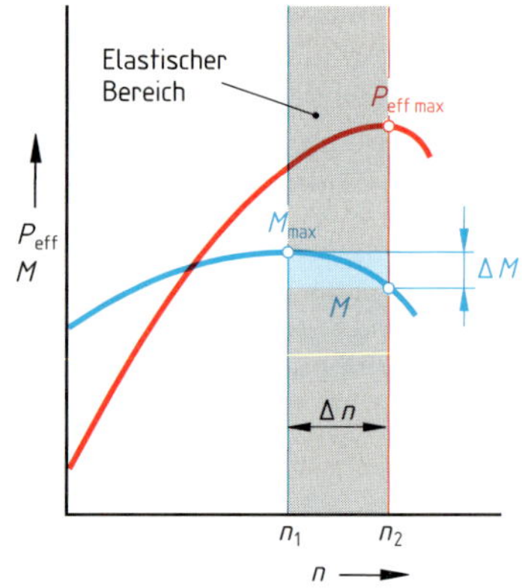


### Aufgaben

1. Ein Pkw-Motor hat ein maximales Drehmoment von 220 Nm. Das Drehmoment bei maximaler Nutzleistung beträgt 187,6 Nm. Wie groß ist der Drehmomentanstieg?
2. Ein Lkw-Motor mit Turboaufladung hat ein maximales Drehmoment von 1 605 Nm bei einer Motordrehzahl von 1 200 1/min und eine maximale Nutzleistung von 260 kW bei einer Motordrehzahl von 2 100 1/min. Wie groß ist a) das Drehmoment bei maximaler Nutzleistung, b) der Drehmomentanstieg, c) der Drehzahlabfall?
3. Ein Rennmotor hat eine maximale Nutzleistung von 460 kW bei einer Motordrehzahl von 8 300 1/min und ein maximales Drehmoment von 640 Nm bei einer Motordrehzahl von 5 300 1/min. Berechnen Sie a) den Drehzahlabfall, b) den Drehmomentanstieg.
4. Ein Traktormotor mit einem Gesamthubraum von 5 833 $cm^3$ hat eine maximale Nutzleistung von 84 kW bei einer Drehzahl von 2 400 1/min. Der Drehmomentanstieg beträgt 28%. Wie groß ist a) das Drehmoment bei maximaler Nutzleistung, b) das maximale Drehmoment, c) die Hubraumleistung?
5. Ein Lkw-Motor mit Turboaufladung und Ladeluftkühlung hat eine maximale Nutzleistung von 362 kW bei einer Drehzahl (Nenndrehzahl) von 2 100 1/min und ein maximales Drehmoment von 2 020 Nm bei einer Drehzahl von 1 000 1/min. a) Bei wie viel Prozent der Nenndrehzahl erreicht der Motor sein maximales Drehmoment? b) Wie groß ist der Drehzahlabfall? c) Wie groß ist der Drehmomentanstieg?
6. Von einem Traktormotor sind bekannt: Maximale Nutzleistung 58 kW bei einer Motordrehzahl (Nenndrehzahl) von 2 300 1/min. Maximales Drehmoment 310 Nm bei einer Motordrehzahl von 1 550 1/min. Hubraumleistung 17,59 kW/l. Berechnen Sie a) Drehmoment bei Nenndrehzahl, b) Nutzleistung bei maximalem Drehmoment, c) Drehmomentanstieg, d) Gesamthubraum.

## Kraftstoffverbrauch, spezifischer Kraftstoffverbrauch

Der Kraftstoffverbrauch $B$ gibt an, welche Kraftstoffmenge in Kilogramm ein Verbrennungsmotor bei gleichbleibender Nutzleistung in einer Stunde verbraucht.

$$B = \frac{3{,}6 \cdot V \cdot \varrho}{t}$$

Der Kraftstoffverbrauch $\dot{V}$ gibt an, welche Kraftstoffmenge in Litern ein Verbrennungsmotor bei gleichbleibender Nutzleistung in einer Stunde verbraucht.

$$\dot{V} = \frac{B}{\varrho}$$

Der spezifische Kraftstoffverbrauch $b_{eff}$ gibt an, welche Kraftstoffmenge in Gramm ein Verbrennungsmotor je Kilowatt Nutzleistung in einer Stunde verbraucht.

$$b_{eff} = \frac{3\,600 \cdot V \cdot \varrho}{t \cdot P_{eff}}$$

$$b_{eff} = \frac{1000 \cdot B}{P_{eff}}$$

$$b_{eff} = \frac{3\,600\,000}{\eta_{eff} \cdot H_u}$$

$$B = \frac{3600 \cdot P_{eff}}{H_u \cdot \eta_{eff}}$$

- $B$ Kraftstoffverbrauch in kg/h
- $\dot{V}$ Kraftstoffverbrauch in l/h
- $b_{eff}$ spezifischer Kraftstoffverbrauch in g/kWh
- $V$ Kraftstoffvolumen in $cm^3$ (Messvolumen des Kraftstoffes)
- $\varrho$ Dichte des Kraftstoffes in $g/cm^3$ bzw. kg/l ($kg/dm^3$)
- $t$ Messzeit für Kraftstoff-Durchfluss in s
- $P_{eff}$ Nutzleistung in kW
- $H_u$ spezifischer Heizwert in kJ/kg
- $\eta_{eff}$ Nutzwirkungsgrad

**Beispiel**

Bei der Kraftstoffverbrauchsmessung eines Pkw-Motors auf dem Prüfstand wurden folgende Werte ermittelt: Kraftstoffdurchlaufmenge (Messvolumen) 100 $cm^3$; Durchlaufzeit 19,4 s; Nutzleistung 44 kW; Dichte des Kraftstoffes 0,74 $g/cm^3$.
Berechnen Sie a) den spezifischen Kraftstoffverbrauch, b) den Kraftstoffverbrauch in kg/h und l/h.

Gegeben: $V = 100\ cm^3$; $t = 19{,}4\ s$; $P_{eff} = 44\ kW$; $\varrho = 0{,}74\ g/cm^3$

Gesucht: a) $b_{eff}$ in g/kWh; b) $B$ in kg/h; $\dot{V}$ in l/h

**Lösung:** a) $$b_{eff} = \frac{3\,600 \cdot V \cdot \varrho}{t \cdot P_{eff}} = \frac{3\,600 \cdot 100 \cdot 0{,}74}{19{,}4 \cdot 44} \frac{g}{kWh} = \mathbf{312\ g/kWh}$$

b) $$B = \frac{b_{eff} \cdot P_{eff}}{1000} = \frac{312 \cdot 44}{1000} \frac{kg}{h} = \mathbf{13{,}7\ kg/h}$$

$$\dot{V} = \frac{B}{\varrho} = \frac{13{,}7\ kg/h}{0{,}74\ kg/l} = \mathbf{18{,}5\ l/h}$$

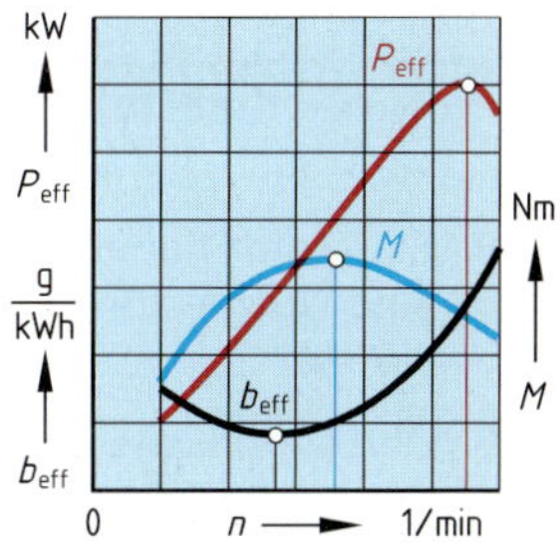


## Nutzwirkungsgrad (Effektiver Wirkungsgrad)

Der Nutzwirkungsgrad, auch als wirtschaftlicher Wirkungsgrad bezeichnet, ist das Verhältnis der Nutzleistung zur Energie, die in dem in der gleichen Zeit zugeführten Kraftstoff enthalten ist.

$$\eta_{eff} = \frac{3600 \cdot P_{eff}}{B \cdot H_u}$$

$$B = \dot{V} \cdot \varrho$$

$$B = \frac{b_{eff} \cdot P_{eff}}{1000}$$

$$\eta_{eff} = \frac{3\,600\,000}{b_{eff} \cdot H_u}$$

$$\eta_{eff} = \frac{3\,600}{w}$$

$$w = \frac{B \cdot H_u}{P_{eff}}$$

- $\eta_{eff}$ Nutzwirkungsgrad
- $P_{eff}$ Nutzleistung in kW
- $B$ Kraftstoffverbrauch in kg/h
- $\dot{V}$ Kraftstoffverbrauch in l/h
- $\eta_m$ mechanischer Wirkungsgrad
- $H_u$ spezifischer Heizwert in kJ/kg
- $b_{eff}$ spez. Kraftstoffverbrauch in g/kWh
- $w$ spez. Wärmeverbrauch in kJ/kWh
- $\varrho$ Dichte des Kraftstoffes in kg/l

3600 kJ = 1 kWh
1000 g = 1 kg

| Motorart | $\eta_{eff}$ |
|---|---|
| Otto | 0,28 … 0,33 |
| Diesel | 0,32 … 0,46 |

**Beispiel**

Ein Pkw-Motor hat eine Nutzleistung von 45 kW und einen Kraftstoffverbrauch von 13,7 kg/h. Der spezifische Heizwert des Kraftstoffes beträgt 43 000 kJ/kg. Wie groß ist der Nutzwirkungsgrad in Prozent?

Gegeben: $P_{eff} = 45\ kW$; $B = 13{,}7\ kg/h$; $H_u = 43\,000\ kJ/kg$

Gesucht: $\eta_{eff}$ in %

**Lösung:** $$\eta_{eff} = \frac{3600 \cdot P_{eff}}{B \cdot H_u} = \frac{3\,600 \cdot 45}{13{,}7 \cdot 43\,000} = \mathbf{0{,}27 = 27\ \%}$$

**Aufgaben**

1. Bei der Kraftstoffverbrauchsmessung eines Motors auf einem Motorprüfstand wurden folgende Werte ermittelt: Motordrehzahl 4 000 1/min; Nutzleistung 30,1 kW; Messvolumen des Kraftstoffes 100 $cm^3$; Messzeit für Kraftstoffdurchfluss 32,4 s; Dichte des Kraftstoffes 0,72 $g/cm^3$. Berechnen Sie a) spezifischer Kraftstoffverbrauch, b) Kraftstoffverbrauch in kg/h, c) Kraftstoffverbrauch in l/h.
2. Ein Dieselmotor verbraucht in einer Stunde 28,5 l Kraftstoff mit einer Dichte von 0,84 $kg/dm^3$ und gibt dabei eine Nutzleistung von 98 kW ab. Wie groß ist der spezifische Kraftstoffverbrauch?
3. Ein Traktormotor hat bei einer Nutzleistung (Nennleistung) von 84 kW einen spezifischen Kraftstoffverbrauch von 238 g/kWh. Die Kraftstoffdichte beträgt 0,86 $kg/dm^3$. Der Kraftstoffbehälter hat ein Volumen von 160 l. a) Wie groß ist der Kraftstoffverbrauch in kg/h und in l/h? b) Wie lange könnte der Traktor bei 3/4 gefülltem Kraftstoffbehälter mit Nennleistung betrieben werden?
4. Ein Motor verbraucht in einer Stunde 9,2 kg Kraftstoff mit einem spezifischen Heizwert von 43 200 kJ/kg. Der Nutzwirkungsgrad beträgt 0,25. Wie groß ist die Nutzleistung?
5. Ein Ottomotor hat einen Nutzwirkungsgrad von 24%. Der spezifische Heizwert des Kraftstoffes beträgt 43 500 kJ/kg. Wie groß ist der spezifische Kraftstoffverbrauch?
6. Ein Dieselmotor gibt eine Nutzleistung von 44 kW ab. Der spezifische Heizwert des Kraftstoffes beträgt 42 500 kJ/kg, die Kraftstoffdichte 0,83 $g/cm^3$. Der Dieselmotor hat einen Nutzwirkungsgrad von 38%. Wie groß ist der Kraftstoffverbrauch in kg/h und in l/h?
7. Der spezifische Kraftstoffverbrauch eines Viertaktmotors beträgt 244,7 g/kWh, der spezifische Heizwert des Kraftstoffes 43 500 kJ/kg. Wie groß ist der Nutzwirkungsgrad?
8. Ein Viertaktmotor hat eine Nutzleistung von 21,3 kW bei einem Kraftstoffverbrauch von 6,45 kg/h. Der spezifische Heizwert des Kraftstoffes beträgt 42 700 kJ/kg. Berechnen Sie a) spezifischer Kraftstoffverbrauch, b) Nutzwirkungsgrad, c) spezifischer Wärmeverbrauch, d) Wärmeverbrauch des Motors in einer Stunde.
9. Ein Motor hat einen Nutzwirkungsgrad von 0,246, einen Kraftstoffverbrauch von 40,2 kg/h und eine Nutzleistung von 117,6 kW. Wie groß ist der spezifische Heizwert des verwendeten Kraftstoffes?
10. Der spezifische Kraftstoffverbrauch eines Viertaktmotors mit einer Nutzleistung von 125 kW beträgt 227,1 g/kWh, der spezifische Heizwert des Kraftstoffes 42 300 kJ/kg. Wie groß sind der spezifische Wärmeverbrauch und der Wärmeverbrauch des Motors in einer Stunde?
11. Ein Ottomotor hat einen spezifischen Wärmeverbrauch von 14 400 kJ/kWh. Wie groß ist der Nutzwirkungsgrad?
12. Ein Motor mit einer Nutzleistung von 80 kW und einem Nutzwirkungsgrad von 0,28 verbraucht in einer Stunde 32,4 l Kraftstoff mit einer Dichte von 0,75 $g/cm^3$. a) Wie groß ist der Kraftstoffverbrauch in kg/h? b) Wie groß ist der spezifische Heizwert des Kraftstoffes? c) Wie groß ist der spezifische Wärmeverbrauch des Motors?
13. Bei der Messung des Kraftstoffverbrauches von einem Pkw-Motor wurden am Prüfstand folgende Werte ermittelt: Kraftstoffvolumen (Messvolumen) 100 $cm^3$; Messzeit für Kraftstoff-Durchfluss 19,8 s; Kraftstoffdichte 0,74 $g/cm^3$; spezifischer Heizwert des Kraftstoffes 43 000 kJ/kg; Nutzleistung 45,2 kW. Berechnen Sie a) spezifischer Kraftstoffverbrauch, b) Kraftstoffverbrauch in kg/h, c) Kraftstoffverbrauch in l/h, d) Nutzwirkungsgrad, e) Wärmeverbrauch des Motors (zugeführte Wärmemenge) in kJ/h, f) spezifischer Wärmeverbrauch in kJ/kWh.
14. Von der Prüfstandsmessung eines Viertakt-Ottomotors sind bekannt: Gesamthubraum 1 l; Nutzleistung 32,2 kW; Motordrehzahl 4 100 1/min; Messvolumen des Kraftstoffes 100 $cm^3$: Messzeit für Kraftstoff-Durchfluss 28,7 s; Kraftstoffdichte 0,74 $g/cm^3$; spezifischer Heizwert des Kraftstoffes 42 700 kJ/kg. Wie groß sind a) spezifischer Kraftstoffverbrauch, b) Kraftstoffverbrauch in kg/h, c) Kraftstoffverbrauch in l/h, d) mittlerer nutzbarer Kolbendruck in bar und in $N/cm^2$, e) spezifischer Wärmeverbrauch in kJ/kWh, f) Nutzwirkungsgrad in %?

## Kraftstoff-Einspritzmenge bei Dieselmotoren

$V_E$ Einspritzmenge je Pumpenhub in $mm^3$
$b_{eff}$ spez. Kraftstoffverbrauch in g/kWh
$n_P$ Drehzahl der Einspritzpumpe in 1/min
$\varrho$ Dichte des Kraftstoffes in $g/cm^3$ (kg/l)
$n$ Motordrehzahl in 1/min
$P_{eff}$ Nutzleistung in kW
$z$ Zylinderzahl
$B$ Kraftstoffverbrauch in kg/h
$\dot{V}$ Kraftstoffverbrauch in l/h

$$V_E = \frac{1000 \cdot P_{eff} \cdot b_{eff}}{60 \cdot n_P \cdot \varrho \cdot z}$$

$$V_E = \frac{1000\,000 \cdot B}{60 \cdot n_P \cdot \varrho \cdot z}$$

$$V_E = \frac{1000\,000 \cdot \dot{V}}{60 \cdot n_P \cdot z}$$

Viertaktmotor: $n_P = \frac{n}{2}$

Zweitaktmotor: $n_P = n$

**Beispiel**

Vierzylinder-Viertakt-Dieselmotor: Nutzleistung 37 kW bei einer Motordrehzahl von 4 000 1/min. Spezifischer Kraftstoffverbrauch 306 g/kWh, Kraftstoffdichte 0,85 g/cm³. Wie groß ist die Fördermenge bei einem Einspritzhub?

Gegeben: $P_{eff} = 37$ kW; $n = 4\,000$ 1/min; $b_{eff} = 306$ g/kWh; $\varrho = 0{,}85$ g/cm³

Gesucht: $V_E$ in mm³ je Pumpenhub

**Lösung:** $V_E = \frac{1000 \cdot P_{eff} \cdot b_{eff}}{60 \cdot n_p \cdot \varrho \cdot z} = \frac{1000 \cdot 37 \cdot 306}{60 \cdot 2000 \cdot 0{,}85 \cdot 4}\ mm^3 = \mathbf{27{,}75\ mm^3}$

## Spezifischer Schmierölverbrauch, Schmierölverbrauch

Der spezifische Schmierölverbrauch $b_S$ gibt an, welche Schmierölmenge in Gramm ein Verbrennungsmotor je Kilowatt Nutzleistung in einer Stunde verbraucht.

Er gilt, wenn nichts anderes angegeben, für die Dauerleistung des Motors.

Der Schmierölverbrauch $B_S$ gibt an, welche Schmierölmenge in Kilogramm ein Verbrennungsmotor bei gleichbleibender Nutzleistung in einer Stunde verbraucht.

Die beim Ölwechsel abgelassene Ölmenge wird nicht berücksichtigt.

$b_S$ spezifischer Schmierölverbrauch in g/kWh
$\varrho$ Dichte des Schmieröls in kg/l (g/cm³)
$t$ Messzeit (Fahrzeit, Prüfzeit) in s
$B_S$ Schmierölverbrauch in kg/h
$\dot{V}$ Schmierölverbrauch in l/h
$V$ Schmierölmenge in cm³
$P_{eff}$ Nutzleistung in kW

$$b_S = \frac{1000 \cdot B_S}{P_{eff}}$$

$$B_S = \frac{b_S \cdot P_{eff}}{1000}$$

$$\dot{V} = \frac{B_S}{\varrho}$$

$$b_S = \frac{3600 \cdot V \cdot \varrho}{P_{eff} \cdot t}$$

| Motorart | Takt | $b_S$ g/kWh |
|---|---|---|
| Otto | 2 | 4,0 ... 6,0 |
| | 4 | 1,0 ... 2,0 |
| Diesel | 4 | 1,5 ... 3,0 |

**Beispiel**

Ein 38-kW-Motor hat einen spezifischen Schmierölverbrauch von 3,0 g/kWh. Wie groß ist der Schmierölverbrauch in einer Stunde, wenn der Motor seine Nutzleistung abgibt?

Gegeben: $b_S = 3{,}0$ g/kWh; $P_{eff} = 38$ kW

Gesucht: $B_S$ in kg/h

**Lösung:** $B_S = \frac{b_S \cdot P_{eff}}{1000} = \frac{3{,}0 \cdot 38}{1000} \frac{kg}{h} = \mathbf{0{,}114\ kg/h}$

## Schmieröldurchsatz (Fördermenge der Ölpumpe)

Der Schmieröldurchsatz $\dot{m}$ gibt die Schmierölmenge in Kilogramm an, die in einer Minute im Verbrennungsmotor umgewälzt wird.

$\dot{m}$ Fördermenge in kg/min (Schmieröldurchsatz)
$V$ Schmierölfüllung des Motors in l
$t$ Zeit für 1 Ölumlauf in s
$\varrho$ Dichte des Schmieröls in kg/l
$\dot{z}$ Umlaufzahl des Schmieröls in 1/min

$$\dot{m} = \frac{60 \cdot \varrho \cdot V}{t}$$

$$t = \frac{60 \cdot \varrho \cdot V}{\dot{m}}$$

$$\dot{z} = \frac{60}{t} \qquad \dot{z} = \frac{\dot{m}}{V \cdot \varrho}$$

| Motorart | $\dot{m}$ kg/min | $\dot{z}$ 1/min |
|---|---|---|
| Pkw | 10 ... 20 | 3 ... 4 |
| Nkw | 30 ... 60 | 3 ... 4 |

**Beispiel**

Ein Motor hat eine Schmierölfüllung von 5 l. Dichte des Öls 0,9 kg/l. Die Pumpe wälzt die Ölmenge in 18,4 s um. Welche Fördermenge wird in 1 min umgewälzt?

Gegeben: $V = 5$ l; $\varrho = 0{,}9$ kg/l; $t = 18{,}4$ s

Gesucht: $\dot{m}$ in kg/min

**Lösung:** $\dot{m} = \frac{60 \cdot \varrho \cdot V}{t} = \frac{60\ s/min \cdot 0{,}9\ kg/l \cdot 5\ l}{18{,}4\ s} = \mathbf{14{,}7\ kg/min}$

## Aufgaben

1. Von einem Sechszylinder-Viertakt-Dieselmotor sind folgende Werte bekannt: Nutzleistung 88 kW bei einer Motordrehzahl von 2 000 1/min. Spezifischer Kraftstoffverbrauch 245 g/kWh, Kraftstoffdichte 0,85 g/cm³. Wie groß ist die Kraftstoff-Einspritzmenge bei einem Einspritzpumpenhub?
2. Von einem Vierzylinder-Zweitakt-Dieselmotor sind folgende Werte bekannt: Nutzleistung 80 kW bei einer Motordrehzahl von 1 500 1/min. Spezifischer Kraftstoffverbrauch 242 g/kWh, Kraftstoffdichte 0,83 g/cm³. Wie groß ist die Kraftstoff-Einspritzmenge bei einem Einspritzpumpenhub?
3. Ein Sechszylinder-Viertakt-Dieselmotor mit Turbolader verbraucht 25,4 l Kraftstoff in einer Stunde bei einer Motordrehzahl von 4 600 1/min. Wie groß ist die Kraftstoff-Einspritzmenge bei einem Einspritzpumpenhub?
4. Ein Motor hat einen Schmierölverbrauch von 0,122 kg/h bei einer Nutzleistung von 42,4 kW. Wie groß ist der spezifische Schmierölverbrauch?
5. Ein Viertakt-Ottomotor hat eine Nutzleistung von 85 kW und einen spezifischen Schmierölverbrauch von 1,4 g/kWh. Wie groß ist der Schmierölverbrauch in kg/h?
6. Ein Zweitakt-Ottomotor hat eine Nutzleistung von 12 kW und einen spezifischen Schmierölverbrauch von 4,5 g/kWh. Die Dichte des Schmieröls beträgt 0,9 g/cm³. Berechnen Sie a) Schmierölverbrauch in kg/h, b) Schmierölverbrauch in l/h und in cm³/h.
7. Bei der Prüfung eines Viertakt-Ottomotors auf einem Motorprüfstand wurden ermittelt: Nutzleistung 44 kW; Schmierölmenge (Verbrauch) 176 cm³; Messzeit 2 h, Schmieröldichte 0,9 kg/dm³. Wie groß ist der spezifische Schmierölverbrauch?
8. Bei der Prüfstandsmessung eines Dieselmotors werden ermittelt: Dichte desSchmieröls 0,9 kg/dm³; Schmierölverbrauch 191 cm³ in 1,5 h; Nutzleistung 52 kW. Berechnen Sie a) spezifischer Schmierölverbrauch, b) Schmierölverbrauch in kg/h, c) Schmierölverbrauch in l/h, d) Schmierölverbrauch in l, wenn der stationäre Motor an 5 Tagen der Woche je 18 h in Betrieb ist.
9. Die Schmierölfüllung eines Motors beträgt 2,5 l, die Dichte des Öls 0,91 kg/l, die Umwälzzeit für die gesamte Ölmenge 19,8 s. a) Welche Ölmenge wird in einer Minute umgewälzt? b) Welche Ölmenge wird in 1 h umgewälzt?
10. Von einem Pkw-Motor sind bekannt: Ölfüllmenge 3,5 l. Fördermenge der Pumpe 16,3 kg/min; Dichte des Öls 0,91 kg/l. Wie lange dauert ein Ölumlauf?
11. Durch die Ölpumpe mit einer Fördermenge von 30,2 kg/min soll die Ölfüllung in 22 s einmal umgewälzt werden. Dichte des Öls 0,9 kg/l. Wie groß muss die Ölfüllmenge mindestens sein?
12. Die Schmierölfüllung eines Motors beträgt 5 l, die Schmieröldichte 0,9 kg/l. Die Ölpumpe hat eine Fördermenge von 13,5 kg/min. a) Wie oft wird das Schmieröl in 1 min umgewälzt? b) Wie lange dauert ein Schmierölumlauf in s?
13. Die Schmierölfüllung eines Motors wird in einer Minute 3,2 mal umgewälzt. Die Schmierölfüllung beträgt 3,5 l, die Schmieröldichte 0,9 kg/l. Wie groß ist der Schmieröldurchsatz?
14. Vom Prüfstandsversuch eines Vierzylinder-Viertakt-Dieselmotors sind bekannt: Gesamthubraum 1,8 l, Nutzleistung 55 kW, Motordrehzahl 4 200 1/min, Schmierölverbrauch 61 cm³ in 30 min, Schmieröldichte 0,9 kg/dm³, Schmieröldurchsatz (Fördermenge der Ölpumpe) 15 kg/min, Schmierölfüllung 4,5 l. Berechnen Sie a) spezifischer Schmierölverbrauch, b) Schmierölverbrauch in kg/h und in l/h, c) Schmierölumläufe in 1 min und in 1 h, d) Zeit für einen Schmierölumlauf, e) Motordrehmoment, f) Hubraumleistung.
15. Vom Prüfstandsversuch eines Einzylinder-Zweitakt-Motorrollermotors mit Getrenntschmierung (Frischölschmierung) sind bekannt: Nutzleistung 9,2 kW, Motordrehzahl 5 800 1/min, Inhalt des Schmierölbehälters (Schmierölvorrat) 1,1 l, Schmieröldichte 0,9 kg/l, Prüfzeit 30 min. Die Getrenntschmierung pumpt zur Kurbelwelle 62 cm³/h und zum Zylinder 12,5 cm³/h. Berechnen Sie a) spezifischer Schmierölverbrauch, b) Schmierölverbrauch in kg/h und in l/h, c) Zeit für den Verbrauch des Schmierölvorrates, d) Drehmoment.
16. Die Fördermenge einer Schmierölpumpe beträgt 54 kg/min, die Schmieröldichte 0,9 kg/dm³. Die Schmierölfüllung des Motors soll in einer Minute 4 mal umgewälzt werden. a) Wie groß muss die Schmierölfüllung des Motors sein? b) Wie lange dauert ein Schmierölumlauf in s?

## Mittlerer nutzbarer Kolbendruck

Der mittlere nutzbare (effektive) Kolbendruck muss aus der auf einem Motorprüfstand ermittelten Nutzleistung errechnet werden und dient als Vergleichszahl zur Beurteilung von Motoren. Er kann nicht – wie etwa der Verdichtungsenddruck – gemessen werden. Durch Umstellen der Leistungsformeln für Zwei- und Viertaktmotoren lässt sich der mittlere nutzbare Kolbendruck $p_{eff}$ berechnen.

$$p_{eff} = \frac{x \cdot 300 \cdot P_{eff}}{V_H \cdot n}$$

$$1\ \text{bar} = 10\ \frac{\text{N}}{\text{cm}^2}$$

$p_{eff}$ mittlerer nutzbarer Kolbendruck (mittl. effektiver Kolbendruck) in bar
$x$ Kennzahl für Arbeitsverfahren
$x = 4$ für Viertakt-Verfahren
$x = 2$ für Zweitakt-Verfahren
$P_{eff}$ Nutzleistung in kW
$V_H$ Gesamthubraum in l
$n$ Motordrehzahl in 1/min

| Fahrzeug | Takt Art | $p_{eff}$ bar |
|---|---|---|
| Ottomotor | | |
| Krad | 2<br>4 | 5 ... 12<br>7 11 |
| Pkw | 4<br>Lader<br>KKM | 9 ... 15<br>... 25<br>8 ... 11 |
| Dieselmotor | | |
| Pkw | 4<br>Lader | 7 ... 9<br>... 12 |
| Nkw | 4<br>Lader | 7 ... 10<br>... 18 |

**Beispiel**

Beim Abbremsen eines 1,6 l-Viertaktmotors wird eine Nutzleistung von 53 kW bei einer Motordrehzahl von 4800 1/min gemessen. Wie groß ist der mittlere nutzbare Kolbendruck in bar und in N/cm²?

Gegeben: Viertaktmotor $x = 4$; $P_{eff} = 53$ kW; $V_H = 1{,}6$ l; $n = 4800$ 1/min

Gesucht: $p_{eff}$ in bar und in N/cm²

**Lösung:** $$p_{eff} = \frac{x \cdot 300 \cdot P_{eff}}{V_H \cdot n} = \frac{4 \cdot 300 \cdot 53}{1{,}6 \cdot 4800}\ \text{bar} = \mathbf{8{,}28\ bar} = \mathbf{82{,}8\ \frac{N}{cm^2}}$$

## Rollenleistungsprüfstand

Auf einem Rollenleistungsprüfstand kann die Nutzleistung des im Kraftfahrzeug eingebauten Motors bestimmt werden. Dabei laufen die Antriebsräder des Kraftfahrzeuges auf den Laufrollen des Prüfstandes. An der einen Laufrolle wird die Geschwindigkeit abgenommen, an der anderen Laufrolle die Zugkraft. Mittels der gemessenen Fahrzeuggeschwindigkeit und der Antriebskraft der Antriebsräder wird die Motorleistung errechnet, dabei muss der Wirkungsgrad der Kraftübertragung berücksichtigt werden. Die Radleistung (abgegebene Leistung an den Antriebsrädern) wird ohne Wirkungsgrad berechnet. Die Motorleistung wird nicht verlustlos übertragen, daher ist die Nutzleistung immer größer als die Radleistung. Verluste in der Übertragung entstehen durch Lagerreibung, Triebwerkswirkungsgrade, Schlupfeinfluss, Lüfterwirkung der Räder, Walk- und Rolleinfluss der Reifen.

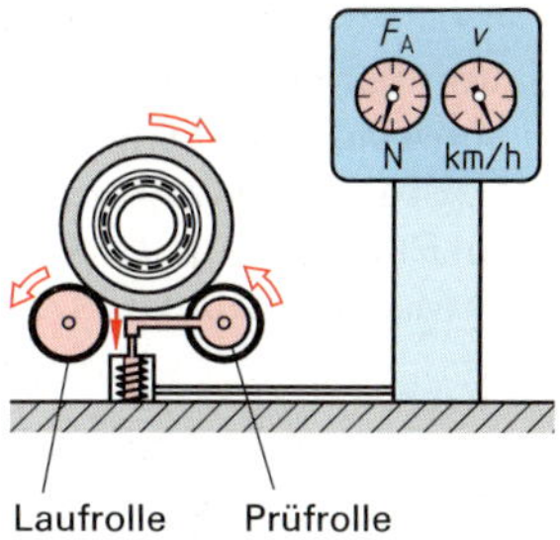


$$P_{eff} = \frac{F_A \cdot v}{3600 \cdot \eta}$$

$$F_A = \frac{3600 \cdot \eta \cdot P_{eff}}{v}$$

$$v = \frac{3600 \cdot \eta \cdot P_{eff}}{F_A}$$

$$P = \frac{F_A \cdot v}{3600}$$

$$n = \frac{1000 \cdot v}{60 \cdot \pi \cdot d}$$

$$v = \frac{60 \cdot \pi \cdot d \cdot n}{1000}$$

$P_{eff}$ Nutzleistung in kW
$P$ Radleistung in kW
$F_A$ Radantriebskraft in N
$v$ Prüfgeschwindigkeit in km/h
$\eta$ Wirkungsgrad der Kraftübertragung (einschließlich der Reifen)
$n$ Laufrollendrehzahl in 1/min
$d$ Laufrollendurchmesser in m

**Beispiel**

Rollenprüfstand; Laufrollendurchmesser 265 mm; Prüfgeschwindigkeit 120 km/h; Radantriebskraft 740 N; Wirkungsgrad der Kraftübertragung 0,8. Berechnen Sie a) Nutzleistung, b) Laufrollendrehzahl, c) Radleistung.

Gegeben: $d = 265$ mm; $v = 120$ km/h; $F_A = 740$ N; $\eta = 0{,}8$.

Gesucht: a) $P_{eff}$ in kW, b) $n$ in 1/min, c) $P$ in kW

**Lösung:**

a) $$P_{eff} = \frac{F_A \cdot v}{3600 \cdot \eta} = \frac{740 \cdot 120}{3600 \cdot 0{,}8}\ \text{kW} = \mathbf{30{,}8\ kW}$$

b) $$n = \frac{1000 \cdot v}{60 \cdot \pi \cdot d} = \frac{1000 \cdot 120}{60 \cdot \pi \cdot 0{,}265}\ \frac{1}{\text{min}} = \mathbf{2402{,}3\ \frac{1}{min}}$$

c) $$P = \frac{F_A \cdot v}{3600} = \frac{740 \cdot 120}{3600}\ \text{kW} = \mathbf{24{,}7\ kW}$$

## Aufgaben

1. Ein Vierzylinder-Viertakt-Ottomotor hat einen Gesamthubraum von 2 000 $cm^3$. Die Nutzleistung beträgt 85 kW bei einer Motordrehzahl von 5 600 1/min. Wie groß ist der mittlere nutzbare Kolbendruck in bar und in $N/cm^2$?
2. Ein Vierzylinder-Viertakt-Dieselmotor mit einem Gesamthubraum von 1,9 l hat ein maximales Drehmoment von 118 Nm bei einer Motordrehzahl von 2 200 1/min. a) Wie groß ist die Nutzleistung bei maximalem Drehmoment? b) Wie groß ist der mittlere nutzbare Kolbendruck?
3. Ein Sechszylinder-Viertakt-Dieselmotor hat eine Nutzleistung von 154 kW bei einer Motordrehzahl von 2 200 1/min. Der Zylinderdurchmesser beträgt 128 mm, der Hub 140 mm. Wie groß ist der mittlere nutzbare Kolbendruck in bar und in $N/cm^2$?
4. Ein Dreizylinder-Zweitakt-Motorradmotor hat eine Nutzleistung von 20,6 kW bei einer Motordrehzahl von 7 500 1/min. Der Zylinderdurchmesser beträgt 45 mm, der Hub 52,3 mm. a) Wie groß ist der mittlere nutzbare Kolbendruck? b) Wie groß ist die mittlere Kolbengeschwindigkeit?
5. Bei einer Leistungsprüfung auf einem Rollenleistungsprüfstand mit 250 mm Laufrollendurchmesser und einem Wirkungsgrad von 0,76 wird bei einer Prüfgeschwindigkeit von 100 km/h eine Radantriebskraft von 692 N ermittelt. Wie groß sind a) Nutzleistung, b) Laufrollendrehzahl?
6. Bei der Leistungsprüfung auf einem Rollenleistungsprüfstand mit 280 mm Laufrollendurchmesser und einem Wirkungsgrad von 0,78 wird eine Nutzleistung von 29,4 kW bei einer Prüfgeschwindigkeit von 82 km/h ermittelt. Wie groß sind a) Antriebskraft, b) Laufrollendrehzahl?
7. Daten eines Rollenleistungsprüfstandes: Laufrollendurchmesser 300 mm, maximale Laufrollendrehzahl 2 600 1/min, maximale Radantriebskraft 3 500 N. Berechnen Sie a) maximale Prüfgeschwindigkeit, b) maximale Belastung in kW.
8. Von der Leistungsprüfung eines Lkw auf einem Rollenleistungsprüfstand sind bekannt: Prüfgeschwindigkeit 60 km/h; Radantriebskraft 6 874 N; Wirkungsgrad der Kraftübertragung 0,78. Der Leistungsrichtwert (Solleistung) für die Radleistung bei 60 km/h beträgt 118 kW. Berechnen Sie a) Radleistung, b) Abweichung der Radleistung vom Leistungsrichtwert in kW und in %, c) Motorleistung, d) Leistungsverlust der Kraftübertragung in kW.

### Gemischte Aufgaben

9. Von einem Sechszylinder-Viertakt-Ottomotor sind bekannt: Zylinderdurchmesser 88 mm, Hub 82 mm, mittlere Kolbengeschwindigkeit 15,58 m/s, mittlerer nutzbarer Kolbendruck 10,4 bar, mechanischer Wirkungsgrad 0,8. Berechnen Sie a) Gesamthubraum, b) Motordrehzahl, c) Nutzleistung, d) Innenleistung, e) Reibleistung, f) nutzbare Kolbenkraft auf einen Kolben, g) Drehmoment, h) nutzbare Motorarbeit für einen Kolben, i) nutzbare Motorarbeit für ein Arbeitsspiel.
10. Von einem Viertakt-Ottomotor sind bekannt: Zylinderdurchmesser 80 mm; Hubverhältnis 0,975; Zylinderzahl 6; Motordrehzahl 5 800 1/min; Verbrennungshöchstdruck 58 bar; mittlerer nutzbarer Kolbendruck 10,5 bar; mechanischer Wirkungsgrad 0,85; Motorgewicht 182 kg. Berechnen Sie a) maximale Kolbenkraft, b) maximale Kolbengeschwindigkeit, c) Nutzleistung, d) Innenleistung, e) Reibleistung, f) Hubraumleistung, g) Leistungsgewicht des Motors.
11. Von einem Traktormotor mit Abgasturbolader sind bekannt: Viertakt-Dieselmotor; Zylinderdurchmesser 106,5 mm; Hub 110 mm; Zylinderzahl 6; Verdichtungsverhältnis 16,4 : 1; Nutzleistung (Nennleistung) 84 kW bei einer Motordrehzahl (Nenndrehzahl) von 2 400 1/min; maximales Drehmoment 430 Nm bei einer Motordrehzahl von 1 500 1/min; spezifischer Kraftstoffverbrauch 212 g/kWh bei einer Motorleistung von 71 kW und einer Motordrehzahl von 1 600 1/min; Kraftstoffbehältervolumen 170 l; Kraftstoffdichte 0,85 $g/cm^3$. Berechnen Sie a) Hubraum eines Zylinders, b) Verdichtungsraum, c) Gesamthubraum, d) Hubverhältnis, e) Drehmoment bei Nennleistung, f) Nutzleistung bei maximalem Drehmoment, g) Drehmomentanstieg, h) Hubraumleistung, i) Kraftstoffverbrauch in kg/h, k) Betriebsstunden des Motors bei 4/5 gefülltem Kraftstoffbehälter, l) maximale Kolbengeschwindigkeit bei Nennleistung, m) nutzbarer Kolbendruck bei Nennleistung, n) nutzbarer Kolbendruck bei maximalem Drehmoment, o) Gewichtskraft des Kraftstoffes bei vollständig gefülltem Kraftstoffbehälter.

## 3.1.14 Kenngrößen von Verbrennungsmotoren

### Hubraumleistung

Die Hubraumleistung gibt an, welche größte Nutzleistung ein Motor je Liter Hubraum hat.

| Hubraumleistung | | |
|---|---|---|
| Motorart | Fahrzeug | kW/l |
| Otto | Kraftrad | 30 … 100 |
| Otto | Pkw | 25 … 130 |
| Diesel | Pkw | 20 … 50 |
| Diesel | Lkw | 10 … 45 |

$P_H$ Hubraumleistung in kW/l
$P_{eff}$ Größte Nutzleistung in kW
$V_H$ Gesamthubraum in l

$$P_H = \frac{P_{eff}}{V_H}$$

$$P_{eff} = V_H \cdot P_H$$

$$V_H = \frac{P_{eff}}{P_H}$$

**Beispiel**

Ein Motor mit einem Gesamthubraum von 2 l hat eine größte Nutzleistung von 80 kW. Wie groß ist die Hubraumleistung?

Gegeben: $V_H = 2\ l$; $P_{eff} = 80\ kW$
Gesucht: $P_H$ in kW/l

**Lösung:** $P_H = \frac{P_{eff}}{V_H} = \frac{80\ kW}{2\ l} = \mathbf{40\ kW/l}$

### Leistungsgewicht des Motors

Das Leistungsgewicht des Motors gibt an, welches Gewicht der trockene, betriebsfertige Motor je kW hat, bezogen auf die größte Nutzleistung.

| Leistungsgewicht des Motors | | |
|---|---|---|
| Motorart | Fahrzeug | kg/kW |
| Otto | Kraftrad | 0,5 … 3 |
| Otto | Pkw | 1,3 … 5 |
| Diesel | Pkw | 1,8 … 5 |
| Diesel | Lkw | 2,5 … 8 |

$m_{PM}$ Leistungsgewicht des Motors in kg/kW
$P_{eff}$ Größte Nutzleistung des Motors in kW
$m_M$ Gewicht des betriebsfertigen, trockenen Motors in kg (ohne Schmierölmittelfüllung)

$$m_{PM} = \frac{m_M}{P_{eff}}$$

$$P_{eff} = \frac{m_M}{m_{PM}}$$

$$m_M = m_{PM} \cdot P_{eff}$$

**Beispiel**

Die größte Nutzleistung eines Pkw-Ottomotors beträgt 66 kW, das Gewicht des betriebsfertigen, trockenen Motors 130 kg. Wie groß ist das Leistungsgewicht des Motors?

Gegeben: $P_{eff} = 66\ kW$; $m_M = 130\ kg$
Gesucht: $m_{PM}$ in kg/kW

**Lösung:** $m_{PM} = \frac{m_M}{P_{eff}} = \frac{130\ kg}{66\ kW} = \mathbf{1{,}97\ \frac{kg}{kW}}$

### Leistungsgewicht des Fahrzeuges

Das Leistungsgewicht des Fahrzeuges gibt an, welches Gewicht das Fahrzeug je kW hat, bezogen auf die größte Nutzleistung. Als Fahrzeuggewicht nimmt man bei Pkw das Leergewicht an, bei Lkw und Anhängern das zulässige Gesamtgewicht.

| Leistungsgewicht des Fahrzeuges | | |
|---|---|---|
| Motorart | Fahrzeug | kg/kW |
| Otto | Kraftrad | 2 … 9 |
| Otto | Pkw | 4 … 22 |
| Diesel | Pkw | 12 … 25 |
| Diesel | Lkw, beladen | 60 … 230 |

$m_{PF}$ Leistungsgewicht des Fahrzeuges in kg/kW
$P_{eff}$ Größte Nutzleistung in kW
$m_F$ Gewicht des Fahrzeuges in kg Leergewicht bei Pkw, zul. Gesamtgewicht bei Lkw und Anhänger bzw. Sattelzug

$$m_{PF} = \frac{m_F}{P_{eff}}$$

$$P_{eff} = \frac{m_F}{m_{PF}}$$

$$m_F = P_{eff} \cdot m_{PF}$$

**Beispiel**

Ein 38-t-Sattelzug hat eine Motorleistung von 230 kW. Wie groß ist das Leistungsgewicht?

Gegeben: $P_{eff} = 230\ kW$;
$m_F = 38\ t = 38\,000\ kg$
Gesucht: $m_{PF}$ in kg/kW

**Lösung:** $m_{PF} = \frac{m_F}{P_{eff}} = \frac{38\,000\ kg}{230\ kW} = \mathbf{165{,}2\ \frac{kg}{kW}}$

## Hubraumgewicht

Das Hubraumgewicht dient als Vergleichszahl zur Beurteilung der Leichtbauweise von Motoren.

| Hubraumgewicht | | |
|---|---|---|
| Motorart | Fahrzeug | kW/l |
| Otto | Kraftrad | 100 ... 165 |
| Otto | Pkw | 40 ... 100 |
| Diesel | Pkw | 70 ... 120 |
| Diesel | Lkw | 100 ... 180 |

$m_H$ Hubraumgewicht in kg/l

$m_M$ Gewicht des betriebsfertigen, trockenen Motors in kg

$V_H$ Gesamthubraum in l

$$m_H = \frac{m_M}{V_H}$$

$$m_M = V_H \cdot m_H$$

$$V_H = \frac{m_M}{m_H}$$

**Beispiel**

Ein Pkw-Ottomotor mit einem Gesamthubraum von 1 800 cm³ hat ein Gewicht von 130 kg. Wie groß ist das Hubraumgewicht?

Gegeben: $V_H = 1\,800\ \text{cm}^3 = 1{,}8\ \text{l}$; $m_M = 130\ \text{kg}$

Gesucht: $m_H$ in kg/l

**Lösung:** $m_H = \frac{m_M}{V_H} = \frac{130\ \text{kg}}{1{,}8\ \text{l}} = \mathbf{72{,}2\ kg/l}$

## Gewichtsleistung

Nach § 35 StVZO müssen Lkw, Sattelkraftfahrzeuge, Omnibusse und deren Züge eine Gewichtsleistung von mindestens 4,4 kW/t zul. Gesamtgewicht haben, Zugmaschinen und Zugmaschinenzüge von 2,2 kW/t zul. Gesamtgewicht. Ausnahmen gelten für land- und forstwirtschaftliche Fahrzeuge mit einer Höchstgeschwindigkeit von nicht mehr als 25 km/h, sowie für elektrisch angetriebene Fahrzeuge.

**Beispiel**

Nutzleistung 235 kW, Motorwagen 22 t, Anhänger 16 t. Wie groß ist die Gewichtsleistung?

Gegeben: $P_{eff} = 235\ \text{kW}$; $m_G = 38\ \text{t}$

Gesucht: $P_m$ in kW/t

**Lösung:** $P_m = \frac{P_{eff}}{m_G} = \frac{235\ \text{kW}}{38\ \text{t}} = \mathbf{6{,}18\ kW/t}$

$P_m$ Gewichtsleistung in kW/t

$P_{eff}$ Nutzleistung in kW

$m_G$ Zul. Gesamtgewicht in t

$$P_m = \frac{P_{eff}}{m_G}$$

$$P_{eff} = m_G \cdot P_m$$

$$m_G = \frac{P_{eff}}{P_m}$$

### Aufgaben

1. Die fehlenden Werte sind zu berechnen.

| Aufgabe | | | a | b | c | d | e | f | g |
|---|---|---|---|---|---|---|---|---|---|
| Gesamthubraum | $V_H$ | l | 1,584 | 1,58 | 3,0 | 1,5 | 14,55 | 15,8 | 11,413 |
| Nutzleistung | $P_{eff}$ | kW | 40 | ? | 125 | ? | 240 | ? | ? |
| Motorgewicht | $m_M$ | kg | 128 | 130 | ? | 121 | 1 050 | 1 363 | 916 |
| Leergewicht (Pkw) | $m_F$ | kg | 920 | 925 | 1 560 | 885 | – | – | – |
| Zul. Gesamtgewicht<br>Lkw und Anhänger bzw. Sattelzug | $m_G$ | kg | – | – | – | – | ? | 38 000 | 32 000 |
| Hubraumleistung | $P_H$ | kW/l | ? | ? | ? | 27 | ? | ? | 17,3 |
| Hubraumgewicht | $m_H$ | kg/l | ? | ? | 85 | ? | ? | ? | ? |
| Leistungsgewicht (Motor) | $m_{PM}$ | kg/kW | ? | 2,1 | ? | ? | ? | 5,8 | ? |
| Leistungsgewicht (Fahrzeug) | $m_{PF}$ | kg/kW | ? | ? | ? | ? | 158,33 | ? | ? |

2. Ein 38-t-Sattelzug hat eine Motorleistung von 236 kW. Wie groß ist die Gewichtsleistung?
3. Ein Pkw mit einer Nutzleistung von 82 kW hat ein Leistungsgewicht von 13,2 kg/kW. Wie groß ist das Leergewicht?

## 3.1.15 Kraftstoffverbrauch

### Kraftstoff-Streckenverbrauch (Durchschnittsverbrauch)

Der Kraftstoff-Streckenverbrauch wird im normalen Straßenverkehr bei halber zulässiger Zuladung des Kfz ermittelt.

$$k_s = \frac{100 \cdot k}{s}$$

- $k_s$ Kraftstoff-Streckenverbrauch in l/100 km
- $K$ Kraftstoffverbrauch in l
- $s$ Strecke in km

**Beispiel**

Ein Lkw verbraucht 2,79 l Kraftstoff auf 18 km. Wie groß ist der Kraftstoff-Streckenverbrauch?

Gegeben: $K = 2{,}79$ l; $s = 18$ km   Gesucht: $k_s$ in l/100 km

**Lösung:** $k_s = \frac{100 \cdot k}{s} = \frac{100 \cdot 2{,}79\ \text{l}}{18\ \text{km}} = \mathbf{15{,}5\ l/100\ km}$

### Kraftstoffverbrauch von Pkw   Verbrauchsangabe nach Richtlinie 93/116/EG vom 1.1.96

Die Messung erfolgt nach dem EG-Testzyklus.

**Stadtfahrt** ($v \leq 50$ km/h) mit Kaltstart, Länge 4,052 km ergibt Verbrauch innerorts, Gewichtungsfaktor 36,8 %.

**Überlandfahrt** ($v = 50$ km/h ... 120 km/h), Länge 6,955 km ergibt Verbrauch außerorts, Gewichtungsfaktor 63,2 %.

$$C = \frac{100 \cdot V}{s}$$

$$C = \frac{100 \cdot m}{\varrho \cdot s} \qquad m = V \cdot \varrho$$

$$C_{EG} = C_S + C_L$$

$$C_S = 0{,}368 \cdot C;\ C_L = 0{,}632 \cdot C$$

- $C_{EG}$ Kraftstoffverbrauch n. EG in l/100 km
- $C$ Kraftstoffverbrauch in l/100 km
- $V$ Kraftstoffverbrauch in l
- $s$ Weg in km
- $m$ Kraftstoffverbrauch in kg
- $\varrho$ Dichte des Kraftstoffes in kg/l

**Beispiel**

Bei der Verbrauchsmessung eines Pkw nach dem EG-Testzyklus werden ermittelt: Stadtfahrt 10,121 l/100 km; Überlandfahrt 5,813 l/100 km. Wie groß ist die Verbrauchsangabe des Pkw nach Richtline 93/116/EG?

Gegeben: $C_{(s)} = 10{,}121$ l/100 km; $C_{(L)} = 5{,}813$ l/100 km

Gesucht: $C_{EG}$ in l/100 km nach Richtlinie 93/116/EG

**Lösung:** $C_{EG} = C_S + C_L = 0{,}368 \cdot 10{,}121\ \text{l/100 km} + 0{,}632 \cdot 5{,}813\ \text{l/100 km}$
$= \mathbf{7{,}4\ l/100\ km}$

### Kraftstoffverbrauch   (vgl. DIN 70 030-2)

Der Kraftstoffverbrauch von Lkw, Omnibussen und Krafträdern wird auf einer etwa 10 km langen Prüfstrecke ermittelt, die hin und zurück zu durchfahren ist. Zur Berücksichtigung ungünstiger Umstände wird der gemessene Verbrauch um 10% (Faktor 1,1) erhöht.

$$k = \frac{1{,}1 \cdot K \cdot 100}{s}$$

- $k$ Kraftstoffverbrauch in l/100 km
- $K$ Kraftstoffverbrauch in l (Messverbrauch)
- $s$ Prüfstrecke in km

Bei Nachprüfung ist zur Berücksichtigung unvermeidbarer Umstände eine Toleranz von +5% zulässig.

**Beispiel**

Bei einer Kraftstoffverbrauchsmessung werden 1,58 l Kraftstoff auf einer Prüfstrecke von 20 km verbraucht. Wie groß ist der Kraftstoffverbrauch auf 100 km?

Gegeben: $K = 1{,}58$ l; $s = 20$ km

Gesucht: $k$ in l/100 km nach DIN 70 030-2

**Lösung:** $k = \frac{1{,}1 \cdot K \cdot 100}{s} = \frac{1{,}1 \cdot 1{,}58\ \text{l} \cdot 100}{20\ \text{km}} \approx \mathbf{8{,}7\ l/100\ km}$

### Fahrbereich   (vgl. DIN 70 020)

Der Fahrbereich gibt die Strecke an, die ein Kfz mit einer Füllung der fest eingebauten Kraftstoffbehälter zurücklegen kann.

$$s_F = \frac{100 \cdot V}{k}$$

- $s_F$ Fahrbereich in km
- $V$ Inhalt der fest eingebauten Kraftstoffbehälter in l
- $k$ Kraftstoffverbrauch in l/100 km nach DIN 70 030-2

**Beispiel**

Ein Lkw hat einen Kraftstoffverbrauch von 18,9 l/100 km nach DIN 70 030-2. Der Inhalt des Kraftstoffbehälters beträgt 180 l. Wie groß ist der Fahrbereich?

Gegeben: $k = 18{,}9$ l/100 km; $V = 180$ l

Gesucht: $s_F$ in km

**Lösung:** $s_F = \frac{100 \cdot V}{k} = \frac{100 \cdot 180\ \text{l}}{18{,}9\ \text{l/100 km}} \approx \mathbf{952\ km}$

**Aufgaben**

1. Ein Pkw verbraucht 10,5 l Kraftstoff auf einer Strecke von 125 km. Wie groß ist der Streckenverbrauch?
2. Ein Lkw verbraucht 40,15 l Kraftstoff auf einer Strecke von 365 km. Um wie viel l ist der Streckenverbrauch größer als der nach DIN 70 030-2 gemessene Kraftstoffverbrauch von 10 l/100 km?
3. Ein Kfz hat einen Streckenverbrauch von 11,2 l/100 km. Der Kraftstoffbehälter mit einem Fassungsvermögen von 56 l ist zu 3/4 gefüllt. Welche Strecke kann gefahren werden?
4. Ein Pkw mit einem Streckenverbrauch von 7,2 l/100 km soll eine Strecke von 540 km ohne Tankstopp durchfahren. Die Dichte des Kraftstoffes beträgt 0,76 kg/l. a) Wie groß muss mindestens das Volumen des Kraftstoffbehälters sein? b) Wie groß ist das Gewicht der Mindestfüllung im Kraftstoffbehälter?
5. Bei der Verbrauchsmessung eines Pkw nach dem EG-Testzyklus werden ermittelt: Stadtfahrt 8,579 l/100 km; Überlandfahrt 5,298 l/100 km. Wie groß ist die Verbrauchsangabe des Pkw nach der Richtlinie 93/116/EG vom 1.1.96?
6. Bei der Kraftstoffverbrauchsmessung eines Pkw nach dem EG-Testzyklus werden folgende Werte ermittelt: Stadtzyklusfahrt 0,527 l Kraftstoff auf 4,052 km Länge, Überlandzyklusfahrt 0,473 l Kraftstoff auf 6,955 km Länge. Wie groß ist der Kraftstoffverbrauch des Pkw nach der Richtlinie 93/116/EG vom 1.1.96?
7. Ein Kfz hat einen Kraftstoffverbrauch nach DIN 70 030-2 von 15 l/100 km. Zur Nachprüfung wird eine Messfahrt auf einer Strecke von 20 km unter den vorgeschriebenen Bedingungen nach DIN 70 030-2 durchgeführt. Der Messverbrauch beträgt dabei 2,91 l. Berechnen Sie a) Kraftstoffverbrauch nach DIN 70 030-2, b) eventuellen Mehrverbrauch in %.
8. Der Kraftstoffbehälter eines Mopeds hat ein Fassungsvermögen von 6,7 l, der Kraftstoffverbrauch beträgt 2,3 l/100 km nach DIN 70 030-2. Wie groß ist der Fahrbereich bei vollständig gefülltem Kraftstoffbehälter?
9. Ein Lkw mit einem Kraftstoffverbrauch von 10,2 l/100 km (DIN 70 030-2) unternimmt mit vollständig gefülltem Kraftstoffbehälter mit 82 l Inhalt eine Fahrt. Wie groß ist der Fahrbereich?
10. Die zwei zylindrischen Kraftstoffbehälter eines Lkw haben einen Innendurchmesser von 542 mm und eine Innenlänge von 800 mm. Der Kraftstoffverbrauch (DIN 70 030-2) beträgt 48 l/100 km. Wie groß ist der Fahrbereich bei vollständig gefüllten Kraftstoffbehältern?
11. Ein Lkw hat einen Kraftstoffverbrauch von 32 l/100 km nach DIN 70 030-2. Der Fahrbereich soll 850 km betragen. Die Kraftstoffbehälter haben einen Innendurchmesser von 480 mm. a) Wie viel Liter Kraftstoff müssen die beiden, fest eingebauten Kraftstoffbehälter mindestens aufnehmen können? b) Wie groß muss die Innenlänge der zylindrischen Kraftstoffbehälter sein? c) Wie weit kann der Lkw fahren, wenn der Kraftstoffverbrauch um 15% ansteigt?
12. Von einem Motorrad sind folgende Daten bekannt: Vierzylinder-Viertaktmotor, Gesamthubraum 1 287 $cm^3$, Hub 66,5 mm, Nutzleistung 76,4 kW, Motordrehzahl 7 500 1/min, Verdichtungsverhältnis 8, Kraftstoffverbrauch 8,5 l/100 km nach DIN 70 030-2, Fassungsvermögen des Kraftstoffbehälters 24 l. Berechnen Sie a) Zylinderdurchmesser, b) Drehmoment, c) mittl. Kolbengeschwindigkeit, d) Hubverhältnis, e) Hubraumleistung, f) Verdichtungsraum, g) Fahrbereich.
13. Ein quaderförmiger Kraftstoffbehälter (waagrecht eingebaut) hat folgende Innenmaße: Länge 950 mm, Breite 800 mm, Höhe 450 mm. Der Kraftstoffbehälter ist zu 2/3 gefüllt. Der Durchschnittsverbrauch des Kraftfahrzeuges beträgt 12,5 Liter Kraftstoff je Stunde. Nach einer Fahrt von 130 km bei einer Durchschnittsgeschwindigkeit von 50 km/h ist die Temperatur des Kraftstoffes von 15 °C auf 34 °C angestiegen. Die Raumausdehnungszahl des Kraftstoffes beträgt 0,001 1/K. a) Wie groß ist das Volumen des Kraftstoffbehälters? b) Wie viel Liter Kraftstoff sind nach der Fahrt noch im Kraftstoffbehälter? c) Wie hoch steht der Kraftstoff nach der Fahrt im Kraftstoffbehälter? (Die Ausdehnung des Kraftstoffbehälters durch die Erwärmung ist nicht zu berücksichtigen.)

## 3.1.16 Luftverhältnis, Luftverbrauch, Luftbedarf

### Luftverhältnis (Luftzahl)

Das Luftverhältnis $\lambda$ ist das Verhältnis der tatsächlich der Verbrennung zugeführten Luftmenge zum theoretischen Luftbedarf (Mindestluftmenge).

$$\lambda = \frac{L_{zu}}{L_{th}}$$

$$\lambda = \frac{L_B}{L_{th} \cdot B}$$

$$B = \frac{L_B}{L_{th} \cdot \lambda}$$

$\lambda$ Luftverhältnis (Luftzahl)
$L_{zu}$ zugeführte Luftmenge in kg/kg (kg Luft/kg Kraftstoff)
$L_{th}$ theoretischer Luftbedarf in kg/kg (Mindestluftmenge in kg Luft/kg Kr.)
$L_B$ Luftverbrauch in kg/h
$B$ Kraftstoffverbrauch in kg/h

**Beispiel**

1 kg Superkraftstoff wird in einem Ottomotor verbrannt a) mit 14,7 kg Luft, b) mit 15,2 kg Luft. Der theoretische Luftbedarf beträgt 14,7 kg Luft/kg Kraftstoff. Wie groß ist das jeweilige Luftverhältnis?

Gegeben: $L_{th} = 14{,}7$ kg/kg; a) $L_{zu} = 14{,}7$ kg/kg; b) $L_{zu} = 15{,}2$ kg/kg

Gesucht: $\lambda$

**Lösung:** a) $\lambda = \frac{L_{zu}}{L_{th}} = \frac{14{,}7 \text{ kg/kg}}{14{,}7 \text{ kg/kg}} = \mathbf{1{,}0}$ b) $\lambda = \frac{L_{zu}}{L_{th}} = \frac{15{,}2 \text{ kg/kg}}{14{,}7 \text{ kg/kg}} = \mathbf{1{,}03}$

### Luftverbrauch, Luftbedarf

Der Luftverbrauch $L_B$ gibt an, welche Luftmenge in Kilogramm einem Verbrennungsmotor in einer Stunde zugeführt wird.

Der theoretische Luftbedarf $L_{th}$ ist die zu einer vollkommenen Verbrennung notwendige Mindestluftmenge in Kilogramm je Kilogramm Kraftstoff. Die Mindestluftmenge ist abhängig von der chemischen Zusammensetzung des Kraftstoffes.

$$L_{zu} = \frac{l}{K} \qquad L_{zu} = \frac{L_B}{B}$$

$$L_{zu\,v} = \frac{l}{K \cdot \varrho_L}$$

$$L_{zu\,v} = \frac{L_{zu}}{\varrho_L}$$

$$L_B = \lambda \cdot L_{th} \cdot B$$

$$L_B = L_{zu} \cdot B$$

$$V_L = k_s \cdot L_{zu\,v} \cdot \varrho$$

$L_{zu}$ zugeführte Luftmenge in kg/kg (kg Luft/kg Kraftstoff)
$L_{zu\,v}$ zugeführte Luftmenge in m³/kg (m³ Luft/kg Kraftstoff)
$L_{th}$ theoretischer Luftbedarf in kg/kg (Mindestluftmenge in kg Luft/kg Kr.)
$V_L$ erforderliche Luftmenge in m³/100 km
$k_s$ Kraftstoffverbrauch in l/100 km
$\varrho$ Dichte des Kraftstoffes in kg/l
$V_a$ angesaugte Luftmenge in l/h
$\lambda$ Luftverhältnis (Luftzahl)
$L_B$ Luftverbrauch in kg/h
$B$ Kraftstoffverbrauch in kg/h
$l$ Luftmasse in kg
$K$ Kraftstoffmasse in kg
$V_h$ Zylinderhubraum in l
$z$ Zylinderzahl
$n$ Motordrehzahl in 1/min
$\lambda_L$ Liefergrad
$\varrho_L$ Dichte der Luft in kg/m³

**Beispiel 1**

Ein Motor benötigt zur Verbrennung von 10,4 kg Kraftstoff 152 kg Luft, Dichte der Luft 1,29 kg/m³. Berechnen Sie a) zugeführte Luftmenge in kg Luft/kg Kraftstoff, b) zugeführte Luftmenge in m³ Luft/kg Kraftstoff.

Gegeben: $K = 10{,}4$ kg; $l = 152$ kg; $\varrho_L = 1{,}29$ kg/m³

Gesucht: a) $L_{zu}$ in kg/kg, b) $L_{zu\,v}$ in m³/kg

**Lösung:** a) $L_{zu} = \frac{l}{K} = \frac{152 \text{ kg}}{10{,}4 \text{ kg}} = \mathbf{14{,}6\ kg/kg}$ (14,6 kg Luft/1 kg Kraftstoff)

b) $L_{zu\,v} = \frac{l}{K \cdot \varrho_L} = \frac{152 \text{ kg}}{10{,}4 \text{ kg} \cdot 1{,}29 \text{ kg/m}^3} = \mathbf{11{,}3\ m^3/kg}$

$$V_a = \frac{60 \cdot V_h \cdot z \cdot n \cdot \lambda_L}{2}$$

$$V_a = 60 \cdot V_h \cdot z \cdot n \cdot \lambda_L$$

$$\varrho_L = 1{,}29 \text{ kg/m}^3$$

**Beispiel 2**

Ein Vierzylinder-Viertaktmotor mit einem Gesamthubraum von 1,8 l hat bei einer Motordrehzahl von 6 000 1/min eine Füllung von 65%. Wie viel l Kraftstoff-Luft-Gemisch werden in 60 min angesaugt?

Gegeben: Viertaktmotor; $V_H = V_h \cdot z = 1{,}8$ l; $n = 6\,000$ 1/min; $\lambda_L = 65\% = 0{,}65$

Gesucht: $V_a$ in l/h

**Lösung:** $V_a = \frac{60 \cdot V_h \cdot z \cdot n \cdot \lambda_L}{2} = \frac{60 \cdot 1{,}8 \cdot 6000 \cdot 0{,}65}{2} \frac{\text{l}}{\text{h}} = \mathbf{210\,600\ l/h}$

| Theoretischer Luftbedarf | | |
|---|---|---|
| | $\varrho$ | $L_{th}$ |
| Kraftstoff | kg/l | kg Luft/kg Kr. |
| Normal | 0,730 | ≈ 14,8 |
| Super | 0,765 | ≈ 14,7 |
| Diesel | 0,830 | ≈ 14,5 |

**Aufgaben**

1. Bei der motorischen Verbrennung von Superkraftstoff beträgt der theoretische Luftbedarf (Mindestluftmenge) 14,2 kg Luft/kg Kraftstoff, die zugeführte Luftmenge 12,78 kg Luft/kg Kraftstoff. Berechnen Sie das Luftverhältnis (Luftzahl).
2. Ein Motor benötigt zur Verbrennung von 12 kg Normalbenzin 138 $m^3$ Luft mit einer Dichte von 1,29 kg/$m^3$. Der theoretische Luftbedarf (Mindestluftmenge) beträgt 15,2 kg Luft/kg Kraftstoff. a) Wie viel kg Luft werden zur Verbrennung von 1 kg Kraftstoff benötigt? b) Wie groß ist das Luftverhältnis (Luftzahl)?
3. Ein Motor benötigt 14,7 kg Luft mit einer Dichte von 1,29 kg/$m^3$ zur Verbrennung von 1 kg Kraftstoff. Wie groß ist die zugeführte Luftmenge in $m^3$ pro 1 kg Kraftstoff?
4. Ein Motor benötigt zur Verbrennung einer Kraftstoffmenge von 5,5 kg eine Luftmenge von 81,4 kg. Wie groß ist die zugeführte Luftmenge in kg pro 1 kg Kraftstoff?
5. Zur Verbrennung von 4,5 kg Kraftstoff benötigt ein Ottomotor 66,6 kg Luft. Dichte der Luft 1,29 kg/$m^3$. Wie groß ist die zugeführte Luftmenge in $m^3$ pro 1 kg Kraftstoff?
6. Ein Motor verbraucht in einer Stunde 7,2 kg Normalbenzin bei einer Luftmenge von 14,8 kg Luft/kg Kraftstoff. Dichte der Luft 1,29 kg/$m^3$. Wie viel $m^3$ Luft werden in einer Stunde angesaugt?
7. Ein Sechszylinder-Viertaktmotor mit 2,4 l Gesamthubraum hat bei einer Motordrehzahl von 3 000 1/min eine Füllung von 80 %. Wie viel l Kraftstoff-Luft-Gemisch werden in 60 Minuten angesaugt?
8. Von einem Achtzylinder-Viertaktmotor sind folgende Daten bekannt: Zylinderdurchmesser 125 mm, Hub 130 mm, Motordrehzahl 2 300 1/min; Liefergrad 0,78. Wie viel l Luft werden in 1 h angesaugt?
9. Ein Vierzylinder-Viertaktmotor hat einen Zylinderdurchmesser von 77 mm und einen Hub von 69 mm. Durch eine Messung wird festgestellt, dass der Motor bei einer Motordrehzahl von 2 000 1/min in einer Minute 1 030 l Luft ansaugt. Berechnen Sie für einen Zylinder das Verhältnis von angesaugter Luftmenge zum Hubraum in %.
10. Ein Motor hat einen Kraftstoffverbrauch von 10 l/100 km. Die Luftmenge beträgt 15 kg Luft/kg Kraftstoff, die Luftdichte 1,29 kg/$m^3$ und die Kraftstoffdichte 0,74 kg/l. Der verwendete Luftfilter scheidet 92% des Staubes aus bei einem Staubgehalt der Luft von 0,006 g/$m^3$. a) Wie viel Staub scheidet der Filter während einer Fahrt von 100 km aus? b) Wie viel Staub (in g) gelangt dabei noch in die Zylinder?
11. Von einem Kfz sind folgende Daten bekannt: Kraftstoffverbrauch 12,2 l/100 km, Luftbedarf 14,8 kg/kg Normalbenzin, Luftüberschuss 10 %, Dichte des Kraftstoffes 0,74 kg/$dm^3$, Dichte der Luft 1,29 kg/$m^3$. Wie viel $m^3$ Luft werden für 100 km Fahrstrecke benötigt?
12. Ein Dieselmotor hat bei Teillast einen Kraftstoffverbrauch von 13,6 l/h. Dichte des Kraftstoffes 0,84 kg/$dm^3$, Luftverhältnis 2,7, theoretischer Luftbedarf 14,5. Wie groß ist der Luftverbrauch in einer Stunde in kg und in $m^3$?
13. Ein Motor hat einen Kraftstoffverbrauch von 12,2 l/100 km, die Dichte des Kraftstoffes beträgt 0,74 kg/$dm^3$, Luftbedarf 14,8 kg Luft/kg Kraftstoff. Dichte der Luft 1,29 kg/$m^3$. Staubgehalt der Luft 0,012 g/$m^3$. Ausscheidungsgrad des Filters 95%. Berechnen Sie a) Kraftstoffverbrauch in kg/100 km, b) Luftverbrauch in kg für 100 km Fahrstrecke, c) Luftverbrauch in $m^3$ für 100 km Fahrstrecke, d) Wie viel g Staub gelangen in die Zylinder nach 100 km Fahrstrecke?
14. Ein Vierzylinder-Viertaktmotor hat einen Zylinderdurchmesser von 77 mm und einen Hub von 84 mm. Motordrehzahl 5 100 1/min, Liefergrad 0,73. Wie viel l Kraftstoff-Luft-Gemisch werden a) in einer Minute und b) bei einem Arbeitsspiel angesaugt?
15. Ein Sechszylinder-Viertaktmotor mit 2,3 l Gesamthubraum und einer Motordrehzahl von 5 000 1/min saugt in einer Stunde 234 600 l Kraftstoff-Luft-Gemisch an. Wie groß ist der Liefergrad?

## 3.1.17 Schmierölverbrauch (Streckenverbrauch)

Die Ermittlung des Ölverbrauches (Ölverschleiß) erfolgt durch Fahrversuche über längere Messstrecken. Die beim Ölwechsel aus dem Motor abgelassene Ölmenge wird nicht berücksichtigt.

Der Schmierölverbrauch (Streckenverbrauch) $V_s$ gibt an, welche Schmierölmenge in Liter ein Verbrennungsmotor auf einer Strecke von 100 km verbraucht.

$$V_s = \frac{100 \cdot m}{\varrho \cdot s}$$

$$V = \frac{m}{\varrho}$$

$$V_s = \frac{100 \cdot V}{s}$$

$V_s$ Schmierölverbrauch in l/100 km
$m$ Schmierölmenge in kg
$\varrho$ Dichte des Schmieröls in kg/l
$V_M$ Zweitaktmischung in l (l/100 km)
$V$ Schmierölmenge in l
$K$ Kraftstoffmenge in l
$s$ Messstrecke in km
$z$ Mischungsverhältnis (Schmieröl : Kraftstoff)
$x$ Kraftstoffanteil in der Zweitaktmischung

für Zweitaktmotoren

$$V_M = V + K$$

$$V = \frac{V_M}{1 + x}$$

$$V = K \cdot z \qquad K = \frac{V}{z}$$

$$V = \frac{K}{x} \qquad z = \frac{1}{x}$$

$$\frac{1}{x} = \frac{V}{K} \qquad z = \frac{V}{K}$$

**Beispiel**

Ein Motor verbraucht 0,18 kg Schmieröl während einer Messfahrt von 242 km. Die Dichte des Schmieröls beträgt 0,9 kg/l. Wie groß ist der Schmierölverbrauch in l/100 km?

Gegeben: $m = 0{,}18$ kg; $s = 242$ km; $\varrho = 0{,}9$ kg/l

Gesucht: $V_s$ in l/100 km

**Lösung:** $V_s = \frac{100 \cdot m}{\varrho \cdot s} = \frac{100 \cdot 0{,}18}{0{,}9 \cdot 242} \frac{\text{l}}{100\ \text{km}} = \mathbf{0{,}083\ l/100\ km}$

### Aufgaben

1. Ein Viertaktmotor hat auf einer Strecke von 340 km eine Ölmenge von 0,268 kg verbraucht. Dichte des Öls 0,91 kg/dm$^3$. Welche Ölmenge verbraucht der Motor auf 100 km?
2. Ein Kfz verbraucht auf einer Strecke von 485 km eine Ölmenge von 0,4 l. Wie groß ist der Ölverbrauch auf 100 km?
3. Eine Zweitaktmischung wird aus 1,25 l Öl und 31,25 l Benzin hergestellt. Wie groß ist das Mischungsverhältnis?
4. 30,75 l Zweitaktmischung sind herzustellen im Mischungsverhältnis 1 : 40. Wie viel Liter Öl und wie viel Liter Benzin sind zu mischen?
5. Ein Zweitaktmotor verbraucht auf einer Strecke von 320 km eine Kraftstoffmenge von 14,72 l, das Mischungsverhältnis beträgt 1 : 40. Wie groß ist die auf 100 km verbrauchte Ölmenge?
6. Ein Motor hat eine Ölfüllmenge von maximal 4,5 l und minimal 3,75 l. Der Schmierölverbrauch (Streckenverbrauch) beträgt 0,05 l/100 km. Wie weit kann das Kraftfahrzeug fahren bis der Ölstand an der Minimalmarkierung angelangt ist?
7. Ein Pkw hat einen Schmierölverbrauch (Streckenverbrauch) von 0,08 l/100 km. Die Ölwanne hat eine prismatische Form mit einer Länge von 340 mm und einer Breite von 250 mm. Seit dem letzten Ölwechsel ist die Peilstabmarkierung um 14 mm gesunken. Welche Strecke hat der Pkw zurückgelegt?
8. Ein Kraftfahrzeug hat eine Strecke von 2 500 km zurückgelegt. Die Dichte des Schmieröls beträgt 0,9 kg/l. In der Ölwanne **(Bild 1)** mit einer Länge von 620 mm ist der Ölstand von 80 mm Höhe auf eine Höhe von 60 mm gesunken. Wie groß ist a) die verbrauchte Schmierölmenge, b) der Schmierölverbrauch auf 1 000 km Strecke, c) der Schmierölverbrauch (Streckenverbrauch), d) das Gewicht der Schmierölmenge in kg, wenn der Ölstand in der Ölwanne 90 mm beträgt?

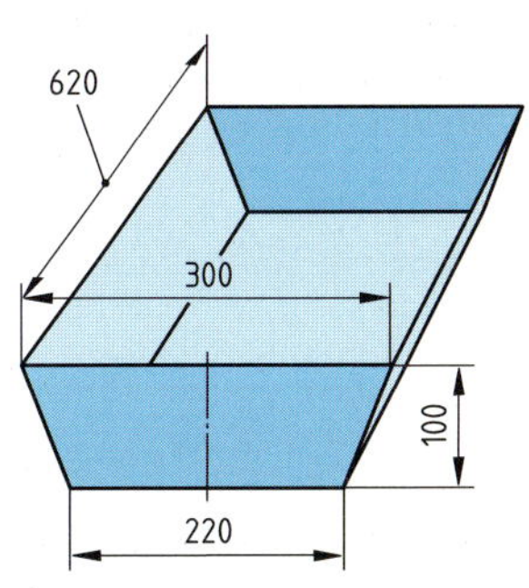


**Bild 1**

## 3.1.18 Wärmeverbrauch des Motors

Der Wärmeverbrauch (Wärmemengenverbrauch) eines Motors ist die bei der Verbrennung frei werdende (zugeführte) Wärmemenge.

Der Wärmeverbrauch eines Motors hängt ab vom Kraftstoffverbrauch je Stunde und dem Heizwert des Kraftstoffes.

Der spezifische Wärmeverbrauch gibt an, wie viel Wärmeeinheiten nötig sind, um die Leistung von 1 kW eine Stunde lang zu erzeugen.

$\Phi_{zu}$ zugeführte Wärmemenge in kJ/h (Wärmeverbrauch des Motors)
$w$ spez. Wärmeverbrauch in kJ/kWh
$H_u$ spezifischer Heizwert in kJ/kg
$B$ Kraftstoffverbrauch in kg/h
$b_{eff}$ spez. Kraftstoffverbrauch in g/kWh
$P_{eff}$ Nutzleistung in kW

$$\Phi_{zu} = B \cdot H_u$$

$$\Phi_{zu} = \frac{b_{eff} \cdot H_u \cdot P_{eff}}{1000}$$

$$w = \frac{B \cdot H_u}{P_{eff}} \qquad w = \frac{\Phi_{zu}}{P_{eff}}$$

$$B = \frac{b_{eff} \cdot P_{eff}}{1000}$$

$$\Phi_{zu} = w \cdot P_{eff}$$

$$w = \frac{b_{eff} \cdot H_u}{1000}$$

| Motorart | $w$ kJ/kWh |
|---|---|
| Otto | 11 000 ... 25 000 |
| Diesel | 8 000 ... 15 000 |

**Beispiel**

Ein Motor mit einer Nutzleistung von 45 kW hat einen spezifischen Kraftstoffverbrauch von 351 g/kWh. Der spezifische Heizwert des Kraftstoffes beträgt 43 000 kJ/kg. Wie groß sind a) der spezifische Wärmeverbrauch des Motors, b) der Wärmeverbrauch des Motors?

Gegeben: $P_{eff} = 45$ kW; $b_{eff} = 351$ g/kWh; $H_u = 43\,000$ kJ/kg

Gesucht: a) $w$ in kJ/kWh, b) $\Phi_{zu}$ in kJ/h

**Lösung:** a) $w = \frac{b_{eff} \cdot H_u}{1000} = \frac{351 \cdot 43\,000}{1000} \frac{\text{kJ}}{\text{kWh}} = \mathbf{15\,093\ kJ/kWh}$

b) $\Phi_{zu} = w \cdot P_{eff} = 15\,093\ \text{kJ/kWh} \cdot 45\ \text{kW} = \mathbf{679\,185\ kJ/h}$

## 3.1.19 Motorkühlung

### Abzuführende Wärmemenge (Wärmestrom)

Beim Verbrennungsmotor muss das Kühlmittel etwa 1/3 der zugeführten Kraftstoffenergie in Form von Wärme – wegen der begrenzten Hitzebeständigkeit der Werkstoffe und des Motorschmieröls – abführen. Das Kühlmittel nimmt die Wärme auf und gibt sie an die Außenluft ab.

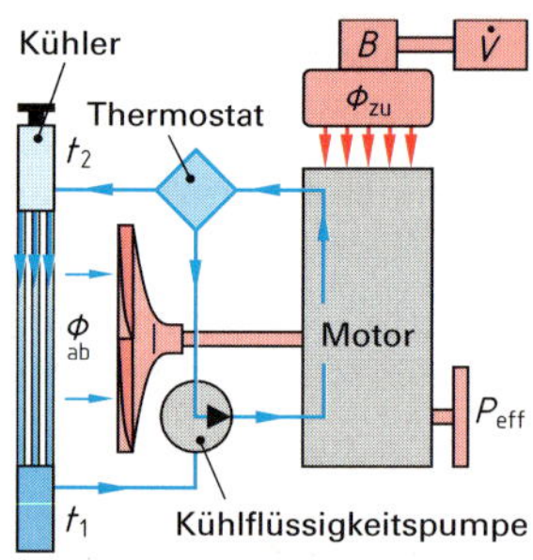


Die im Kühler abzuführende Wärmemenge hängt ab von der Nutzleistung, dem spezifischen Kraftstoffverbrauch, dem spezifischen Heizwert des verwendeten Kraftstoffes und dem Verhältnis der abzuführenden zur gesamtanfallenden Wärmemenge.

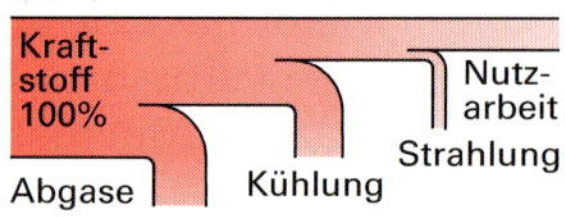


$\Phi_{ab}$ abzuführende Wärmemenge in kJ/h (durch Kühlflüssigkeit abzuführende Wärmemenge)
$\Phi_{zu}$ durch Verbrennung gesamtanfallende Wärmemenge in kJ/h
$b_{eff}$ spezifischer Kraftstoffverbrauch in g/kWh
$H_u$ spezifischer Heizwert in kJ/kg
$B$ Kraftstoffverbrauch in kg/h
$\dot{V}$ Kraftstoffverbrauch in dm³/h (l/h)
$P_{eff}$ Nutzleistung in kW
$\varrho$ Dichte des Kraftstoffes in kg/dm³
$f$ Verhältnis der abzuführenden Wärmemenge zur gesamtanfallenden Wärmemenge

$$f \approx 0{,}25...0{,}35$$

$$\Phi_{ab} = \frac{b_{eff} \cdot P_{eff} \cdot H_u \cdot f}{1000}$$

$$\Phi_{ab} = B \cdot H_u \cdot f$$

$$\Phi_{ab} = \Phi_{zu} \cdot f$$

$$B = \frac{b_{eff} \cdot P_{eff}}{1000}$$

$$\dot{V} = \frac{B}{\varrho}; \qquad B = \dot{V} \cdot \varrho$$

**Beispiel**

Ein Motor mit einer Nutzleistung von 45 kW hat einen spezifischen Kraftstoffverbrauch von 351 g/kWh. Der spezifische Heizwert des Kraftstoffes beträgt 43 000 kJ/kg. 33% der gesamtanfallenden Wärmemenge müssen abgeführt werden. Welche Wärmemenge muss der Kühler in einer Stunde abführen?

Gegeben: $P_{eff} = 45$ kW; $b_{eff} = 351$ g/kWh; $H_u = 43\,000$ kJ/kg; $f = 0{,}33$

Gesucht: $\Phi_{ab}$ in kJ/h

**Lösung:** $\Phi_{ab} = \frac{b_{eff} \cdot P_{eff} \cdot H_u \cdot f}{1000} = \frac{351\ \text{g/kWh} \cdot 45\ \text{kW} \cdot 43\,000\ \text{kJ/kg} \cdot 0{,}33}{1000\ \text{g/kg}} =$

$= \mathbf{224\,131\ kJ/h}$

## Notwendige Kühlflüssigkeitsdurchflussmenge (Kühlflüssigkeitsdurchsatz)

Die notwendige Kühlflüssigkeitsdurchflussmenge hängt ab von der abzuführenden Wärmemenge, der spezifischen Wärmekapazität der Kühlflüssigkeit und der Temperaturdifferenz.

$$\dot{m} = \frac{\Phi_{ab}}{\Delta T \cdot c}$$

$$\Phi_{ab} = \dot{m} \cdot c \cdot \Delta T$$

$$\Delta T = \frac{\Phi_{ab}}{\dot{m} \cdot c}$$

$$\Delta T = \Delta t = t_2 - t_1$$

$$Q = m_K \cdot c \cdot \Delta T$$

- $\dot{m}$ Durchflussmenge (Durchsatz) der Kühlflüssigkeit in kg/h
- $\Phi_{ab}$ abzuführende Wärmemenge in kJ/h
- $\Delta T$ Temperaturdifferenz in K
- $c$ spez. Wärmekapazität in kJ/(kg · K)
- $m_K$ Kühlsysteminhalt in kg
- $t_2$ Temperatur der Kühlflüssigkeit in °C (bei Eintritt in den Kühler)
- $t_1$ Temperatur der Kühlflüssigkeit in °C (bei Austritt aus dem Kühler)
- $Q$ Wärmeaufnahme der Kühlflüssigkeit je Umlauf in kJ

**Beispiel**

Bei einer Pumpenumlaufkühlung soll eine Wärmemenge von 224 131 kJ/h abgeführt werden. Die spezifische Wärmekapazität beträgt 3,9 kJ/(kg · K), die Temperaturdifferenz 6 K. Welche Kühlflüssigkeitsmenge muss in einer Stunde durch den Kühler gepumpt werden?

Gegeben: $\Phi_{ab} = 224\,131$ kJ/h; $c = 3{,}9$ kJ/(kg · K); $\Delta T = 6$ K

Gesucht: $\dot{m}$ in kg/h

**Lösung:** $\dot{m} = \frac{\Phi_{ab}}{\Delta T \cdot c} = \frac{224\,131 \text{ kJ/h}}{6 \text{ K} \cdot 3{,}9 \text{ kJ/(kg} \cdot \text{K)}} = \mathbf{9\,578{,}2 \text{ kg/h}}$

Für Wasser ist $c = 4{,}2 \frac{\text{kJ}}{\text{kg} \cdot \text{K}}$

## Anzahl der Kühlflüssigkeitsumläufe

Die Anzahl der Kühlflüssigkeitsumläufe je Zeiteinheit hängt ab von der Kühlflüssigkeitsdurchflussmenge je Zeiteinheit und der Kühlflüssigkeitsmenge, die sich im Kühlsystem befindet.

$$\dot{z} = \frac{\dot{m}}{m_K} \qquad \dot{z} = \frac{\Phi_{ab}}{Q}$$

$$m_K = \frac{\dot{m}}{\dot{z}} \qquad Q = \frac{\Phi_{ab}}{\dot{z}}$$

$$\dot{m} = \dot{z} \cdot m_K \qquad \Phi_{ab} = \dot{z} \cdot Q$$

$$t_u = \frac{60}{\dot{z}} \qquad t_u = \frac{60 \cdot m_K}{\dot{m}}$$

$$m_K = V_K \cdot \varrho_K$$

| Max. Durchflussmenge im Kühlsystem |
|---|
| 4,5 l/s ... 5 l/s |

- $\dot{z}$ Kühlflüssigkeitsumläufe in 1/h
- $\dot{m}$ Durchflussmenge (Durchsatz) der Kühlflüssigkeit in kg/h
- $m_K$ Kühlsysteminhalt in kg
- $\varrho_K$ Dichte der Kühlflüssigkeit in kg/l
- $\Phi_{ab}$ abzuführende Wärmemenge in kJ/h
- $Q$ Wärmeaufnahme der Kühlflüssigkeit je Umlauf in kJ
- $t_u$ Zeit für 1 Kühlflüssigkeitsumlauf in min
- $V_K$ Volumen der Kühlflüssigkeit in l

**Beispiel**

Der Kühlflüssigkeitsdurchsatz (notwendige Kühlflüssigkeitsdurchflussmenge) eines Motors beträgt 9 578,2 kg/h, der Inhalt des Kühlsystems 7,8 kg. Wie oft wird die Kühlflüssigkeitsmenge umgewälzt?

Gegeben: $\dot{m} = 9\,578{,}2$ kg/h; $m_K = 7{,}8$ kg

Gesucht: $\dot{z}$ in 1/h

**Lösung:** $\dot{z} = \frac{\dot{m}}{m_K} = \frac{9\,578{,}2 \text{ kg/h}}{7{,}8 \text{ kg}} = \mathbf{1228 \text{ 1/h} = 1228 \text{ mal je Stunde}}$

## Aufgaben

1. Ein Motor hat einen Kraftstoffverbrauch von 6,8 kg/h mit einem spezifischen Heizwert von 43 000 kJ/kg. Wie groß ist die durch die Verbrennung gesamtanfallende Wärmemenge (Wärmeverbrauch)?
2. Bei der Verbrennung einer Kraftstoffmenge von 0,2 kg/h wird eine Wärmemenge von 8 400 kJ/h frei. Wie groß ist der spezifische Heizwert des verwendeten Kraftstoffes?
3. Von einem Pkw-Motor **(Bild 1)** sind noch bekannt: Dichte des Kraftstoffes 0,84 kg/dm³; spezifischer Heizwert 42 600 kJ/kg. Berechnen Sie a) Kraftstoffverbrauch in kg/h, b) zugeführte Wärmemenge (Wärmeverbrauch), c) spezifischer Wärmeverbrauch, d) abzuführende Wärmemenge (Wärmestrom).

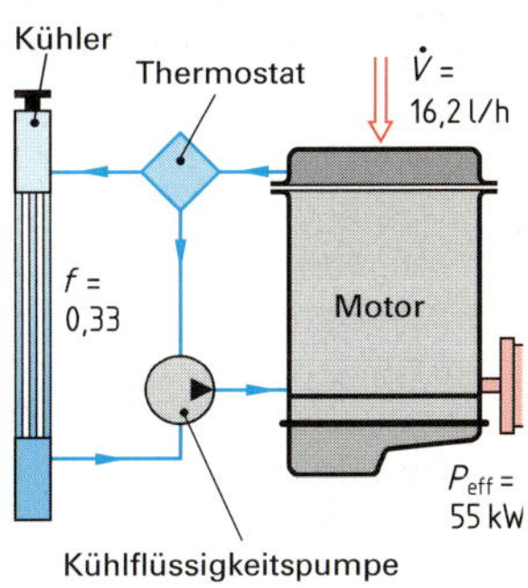


**Bild 1**

4. Ein Pkw-Motor verbraucht 11,6 l Kraftstoff auf 100 km. Dichte des Kraftstoffes 0,84 g/cm$^3$, spezifischer Heizwert 42 000 kJ/kg. Welche Wärmemenge wird dabei frei?

5. Ein Motor hat einen Kraftstoffverbrauch von 14,2 l/h bei einem spezifischen Heizwert von 42 400 kJ/kg. Dichte des Kraftstoffes 0,74 kg/dm$^3$. Berechnen Sie die gesamtanfallende Wärmemenge und die abzuführende Wärmemenge von 32% der gesamtanfallenden Wärmemenge.

6. Die 7 Liter Kühlflüssigkeit eines Pkw-Motors werden von 20 °C auf 85 °C erwärmt. Die Dichte der Kühlflüssigkeit beträgt 1,03 kg/l, die spezifische Wärmekapazität 3,94 kJ/(kg · K). Welche Wärmemenge ist dazu notwendig?

7. 8,5 kg Kühlflüssigkeit mit einer Temperatur von 25 °C werden 2 220 kJ zugeführt. Die Wärmekapazität der Kühlflüssigkeit beträgt 3,68 kJ/(kg · K). Wie hoch steigt die Temperatur an?

8. Eine Wärmemenge von 545 kJ soll abgeführt werden. Temperaturdifferenz 12 K. Spezifische Wärmekapazität der Kühlflüssigkeit 3,94 kJ/(kg · K). Dichte der Kühlflüssigkeit 1,04 kg/l. Welche Kühlflüssigkeitsmenge in Litern wird dazu benötigt?

9. Von einem Kfz sind folgende Daten bekannt: Kraftstoffverbrauch 11,5 l/h; Dichte des Kraftstoffes 0,73 kg/dm$^3$; spezifischer Heizwert 43 000 kJ/kg; abzuführende Wärmemenge 32% der gesamtanfallenden Wärmemenge; Kühlflüssigkeitsmenge 7,8 l. Dichte der Kühlflüssigkeit 1,04 kg/dm$^3$. Differenz zwischen Kühlflüssigkeitseintritt und Kühlflüssigkeitsaustritt am Kühler 7 K. Spezifische Wärmekapazität der Kühlflüssigkeit 3,9 kJ/(kg · K). Berechnen Sie a) Kraftstoffverbrauch in kg/h, b) Wärmeverbrauch, c) Wärmestrom, d) Kühlflüssigkeitsdurchsatz in kg/h und in l/h, e) Wärmeaufnahme des Kühlsysteminhaltes je Umlauf, f) Kühlflüssigkeitsumläufe in 1 Stunde und in 1 Minute, g) Zeit für 1 Kühlflüssigkeitsumlauf in Minuten und in Sekunden.

10. Ein Motor muss eine Wärmemenge von 62 550 kJ/h abführen. Die spezifische Wärmekapazität der Kühlflüssigkeit beträgt 3,8 kJ/(kg · K); die Dichte 1,04 kg/l; der Kühlsysteminhalt 7 Liter. Die Kühlflüssigkeitspumpe fördert 1 790 l/h. Berechnen Sie a) Temperaturdifferenz der Kühlflüssigkeit, b) Kühlflüssigkeitsumläufe in 1 Minute.

11. Vom Fahrversuch eines Pkw sind bekannt: Länge der Messstrecke 20,5 km. Kraftstoffverbrauch 8,6 l/100 km bei einer gleichbleibenden Geschwindigkeit von 90 km/h. Spezifischer Heizwert des Kraftstoffes 43 500 kJ/kg, Kraftstoffdichte 0,765 kg/l. Nutzleistung 20,2 kW. 32% der gesamtanfallenden Wärmemenge werden abgeführt. Berechnen Sie a) spezifischer Kraftstoffverbrauch, b) spezifischer Wärmeverbrauch, c) abzuführende Wärmemenge in einer Stunde.

12. Ein Motor verbraucht 15 l/h Kraftstoff mit einer Dichte von 0,74 kg/l und einem spezifischen Heizwert von 42 700 kJ/kg. 32% der gesamtanfallenden Wärmemenge werden abgeführt, wobei sich die 14 l Kühlflüssigkeit von 75 °C auf 85 °C erwärmen. Spezifische Wärmekapazität der Kühlflüssigkeit 3,9 kJ/(kg · K). Dichte der Kühlflüssigkeit 1,04 kg/dm$^3$. a) Welche Wärmemenge nimmt die Kühlflüssigkeit in einer Stunde auf? b) Welche Wärmemenge kann die Kühlflüssigkeit bei einem Kühlflüssigkeitsumlauf aufnehmen? c) Wie oft wird die Kühlflüssigkeit während einer Fahrt von einer Stunde umgewälzt? d) Berechnen Sie die Zeit für 1 Kühlflüssigkeitsumlauf in Minuten und in Sekunden.

13. Von einem Pkw-Motor **(Bild 1)** sind bekannt: Nutzleistung 90 kW bei einer Motordrehzahl von 5 200 1/min. Spezifischer Heizwert des Kraftstoffes 43 000 kJ/kg. Dichte des Kraftstoffes 0,765 kg/dm$^3$. Spezifische Wärmekapazität der Kühlflüssigkeit 3,9 kJ/(kg · K). Berechnen Sie a) Kraftstoffverbrauch in kg/h, b) spezifischer Kraftstoffverbrauch, c) Wärmeverbrauch, d) spezifischer Wärmeverbrauch, e) abzuführende Wärmemenge (Wärmestrom), f) Kühlflüssigkeitsdurchsatz, g) Kühlflüssigkeitsumläufe je Stunde, h) Zeit für einen Kühlflüssigkeitsumlauf, i) Wärmeaufnahme der Kühlflüssigkeit je Umlauf.

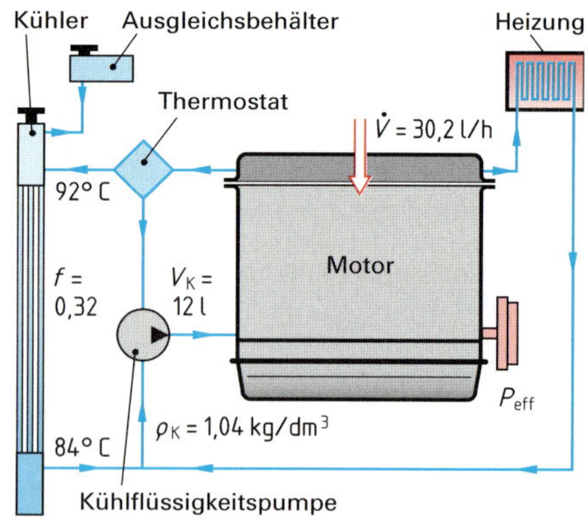


**Bild 1: Kühlsystem**

## 3.2 Berechnungen am Triebwerk

### 3.2.1 Kupplung (Reibungskupplung)

Reibungskupplungen übertragen das Motordrehmoment im eingekuppelten Zustand kraftschlüssig durch Haftreibungskräfte auf das Wechselgetriebe.

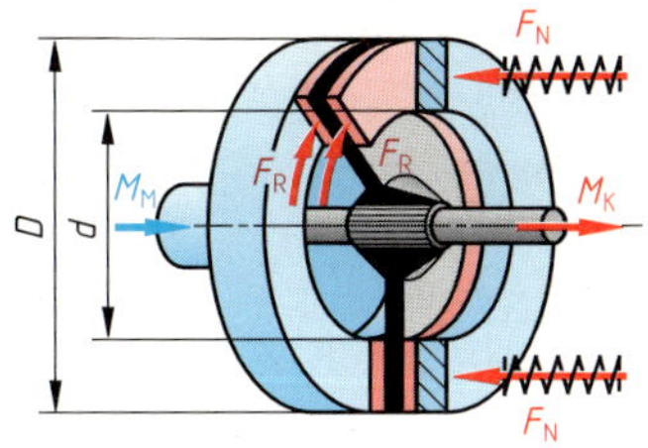


#### Reibungskraft

Die Reibungskraft $F_R$ einer Belagseite der Kupplungsscheibe ist von der Gesamtfederkraft $F_N$ (Gesamtanpresskraft, Normalkraft) und von der Reibungszahl $\mu_H$ abhängig.

Die Reibungszahl $\mu_H$ wird beeinflusst von den Reibpaarungen (Auflageflächen/Kupplungsbeläge) und der Reibungsart. Sie kann zwischen $\mu_H = 0{,}08$ (Nasskupplung) und $\mu_H = 0{,}45$ (Trockenkupplung) liegen.

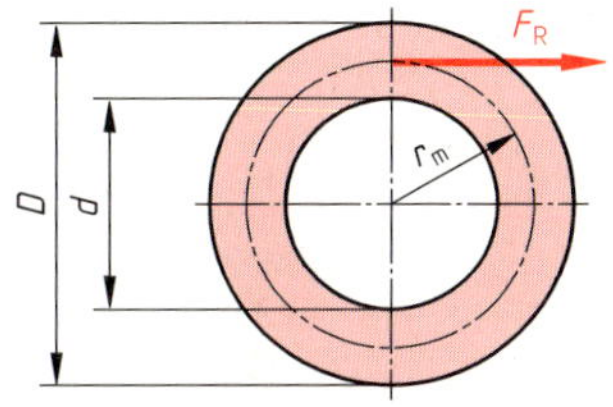


#### Gesamtanpresskraft

Die Gesamtanpresskraft $F_N$ wird durch mehrere zylindrische Schraubenfedern (6, 9, 12) oder eine Membranfeder erzeugt. Sie wird durch die zulässige Flächenpressung $p$ des Kupplungsbelages begrenzt.

#### Übertragbares Drehmoment

Bei einer Einscheibenkupplung wird die Kupplungsscheibe über die 2 Reibflächen der Beläge angetrieben.

Jede Reibfläche eines Belages überträgt die Reibungskraft $F_K$.

Bei $z$ Kupplungsscheiben sind insgesamt $2 \cdot z$ Reibflächen wirksam.

$F_K$ greift am wirksamen Drehkrafthalbmesser $r_m$ an.

$r_m$ wird als Mittelwert aus den beiden Durchmessern $D$ und $d$ eines Belagringes berechnet.

Das übertragbare Drehmoment $M_K$ wird durch die Drehkraft $F_K$ bewirkt, die am Drehkrafthalbmesser $r_m$ als Hebelarm angreift.

#### Sicherheit der Übertragungsfähigkeit

Reibungskupplungen werden so ausgelegt, dass das maximale Motordrehmoment $M_{max}$ mit Sicherheit übertragen werden kann.

Dies wird bei der Berechnung durch die Sicherheitszahl $S$ berücksichtigt. Sie ist das Verhältnis des übertragbaren Kupplungsdrehmoments $M_K$ zum maximalen Motordrehmoment $M_{max}$.

$$F_R = F_N \cdot \mu_H$$

$$F_N = \frac{F_R}{\mu_H}; \qquad \mu_H = \frac{F_R}{F_N}$$

$$F_N = A \cdot p$$

$$p = \frac{F_N}{A}$$

$$A = \frac{\pi}{4} \cdot (D^2 - d^2)$$

$$F_K = 2 \cdot F_R \cdot z$$

$$F_R = \frac{F_K}{2 \cdot z}$$

$$M_K = F_K \cdot r_m$$

$$F_K = \frac{M_K}{r_m}; \qquad r_m = \frac{M_K}{F_K}$$

$$r_m = \frac{D + d}{4}$$

$$M_K = 2 \cdot F_N \cdot \mu_H \cdot r_m \cdot z$$

$$S = \frac{M_K}{M_{max}}; \qquad M_K = M_{max} \cdot S$$

| | |
|---|---|
| $F_R$ | Reibungskraft einer Belagseite in N |
| $F_N$ | Gesamtanpresskraft der Kupplungsdruckfedern in N |
| $F_K$ | Drehkraft (Gesamtumfangskraft) in N |
| $\mu_H$ | Haftreibungszahl |
| $D$ | Außendurchmesser in cm |
| $d$ | Innendurchmesser in cm |
| $A$ | Fläche einer Belagseite in $cm^2$ |
| $p$ | Flächenpressung in $N/cm^2$ |
| $r_m$ | mittlerer Drehkrafthalbmesser in cm |
| $z$ | Zahl der Kupplungsscheiben (bzw. getriebenen Stahllamellen) |
| $M_K$ | übertragbares Kupplungsdrehmoment in Ncm |
| $M_{max}$ | maximales Motordrehmoment in Ncm |
| $S$ | Sicherheitszahl für Übertragungsfähigkeit |

**Beispiel 1**

Die Beläge einer Kupplungsscheibe haben einen äußeren Durchmesser von 225 mm und einen inneren Durchmesser von 150 mm. Die zulässige Flächenpressung für den Kupplungsbelag beträgt 20 N/cm², die Haftreibungszahl 0,34.

Berechnen Sie a) die zulässige Gesamtanpresskraft in N, b) die übertragbare Umfangskraft in N.

Gegeben: $D = 225$ mm; $d = 150$ mm; $p = 20$ N/cm²; $\mu_H = 0{,}34$

Gesucht: a) $F_N$ in N; b) $F_K$ in N

**Lösung:** a) $A = \frac{\pi}{4} \cdot (D^2 - d^2) = \frac{\pi}{4} \cdot (22{,}5^2\ \text{cm}^2 - 15^2\ \text{cm}^2) = 220{,}9\ \text{cm}^2$

$F_N = A \cdot p = 220{,}9\ \text{cm}^2 \cdot 20\ \text{N/cm}^2 = \mathbf{4418\ N}$

b) $F_R = F_N \cdot \mu_H = 4418\ \text{N} \cdot 0{,}34 = 1502\ \text{N}$; $F_K = 2 \cdot F_R \cdot z = 2 \cdot 1502\ \text{N} \cdot 1 = \mathbf{3004\ N}$

**Beispiel 2**

Eine Zweischeibenkupplung hat Beläge mit einer Fläche von 302,18 cm². Die 6 Druckfedern besitzen je 800 N Federkraft, der mittlere Drehkrafthalbmesser beträgt 101 mm, die Haftreibungszahl 0,3.

Gegeben: $A = 302{,}2$ cm²; 6 Federn; $F_N = 6 \cdot 800$ N; $\mu_H = 0{,}3$; $r_m = 10{,}1$ cm

Gesucht: a) die vorhandene Flächenpressung in N/cm², b) das übertragbare Kupplungsdrehmoment in Nm

**Lösung:** a) $p = \frac{F_N}{A} = \frac{6 \cdot 800\ \text{N}}{302{,}2\ \text{cm}^2} = \mathbf{15{,}9\ N/cm^2}$

b) $M_K = 2 \cdot F_N \cdot \mu_H \cdot r_m \cdot z = 2 \cdot 6 \cdot 800\ \text{N} \cdot 0{,}3 \cdot 10{,}1\ \text{cm} \cdot 2 = 58\,176\ \text{Ncm} = \mathbf{581{,}76\ Nm}$

## Aufgaben

1. Die Kupplungsscheibe einer Einscheiben-Trockenkupplung wird durch eine Membranfeder mit 3800 N angepresst. Die Haftreibungszahl beträgt 0,36. Berechnen Sie die Reibungskraft einer Belagseite.
2. Bei einer Reibungskupplung beträgt die Fläche einer Belagseite 131,75 cm² und die Anpresskraft der Federn 2600 N. Wie groß ist die Flächenpressung des Kupplungsbelages?
3. Eine Einscheiben-Trockenkupplung hat eine Kupplungsscheibe mit einem äußeren Durchmesser von 160 mm und einem inneren Durchmesser von 110 mm. Die zulässige Flächenpressung beträgt 18 N/cm². Berechnen Sie a) Fläche einer Belagseite, b) zulässige Gesamtfederkraft.
4. Die Beläge einer Einscheibenkupplung haben die Abmessungen $D = 205$ mm und $d = 128$ mm. Die übertragbare Drehkraft beträgt 1100 N. Wie groß sind a) mittlerer Drehkrafthalbmesser, b) übertragbares Kupplungsdrehmoment in Nm?
5. Die Lamellen-Nasskupplung eines Motorrades hat 7 außenverzahnte Reiblamellen, 6 Druckfedern mit je 70 N Druckkraft, eine Haftreibungszahl von 0,15 und einen wirksamen Drehkrafthalbmesser von 80 mm. Berechnen Sie a) Drehkraft (Umfangskraft), b) übertragbares Kupplungsdrehmoment in Nm.
6. Eine Einscheibenkupplung hat 6 zylindrische Druckfedern mit je 400 N Federkraft. Die Kupplungsbeläge haben einen mittleren Durchmesser von 168 mm, die Haftreibungszahl beträgt 0,28. Gesucht a) Drehkraft, b) übertragbares Kupplungsdrehmoment, c) übertragbares Moment einer baugleichen Zweischeibenkupplung.
7. Die Beläge einer Einscheiben-Reibungskupplung **(Bild 1)** werden durch eine Membranfeder mit 4000 N angepresst. Die Haftreibungszahl beträgt 0,32. Gesucht a) übertragbares Kupplungsdrehmoment in Nm, b) Flächenpressung der Kupplungsbeläge in N/cm².
8. Eine Einscheibenkupplung soll ein Drehmoment von 280 Nm übertragen können. Die Reibungszahl der Kupplungsbeläge beträgt 0,33. Die zu verwendende Membranfeder besitzt eine Federkraft von 3300 N. Berechnen Sie a) Reibungskraft einer Belagseite, b) den erforderlichen Drehkrafthalbmesser in mm.

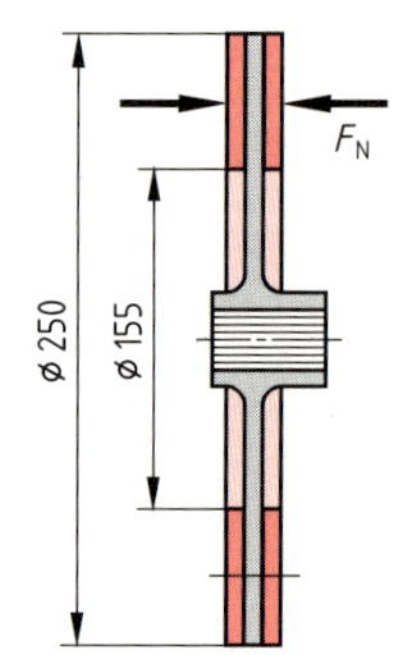


**Bild 1**

9. Die Kupplungsbeläge einer Einscheiben-Trockenkupplung haben einen Außendurchmesser von 218 mm, einen Innendurchmesser von 135 mm und eine Haftreibungszahl von 0,33. Die Flächenpressung soll 25 N/cm² nicht überschreiten. a) Wie groß ist die zulässige Gesamtanpresskraft der Membranfeder? b) Welches Drehmoment in Nm kann mit dieser Kupplung übertragen werden?
10. Eine Reibungskupplung mit 9 Druckfedern hat eine Kupplungsscheibe, deren Beläge einen Innendurchmesser von 140 mm und einen Außendurchmesser von 225 mm aufweisen. Die für die Beläge zulässige Flächenpressung beträgt 20 N/cm². Wie groß darf die maximale Federkraft einer Feder sein, damit die zulässige Flächenpressung nicht überschritten wird?
11. Ein Ottomotor erreicht bei einer Drehzahl von 3800 1/min sein maximales Drehmoment und eine Leistung von 40 kW. Der mittlere Drehkrafthalbmesser beträgt 125 mm, die Haftreibungszahl 0,32, die Sicherheitszahl 1,9. Wie groß sind a) maximales Motordrehmoment, b) Kupplungsdrehmoment in Nm, c) erforderliche Gesamtanpresskraft der Membranfeder?
12. Die Einscheibenkupplung eines Kfz hat Kupplungsbeläge mit dem Außendurchmesser 200 mm und dem Innendurchmesser 128 mm. Die zulässige Flächenpressung beträgt 25 N/cm², die Haftreibungszahl 0,31. Wie groß sind a) zulässige Gesamtanpresskraft in N, b) Drehkraft (Umfangskraft) in N, c) übertragbares Kupplungsdrehmoment in Nm?
13. Ein Motorrad hat eine in Öl laufende Lamellenkupplung mit 9 treibenden Reiblamellen. Der Außendurchmesser beträgt 100 mm, der Innendurchmesser 80 mm. Die Gesamtanpresskraft wird durch 6 Federn mit je 140 N Anpresskraft bewirkt; die Haftreibungszahl beträgt 0,16. Berechnen Sie a) die am mittleren Halbmesser angreifende Gesamtdrehkraft, b) den mittleren Drehkrafthalbmesser, c) das übertragbare Drehmoment in Nm.
14. Eine Zweischeiben-Trockenkupplung soll Drehmomente bis 700 Nm übertragen können. Die Haftreibungszahl beträgt 0,34; die Kupplungsbeläge besitzen einen Außendurchmesser von 225 mm und einen Innendurchmesser von 150 mm. Gesucht a) mittlerer Drehkrafthalbmesser, b) erforderliche Reibungskraft einer Belagseite, c) auftretende Flächenpressung in N/cm².
15. Ein Pkw-Motor hat bei einer Drehzahl von 3700 1/min eine Leistung von 83 kW. Die Membranfeder der Kupplung bewirkt eine Gesamtanpresskraft von 6000 N, die Reibbeläge der Kupplungsscheibe haben einen Außendurchmesser von 250 mm und einen Innendurchmesser von 155 mm. Die Haftreibungszahl beträgt 0,32. Berechnen Sie a) Motordrehmoment, b) auftretende Flächenpressung, c) übertragbares Kupplungsdrehmoment in Nm, d) Sicherheitszahl.
16. Ein Motor hat ein maximales Drehmoment von 200 Nm. Die Einscheibenkupplung ist so ausgelegt, dass sie 340 Nm übertragen kann. Sie hat folgende technische Daten: Außendurchmesser des Kupplungsbelages 280 mm, Innendurchmesser 165 mm, 9 Druckfedern, Haftreibungszahl 0,31. Gesucht a) Sicherheitszahl, b) übertragbare Umfangskraft, c) Gesamtanpresskraft der Federn, d) Flächenpressung.
17. Ein Ottomotor besitzt ein Nenndrehmoment von 120 Nm. Die Einscheiben-Kupplung soll es mit 1,5facher Sicherheit übertragen können. Der Innendurchmesser der Kupplungsbeläge beträgt 130 mm, der Außendurchmesser 200 mm. Die Druckplatte wird durch eine Tellerfeder beaufschlagt. Berechnen Sie a) übertragbares Kupplungsdrehmoment, b) Reibkraft einer Belagseite.
18. Die Beläge der Kupplungsscheiben einer Zweischeibenkupplung **(Bild 1)** werden durch 9 Druckfedern mit je 340 N Federkraft gegen die Auflageflächen gedrückt. Die Haftreibungszahl beträgt 0,28. Wie groß ist das übertragbare Kupplungsdrehmoment in Nm?
19. Ein Otto-Viertaktmotor erreicht ein maximales Drehmoment von 150 Nm. Die Einscheiben-Membranfederkupplung ist so ausgelegt, dass sie 70% mehr Drehmoment übertragen kann. Sie hat folgende Daten: Außendurchmesser der Kupplungsbeläge 225 mm, Innendurchmesser 140 mm, Haftreibungszahl 0,35. Gesucht a) wirksamer Drehkrafthalbmesser, b) Reibungskraft einer Belagseite, c) Flächenpressung in N/cm².

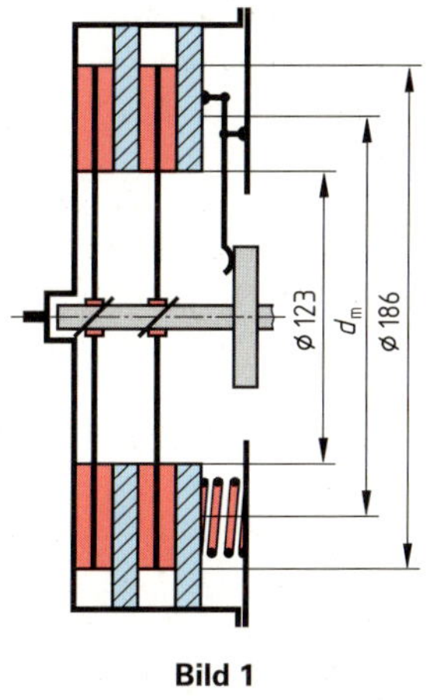

**Bild 1**

## Mechanische Kupplungsbetätigung

Zur Unterbrechung des Kraftflusses muss die kraftschlüssige Verbindung zwischen Druckplatte, Kupplungsbelägen und Schwungrad durch die Ausrückkraft $F_A$ aufgehoben werden.

Die zur Verfügung stehende menschliche Fußkraft reicht zur Erzeugung der gegen die Gesamtanpresskraft wirkenden Ausrückkraft $F_A$ nicht aus.

Die Fußkraft wird durch die mechanischen Übersetzungen $i_1$, $i_2$ und $i_3$ verstärkt.

Die einzelnen Übersetzungen und damit die Hebellängen von Kupplungspedal, Kupplungshebel und Ausrückhebel müssen so ausgelegt sein, dass beim Auskuppeln die Pedalkraft $F_P$ und der Pedalweg $s_P$ nicht zu groß werden.

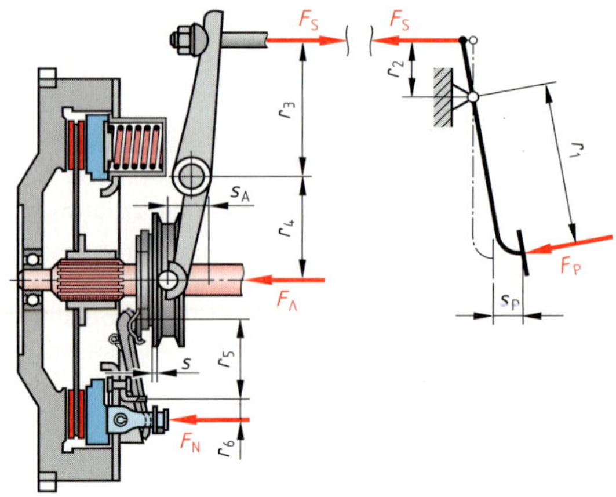


### Übersetzungen

Erste äußere Übersetzung: $F_P \cdot r_1 = F_S \cdot r_2$

$$i_1 = \frac{r_2}{r_1}$$

Zweite äußere Übersetzung: $F_S \cdot r_3 = F_A \cdot r_4$

$$i_2 = \frac{r_4}{r_3}$$

Äußere Gesamtübersetzung:

$$i_a = i_1 \cdot i_2$$

Innere Übersetzung:

$$i_i = \frac{r_6}{r_5}$$

### Ausrückkraft, Pedalkraft, Federkraft

Die erforderliche gesamte Kraftübersetzung $i_{mec}$ der Kupplungsbetätigung wird durch das Verhältnis von Pedalkraft $F_P$ zur Gesamtanpresskraft (Gesamtfederkraft) $F_N$ bestimmt.

$$i_{mec} = i_a \cdot i_i$$

$$i_{mec} = \frac{r_2 \cdot r_4 \cdot r_6}{r_1 \cdot r_3 \cdot r_5}$$

| | | | |
|---|---|---|---|
| $F_P$ | Pedalkraft in N | $i_1$, $i_2$ | äußere Einzelübersetzungen |
| $F_A$ | Ausrückkraft in N | $i_a$ | äußere Gesamtübersetzung |
| $F_N$ | Gesamtanpresskraft in N | $i_i$ | innere Übersetzung |
| $F_S$ | Seilkraft in N | $i_{mec}$ | mech. Gesamtübersetzung |
| | | $r_1 \ldots r_6$ | wirksame Hebellängen in mm |

$$i_{mec} = \frac{F_P}{F_N}$$

$$F_P = F_N \cdot i_{mec}$$

$$F_A = F_N \cdot i_i$$

$$F_A = \frac{F_P}{i_a}$$

$$F_P = F_A \cdot i_a$$

$$F_N = \frac{F_A}{i_i}$$

**Beispiel 1**

Die Gesamtanpresskraft einer Kupplung beträgt 4000 N, die wirksamen Hebellängen für die äußere Übersetzung $r_1$ = 210 mm, $r_2$ = 51 mm, $r_3$ = 70 mm, $r_4$ = 50 mm und die innere Übersetzung 0,35.

Wie groß sind a) äußere Übersetzung, b) Gesamtübersetzung, c) Pedalkraft.

Gegeben: $F_N$ = 4000 N; $r_1$ = 210 mm; $r_2$ = 51 mm; $r_3$ = 70 mm; $r_4$ = 50 mm; $i_i$ = 0,35
Gesucht: a) $i_a$; b) $i_{mec}$; c) $F_P$

**Lösung:** a) $i_a = i_1 \cdot i_2 = \frac{r_2}{r_1} \cdot \frac{r_4}{r_3} = \frac{51\ \text{mm} \cdot 50\ \text{mm}}{210\ \text{mm} \cdot 70\ \text{mm}} = \mathbf{0{,}17}$

b) $i_{mec} = i_i \cdot i_a = 0{,}35 \cdot 0{,}17 = \mathbf{0{,}06}$

c) $F_P = F_N \cdot i_{mec} = 4000\ \text{N} \cdot 0{,}06 = \mathbf{240\ N}$

**Beispiel 2**

Die Gesamtanpresskraft der Kupplungsdruckfedern beträgt 3780 N, die innere Übersetzung 0,4, die äußere Übersetzung 0,12. Wie groß sind a) Ausrückkraft, b) Pedalkraft?

Gegeben: $F_N = 3780$ N; $i_i = 0{,}4$, $i_a = 0{,}12$

Gesucht: a) $F_A$; b) $F_P$

**Lösung:** a) $F_A = F_N \cdot i_i = 3780\ \text{N} \cdot 0{,}4 = \mathbf{1512\ N}$ b) $F_P = F_A \cdot i_a = 1512\ \text{N} \cdot 0{,}12 = \mathbf{181\ N}$

### Ausrückweg, Pedalweg, Belagabnutzung

Der Ausrückweg wird über die Hebelverhältnisse der inneren Übersetzung $i_i$ und das Lüftungsspiel $l$ ermittelt.

$$\frac{r_6}{r_5} = i_i = \frac{l}{s_A}$$

$$s_A = \frac{l}{i_i}$$

Der Pedalweg wird über die Hebelverhältnisse der äußeren Übersetzungen $i_1$ und $i_2$, Ausrückweg $s_A$ und Kupplungsspiel $s$ ermittelt.

$$\frac{r_2}{r_1} \cdot \frac{r_4}{r_3} = i_1 \cdot i_2 = \frac{s_A + s}{s_P}$$

$$s_P = \frac{s_A + s}{i_1 \cdot i_2}$$

$$i_a = i_1 \cdot i_2$$

$$\Delta s = \frac{s_B}{i_i}$$

| | | | |
|---|---|---|---|
| $i_1$, $i_2$ | äußere Einzelübersetzungen | $l$ | Lüftungsspiel in mm |
| $i_a$ | äußere Gesamtübersetzung | $s$ | Kupplungsspiel in mm |
| $i_i$ | innere Übersetzung | $s_P$ | Pedalweg in mm |
| $r_1 \dots r_6$ | wirksame Hebellängen in mm | $s_B$ | Belagabnutzung in mm |
| $s_A$ | Ausrückweg in mm | $\Delta s$ | Abnahme des Kupplungsspiels in mm |

**Beispiel**

Eine Kupplung hat eine innere Übersetzung von 0,25 und eine äußere Übersetzung von 0,07. Das Lüftungsspiel beträgt 1,2 mm, das Kupplungsspiel 2,5 mm. Nach einer Laufzeit von 50 000 km beträgt die Belagabnutzung 2 mm. Gesucht a) Ausrückweg, b) Pedalweg, c) Abnahme des Kupplungsspiels.

Gegeben: $i_i = 0{,}25$; $i_a = 0{,}07$; $l = 0{,}75$ mm; $s = 2{,}5$ mm; $s_B = 2$ mm

Gesucht: a) $s_A$; b) $s_P$; c) $\Delta s$

**Lösung:** a) $s_A = \frac{l}{i_i} = \frac{0{,}75\ \text{mm}}{0{,}25} = \mathbf{4{,}8\ mm}$ b) $s_P = \frac{s_A + s}{i_a} = \frac{4{,}8\ \text{mm} + 2{,}5\ \text{mm}}{0{,}07} = \mathbf{104{,}28\ mm}$

c) $\Delta s = \frac{s_B}{i_i} = \frac{2\ \text{mm}}{0{,}25} = \mathbf{8\ mm}$

### Aufgaben

1. Bei der Überprüfung einer Kupplung zeigt ein am Pedal angebrachter Pedalkraftmesser in voll ausgekuppeltem Zustand eine Pedalkraft von 180 N. Die innere Übersetzung der Kupplung beträgt 0,26, die äußere 0,07. Gesucht a) Ausrückkraft, b) Gesamtfederkraft der Kupplungsfedern.
2. Der Ausrückweg einer Einscheibenkupplung beträgt 10 mm, das Kupplungsspiel 3 mm. Am Kupplungspedal ist für die Pedalkraft ein Hebel von 250 mm, für die Seilkraft ein Hebel von 35 mm wirksam. An der Ausrückgabel wirkt für die Seilkraft ein Hebel von 72 mm und für die Ausrückkraft ein Hebel von 49 mm. Am Ausrückhebel greift die Ausrückkraft an einem Hebelarm von 18 mm, die Federkraft an einem Hebelarm von 6 mm an. Gesucht a) innere Übersetzung, b) äußere Übersetzung, c) Gesamtübersetzung, d) Lüftungsspiel, e) Pedalweg.
3. Die Ausrückkraft einer Kupplung beträgt 1150 N, die innere Übersetzung 0,25, die äußere Übersetzung 0,1. Gesucht a) Anpresskraft der Federn, b) Pedalkraft kurz nach Kupplungsbetätigung.
4. Am Ende des Auskuppelvorganges beträgt die Pedalkraft am Kupplungspedal 220 N. Die äußere Übersetzung der Kupplung beträgt 0,11, die innere 0,36. Gesucht a) Kraft an der Ausrückplatte, b) Kraft mit der die Federn gedrückt werden.

## Hydraulische Kupplungsbetätigung

Die Kraftübertragung vom Kupplungspedal zum Ausrückhebel wird durch die mechanischen Übersetzungen $i_1$, $i_2$, $i_i$ und die hydraulische Übersetzung $i_{hyd}$ bewirkt.

- **Mechanische Übersetzung $i_1$.** Sie verstärkt die Pedalkraft $F_P$ und bewirkt die Kraft $F_{GZ}$ im Geberzylinderkolben.
- **Hydraulische Übersetzung $i_{hyd}$.** Die in den Geberzylinder eingeleitete Kraft $F_{GZ}$ erzeugt den Leitungsdruck $p$. Dieser wirkt auf die Kolbenfläche $A_{GZ}$ des Nehmerzylinders und bewirkt die Kraft $F_{NZ}$ im Nehmerzylinderkolben.

  Die hydraulische Übersetzung $i_{hyd}$ ist bestimmt durch das Flächenverhältnis $A_{GZ} : A_{NZ}$.
- **Mechanische Übersetzung $i_2$.** Sie verstärkt im äußeren Ausrückhebel die Kraft $F_{NZ}$ des Nehmerzylinderkolbens und bewirkt $F_A$.
- **Mechanische Übersetzung $i_i$.** Sie übersetzt im inneren Ausrückhebel die Ausrückkraft $F_A$ und bewirkt eine Gegenkraft zur Gesamtanpresskraft $F_N$.

Die **Gesamtübersetzung $i$** kann durch Multiplikation der Einzelübersetzungen oder durch das Kräfteverhältnis $F_P : F_N$ berechnet werden.

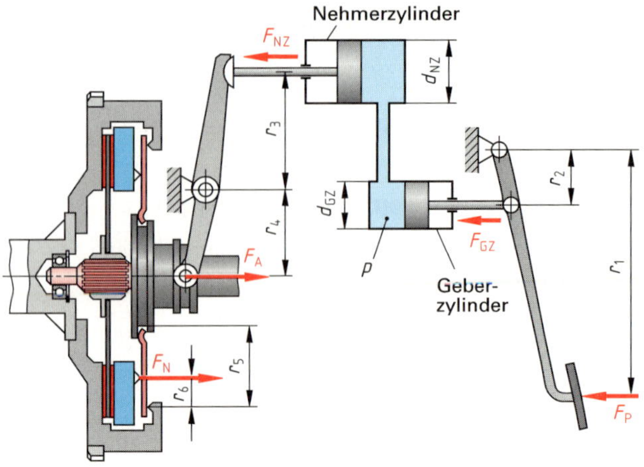


$$i_1 = \frac{r_2}{r_1}$$ $$F_{GZ} = \frac{F_P}{i_1}$$

$$p = \frac{F_{GZ}}{A_{GZ}}$$ $$F_{NZ} = p \cdot A_{NZ}$$

$$i_{hyd} = \frac{A_{GZ}}{A_{NZ}} = \frac{d^2_{GZ}}{d^2_{NZ}}$$ $$F_{NZ} = \frac{F_{GZ}}{i_{hyd}}$$

$$i_2 = \frac{r_4}{r_3}$$ $$F_A = \frac{F_{NZ}}{i_2}$$

$$i_i = \frac{r_6}{r_5}$$ $$F_N = \frac{F_A}{i_i}$$

$$i = i_1 \cdot i_{hyd} \cdot i_2 \cdot i_i$$ $$F_N = \frac{F_P}{i}$$

$$i = \frac{F_P}{F_N}$$ $$F_P = i \cdot F_N$$

| | |
|---|---|
| $i$ | Gesamtübersetzung |
| $i_1$, $i_2$, $i_i$ | mechanische Einzelübersetzungen |
| $i_{hyd}$ | hydraulische Übersetzung |
| $r_1$ ... $r_6$ | wirksame Hebellängen in mm |
| $p$ | Leitungsdruck in N/cm² |
| $F_{GZ}$, $F_{NZ}$ | Kraft am Geber-, Nehmerzylinderkolben in N |
| $F_A$ | Ausrückkraft in N |
| $F_N$ | Gegenkraft zur Gesamtanpresskraft in N |
| $A_{GZ}$, $A_{NZ}$ | Querschnittsfläche des Geber-, Nehmerzylinderkolbens in cm² |
| $d_{GZ}$, $d_{NZ}$ | Durchmesser des Geber-, Nehmerzylinderkolbens in cm |

### Aufgaben

1. Für eine Kupplung wird die Pedalkraft mit 150 N gemessen. Die Kupplungsbetätigung hat folgende Daten: Wirksame Hebellänge der Pedalkraft 180 mm, der Kolbenstangenkraft am Geberzylinder 34 mm; Durchmesser des Geberzylinders 20 mm, des Nehmerzylinders 22 mm; Übersetzung im äußeren Ausrückhebel 0,7, im inneren Ausrückhebel 0,29. Gesucht a) hydraulische Übersetzung, b) Gesamtübersetzung, c) Druck im Leitungssystem in bar, d) Gesamtfederkraft.
2. Bei einer Kupplung sollen beim Ausrückvorgang die Druckfedern durch eine Kraft von 6000 N mit Hilfe einer hydraulischen Kupplungsbetätigung zusammengedrückt werden. Die mechanischen Übersetzungen betragen im Kupplungspedal 0,16, im äußeren Ausrückhebel 0,8, im inneren Ausrückhebel 0,31. Der Geberzylinder hat einen Durchmesser von 17 mm, der Nehmerzylinder von 21 mm. Gesucht a) hydraulische Übersetzung, b) Pedalkraft, c) Leitungsdruck in bar.

## 3.2.2 Wechselgetriebe

### Ungleichachsiges Wechselgetriebe

**Drehmomentübersetzung**

Das Eingangsdrehmoment $M_M$ bewirkt am wirksamen Hebelarm $r_{tr}$ des jeweils treibenden Zahnrades, z. B. im 3. Gang am Zahnrad $z_5$, die Zahnflankenkraft $F$.

Diese Kraft $F$ erzeugt am Hebelarm $r_{getr}$ des getriebenen Zahnrades, z. B. $z_6$, das Getriebeausgangsdrehmoment $M_G$. Die Drehmomentwandlung erfolgt im Verhältnis der getriebenen Hebelarme zu den treibenden Hebelarmen $r_{getr}/r_{tr}$. Dieses Verhältnis nennt man Getriebeübersetzung $i_G$. Für jeden geschalteten Gang wird die Übersetzung $i_G$ durch eine Zahnradpaarung bewirkt, z. B. im 3. Gang durch die Zahnräder $z_5$ und $z_6$.

Berücksichtigt man die Verluste in der Kupplung durch deren Wirkungsgrad $\eta_K$ und die Verluste im Wechselgetriebe durch dessen Wirkungsgrad $\eta_G$, so ergibt sich für das Getriebeausgangsdrehmoment $M_G = M_M \cdot \eta_K \cdot i_G \cdot \eta_G$.

**Drehzahlübersetzungen**

Setzt man die Getriebeeingangsdrehzahl $n_M$ zur Getriebeausgangsdrehzahl $n_G$ ins Verhältnis, so erhält man die Getriebeübersetzung $i_G$ als Drehzahlübersetzung.

**Übersetzung der Gänge**

Setzt man für die einzelnen Gänge die Zähnezahlen des jeweils treibenden Zahnrades $z_{tr}$ zu der des getriebenen Zahnrades $z_{getr}$ ins Verhältnis, so kann man die Getriebeübersetzung aus den Zähnezahlen berechnen.

| | | |
|---|---|---|
| $i_G > 1$ | $M_G > M_M$<br>$n_G < n_M$ | Drehmomentverstärkung<br>Drehzahlübersetzung ins Langsame |
| $i_G = 1$ | $M_G = M_M$<br>$n_G = n_M$ | keine Drehmomentänderung<br>keine Drehzahländerung |
| $i_G < 1$ | $M_G < M_M$<br>$n_G > n_M$ | Drehmomentabsenkung<br>Drehzahlübersetzung ins Schnelle |

$M_M$ Motordrehmoment in Nm
$M_G$ Getriebeausgangsdrehmoment in Nm
$F$ Zahnflankenkraft in N
$r_{tr}$: $r_1, r_3, r_5$ … Hebellängen treibender Zahnräder in mm
$r_{getr}$: $r_2, r_4, r_6$ … Hebellängen getriebener Zahnräder in mm
$i_G$ Getriebeübersetzung
$n_M$ Motordrehzahl in 1/min
$n_G$ Getriebeausgangsdrehzahl in 1/min
$\eta_K, \eta_G$ Kupplungs-, Getriebewirkungsgrad
$z_{tr}$: $z_1, z_3, z_5$, … Zähnezahlen treibender Zahnräder
$z_{getr}$: $z_2, z_4, z_6$ … Zähnezahlen getriebener Zahnräder

**5-Gang-Wechselgetriebe**

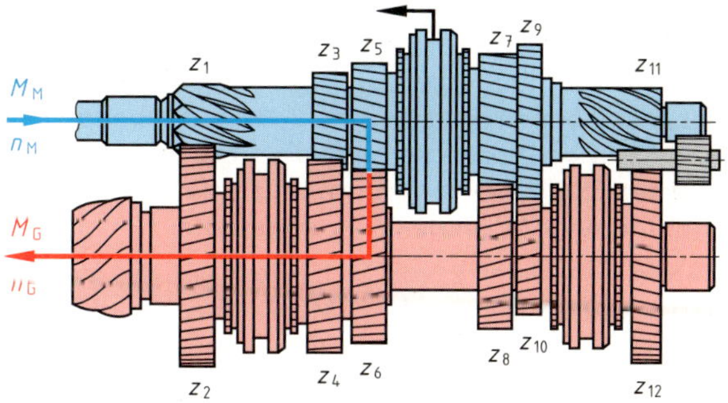


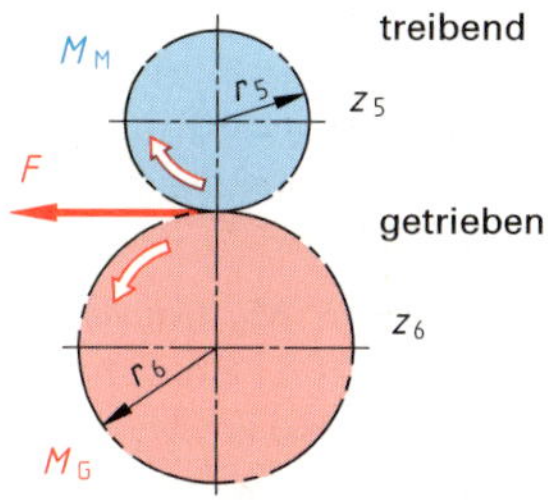


$$M_M = F \cdot r_{tr}$$

$$F \cdot r_{getr} = M_G$$

$$i_G = \frac{r_{getr}}{r_{tr}}; \quad i_G = \frac{M_G}{M_M}$$

Verluste unberücksichtigt

$$M_G = M_M \cdot i_G$$

Verluste berücksichtigt

$$M_G = M_M \cdot \eta_K \cdot i_G \cdot \eta_G$$

$$i_G = \frac{M_G}{M_M \cdot \eta_K \cdot \eta_G}$$

$$i_G = \frac{n_M}{n_G} \qquad n_G = \frac{n_M}{i_G} \qquad n_M = n_G \cdot i_G$$

1. Gang $$i_{G1} = \frac{z_2}{z_1}$$

2. Gang $$i_{G2} = \frac{z_4}{z_3}$$

3. Gang $$i_{G3} = \frac{z_6}{z_5}$$

4. Gang $$i_{G4} = \frac{z_8}{z_7}$$

5. Gang $$i_{G5} = \frac{z_{10}}{z_9}$$

R-Gang $$i_{GR} = \frac{z_{12}}{z_{11}}$$

## Gleichachsiges Wechselgetriebe

### Drehmomentübersetzung

Das Eingangsdrehmoment $M_1 = M_M$ bewirkt am Zahnrad 1 die Zahnflankenkraft $F_I$, die am Zahnrad 2 infolge des größeren Hebelarmes $r_2$ ein größeres Drehmoment $M_2$ erzeugt.

Die Drehmomentwandlung erfolgt im Verhältnis des getriebenen Hebelarmes $r_2$ zum treibenden Hebelarm $r_1$. Dieses Verhältnis ist die erste Teilübersetzung $i_1$. Durch Umformung erhält man das Drehmoment $M_2$ an der Vorgelegewelle.

Da die Zahnräder 2 und 3 drehfest auf der Vorgelegewelle sitzen, ist $M_2 = M_3$. Dadurch wird für die zweite Zahnradpaarung die Zahnflankenkraft $F_{II}$ bewirkt, die ihrerseits am Zahnrad 4 durch den Hebelarm $r_4$ das Drehmoment $M_4$ erzeugt.

Die Gesamtübersetzung $i_G$ des Wechselgetriebes wird durch 2 Zahnradpaarungen bewirkt. Man berechnet $i_G$ aus dem Produkt der Einzelübersetzungen $i_1$ und $i_2$.

Durch Einsetzen von $M_2$ für $M_3$ in $M_4 = M_3 \cdot i_2$ erhält man $M_4 = M_2 \cdot i_2$. Setzt man $M_2 = M_1 \cdot i_1$ in diese Gleichung ein, so ist $M_4 = M_1 \cdot i_1 \cdot i_2$.

Da das Drehmoment $M_1$ der Zahnradpaarung $z_1/z_2$ dem Eingangsdrehmoment $M_K$ und $M_4$ der Zahnradpaarung $z_3/z_4$ entspricht, kann man schreiben $M_G = M_K \cdot i_G$.

Berücksichtigt man die Verluste in der Kupplung durch deren Wirkungsgrad $\eta_K$ und die Verluste im Wechselgetriebe mit $\eta_G$, so ergibt sich für das Getriebeausgangsdrehmoment $M_G = M_M \cdot \eta_K \cdot i_G \cdot \eta_G$.

### Drehzahlübersetzung

Die Getriebeübersetzung $i_G$ kann auch aus dem Verhältnis von Motordrehzahl $n_M$ zu Getriebeausgangsdrehzahl $n_G$ berechnet werden.

| | |
|---|---|
| $z_1, z_3, z_5$ | Zähnezahlen treibender Räder |
| $z_2, z_4, z_6$ | Zähnezahlen getriebener Räder |
| $F_I, F_{II}$ | Zahnflankenkräfte |
| $M_1, M_2, \ldots$ | Drehmomente in Nm |
| $r_1, r_2, \ldots$ | Teilkreishalbmesser in m |
| $d_1, d_2, \ldots$ | Teilkreisdurchmesser in m |
| $i_1$ | konstante Teilübersetzung |
| $i_2$ | Teilübersetzung der Gangradpaare |
| $i_G$ | Getriebeübersetzung |
| $i_{G1}, i_{G2}, i_{G3} \ldots$ | Übersetzungen der Gänge |
| $i_{GR}$ | Übersetzung des R-Ganges |
| $\eta_K$ | Kupplungswirkungsgrad |
| $\eta_G$ | Getriebewirkungsgrad |
| $M_K$ | Kupplungsdrehmoment in Nm |
| $M_G$ | Getriebeausgangsdrehmoment in Nm |
| $M_M$ | Motordrehmoment in Nm |

**4-Gang-Wechselgetriebe**

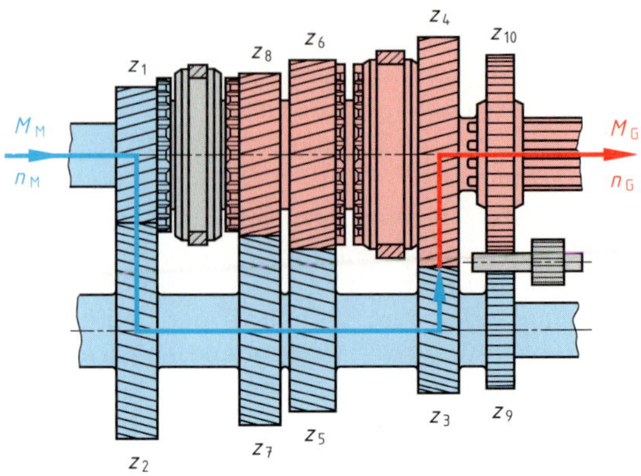


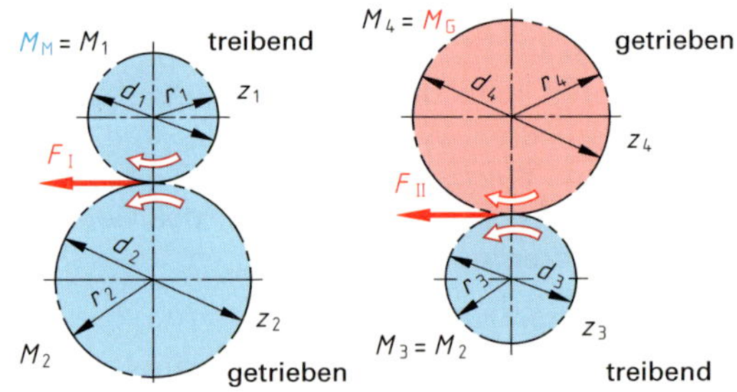


$$M_2 = M_1 \cdot \frac{r_2}{r_1}; \qquad i_1 = \frac{r_2}{r_1}$$

$$M_4 = M_2 \cdot \frac{r_4}{r_3}; \qquad i_2 = \frac{r_4}{r_3}$$

$$M_4 = M_1 \cdot i_1 \cdot i_2; \qquad i_G = i_1 \cdot i_2$$

Verluste unberücksichtigt

$$M_G = M_M \cdot i_G$$

$$i_G = \frac{M_G}{M_M}$$

Verluste berücksichtigt

$$M_G = M_M \cdot \eta_K \cdot i_G \cdot \eta_G$$

$$i_G = \frac{M_G}{M_M \cdot \eta_K \cdot \eta_G}$$

$$i_G = \frac{n_M}{n_G}$$

$$n_G = \frac{n_M}{i_G}; \qquad n_M = n_G \cdot i_G$$

### Übersetzung der Gänge

Bei gleichachsigen Wechselgetrieben werden die Übersetzungen, außer im direkten Gang, durch jeweils 2 Zahnradpaarungen bewirkt.

Die Berechnung kann durch Einsetzen der entsprechenden Zähnezahlen in die Formeln des doppelten Zahnradtriebs erfolgen.

Die Teilübersetzung $i_1$ zwischen den Zahnrädern $z_1$ und $z_2$ ist konstant. Sie ist, außer im direkten Gang, immer wirksam.

Die Teilübersetzung $i_2$ der jeweiligen Gangradpaarung wird durch das Schalten der Gänge bewirkt.

$$i_G = i_1 \cdot i_2$$

$$i_{G1} = \frac{z_2 \cdot z_4}{z_1 \cdot z_3}$$

$$i_{G2} = \frac{z_2 \cdot z_6}{z_1 \cdot z_5}$$

$$i_{G3} = \frac{z_2 \cdot z_8}{z_1 \cdot z_7}$$

$$i_{G4} = 1$$

$$i_{GR} = \frac{z_2 \cdot z_{10}}{z_1 \cdot z_9}$$

**Beispiel**

4-Gang-Getriebe: Motordrehzahl 3200 1/min, Motordrehmoment 126 Nm, Getriebewirkungsgrad 95%; $z_1/z_2 = 25/40$; $z_3/z_4 = 20/45$; $z_5/z_6 = 25/40$; $z_7/z_8 = 33/32$.

a) Wie groß ist die Übersetzung und die Getriebe-Ausgangsdrehzahl im 1. Gang?

b) Wie groß ist das Getriebe-Ausgangsdrehmoment im 1. Gang in Nm?

Gegeben: $z_1/z_2 = 25/40$; $z_3/z_4 = 20/45$; $n_M = 3200$ 1/min; $M_M = 126$ Nm

Gesucht: a) $i_{G1}$; $n_{G1}$ in 1/min; b) $M_{G1}$ in Nm

**Lösung:** a) $i_{G1} = \frac{z_2 \cdot z_4}{z_1 \cdot z_3} = \frac{40 \cdot 45}{25 \cdot 20} = \mathbf{3{,}6}$

$$n_{G1} = \frac{n_M}{n_G} = \frac{3200 \text{ 1/min}}{3{,}6} = \mathbf{889 \text{ 1/min}}$$

b) $M_{G1} = M_M \cdot \eta_K \cdot i_{G1} \cdot \eta_G =$
$= 126 \text{ Nm} \cdot 1 \cdot 3{,}6 \cdot 0{,}95 = \mathbf{430{,}9 \text{ Nm}}$

#### Aufgaben

1. Ein Wechselgetriebe **(Bild 1)** hat eine Eingangsdrehzahl von 3600 1/min. Berechnen Sie a) die Übersetzung im 1. Gang, b) die Getriebeausgangsdrehzahl im 1. Gang, c) die Übersetzung im 3. Gang, d) die Getriebeausgangsdrehzahl im 3. Gang.
2. Das im Bild 1 dargestellte Viergang-Wechselgetriebe hat ein Getriebeeingangsdrehmoment von 150 Nm. Sein Wirkungsgrad beträgt 96%, die Motordrehzahl 2900 1/min. Berechnen Sie für den 2. Gang a) die Getriebeübersetzung, b) das Getriebeausgangsdrehmoment, c) die Getriebeausgangsdrehzahl.
3. Das Motordrehmoment beträgt 126 Nm, das Wechselgetriebe besitzt folgende Übersetzungen: 3,818 – 2,235 – 1,00 – 0,861 – R 3,083. Der Getriebewirkungsgrad beträgt 95%. Berechnen Sie die Getriebeausgangsdrehmomente für den 1. Gang, 3. Gang, Rückwärtsgang.
4. Berechnen Sie die Übersetzungen der einzelnen Gänge für das in **Bild 2** dargestellte 5-Ganggetriebe.
5. Ein Motor hat eine Drehzahl von 4200 1/min und gibt dabei ein Drehmoment von 110 Nm ab. Das im Fahrzeug eingebaute Wechselgetriebe besitzt Zahnräder mit den in Bild 2 angegebenen Zähnezahlen. Berechnen Sie a) das Getriebeausgangsdrehmoment im 2. Gang und im 5. Gang, b) die Getriebeausgangsdrehzahl für den 1. Gang und den 4. Gang.

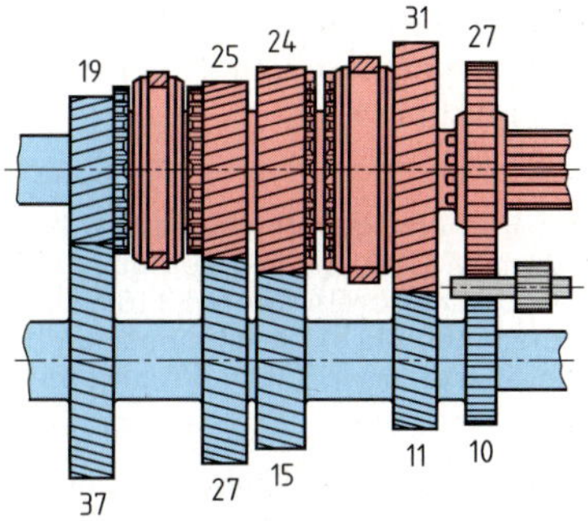

Bild 1

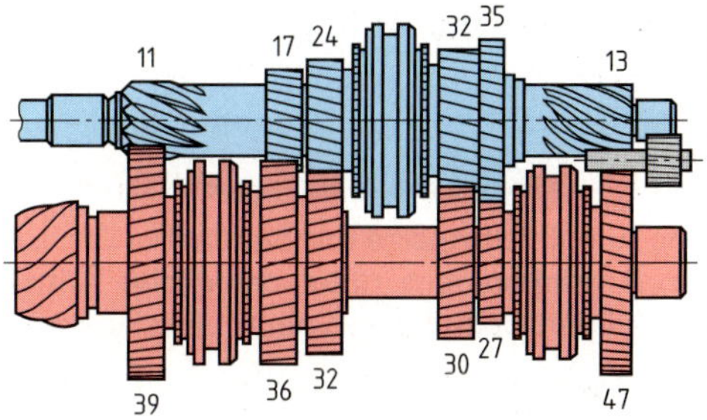

Bild 2

## 3.2.3 Achsgetriebe, Ausgleichsgetriebe, Ausgleichssperre

### Achsgetriebe

Die Übersetzung $i_A$ wird durch das Verhältnis der Zähnezahlen des getriebenen großen Stirnrades $z_{getr}$ bzw. des Tellerrades $z_T$ zum treibenden kleinen Ritzel $z_{tr}$ bzw. des Kegelrades $z_K$ gebildet.

Die Achsübersetzung kann auch durch Drehzahl- oder Drehmomentverhältnisse ausgedrückt werden.

Im Achsgetriebe ist für alle Gänge die gleiche konstante Übersetzung $i_A$ wirksam.

Das Achsgetriebe übersetzt die Getriebeausgangsdrehzahl $n_G$ immer ins Langsame und vergrößert das Getriebeausgangsdrehmoment $M_G$ ($i_A > 1$).

$$i_A = \frac{z_{getr}}{z_{tr}}; \quad i_A = \frac{z_T}{z_K}$$

$$i_A = \frac{n_G}{n_A}; \quad i_A = \frac{M_A}{M_G}$$

$$n_A = \frac{n_G}{i_A}; \quad n_G = i_A \cdot n_A$$

$$M_A = M_G \cdot i_A \cdot \eta_A$$

$$M_G = \frac{M_A}{i_A \cdot \eta_A}$$

| | |
|---|---|
| $i_A$ | Übersetzung des Achsgetriebes |
| $z_{tr}$ | Zähnezahl des treibenden Ritzels |
| $z_{getr}$ | Zähnezahl des getriebenen Stirnrades |
| $z_K$ | Zähnezahl des Kegelrades |
| $z_T$ | Zähnezahl des Tellerrades |
| $n_A$ | Drehzahl der Antriebsräder in 1/min |
| $n_G$ | Getriebeausgangsdrehzahl in 1/min |
| $M_A$ | Drehmoment an den Antriebsrädern in Nm |
| $M_G$ | Getriebeausgangsdrehmoment in Nm |
| $M_R$ | Drehmoment eines Antriebsrades in Nm |
| $\eta_A$ | Wirkungsgrad des Achsgetriebes |
| $M_T$ | Drehmoment am Tellerrad in Nm |
| $M_{Rli}$ | Drehmoment am linken Antriebsrad in Nm |
| $M_{Rre}$ | Drehmoment am rechten Antriebsrad in Nm |
| $S$ | Sperrwert in % |

**Kegelrad-Achsgetriebe**

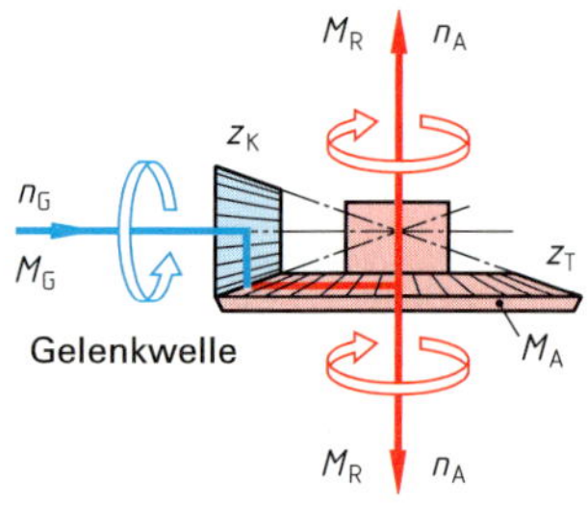


**Beispiel**

Das Kegelrad-Achsgetriebe eines Pkw hat ein Kegelrad mit 11 Zähnen und ein Tellerrad mit 43 Zähnen. Die Getriebeausgangsdrehzahl beträgt 4100 1/min, das Getriebeausgangsdrehmoment 116 Nm, der Wirkungsgrad des Achsgetriebes 99%. Berechnen Sie a) die Übersetzung des Achsgetriebes, b) die Drehzahl der Antriebsräder in 1/min, c) das Drehmoment an den Antriebsrädern in Nm.

Gegeben: $z_K = 11$; $z_T = 43$; $n_G = 4100$ 1/min; $M_G = 116$ Nm

Gesucht: a) $i_A$; b) $n_A$ in 1/min; c) $M_A$ in Nm

**Lösung:** a) $i_A = \frac{z_T}{z_K} = \frac{43}{11} = \mathbf{3{,}91}$ b) $n_A = \frac{n_G}{i_A} = \frac{4100\ 1/\text{min}}{3{,}91} = \mathbf{1049\ 1/min}$

c) $M_A = M_G \cdot i_A \cdot \eta_A = 116\ \text{Nm} \cdot 3{,}91 \cdot 0{,}99 = \mathbf{449\ Nm}$

**Stirnrad-Achsgetriebe**

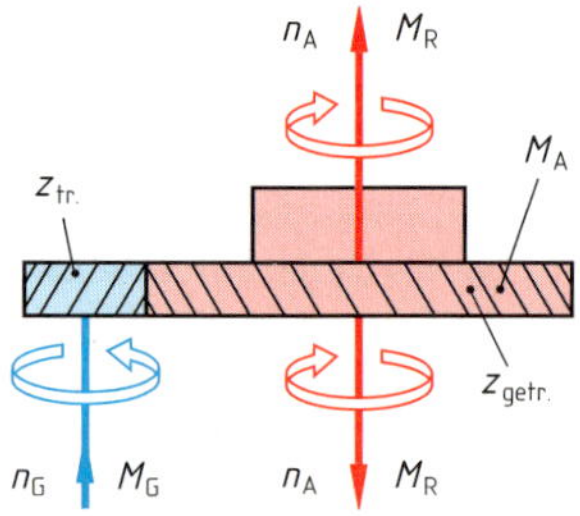


### Ausgleichsgetriebe

Jedes Antriebsrad erhält in allen Fahrzuständen die Hälfte des am Tellerrad anliegenden Drehmomentes.

$$M_{Rli} = \frac{M_T}{2} = M_{Rre}$$

### Ausgleichsgetriebe mit Ausgleichssperre

Eine Ausgleichssperre ermöglicht bei Drehzahlunterschieden zwischen den Antriebsrädern unterschiedliche Antriebsdrehmomente der Antriebsräder. Beim Fahren einer Linkskurve gilt die Berechnung $M_{Rli}$:

**Sperrwert**

Er gibt an, wie viel Drehmomentunterschied in % zwischen zwei Antriebsseiten möglich ist. Er bezieht sich auf die Summe der übertragbaren Antriebsdrehmomente.

$$S = \frac{M_{Rli} - M_{Rre}}{M_{Rli} + M_{Rre}} \cdot 100\%$$

$$M_A = M_{Rli} + M_{Rre} = M_T$$

$$M_{Rli} = \frac{M_A}{2} + \frac{M_A}{2} \cdot \frac{S}{100\%}$$

$$M_{Rre} = \frac{M_A}{2} - \frac{M_A}{2} \cdot \frac{S}{100\%}$$

## 3.2.4 Gesamttriebwerk

### Gesamtübersetzung

Zwischen Motor und Antriebsrädern sind im Normalfall 2 Übersetzungen wirksam, die Übersetzung $i_G$ im Wechselgetriebe und die Übersetzung $i_A$ im Achsgetriebe.

Die Übersetzung $i_G$ im Wechselgetriebe wird durch das Schalten der Gänge verändert, die Übersetzung $i_A$ im Achsgetriebe ist konstant.

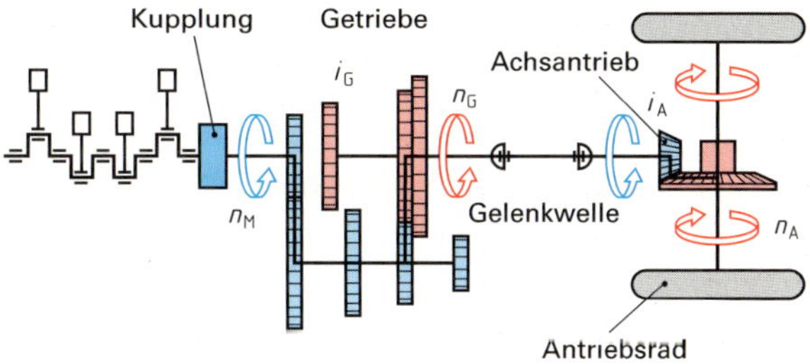


| | |
|---|---|
| $i_{Tr}$ | Gesamtübersetzung im Triebwerk |
| $i_G$ | Übersetzung im Wechselgetriebe |
| $i_A$ | Übersetzung im Achsgetriebe |
| $n_M$ | Motordrehzahl in 1/min |
| $n_A$ | Drehzahl der Antriebsräder in 1/min |
| $v$ | Fahrgeschwindigkeit in km/h |
| $U_{dyn}$ | Abrollumfang in mm |
| $r_{dyn}$ | dynamischer Reifenhalbmesser in mm |
| $M_A$ | Drehmoment an den Antriebsrädern in Nm |
| $M_M$ | Motordrehmoment in Nm |
| $\eta_{Tr}$ | Wirkungsgrad des Gesamttriebwerks |
| $P_{eff}$ | Nutzleistung des Motors in kW |

$$i_{Tr} = \frac{n_M}{n_A}; \qquad i_{Tr} = i_G \cdot i_A$$

$$n_A = \frac{n_M}{i_{Tr}} \qquad n_A = \frac{n_M}{i_G \cdot i_A}$$

$$n_M = n_A \cdot i_{Tr} \qquad n_M = n_A \cdot i_G \cdot i_A$$

### Fahrgeschwindigkeit

Beim Abrollen eines Rades legt dieses bei 1 Umdrehung die Strecke seines Abrollumfanges $U_{dyn}$ zurück. Bei $n_A$ Umdrehungen pro Minute beträgt die Fahrgeschwindigkeit $v = U_{dyn} \cdot n_A$.

Setzt man den Abrollumfang $U_{dyn}$ in mm und die Raddrehzahl $n_A$ in 1/min ein, so muss mit dem Umrechnungsfaktor 3,6 (1 m/s = 3,6 km/h) multipliziert und durch die Faktoren 60 (1 min = 1/60 h) und 1000 (1 mm = 1/1000 m) dividiert werden, damit man die Fahrgeschwindigkeit in km/h erhält.

$$v = \frac{3{,}6 \cdot U_{dyn} \cdot n_A}{60\,000}$$

$$n_A = \frac{60\,000 \cdot v}{3{,}6 \cdot U_{dyn}}$$

$$v = \frac{3{,}6 \cdot 2 \cdot \pi \cdot r_{dyn} \cdot n_A}{60\,000}$$

$$n_A = \frac{60\,000 \cdot v}{3{,}6 \cdot 2 \cdot \pi \cdot r_{dyn}}$$

### Drehmomentwandlung

Das Motordrehmoment $M_M$ wird durch die Übersetzung $i_G$ im Wechselgetriebe und durch die Übersetzung $i_A$ im Achsgetriebe gewandelt. Die Verluste werden durch den Gesamtwirkungsgrad $\eta_{Tr}$ des Triebwerks berücksichtigt.

Das Motordrehmoment $M_M$ kann aus der Nutzleistung $P_{eff}$ und der Motordrehzahl $n_M$ berechnet werden.

Setzt man in die Gleichung $M_A = M_M \cdot i_{Tr} \cdot \eta_{Tr}$ für $M_M = \frac{9550 \cdot P_{eff}}{n_M}$ ein, so erhält man für $M_A$ die Zahlenwertgleichung.

$$M_A = M_M \cdot i_G \cdot i_A \cdot \eta_{Tr}$$

$$M_A = M_M \cdot i_{Tr} \cdot \eta_{Tr}$$

$$M_A = \frac{9\,550 \cdot P_{eff} \cdot i_G \cdot i_A \cdot \eta_{Tr}}{n_M}$$

$$M_A = \frac{9\,550 \cdot P_{eff} \cdot i_{Tr} \cdot \eta_{Tr}}{n_M}$$

**Beispiel 1**

Ein Wechselgetriebe hat im zweiten Gang eine Übersetzung von 2,52. Das Kegelrad des Achsgetriebes besitzt 13 Zähne, das Tellerrad 53 Zähne. Der Motor dreht mit 3080 1/min.

Berechnen Sie a) die Gesamtübersetzung des Triebwerks, b) die Drehzahl der Antriebsräder in 1/min.

Gegeben: $i_G = 2{,}52$; $z_k = 13$; $z_T = 53$; $n_M = 3080$ 1/min

Gesucht: a) $i_{Tr}$; b) $n_A$ in 1/min

**Lösung:** a) $i_{Tr} = i_G \cdot i_A = 2{,}52 \cdot 4{,}08 = \mathbf{10{,}28}$ $\quad i_A = \frac{z_T}{z_K} = \frac{53}{13} = 4{,}08$ $\quad$ b) $n_A = \frac{n_M}{i_{Tr}} = \frac{3080\ 1/\text{min}}{10{,}28} = \mathbf{300\ 1/min}$

**Beispiel 2**

Der Motor eines Personenkraftwagens dreht mit 5000 1/min. Das Fahrzeug ist mit Reifen 195/65 R 15 bestückt. Die Übersetzungen im Wechselgetriebe betragen 4,23 - 2,52 - 1,67 - 1,22 - 1,00, im Achsantrieb 3,45. Wie groß ist die Fahrgeschwindigkeit im 4. Gang?

Gegeben: $n_M = 5000$ 1/min; Reifen 195/65 R 15; $i_{G4} = 1{,}22$; $i_A = 3{,}45$

Gesucht: $v$ in km/h

**Lösung:**

$$v = \frac{3{,}6 \cdot U_{dyn} \cdot n_A}{60 \cdot 1000}$$

$U_{dyn} = 1935$ mm (siehe Tabellenbuch)

$$v = \frac{3{,}6 \cdot 1935 \cdot 1188}{60\,000} \frac{\text{km}}{\text{h}} = \mathbf{138\ km/h}$$

$$n_A = \frac{n_M}{i_{G4} \cdot i_A} = \frac{5000\ 1/\text{min}}{1{,}22 \cdot 3{,}45} = 1188\ 1/\text{min}$$

**Beispiel 3**

Ein Motor hat bei einer Drehzahl 5400 1/min eine Nutzleistung von 85 kW. Das Wechselgetriebe hat die Übersetzungen 3,545 - 1,857 - 1,156 - 0,838 - 0,683. Die Übersetzung im Achsantrieb beträgt 4,11, der Gesamtwirkungsgrad des Triebwerks 94%.

Berechnen Sie das Drehmoment an den Antriebsrädern in Nm im 1. Gang.

Gegeben: $n_M = 5400$ 1/min; $P_{eff} = 85$ kW; $i_{G1} = 3{,}545$; $i_A = 4{,}11$; $\eta_{Tr} = 94\%$.

Gesucht: $M_A$ in Nm im 1. Gang

**Lösung:**

$$M_A = \frac{9\,550 \cdot P_{eff} \cdot i_G \cdot i_A \cdot \eta_{Tr}}{n_M} = \frac{9\,550 \cdot 85 \cdot 3{,}545 \cdot 4{,}11 \cdot 0{,}94}{5\,400}\ \text{Nm} = \mathbf{2058{,}8\ Nm}$$

**Aufgaben**

1. Das Ausgangsdrehmoment eines Wechselgetriebes beträgt im 2. Gang 480 Nm, die Getriebeausgangsdrehzahl 1900 1/min. Das Kegelrad-Achsgetriebe hat ein Kegelrad mit 11 Zähnen und ein Tellerrad mit 38 Zähnen. Der Wirkungsgrad des Achsgetriebes beträgt 99%. Gesucht a) Übersetzung im Achsgetriebe, b) Drehzahl der Antriebsräder, c) Drehmoment an den Antriebsrädern.
2. Ein Pkw-Motor hat eine Drehzahl von 4500 1/min; dabei dreht die Getriebeausgangswelle im 1. Gang mit 1300 1/min. Das Achsgetriebe hat ein Antriebsritzel mit 14 Zähnen und ein Stirnrad mit 64 Zähnen. Berechnen Sie a) das Übersetzungsverhältnis im Wechselgetriebe, b) das Übersetzungsverhältnis im Achsgetriebe, c) die Gesamtübersetzung des Triebwerks, d) die Drehzahl der Antriebsräder.
3. Das Wechselgetriebe eines Pkw hat im 3. Gang ein Übersetzungsverhältnis von 1,26 und ein Getriebeausgangsdrehmoment von 80 Nm. Das Achsgetriebe besitzt ein Kegelrad mit 11 Zähnen und ein Tellerrad mit 39 Zähnen. Die Antriebsräder drehen mit 1200 1/min. Wie groß sind a) das Gesamtübersetzungsverhältnis des Triebwerks, b) die Motordrehzahl, c) das Drehmoment an den Antriebsrädern in Nm?
4. Ein Pkw besitzt ein 5-Gang-Wechselgetriebe mit den Abstufungen 3,818 - 2,235 - 1,478 - 1,036 - 0,861. Die Übersetzung im Achsgetriebe beträgt 3,778. Die Verluste im Triebwerk betragen 16%. Der Motor gibt bei einer Drehzahl von 4500 1/min ein Drehmoment von 145 Nm ab. Berechnen Sie a) die Gesamtübersetzung des Triebwerks im 1. Gang, b) die Drehzahl der Antriebsräder im 5. Gang, c) das Drehmoment der Antriebsräder im 4. Gang.
5. Im Ausgleichgetriebe eines Rallye-Fahrzeugs ist eine Lamellen-Ausgleichsperre integriert. Aufgrund unterschiedlicher Bodenhaftung der Antriebsräder überträgt das eine Rad 1105 Nm, das andere 195 Nm. Wie groß ist der Sperrwert des Sperrdifferenzials?
6. Das Ausgleichgetriebe eines Kombi-Fahrzeugs ist mit einer Lamellen-Ausgleichsperre ausgerüstet, die einen Sperrwert von 40% besitzt. Beide Antriebsräder können zusammen 2600 Nm Antriebsdrehmoment übertragen. Berechnen Sie a) die Drehmomente am linken und rechten Antriebsrad bei Geradeausfahrt, b) die Drehmomente am linken und rechten Antriebsrad beim Befahren einer Linkskurve.
7. Bei einem Allrad-Fahrzeug, das mit einem zentralen Torsen-Differenzial ausgerüstet ist, werden z. B. 1000 Nm Drehmoment auf die Vorderräder und 550 Nm auf die Hinterräder übertragen. Berechnen Sie a) den Sperrwert des eingebauten Torsen-Differenzials, b) das Antriebsdrehmoment der Vorderräder bei Kurvenfahrt, wenn alle Räder zusammen 2000 Nm übertragen, c) das Antriebsdrehmoment der Hinterräder.

## Antriebskraft

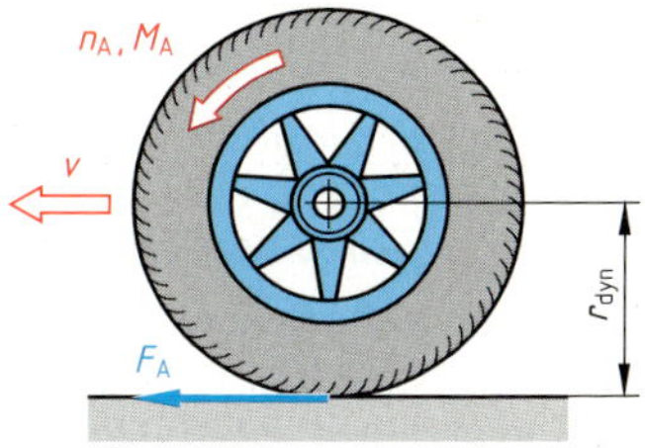


Die Antriebskraft $F_A$ wird durch das Drehmoment $M_A$ an den Antriebsrädern bewirkt und greift am dynamischen Halbmesser $r_{dyn}$ an.

Sie wird von den Laufflächen der Reifen durch Reibung auf die Fahrbahn übertragen.

$F_A$ Antriebskraft an den Antriebsrädern in N
$F_R$ Antriebskraft an einem Antriebsrad in N
$r_{dyn}$ dynamischer Halbmesser in m
$M_A$ Drehmoment an den Antriebsrädern in Nm

$$F_A = \frac{M_A}{r_{dyn}} \qquad F_R = \frac{F_A}{2}$$

$$F_A = \frac{2 \cdot \pi \cdot M_A}{U_{dyn}}$$

## Wirkungsgrade

Motorleistung und Motordrehmoment werden vom Triebwerk nicht verlustlos übertragen.

Die Verluste des inneren Triebwerks werden durch Kupplung, Wechselgetriebe, Gelenkwelle, Achsgetriebe mit Ausgleichgetriebe und Lager verursacht.

Die Verluste im äußeren Triebwerk werden durch die Lüfterwirkung der Räder, Walk- und Rolleinflüsse der Reifen und Schlupfeinflüsse zwischen Reifen und Fahrbahn hervorgerufen.

Wirkungsgrade $\eta$:

$\eta_{Tri}$ inneres Triebwerk
$\eta_{Trä}$ äußeres Triebwerk
$\eta_{Tr}$ Gesamttriebwerk
$\eta_K$ Kupplung
$\eta_G$ Wechselgetriebe
$\eta_S$ Radschlupf
$\eta_{GW}$ Gelenkwelle
$\eta_A$ Achsgetriebe
$\eta_{LA}$ Lager
$\eta_{Lü}$ Ventilatorwirkung der Räder
$\eta_{WR}$ Walk- und Rolleinfluss

$$\eta_{Tri} = \eta_K \cdot \eta_G \cdot \eta_{GW} \cdot \eta_A \cdot \eta_{LA}$$

$$\eta_{Trä} = \eta_{Lü} \cdot \eta_{WR} \cdot \eta_S$$

$$i_{Tr} = \eta_{Tri} \cdot \eta_{Trä}$$

## Antriebsleistung

Sollen Triebwerkswirkungsgrade über die vorhandenen Leistungen berechnet werden, so setzt man die Antriebsleistung $P_A$ zu der Nutzleistung $P_{eff}$ ins Verhältnis.

$P_{eff}$ Nutzleistung des Motors in kW
$\eta_{Tr}$ Gesamtwirkungsgrad des Triebwerks
$P_A$ Antriebsleistung in kW

$$\eta_{Tr} = \frac{P_A}{P_{eff}}$$

$$P_A = \eta_{Tr} \cdot P_{eff}$$

$$P_{eff} = \frac{P_A}{\eta_{Tr}}$$

**Beispiel 1**

An den Antriebsrädern eines Pkw wirkt im 1. Gang ein Drehmoment von 1300 Nm. Das Fahrzeug ist mit Reifen 185/60 R 14 bestückt. Wie groß ist die Antriebskraft pro Antriebsrad in Nm?

Gegeben: $M_A$ = 1300 Nm; Reifen 185/60 R 14; $U_{dyn}$ = 1765 mm (aus Tabelle)

Gesucht: $F_R$ in N

**Lösung:** $F_A = \frac{2 \cdot \pi \cdot M_A}{U_{dyn}} = \frac{2 \cdot \pi \cdot 1300\ \text{Nm}}{1{,}765\ \text{m}} = 4628\ \text{N}$ $\qquad F_R = \frac{F_A}{2} = \frac{4628\ \text{N}}{2} = \mathbf{2314\ N}$

**Beispiel 2**

Von einem Fahrzeug sind folgende Daten bekannt: Nutzleistung des Motors 110 kW; Wirkungsgrade der Triebwerksaggregate: Kupplung 99,5%, Wechselgetriebe 96%, Gelenkwelle 99,4%, Achsgetriebe mit Ausgleichgetriebe 99%. Der äußere Wirkungsgrad beträgt 81%. Berechnen Sie a) den Gesamtwirkungsgrad des Triebwerks, b) die Antriebsleistung in kW.

Gegeben: $P_{eff}$ = 110 kW; $\eta_K$ = 99,5%; $\eta_G$ = 96%; $\eta_{GW}$ = 99,4%; $\eta_A$ = 99%; $\eta_{Trä}$ = 81%

Gesucht: a) $\eta_{Tr}$; b) $P_A$ in kW

**Lösung:** a) $\eta_{Tr} = \eta_K \cdot \eta_G \cdot \eta_{GW} \cdot \eta_A = 0{,}995 \cdot 0{,}96 \cdot 0{,}994 \cdot 0{,}99 = 0{,}94$; $\quad \eta_{Tr} = \eta_{Tri} \cdot \eta_{Trä} = 0{,}94 \cdot 0{,}81 = \mathbf{0{,}76}$

b) $P_A = \eta_{Tr} \cdot P_{eff} = 0{,}76 \cdot 110\ \text{kW} = \mathbf{83{,}6\ kW}$

**Aufgaben**

1. Das Motordrehmoment beträgt 125 Nm, der Wirkungsgrad der Kupplung 99%. Die Getriebeübersetzung im 3. Gang ist 1,48, der Wirkungsgrad des Wechselgetriebes in diesem Gang 96%. Wie groß sind Getriebeeingangs- und Getriebeausgangsdrehmoment?
2. Der Motor eines Pkw hat bei einer Drehzahl von 5000 1/min eine Nutzleistung von 35 kW. Die Übersetzung des Wechselgetriebes ist im 1. Gang 3,867, im 4. Gang 1,00. Das Achsgetriebe hat eine Übersetzung von 3,89. Das innere Triebwerk hat einen Wirkungsgrad von 94% im 1. Gang und 97% im direkten Gang.
   Wie groß sind die Drehmomente an den Antriebswellen im 1. Gang und im 4. Gang?
3. Der Motor eines Fahrzeugs gibt bei einer Drehzahl von 3500 1/min ein Drehmoment von 165 Nm ab. Im Wechselgetriebe ist der direkte Gang geschaltet. Das Achsgetriebe hat ein Kegelrad mit 11 Zähnen und ein Tellerrad mit 45 Zähnen. Der Gesamtwirkungsgrad des Triebwerks beträgt 93%. Berechnen Sie a) die Übersetzung des Achsgetriebes, b) die Gesamtübersetzung des Triebwerks, c) das Drehmoment an den Antriebsrädern, d) die Drehzahl der Antriebsräder.
4. Ein Pkw hat im 1. Gang an den Antriebsrädern ein Drehmoment von 1500 Nm, im 4. Gang ein Drehmoment von 400 Nm. Der wirksame dynamische Reifenhalbmesser ist 283 mm. Wie groß ist die Antriebskraft an den Antriebsrädern im 1. Gang und im 4. Gang?
5. Der Hinterachsantrieb eines Nutzkraftwagens ist in **Bild 1** schematisch dargestellt. Die Zahnräder haben die dort angegebenen Zähnezahlen. Das Fahrzeug fährt im direkten Gang mit einer Geschwindigkeit von 80 km/h. Der dynamische Reifenhalbmesser beträgt 425 mm.
   Berechnen Sie a) die Gesamtübersetzung im Triebwerk,
   b) die Drehzahl der Gelenkwelle,
   c) die Motordrehzahl.

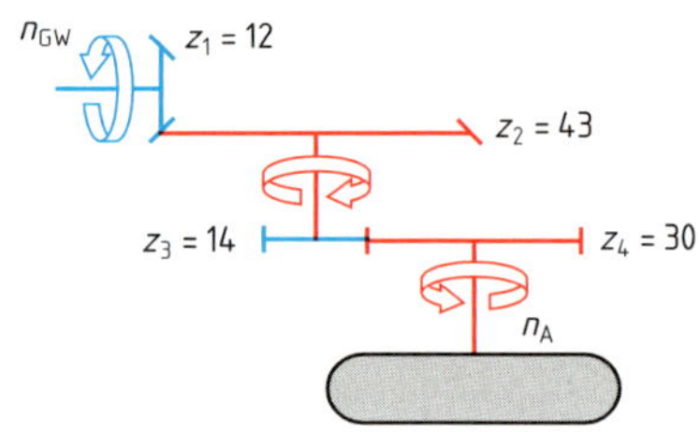


**Bild 1**

6. Ein Pkw benötigt an den Antriebsrädern eine Leistung von 63 kW. Welche Leistung muss der Motor abgeben, wenn der Wirkungsgrad der Kupplung 99%, des Wechselgetriebes 94% und des Achsgetriebes mit Ausgleichgetriebe 99% beträgt?
7. Von einem Pkw sind folgende Daten bekannt: Fünfgang-Wechselgetriebe, Übersetzungen der Vorwärtsgänge 3,45 - 2,12 - 1,44 - 1,13 - 0,89; Übersetzung im Achsgetriebe 3,67; Reifengröße 175/70 R 13. Der Motor hat eine Nutzleistung von 82 kW bei 5400 1/min und ein maximales Drehmoment von 155 Nm bei 3100 1/min. Die Höchstgeschwindigkeit beträgt 191 km/h. Das innere Triebwerk hat einen Wirkungsgrad von 0,94, das äußere einen Wirkungsgrad von 0,82. Berechnen Sie a) die maximale Antriebskraft an den Antriebsrädern, b) die Fahrgeschwindigkeit bei maximaler Antriebskraft, c) die Motordrehzahl bei Höchstgeschwindigkeit im 5. Gang, d) die Antriebskraft bei Nutzleistung des Motors im 4. Gang.
8. Ein Pkw erreicht im direkten Gang eine Höchstgeschwindigkeit von 160 km/h. Die Übersetzung des Achsgetriebes ist 4,375, der dynamische Reifenhalbmesser beträgt 285 mm.
   Wie groß ist die Motordrehzahl?
9. Von einem Personenkraftwagen sind folgende Daten gegeben: Motordrehzahl 4000 1/min, Motorleistung 75 kW, Triebwerkwirkungsgrad 94%, Übersetzung im Wechselgetriebe 3,5, Zähnezahl des Ritzels im Achsgetriebe 11, Zähnezahl des Tellerrades 39, dynamischer Abrollumfang 1948 mm. Berechnen Sie a) die Übersetzung im Achsgetriebe, b) die Gesamtübersetzung, c) die Fahrgeschwindigkeit in km/h, d) das Drehmoment an den Antriebsrädern in Nm.
10. Der Motor eines Pkw hat bei einer Drehzahl von 3800 1/min ein Drehmoment von 111 Nm. Die Getriebeübersetzung im 4. Gang beträgt 0,89, die Übersetzung des Achsgetriebes 4,125. Es sind Reifen der Größe 185/70 R 14 montiert. Der Wirkungsgrad des inneren Triebwerks ist 0,94; der Wirkungsgrad des äußeren Triebwerks 0,82.
    Berechnen Sie a) Drehmoment an den Antriebsrädern in Nm, b) Antriebskraft an den Antriebsrädern in N, c) Fahrgeschwindigkeit des Pkw in km/h.

11. Der Motor eines Pkw gibt bei einer Drehzahl von 5700 1/min eine Leistung von 55 kW ab. Das Fahrzeug ist mit Reifen ausgerüstet, die einen Abrollumfang von 1765 mm haben. In dem in **Bild 1** dargestellten Gesamttriebwerk sind die Zähnezahlen der Zahnräder des Wechselgetriebes und des Achsgetriebes angegeben.

    Berechnen Sie:

    a) die Fahrgeschwindigkeiten im 1. und 4. Gang,
    b) das Motordrehmoment,
    c) die Drehmomente an den Antriebsrädern im 2. und 3. Gang,
    d) die Antriebskraft an den Antriebsrädern im 3. Gang.

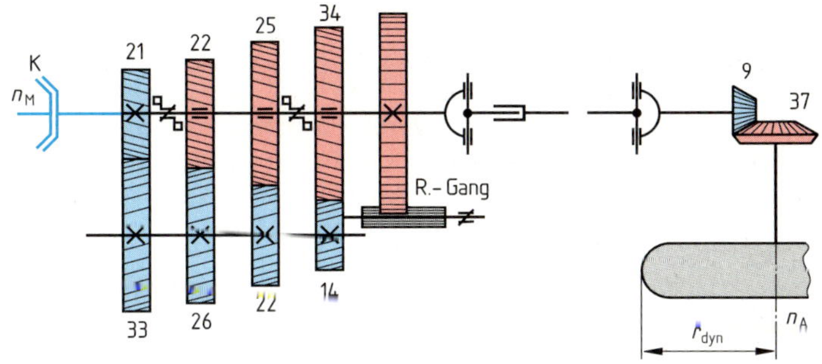


**Bild 1**

12. Ein Pkw benötigt an den Antriebsrädern eine Leistung von 68 kW. Das Wechselgetriebe hat einen Wirkungsgrad von 0,96, das Achsgetriebe mit Ausgleichgetriebe einen Wirkungsgrad von 99%. Welche Nutzleistung in kW muss der Motor am Schwungrad abgeben?

13. Der Motor eines Personenkraftwagens dreht im direkten Gang mit 5900 1/min. Die Übersetzung im Achsgetriebe beträgt 3,45. Es können wahlweise Reifen 195/70 R 14 oder 205/70 R 14 montiert werden. Wie groß ist die jeweils erreichte Fahrgeschwindigkeit?

14. Ein Pkw-Motor gibt bei einer Drehzahl von 3000 1/min ein Drehmoment von 140 Nm ab. Das Wechselgetriebe hat einen Wirkungsgrad von 96%, das Achsgetriebe einen Wirkungsgrad von 99%. Der durch die Antriebskraft zu überwindende Gesamtfahrwiderstand beträgt 3000 N. Der Abrollumfang der Reifen beträgt 1845 mm.
    Berechnen Sie a) den Gesamtwirkungsgrad des Triebwerks, b) das erforderliche Drehmoment an den Antriebsrädern, c) die erforderliche Gesamtübersetzung des Triebwerks.

15. Ein Pkw fährt im direkten Gang mit einer Geschwindigkeit von 120 km/h. Die Motorleistung beträgt dabei 29,3 kW, das Motordrehmoment 67,8 Nm, der Gesamtwirkungsgrad des Triebwerks beträgt 94%, der dynamische Reifenhalbmesser ist 295 mm. Wie groß sind a) Motordrehzahl, b) Drehzahl der Antriebsräder, c) Übersetzung des Achsgetriebes, d) Drehmoment an den Antriebsrädern, e) Antriebskraft an den Antriebsrädern?

16. Die Triebwerks-Aggregate eines Fahrzeugs haben folgende Wirkungsgrade: Kupplung 99 %, Wechselgetriebe 94 %, Gelenkwelle 99 %, Achsgetriebe mit Ausgleichgetriebe 99%, Achswellen mit Lagern 99 %. Die Wirkungsgrade im äußeren Triebwerk betragen für: die Lüfterwirkung der Räder 99 %, die Walk- und Rollarbeit der Reifen 86 %, den Schlupfeinfluss zwischen Reifen und Fahrbahn 99,5 %. Berechnen Sie a) den inneren Wirkungsgrad des Triebwerks, b) den äußeren Wirkungsgrad des Triebwerks, c) den Gesamtwirkungsgrad des Triebwerks.

17. Ein Motor gibt bei 4500 1/min ein Drehmoment von 150 Nm ab. Der Wirkungsgrad im Wechselgetriebe ist 94,5 %, im Achsgetriebe mit Ausgleichgetriebe 99%.
    Gesucht a) die Nutzleistung des Motors, b) die Leistung an den Antriebswellen.

18. Ein schwerer Lkw fährt im 1. Gang mit einer Motordrehzahl von 2500 1/min, die Gesamtübersetzung beträgt 56,34. Das Triebwerk hat einen Wirkungsgrad von 0,94. Der wirksame dynamische Reifenhalbmesser beträgt 520 mm. An den Antriebsrädern wirkt eine Antriebskraft von 70 000 N. Wie groß sind a) Motordrehmoment, b) Motorleistung, c) Fahrgeschwindigkeit?

19. Ein Pkw fährt auf der Autobahn im direkten Gang mit einer Geschwindigkeit von 140 km/h. Dabei gibt der Motor eine Leistung von 85 kW bei einem Drehmoment von 160 Nm ab. Der Gesamtwirkungsgrad des Triebwerks beträgt 77 %. Es sind Reifen 195/60 R 14 montiert. Berechnen Sie a) die Motordrehzahl, b) die Drehzahl der Antriebsräder, c) die Übersetzung im Achsgetriebe, d) die Antriebskraft an den Antriebsrädern.

## 3.2.5 Äußere Fahrwiderstände

Die äußeren Fahrwiderstände setzen sich aus Rollwiderstand, Steigungswiderstand und Luftwiderstand zusammen. Sie wirken entgegengesetzt der Fahrtrichtung.

### Rollwiderstand

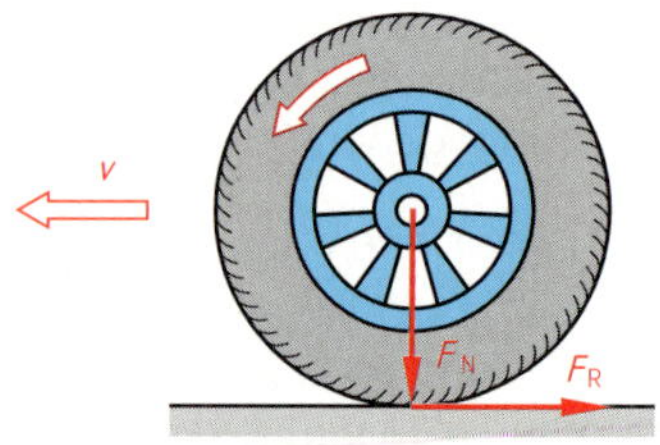


Der Rollwiderstand $F_R$ entsteht durch Formänderungen an Reifen und Fahrbahn, die beim Abrollen der Räder auftreten. Die Formänderungen sind abhängig von der Normalkraft $F_N$, mit der die Reifen gegen die Fahrbahn gedrückt werden und der Rollreibungszahl $\mu_R$, durch die der Einfluss der Reifen (Luftdruck im Reifen, Reifenprofil) und der Einfluss der Fahrbahnbeschaffenheit berücksichtigt wird.

$$F_R = F_N \cdot \mu_R$$

$$\mu_R = \frac{F_R}{F_N}$$

Sowohl bei waagrechter Fahrbahn als auch bei den üblichen Steigungen kann man zur Berechnung des Rollwiderstandes $F_R$ anstelle der Normalkraft $F_N$ die Gewichtskraft $G$ setzen.

$$F_N = G = m \cdot g$$

$$F_R = m \cdot g \cdot \mu_R$$

**Beispiel**

Für ein Baustellenfahrzeug, das einen Erdweg ($\mu_R = 0{,}06$) befährt, steht auf ebener Fahrbahn eine Antriebskraft von 9600 N zur Überwindung des Rollwiderstandes zur Verfügung. Welches Fahrzeug-Gesamtgewicht kann damit bewegt werden?

Gegeben: $\mu_R = 0{,}06$; $F_R = 9600$ N; $g = 9{,}81\ \frac{m}{s^2}$

Gesucht: $m$ in kg

**Lösung:** $m = \frac{F_R}{g \cdot \mu_R} = \frac{9600\ N}{9{,}81\ \frac{m}{s^2} \cdot 0{,}06} = \mathbf{16\,309{,}9\ kg}$

### Steigungswiderstand

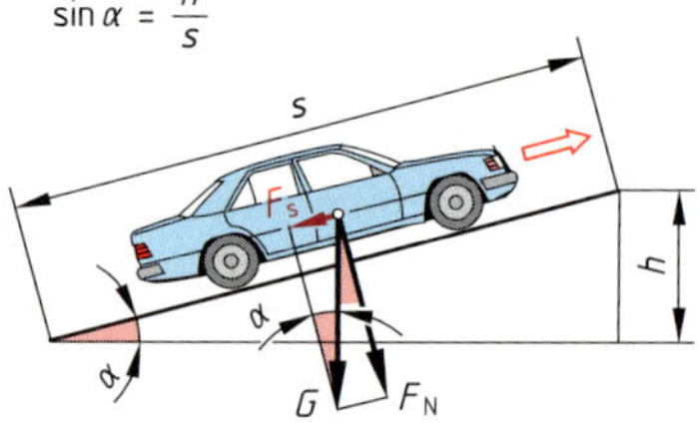


Bewegt sich ein Fahrzeug auf einer ansteigenden Fahrbahn, so muss der Steigungswiderstand $F_S$ überwunden werden.

Er ist abhängig vom Gewicht des Fahrzeugs und der Steigung der Fahrbahn.

Bei einer Gefällstrecke bewirkt das Fahrzeuggewicht eine Hangabtriebskraft in Fahrtrichtung.

$$F_S = m \cdot g \cdot \sin \alpha$$

$$F_S = m \cdot g \cdot \frac{h}{s}$$

$$F_S \approx m \cdot g \cdot \frac{p}{100\%}$$

**Beispiel 1**

Ein Lkw mit einem Gesamtgewicht von 16 t befährt eine Straße mit einer Steigung von 4%. Wie groß ist der Steigungswiderstand in N?

Gegeben: $m = 16$ t; $p = 4\%$

Gesucht: $F_S$ in N

**Lösung:** $F_S = \frac{m \cdot g \cdot p}{100\%} = \frac{16\,000\ kg \cdot 9{,}81\ \frac{m}{s^2} \cdot 4\%}{100\%} = \mathbf{6278{,}4\ N}$

**Beispiel 2**

Ein Pkw mit einem Gesamtgewicht von 1500 kg überwindet auf 300 m Steigungsstrecke einen Höhenunterschied von 9 m. Wie groß sind a) der Steigungswiderstand in N, b) der Steigungswinkel in Grad?

Gegeben: $m = 1500$ kg; $s = 300$ m; $h = 9$ m

Gesucht: a) $F_S$ in N, b) $\alpha$ in °

**Lösung:** a) $F_S = m \cdot g \cdot \frac{h}{s} = 1500\ kg \cdot 9{,}81\ \frac{m}{s^2} \cdot \frac{9\ m}{300\ m} = \mathbf{441{,}5\ N}$

b) $\sin \alpha = \frac{h}{s} = \frac{9\ m}{300\ m} = 0{,}03$ $\alpha = \mathbf{1{,}72°}$

$F_R$ Rollwiderstand aller Räder in N
$F_N$ Normalkraft in N
$G$ Gewichtskraft in N
$m$ Fahrzeuggewicht in kg
$g$ Fallbeschleunigung (9,81 m/s²)
$\mu_R$ Rollreibungszahl
$F_S$ Steigungswiderstand in N bzw. Hangabtriebskraft in N
$\alpha$ Steigungswinkel in °
$h$ Steigungshöhe in m
$s$ Steigungslänge in m
$p$ Steigung in %

## Luftwiderstand

Der Luftwiderstand $F_L$ wird hervorgerufen durch den Staudruck $p = \varrho \cdot v^2/2$ der Luftströmung, der am Fahrzeug eine Widerstandskraft entgegen der Fahrtrichtung bewirkt.

Er ist bei Windstille abhängig von Luftdichte $\varrho$, Fahrzeugform, wirksamer Stirnfläche $A$ und Fahrgeschwindigkeit $v$.

Die Fahrzeugform wird durch den Luftwiderstandsbeiwert $c_w$ berücksichtigt, der durch Versuche im Windkanal ermittelt wird. Setzt man für die Luftdichte $\varrho$ einen mittleren Wert von $\varrho = 1{,}23\ \text{kg/m}^3$, so erhält man: $F_L = 0{,}615 \cdot c_w \cdot A \cdot v^2$.

Das bedeutet: z.B. bei Verdoppelung der Fahrgeschwindigkeit $v$ steigt der Luftwiderstand $F_L$ auf den 4-fachen Wert an.

Die wirksame Stirnfläche $A$ wird angenähert aus der Fahrzeugbreite $b$ und der Fahrzeughöhe $h$ berechnet.

Bei Gegenwind ist zu der Fahrgeschwindigkeit $v$ die Windgeschwindigkeit zu addieren, bei Rückenwind ist sie zu subtrahieren.

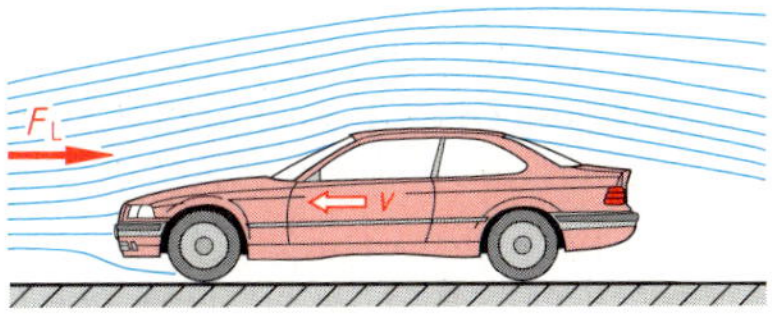


$$p = \frac{\varrho}{2} \cdot v^2$$

$$F_L = \frac{\varrho}{2} \cdot c_w \cdot A \cdot v^2$$

$$F_L = 0{,}615 \cdot c_w \cdot A \cdot v^2$$

$$v = \sqrt{\frac{F_L}{0{,}615 \cdot c_w \cdot A}}$$

$$c_w = \frac{F_L}{0{,}615 \cdot A \cdot v^2}$$

$$A \approx 0{,}8 \cdot b \cdot h$$

**Beispiel 1**

Ein Pkw hat eine Stirnfläche von 1,8 m² und fährt mit einer Geschwindigkeit von 100 km/h. Der Luftwiderstandsbeiwert beträgt 0,4, die Luftdichte 1,29 kg/m³.
Wie groß sind a) Staudruck in N/m², b) Luftwiderstand in N?

Gegeben: $A = 1{,}8\ \text{m}^2$; $v = 100\ \text{km/h}$; $c_w = 0{,}4$; $\varrho = 1{,}29\ \text{kg/m}^3$

Gesucht: a) $p$ in N/m²; b) $F_L$ in N

**Lösung:** a) $p = \frac{\varrho}{2} \cdot v^2 \qquad v = \frac{100}{3{,}6}\ \text{m/s} = 27{,}8\ \text{m/s}$

$$p = \frac{1{,}29\ \text{kg/m}^3}{2} \cdot (27{,}8\ \text{m/s})^2 = \mathbf{498{,}5\ N/m^2}$$

b) $F_L = \frac{\varrho}{2} \cdot c_w \cdot A \cdot v^2 = \frac{1{,}29}{2} \cdot 0{,}4 \cdot 1{,}8 \cdot 27{,}8^2\ \text{N} = \mathbf{359\ N}$

**Beispiel 2**

Die Fahrgeschwindigkeit eines Pkw beträgt 150 km/h. Er hat eine Breite von 1642 mm und eine Höhe von 1400 mm. Der $c_w$-Wert wurde zu 0,39 ermittelt. Berechnen Sie den Luftwiderstand.

Gegeben: $v = 150\ \text{km/h}$; $b = 1642\ \text{mm}$; $h = 1400\ \text{mm}$; $c_w = 0{,}39$

Gesucht: $v$ in m/s, $F_L$ in N

**Lösung:** $A \approx 0{,}8 \cdot b \cdot h = 0{,}8 \cdot 1{,}642\ \text{m} \cdot 1{,}4\ \text{m} = 1{,}84\ \text{m}^2$

$v = \mathbf{41{,}7\ m/s}$

$F_L = 0{,}615 \cdot c_w \cdot A \cdot v^2 = 0{,}615 \cdot 0{,}39 \cdot 1{,}84 \cdot 41{,}7^2\ \text{N}$
$= \mathbf{767\ N}$

- $p$ Staudruck in N/m²
- $F_L$ Luftwiderstand in N
- $\varrho$ Luftdichte in kg/m³
- $c_w$ Luftwiderstandsbeiwert
- $A$ Stirnfläche des Fahrzeugs in m²
- $v$ Fahrgeschwindigkeit in m/s
- $b$ Fahrzeugbreite in m
- $h$ Fahrzeughöhe in m

**Beispiel 3**

Der Luftwiderstand für einen Pkw mit einer Querschnittsfläche von 2 m² und einem Luftwiderstandsbeiwert von 0,42 ist für die Geschwindigkeiten 30, 60, 90 und 120 km/h zu ermitteln.

Fertigen Sie ein Diagramm, in dem auf der waagrechten Achse die Fahrgeschwindigkeit $v$ in km/h und auf der senkrechten Achse der Luftwiderstand in N aufgetragen ist.

Gegeben: $A = 2\ \text{m}^2$; $c_w = 0{,}42$; $v = 30, 60, 90, 120\ \text{km/h}$

Gesucht: $F_L$ in N bei den gegebenen Geschwindigkeiten

**Lösung:**

$F_L = 0{,}615 \cdot c_w \cdot A \cdot v^2 = 0{,}615 \cdot 0{,}42 \cdot 2 \cdot 8{,}33^2\ \text{N} = \mathbf{36\ N}$

$F_L = 0{,}615 \cdot c_w \cdot A \cdot v^2 = 0{,}615 \cdot 0{,}42 \cdot 2 \cdot 16{,}67^2\ \text{N} = \mathbf{144\ N}$

$F_L = 0{,}615 \cdot c_w \cdot A \cdot v^2 = 0{,}615 \cdot 0{,}42 \cdot 2 \cdot 25^2\ \text{N} = \mathbf{323\ N}$

$F_L = 0{,}615 \cdot c_w \cdot A \cdot v^2 = 0{,}615 \cdot 0{,}42 \cdot 2 \cdot 33{,}3^2\ \text{N} = \mathbf{573\ N}$

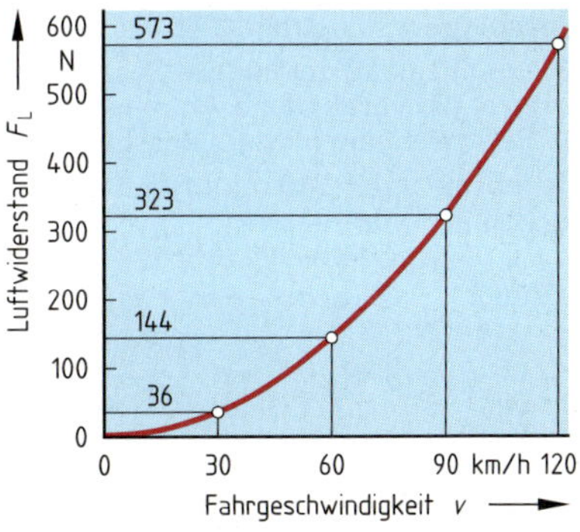

## Äußerer Gesamtfahrwiderstand

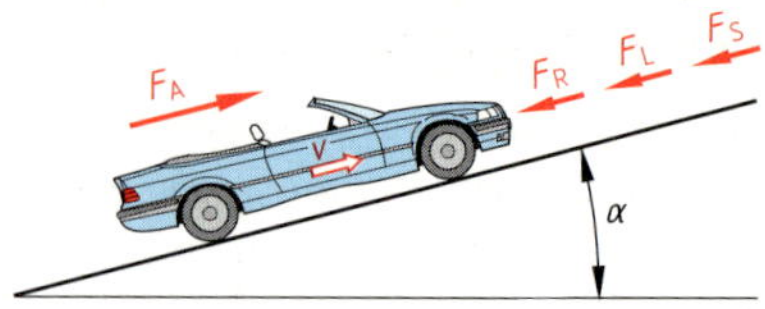


Der äußere Gesamtfahrwiderstand $F_W$ wird für konstante Fahrgeschwindigkeit ($v$ = konst.) durch Addition von Rollwiderstand $F_R$, Luftwiderstand $F_L$ und Steigungswiderstand $F_S$ berechnet.

Steigung

$$F_W = F_R + F_L + F_S$$

Gefälle

$$F_W = F_R + F_L - F_S$$

$$F_L = 0{,}615 \cdot c_W \cdot A \cdot v^2$$

$$F_S = m \cdot g \cdot \frac{p}{100\%}$$

**Beispiel**

Ein Pkw hat ein Gesamtgewicht von 1550 kg. Die in Fahrtrichtung wirksame Stirnfläche beträgt 1,8 m², der Luftwiderstandsbeiwert ist 0,38. Es wird eine Asphaltstraße befahren. Die erreichte Fahrgeschwindigkeit ist 100 km/h, die vorhandene Steigung beträgt 2%. Wie groß ist der Gesamtfahrwiderstand in N?

Gegeben: $m = 1550$ kg; $A = 1{,}8$ m²; $c_W = 0{,}38$; $\mu_R = 0{,}015$; $v = 100$ km/h; $p = 2\%$

Gesucht: $F_W$ in N

**Lösung:**

$$F_R = m \cdot g \cdot \mu_R = 1550\ \text{kg} \cdot 9{,}81\ \frac{\text{m}}{\text{s}^2} \cdot 0{,}015 = 228\ \text{N}$$

$$F_L = 0{,}615 \cdot c_W \cdot v^2 = 0{,}615 \cdot 0{,}38 \cdot 1{,}8 \cdot 27{,}8^2 \cdot \text{N} = 325\ \text{N}$$

$$F_S = m \cdot g \cdot \frac{p}{100\%} = \frac{1550 \cdot 9{,}81\ \text{m/s}^2 \cdot 2}{100\%} = 304\ \text{N}$$

$$F_W = F_R + F_L + F_S = 228\ \text{N} + 325\ \text{N} + 304\ \text{N} = \mathbf{857\ N}$$

## Antriebskraft, Beschleunigungskraft

Die Antriebskraft $F_A$ an den Antriebsrädern soll die äußeren Fahrwiderstände überwinden.

Ist bei einem fahrenden Fahrzeug die Antriebskraft $F_A$ ebenso groß wie der äußere Gesamtfahrwiderstand $F_W$ ($F_A = F_W$), so bewegt sich das Fahrzeug mit konstanter Geschwindigkeit $v$. In diesem Fall ist $F_B = 0$.

Wird die Antriebskraft $F_A$ größer als der äußere Gesamtfahrwiderstand $F_W$ ($F_A > F_W$), so steht eine überschüssige Kraft, die Beschleunigungskraft $F_B$ zur Verfügung. Das Fahrzeug wird in diesem Fall beschleunigt.

Wenn die zur Verfügung stehende Antriebskraft $F_A$ kleiner als $F_W$ ist ($F_A < F_W$), so wird das Fahrzeug verzögert. $F_B$ wird in diesem Fall negativ.

Die Beschleunigung und damit auch die Beschleunigungskraft $F_B$ nimmt infolge des mit der Fahrgeschwindigkeit ansteigenden Gesamtfahrwiderstandes $F_W$ und der nur begrenzt zur Verfügung stehenden Antriebskraft $F_A$ mit zunehmender Fahrgeschwindigkeit $v$ ab. Sie erreicht bei Höchstgeschwindigkeit den Wert Null.

$F_W$ Gesamtfahrwiderstand in N
$F_R$ Rollwiderstand in N
$F_L$ Luftwiderstand in N
$F_S$ Steigungswiderstand in N
$F_A$ Antriebskraft in N
$F_B$ Beschleunigungskraft in N
$a$ Beschleunigung in m/s²
$m$ Fahrzeuggewicht in kg

$$F_A = F_W + F_B$$

$$F_B = F_A - F_W$$

$$F_B = m \cdot a$$

$$a = \frac{F_B}{m}$$

**Beispiel**

Das Drehmoment an den Antriebsrädern ($r_{dyn} = 310$ mm) eines Pkw beträgt 400 Nm. Folgende äußere Fahrwiderstände treten auf: Rollwiderstand 110 N, Luftwiderstand 250 N. Das Fahrzeug fährt auf einer ebenen Fahrbahn. Sein Gesamtgewicht beträgt 1750 kg.

Wie groß sind a) der äußere Gesamtfahrwiderstand, b) die für eine konstante Geschwindigkeit benötigte Antriebskraft, c) die vorhandene Antriebskraft, d) die für Beschleunigung zur Verfügung stehende Beschleunigungskraft, e) die erreichbare mittlere Beschleunigung?

Gegeben: $r_{dyn} = 310$ mm; $F_R = 110$ N; $F_L = 250$ N; $F_S = 250$ N, $m = 1750$ kg

Gesucht: a) $F_W$ in N; b) $F_A$ in N; c) $F_A$ (vorhanden) in N; d) $F_B$ in N; e) $a$ in m/s²

**Lösung:**

a) $F_W = F_R + F_L + F_S = 110\ \text{N} + 250\ \text{N} = \mathbf{360\ N}$

b) $F_A = F_W = \mathbf{360\ N}$

c) $F_A = \frac{M_A}{r_{dyn}} = \frac{400\ \text{Nm}}{0{,}31\ \text{m}} = \mathbf{1290\ N}$

d) $F_B = F_A - F_W = 1290\ \text{N} - 360\ \text{N} = \mathbf{930\ N}$

e) $a = \frac{F_B}{m} = \frac{930\ \text{N}}{1750\ \text{kg}} = \mathbf{0{,}53\ m/s^2}$

## Fahrwiderstandsleistung

Ist der äußere Gesamtfahrwiderstand $F_W$ bekannt, so kann die für eine konstante Fahrgeschwindigkeit $v$ notwendige Fahrwiderstandsleistung $P_W$ ermittelt werden.

$$P_W = \frac{F_W \cdot v}{1000}$$

$$v = \frac{1000 \cdot P_W}{F_W}$$

$$F_W = \frac{1000 \cdot P_W}{v}$$

$P_W$ Fahrwiderstandsleistung in kW
$F_W$ äußerer Gesamtfahrwiderstand in N
$v$ Fahrgeschwindigkeit in m/s

**Beispiel**

Die folgenden Fahrwiderstände eines Pkw wurden für eine Fahrgeschwindigkeit von 80 km/h und eine Steigung von 2 % ermittelt: Rollwiderstand 150 N, Luftwiderstand 350 N, Steigungswiderstand 280 N. Wie groß ist die Fahrwiderstandsleistung in kW?

Gegeben: $v = 80$ km/h; $p = 2$ %; $F_R = 150$ N; $F_L = 350$ N; $F_S = 280$ N

Gesucht: $P_W$ in kW

**Lösung:** $F_W = F_R + F_L + F_S = 150\ \text{N} + 350\ \text{N} + 280\ \text{N} = 780\ \text{N}$

$$P_W = \frac{F_W \cdot v}{1000} = \frac{780 \cdot 22{,}2}{1000} = \mathbf{17{,}3\ kW}; \qquad v = \frac{80}{3{,}6}\frac{\text{m}}{\text{s}} = 22{,}2\ \frac{\text{m}}{\text{s}}$$

## Antriebsleistung

Die Antriebsleistung $P_A$, auch Fahrleistung genannt, ist die an den Antriebsrädern aufzubringende Leistung.

Ist die Antriebsleistung $P_A$ ebenso groß wie die Fahrwiderstandsleistung $P_W$, so ist die Beschleunigungsleistung $P_B = 0$; das Fahrzeug bewegt sich mit konstanter Fahrgeschwindigkeit.

Ist die Antriebsleistung größer als die Fahrwiderstandsleistung ($P_A > P_W$), so wird das Fahrzeug mit der überschüssigen Leistung $P_B$ beschleunigt.

Wenn die zur Verfügung stehende Antriebsleistung $P_A$ nicht mehr ausreicht, um die auftretenden Fahrwiderstände zu überwinden ($P_A < P_W$), wird das Fahrzeug verzögert.

$$P_A = P_W$$

$$P_A = P_W + P_B$$

$$P_B = P_A - P_W$$

$$P_A = P_{eff} \cdot \eta_{Tr}$$

$$P_{eff} = \frac{P_A}{\eta_{Tr}} \qquad \eta_{Tr} = \frac{P_A}{P_{eff}}$$

$P_A$ Antriebsleistung (Fahrleistung) in kW
$P_W$ Fahrwiderstandsleistung in kW
$P_B$ Beschleunigungsleistung in kW
$P_{eff}$ Nutzleistung des Motors in kW (mindestens)
$\eta_{Tr}$ Gesamtwirkungsgrad des Triebwerks (einschließlich Roll-, Walkverluste in kW)

### Fahrschaubild

Ein Fahrschaubild gibt Auskunft über die Leistungsfähigkeit eines Fahrzeugs in Bezug auf Fahrgeschwindigkeit, Steigfähigkeit und Beschleunigungsvermögen in den einzelnen Fahrstufen (Gängen).

Für jedes Fahrzeug kann ein Fahrschaubild erstellt werden. Dazu ermittelt man die Antriebskräfte an den Antriebsrädern $F_A$ und alle äußeren Fahrwiderstände $F_W$ für verschiedene Geschwindigkeiten und trägt sie in einem Diagramm über der Fahrgeschwindigkeit $v$ als waagrechte Achse ein.

**Beispiel**

Für einen Pkw soll über einen Fahrbereich von 0 km/h bis 150 km/h das Fahrschaubild erstellt werden.

Daten: Fahrzeuggewicht 1380 kg, Rollreibungszahl 0,01, Luftwiderstandsbeiwert 0,42, Querschnittsfläche des Fahrzeugs 2,3 m², dynamischer Abrollumfang 1760 mm, Gesamtwirkungsgrad 90%. (Roll- und Walkverluste sind bereits im Rollwiderstand berücksichtigt). Gesamtübersetzungen im Triebwerk:

1. Gang: $i_{Tr1} = 15{,}40$ 2. Gang: $i_{Tr2} = 9{,}43$
3. Gang: $i_{Tr3} = 6{,}12$ 4. Gang: $i_{Tr4} = 4{,}10$

| $P_{eff}$ in kW | 10 | 22 | 34,8 | 45,5 | 53 | 55,2 |
|---|---|---|---|---|---|---|
| $n_M$ in 1/min | 1200 | 2000 | 3000 | 4000 | 5000 | 6000 |
| $M_M$ in Nm | 80 | 105 | 111 | 109 | 101 | 88 |

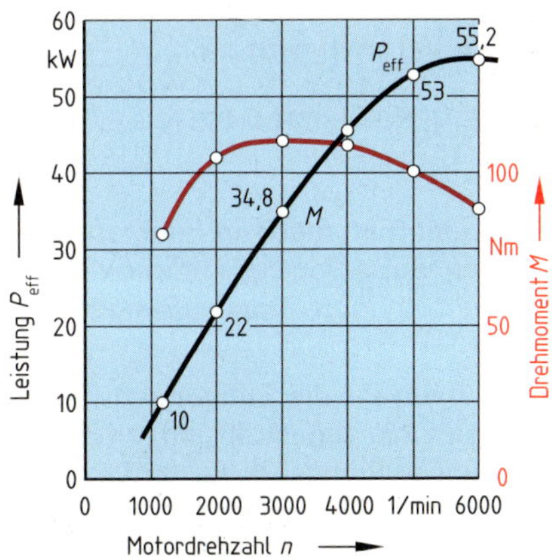

**Lösung:**

**Antriebskraft**

Zunächst werden aus den in der Wertetafel gegebenen Motordaten die Motordrehmomente $M_M$ und daraus die in den verschiedenen Gangstufen wirksamen Antriebskräfte $F_A$ ermittelt und in eine neue Wertetafel eingetragen. Danach werden die in den verschiedenen Gangstufen erreichbaren Fahrgeschwindigkeiten errechnet und eingetragen.

| | | | | | | | |
|---|---|---|---|---|---|---|---|
| Nutzleistung $P_{eff}$ | in kW | 10 | 22 | 34,8 | 45,5 | 53 | 55,2 |
| Motordrehzahl $n_M$ | in 1/min | 1200 | 2000 | 3000 | 4000 | 5000 | 6000 |
| Motordrehmoment $M_M = \frac{9550 \cdot P_{eff}}{n_M}$ in Nm | | 80 | 105 | 111 | 109 | 101 | 88 |
| Antriebskraft | 1. Gang | 3960 (1) | 5198 (2) | 5495 (3) | 5396 (4) | 5000 (5) | 4356 (6) |
| $F_A = \frac{M_M \cdot i_{Tr} \cdot \eta_{Tr}}{r_{dyn}}$ in N | 2. Gang | 2425 | 3183 | 3364 | 3304 | 3061 | 2667 |
| | 3. Gang | 1574 | 2066 | 2184 | 2144 | 1987 | 1731 |
| $r_{dyn} = \frac{U_{dyn}}{2\pi} = \frac{1760\text{ mm}}{2\pi} = 280\text{ mm}$ | 4. Gang | 1054 | 1384 | 1463 | 1436 | 1331 | 1160 |
| Fahrgeschwindigkeit | 1. Gang | 8,2 (1) | 13,7 (2) | 20,6 (3) | 27,4 (4) | 34,3 (5) | 41,1 (6) |
| $v = \frac{3{,}6 \cdot 2 \cdot \pi \cdot r_{dyn} \cdot n_M}{60\,000 \cdot i_{Tr}}$ in $\frac{\text{km}}{\text{h}}$ | 2. Gang | 13,4 | 22,4 | 33,6 | 44,8 | 56 | 67 |
| | 3. Gang | 20,7 | 34,5 | 51,7 | 69 | 86,2 | 103,5 |
| | 4. Gang | 30,8 | 51,5 | 77,2 | 103 | 128,7 | 154,5 |

Die zugehörigen Werte von $v$ und $F_A$ werden nun für die einzelnen Fahrstufen in das Diagramm eingetragen und ergeben für jeden Gang 6 Punkte. Die zu den einzelnen Fahrstufen gehörigen Punkte (z. B. für den 1. Gang die Punkte 1 bis 6) verbindet man durch einen Linienzug. Aus dem Linienzug einer Fahrstufe kann die mögliche Antriebskraft $F_A$ für die jeweiligen Geschwindigkeiten abgelesen werden.

**Äußere Fahrwiderstände**

Rollwiderstand $F_R = m \cdot g \cdot \mu_R = 1380\text{ kg} \cdot 10\text{ m/s}^2 \cdot 0{,}01 = \mathbf{138\text{ N}}$

Luftwiderstand
$v = 50$ km/h: $F_L = 0{,}615 \cdot c_w \cdot A \cdot v^2 = 0{,}615 \cdot 0{,}42 \cdot 2{,}3 \cdot 13{,}8^2\text{ N} = \mathbf{113\text{ N}}$
$v = 100$ km/h: $F_L = 0{,}615 \cdot c_w \cdot A \cdot v^2 = 0{,}615 \cdot 0{,}42 \cdot 2{,}3 \cdot 27{,}8^2\text{ N} = \mathbf{459\text{ N}}$
$v = 150$ km/h: $F_L = 0{,}615 \cdot c_w \cdot A \cdot v^2 = 0{,}615 \cdot 0{,}42 \cdot 2{,}3 \cdot 41{,}7^2\text{ N} = \mathbf{1033\text{ N}}$

Steigungswiderstand $F_S = \frac{m \cdot g \cdot p}{100\%} = \frac{1380\text{ kg} \cdot 10\text{ m/s}^2 \cdot 2\%}{100\%} = \mathbf{276\text{ N}}$ (Für Steigung 2%)

Die einzelnen Werte von Rollwiderstand $F_R$ und Luftwiderstand $F_L$ ergeben addiert und über der jeweiligen Fahrgeschwindigkeit $v$ aufgetragen den äußeren Gesamtfahrwiderstand $F_W$ auf ebener Fahrbahn (Steigung $p = 0\%$).

Für $v = 100$ km/h wird z. B.:

$$F_W = F_R + F_L = 138\text{ N} + 459\text{ N} = 579\text{ N}$$

Verbindet man mehrere Punkte, so erhält man die Kurve für den äußeren Gesamtfahrwiderstand $F_W$ über dem Fahrbereich in der Ebene (Steigung $p = 0\%$).

Die Kurven für die Steigungen (Steigungslinien), die jeweils um 2% abgestuft sind, erhält man, indem man den Steigungswiderstand $F_S$ (z. B. bei $p = 2\%$ Steigung $F_S = 276$ N) zum vorherigen Wert des äußeren Gesamtfahrwiderstandes addiert.

**Fahrschaubild**

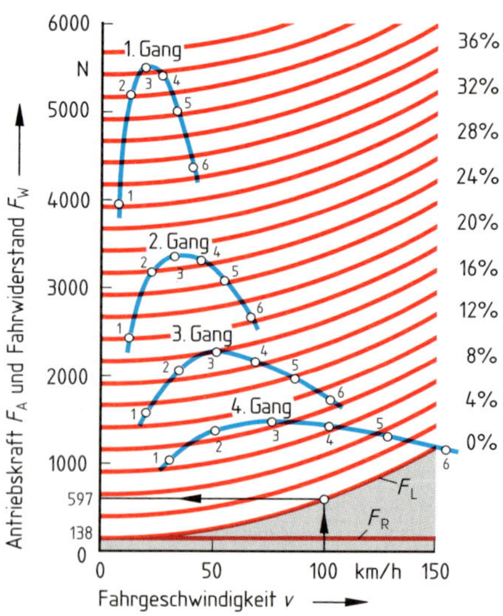

## Aufgaben

1. Ein Personenkraftwagen hat ein Gesamtgewicht von 1885 kg. Wie groß ist sein Rollwiderstand a) auf einer Asphaltstraße ($\mu_R = 0{,}015$), b) auf einem Schotterweg ($\mu_R = 0{,}020$)?
2. Ein Kraftomnibus, dessen Leergewicht 8000 kg beträgt, ist mit 32 Personen besetzt. Das Durchschnittsgewicht pro Fahrgast soll mit 75 kg angenommen werden. Wie groß ist der Rollwiderstand bei einer Fahrt auf der Autobahn ($\mu_R = 0{,}013$)?
3. Ein Beton-Mischer-Fahrzeug mit einem Gesamtgewicht von 16 000 kg fährt auf einem Sandweg ($\mu_R = 0{,}20$) mit einer Geschwindigkeit von 5 km/h zu einer Baustelle. Berechnen Sie a) den Rollwiderstand, b) die zur Überwindung des Rollwiderstandes notwendige Leistung in kW.
4. Ein Lastkraftwagen hat eine Breite von 2500 mm und eine Höhe von 2900 mm. Wie groß ist der Luftwiderstand bei einer Luftdichte von 1,24 kg/m$^3$, einem Luftwiderstandsbeiwert von 0,85 und einer Geschwindigkeit von 80 km/h?
5. Die Querschnittsfläche eines Pkw beträgt 1,84 m$^2$, der $c_w$-Wert 0,36. Wie groß ist der Luftwiderstand bei 40 km/h, 80 km/h und 120 km/h?
6. Ein Sportwagen hat eine Breite von 1775 mm und eine Höhe von 1304 mm. Sein $c_w$-Wert beträgt 0,35. Berechnen Sie a) die wirksame Stirnfläche in m$^2$, b) den Luftwiderstand bei 100 km/h und 200 km/h.
7. Ein Pkw hat ein Gesamtgewicht von 1440 kg. Welcher Steigungswiderstand muss bei einer Steigung von 8 % von der Antriebskraft überwunden werden?
8. Ein Lkw hat ein Gesamtgewicht von 16 t. Er fährt auf einer Straße, die 12 % Steigung aufweist, mit einer Geschwindigkeit von 10 km/h. Berechnen Sie a) den Steigungswiderstand, b) die Leistung, die notwendig ist, um den Steigungswiderstand zu überwinden.
9. Ein Europa-Zug mit einem Gesamtgewicht von 38 t fährt auf einer 10 %igen Gefällstrecke. Wie groß ist die auftretende Hangabtriebskraft (negativer Steigungswiderstand)?
10. Ein Pkw mit einem Gesamtgewicht von 980 kg überwindet auf einer geraden Straße auf 300 m Steigungslänge eine Steigungshöhe von 25 m. Wie groß sind a) der Steigungswinkel, b) der Steigungswiderstand, c) die Steigung in % (näherungsweise)?
11. Ein Pkw hat ein Leergewicht von 1230 kg. Er ist mit 3 Personen besetzt (Durchschnittsgewicht 68 kg), im Kofferraum ist eine Zuladung von 100 kg untergebracht. Die wirksame Stirnfläche des Fahrzeugs beträgt 1,76 m$^2$, sein Luftwiderstandsbeiwert 0,39, die Fahrgeschwindigkeit 80 km/h. Befahren wird eine Betonstraße ($\mu_R = 0{,}016$), die eine Steigung von 4 % hat.
    Gesucht sind a) Rollwiderstand, b) Luftwiderstand, c) Steigungswiderstand, d) äußerer Gesamtfahrwiderstand, e) Fahrwiderstandsleistung.
12. Ein Fahrzeug fährt mit einer Geschwindigkeit von 80 km/h. Es soll in 10 Sekunden auf 130 km/h beschleunigt werden. Das Gesamtgewicht beträgt 1680 kg.
    Welche Beschleunigungskraft ist dazu notwendig?
13. Der äußere Gesamtfahrwiderstand eines Pkw beträgt 1400 N, die Geschwindigkeit 110 km/h, der Wirkungsgrad des gesamten Triebwerks 81 %.
    Berechnen Sie a) die Fahrwiderstandsleistung, b) die erforderliche Motorleistung.
14. Ein Pkw fährt mit einer konstanten Geschwindigkeit von 120 km/h. Als äußere Fahrwiderstände sind zu überwinden: Rollwiderstand 250 N, Luftwiderstand 510 N, Steigungswiderstand 400 N. Die Nutzleistung des Motors beträgt 75 kW, der Wirkungsgrad des Triebwerks 80 %. Welche Leistungsreserve steht zum Beschleunigen zur Verfügung?
15. Von einem Pkw sind folgende Daten bekannt: Nutzleistung 65 kW bei 4000 1/min, Getriebeübersetzung im 4. Gang 1,00, Übersetzung im Achsgetriebe 3,69, Reifengröße 175/70 R 13, Wirkungsgrad des Triebwerks 79 %, Gesamtgewicht 1950 kg, wirksame Stirnfläche 2,08 m$^2$, Luftwiderstandsbeiwert 0,44. Das Fahrzeug fährt auf einer Asphaltstraße ($\mu = 0{,}015$, Steigung 3 %) mit einer konstanten Geschwindigkeit von 115 km/h. Berechnen Sie a) den äußeren Gesamtfahrwiderstand, b) die Antriebskraft an den Antriebsrädern, c) die zur Verfügung stehende Beschleunigungskraft, d) die Antriebsleistung, e) die Leistungsreserve zum Beschleunigen in kW.

## 3.3 Berechnungen am Fahrwerk

### 3.3.1 Lenkung

#### Spur

Die Spur $c$ der Vorderräder (Gesamtspur) kann bei Geradeausstellung aus den am Fahrzeug ermittelten Längen $l_1$ und $l_2$ berechnet werden, indem man die Differenz $l_2 - l_1$ bildet. Die Längen $l_1$ und $l_2$ werden von Felgenhorn zu Felgenhorn gemessen.

$$c = l_2 - l_1$$

$l_1$, $l_2$ gemessene Längen in mm
$c$ Spur (Gesamtspur) in mm

**Vorspur**

Die Räder stehen hinten weiter auseinander als vorn.

Die Differenz $l_2 - l_1 > 0$, also positiv

**Spur Null**

Die Räder stehen vorn und hinten gleich weit auseinander.

Die Differenz $l_2 - l_1 = 0$

**Nachspur**

Die Räder stehen vorn weiter auseinander als hinten.

Die Differenz $l_2 - l_1 < 0$, also negativ

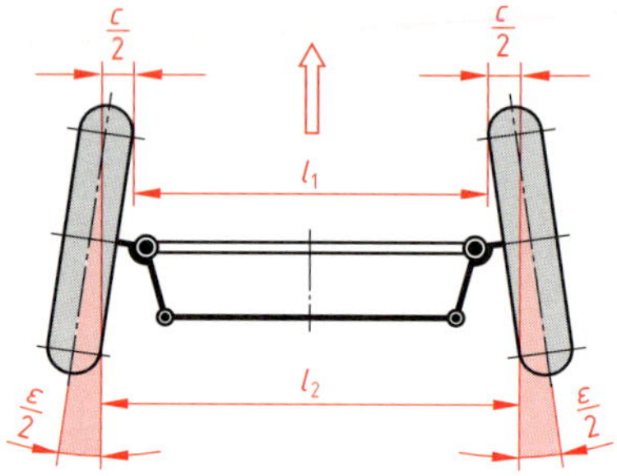

Vorspur

**Beispiel 1**

Bei einem Fahrzeug stehen bei Geradeausfahrt die Felgenhörner der Vorderräder vorn 1257 mm und hinten 1260 mm auseinander. a) Wie viel mm beträgt die Gesamtspur? b) Welche Spurart ist eingestellt?

Gegeben: $l_2 = 1260$ mm; $l_1 = 1257$ mm
Gesucht: a) $c$ in mm, b) welche Spurart ist eingestellt?

**Lösung:** a) $c = l_2 - l_1 = 1260\text{ mm} - 1257\text{ mm} = \mathbf{3\text{ mm}}$
b) Hier ist **Vorspur** eingestellt.

**Beispiel 2**

Der vordere Abstand der Felgenhörner beträgt bei einem Pkw mit Frontantrieb 1290 mm, der hintere 1288 mm. a) Wie groß ist die Spur? b) Wie bezeichnet man diese Spurart?

Gegeben: $l_2 = 1288$ mm; $l_1 = 1290$ mm
Gesucht: a) $c$ in mm, b) welche Spurart ist eingestellt?

**Lösung:** a) $c = l_2 - l_1 = 1288\text{ mm} - 1290\text{ mm} = \mathbf{-2\text{ mm}}$
b) Hier ist **Nachspur** eingestellt.

#### Spur und Spurwinkel

Wird um einen Punkt auf dem Felgenhorn ein Kreisbogen mit dem Radius $r = d_F$ geschlagen, so erhält man einen Kreis mit dem Durchmesser $D = 2 \cdot d_F$, auf dem die Messpunkte für die Spur $\varepsilon/2$ eines Rades liegen. Wegen des kleinen Spurwinkels $\varepsilon/2$ eines Rades, erhält man die Spur $c/2$ eines Rades mit großer Genauigkeit als Kreisbogenlänge $l_B$, d. h. $c/2 = l_B$.

In die Gleichung für die Kreisbogenlänge $l_B = \frac{\pi \cdot d \cdot \alpha}{360°}$ werden die entsprechenden Formelzeichen für Spur und Spurwinkel eingesetzt.

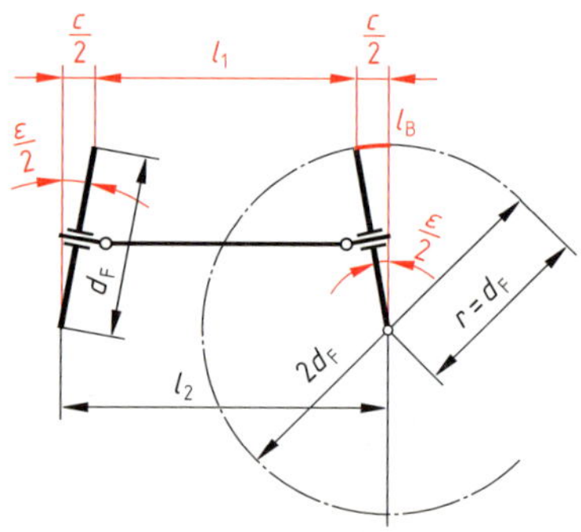


$$\frac{c}{2} \approx \frac{\pi \cdot 2 \cdot d_F \cdot \varepsilon/2}{360°}$$

$$c \approx \frac{\pi \cdot d_F \cdot \varepsilon}{180°}$$

$$\varepsilon \approx \frac{180° \cdot c}{\pi \cdot d_F}$$

$\frac{c}{2}$ Spur eines Rades in mm
$c$ Spur beider Räder in mm (Gesamtspur)
$\frac{\varepsilon}{2}$ Spurwinkel eines Rades in °
$\varepsilon$ Spurwinkel beider Räder in ° (Gesamtspurwinkel)
$d_F$ Felgenhorndurchmesser in mm

**Beispiel**

Ein Pkw hat Felgen der Größe 4Jx15. Im Reparaturhandbuch ist der Vorspurwinkel beider Vorderräder angegeben mit 5′ bis 25′. Wie viel mm darf die Vorspur mindestens und höchstens betragen?

Gegeben: Felgen 4Jx15; $d_F = 417$ mm (aus Tabellenbuch), $\varepsilon_{min} = 5'$, $\varepsilon_{max} = 25'$

Gesucht: $c_{min}$ und $c_{max}$

**Lösung:** $$c_{min} \approx \frac{\pi \cdot d_F \cdot \varepsilon}{180°} = \frac{\pi \cdot 417\ \text{mm} \cdot \frac{5°}{60}}{180°} = \mathbf{0{,}6\ mm}$$

$$c_{max} \approx \frac{\pi \cdot d_F \cdot \varepsilon}{180°} = \frac{\pi \cdot 417\ \text{mm} \cdot \frac{25°}{60}}{180°} = \mathbf{3\ mm}$$

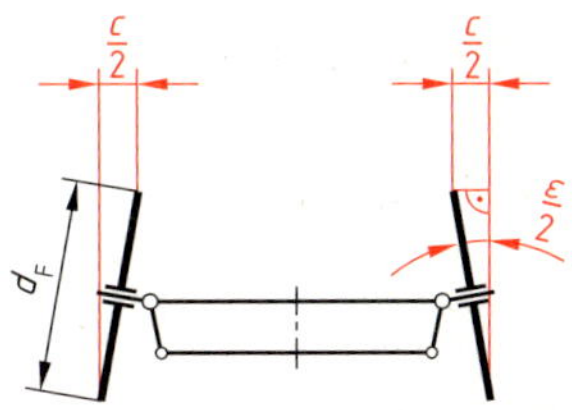


$$\frac{c}{2} = d_F \cdot \sin\frac{\varepsilon}{2}$$

$$c = d_F \cdot \sin\varepsilon$$

$$\sin\varepsilon = \frac{c}{d_F}$$

Die Beziehung zwischen der Einzelspur $\frac{c}{2}$ und dem Spurwinkel $\frac{\varepsilon}{2}$ eines Rades kann auch durch die Winkelfunktion $\sin\frac{\varepsilon}{2} = \frac{2}{d_F}$ ausgedrückt werden.

Umgeformt ergibt sich $\frac{c}{2} = d_F \cdot \sin\frac{\varepsilon}{2}$.

Setzt man anstelle der Einzelspur $\frac{c}{2}$ die Gesamtspur $c$ und für den Spurwinkel $\frac{\varepsilon}{2}$ eines Rades den Gesamtspurwinkel $\varepsilon$, so erhält man $c = d_F \cdot \sin\varepsilon$.

Wird die Gleichung nach $\sin\varepsilon$ umgestellt, so kann man bei gegebener Gesamtspur $c$ und gegebenem Felgenhorndurchmesser $d_F$ den Spurwinkel $\varepsilon$ ermitteln.

| | |
|---|---|
| $\frac{c}{2}$ | Spur eines Rades in mm |
| $c$ | Spur beider Räder in mm (Gesamtspur) |
| $\frac{\varepsilon}{2}$ | Spurwinkel eines Rades in ° |
| $\varepsilon$ | Spurwinkel beider Räder (Gesamtspurwinkel) in ° |
| $d_F$ | Felgenhorndurchmesser in mm |

## Spurdifferenzwinkel

Beim Durchfahren einer Kurve werden, bedingt durch das Lenktrapez, die kurveninneren Vorderräder stärker eingeschlagen als die kurvenäußeren.

Die Differenz zwischen dem Schwenkwinkel $\beta$ des kurveninneren Rades und dem Schwenkwinkel $\alpha$ des kurvenäußeren Rades nennt man Spurdifferenzwinkel $\delta$.

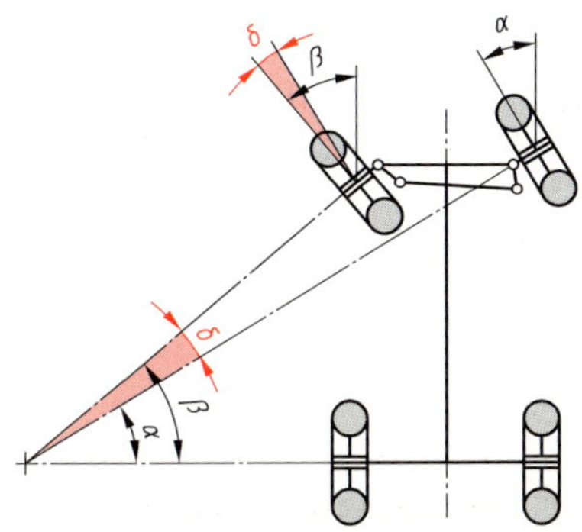


| | |
|---|---|
| $\alpha$ | Schwenkwinkel des kurvenäußeren Rades in ° |
| $\beta$ | Schwenkwinkel des kurveninneren Rades in ° |
| $\delta$ | Spurdifferenzwinkel in ° |

$$\delta = \beta - \alpha$$

## Aufgaben

1. Bei Geradeausstellung stehen die Felgenhörner hinten 1272 mm und vorn 1275 mm weit auseinander. Wie groß ist a) Spur eines Rades, b) um welche Spurart handelt es sich?
2. Der Vorspurwinkel für beide Vorderräder darf laut Herstellervorgabe 10′ ± 10′ betragen. Die Felgengröße ist 5 1/2J × 14. Wie viel mm darf die Vorspur maximal betragen?
3. Bei der optischen Vermessung ergibt sich für einen Pkw bei 20° Linkseinschlag ein Schwenkwinkel des rechten Vorderrades von 18° 20′. Der Soll-Spurdifferenzwinkel ist 1° 30′. a) Wie groß ist der gemessene Spurdifferenzwinkel, b) um wie viel % weicht er vom Sollwert ab?
4. Der Soll-Spurdifferenzwinkel für einen Pkw beträgt – 50′ ± 40′. Um welchen Winkel darf bei 20°-Einschlag des kurveninneren Vorderrades das kurvenäußere Rad maximal einschlagen?

## Übersetzung von Lenkgetrieben

### Schrauben- und Schneckenlenkgetriebe

In Lenkgetrieben wird die Drehbewegung des Lenkrades ins Langsame übersetzt. Somit ist nur ein geringer Kraftaufwand zum Einschlagen der Räder notwendig.

Die Übersetzungen können aus dem Verhältnis von Winkeleinschlag $\alpha$ am Lenkrad zu Winkeleinschlag $\beta$ am Lenkstockhebel berechnet werden.

$i_1$ Übersetzung des Lenkgetriebes
$\alpha$ Lenkrad-Winkeleinschlag in °
$\beta$ Lenkstockhebel-Winkeleinschlag in °

Ist der Durchmesser $d_1$ des Lenkrades und die Kreisbogenlänge $l_{B1}$ des Lenkradeinschlages bekannt, so kann der Winkeleinschlag $\alpha$ am Lenkrad in ° durch Umstellung der Formel

$l_{B1} = \frac{\alpha \cdot \pi \cdot d_1}{360°}$ und Einsetzen der Werte ermittelt werden.

$l_{B1}$ Lenkradeinschlag in mm
$l_{B2}$ Lenkstockhebeleinschlag in mm
$r_2$ Lenkstockhebellänge in mm
$d_1$ Durchmesser des Lenkrades in mm
$n$ Umdrehungen am Lenkrad

Setzt man die Formeln für den Winkeleinschlag $\alpha$ am Lenkrad und für den Winkeleinschlag $\beta$ am Lenkstockhebel in die Formel für die Übersetzung des Lenkgetriebes $i = \alpha/\beta$ ein, so erhält man

$$i_1 = \frac{l_{B1} \cdot 2 \cdot r_2}{l_{B2} \cdot d_1}$$

### Zahnstangenlenkgetriebe

Die Übersetzung wird aus dem Verhältnis Lenkradeinschlag $l_{B1} = \frac{\pi \cdot \alpha \cdot d_1}{360°}$ zum Weg $s = \frac{z \cdot p \cdot \alpha}{360°}$, um den die Zahnstange verschoben wird, berechnet. Durch Einsetzen erhält man $i_1 = \frac{\pi \cdot \alpha \cdot d_1 / 360°}{z \cdot p \cdot \alpha / 360°} = \frac{\pi \cdot d_1}{z \cdot p}$.

$s$ Weg der Zahnstange in mm
$z$ Zähnezahl des Ritzels
$p$ Zahnteilung in mm
$m$ Modul in mm

Soll die Übersetzung $i$ durch Zähnezahl $z$ des Ritzels und durch den Modul $m$ ausgedrückt werden, so setzt man für $p = \pi \cdot m$.

Kugelumlauf-lenkgetriebe

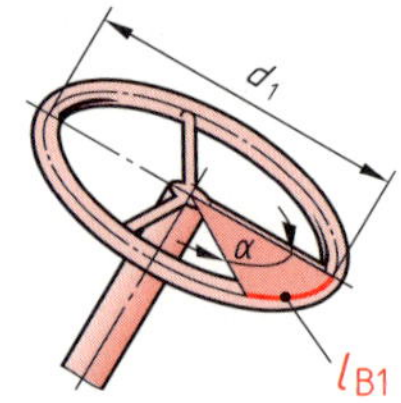


$$i_1 = \frac{\alpha}{\beta}$$

$$\alpha = i_1 \cdot \beta$$

$$\beta = \frac{\alpha}{i_1}$$

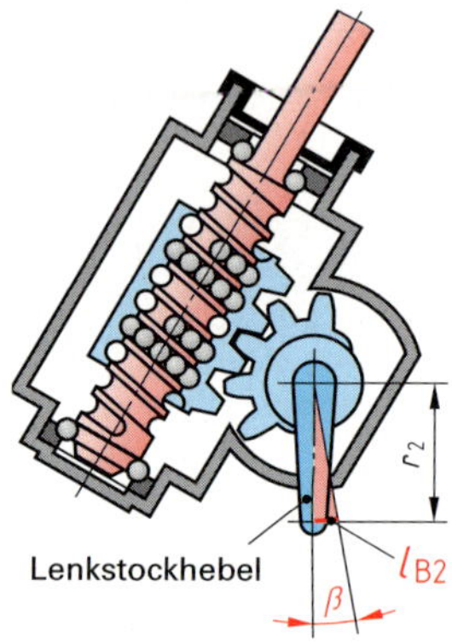


$$\alpha = \frac{360° \cdot l_{B1}}{\pi \cdot d_1}$$

Schnecken-lenkgetriebe

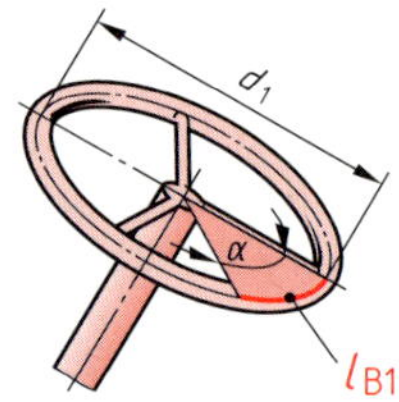


$$\alpha = 360° \cdot n$$

$$\beta = \frac{360° \cdot l_{B2}}{\pi \cdot 2 \cdot r_2}$$

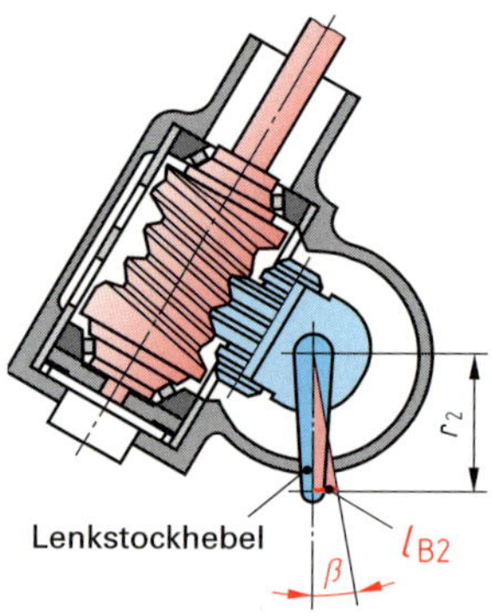


$$i_1 = \frac{l_{B1} \cdot 2 \cdot r_2}{l_{B2} \cdot d_1}$$

$$i_1 = \frac{l_{B1}}{s}$$

Zahnstangen-lenkgetriebe

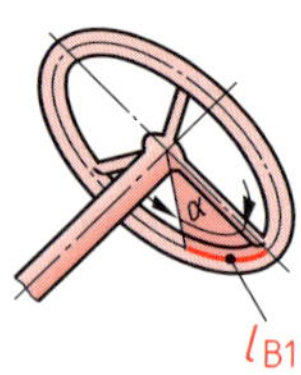


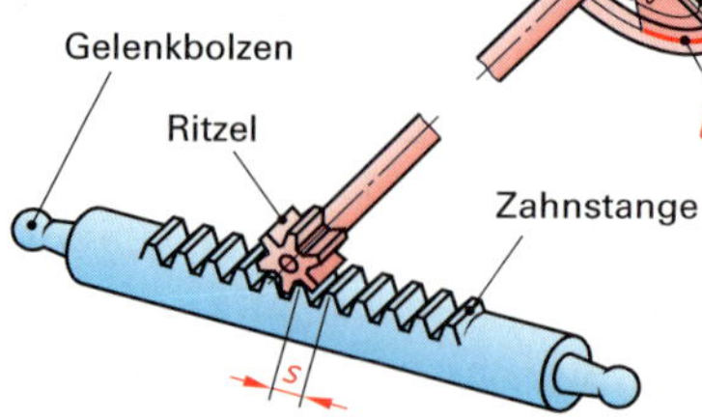


$$i_1 = \frac{\pi \cdot d_1}{z \cdot p}$$

$$i_1 = \frac{d_1}{z \cdot m}$$

## Gesamtübersetzung der Lenkung

Unter der Gesamtübersetzung $i_{ges}$ einer Lenkung versteht man das Verhältnis von Winkeleinschlag $\alpha$ am Lenkrad zum Schwenkwinkel $\delta$ eines Vorderrades.

In der Lenkung sind 2 Einzelübersetzungen wirksam, die Übersetzung $i_1$ des Lenkgetriebes und die Übersetzung $i_2$ im Lenkgestänge.

Das Lenktrapez bewirkt, dass die Schwenkwinkel des rechten und linken Vorderrades umso mehr voneinander abweichen, je stärker die Räder eingeschlagen werden.

Deshalb wird die Gesamtübersetzung der Lenkung bei der Angabe der technischen Mittelstellung der Lenkung (Geradeausfahrt) angegeben.

Angenähert lässt sich die Gesamtübersetzung einer Lenkung bestimmen, indem man das Lenkrad von Anschlag zu Anschlag dreht und den gesamten Winkeleinschlag $\alpha_{ges}$ am Lenkrad ins Verhältnis setzt zum gemessenen gesamten Schwenkwinkel $\delta_{ges}$ des Rades.

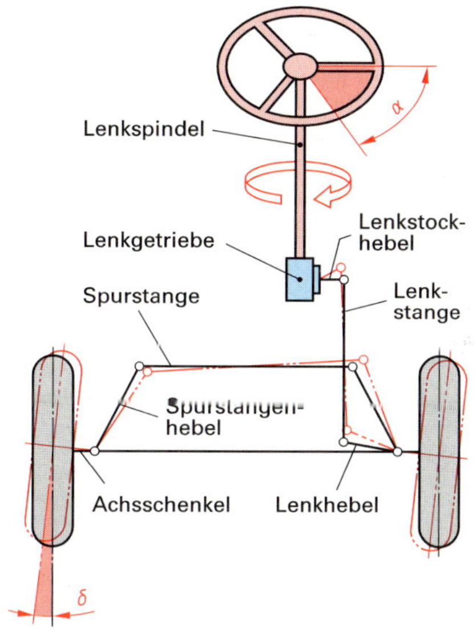


$i_{ges}$ Gesamtübersetzung der Lenkung
$\alpha$ Lenkrad-Winkeleinschlag in °
$i_1$ Übersetzung des Lenkgetriebes
$i_2$ Übersetzung im Lenkgestänge
$\delta_{ges}$ Schwenkwinkel eines Rades in °
$n$ Umdrehung am Lenkrad

$$i_{ges} = \frac{\alpha}{\delta}$$

$$i_{ges} = i_1 \cdot i_2$$

$$\delta_{ges} = 360° \cdot n$$

$$i_{ges} = \frac{\alpha_{ges}}{\delta_{ges}}$$

$$i_{ges} = \frac{360° \cdot n}{\delta_{ges}}$$

### Aufgaben

1. Bei einer Lenkradumdrehung ergibt sich am Lenkstockhebel eines Lenkgetriebes ein Winkelausschlag von 20°. Wie groß ist die Übersetzung im Lenkgetriebe?
2. Von einem Schraubenlenkgetriebe ist die Übersetzung mit $i_1 = 19{,}8$ bekannt. Um welchen Winkel muss der Lenkstockhebel schwenken, wenn das Lenkrad um 90° gedreht wird?
3. An einem ausgebauten Lenkgetriebe wurde gemessen, dass 3 1/2 Umdrehungen an der Lenkspindel einen Lenkstockhebeleinschlag von 250 mm ergeben. Der Lenkstockhebel hat eine Länge von 175 mm. Wie groß ist die Übersetzung des Lenkgetriebes?
4. Ein Personenkraftwagen hat eine Zahnstangenlenkung mit einem Ritzel von 17 Zähnen. Der Modul der Verzahnung von Ritzel und Zahnstange beträgt 1,5 mm. Das Lenkrad hat einen Durchmesser von 405 mm. a) Wie groß ist die Übersetzung des Zahnstangenlenkgetriebes? b) Um welchen Weg wird die Zahnstange bei einem Lenkradeinschlag von 100 mm verschoben?
5. Von einem Pkw sind folgende Daten der Lenkung bekannt: Übersetzung des Lenkgetriebes 22,5, Übersetzung im Lenkgestänge 1,19. Berechnen Sie a) die Gesamtübersetzung der Lenkung, b) den Schwenkwinkel eines Rades, wenn das Lenkrad um 90° gedreht wird.
6. Das Lenkrad eines Pkw lässt sich von Anschlag zu Anschlag 4,6 mal drehen. Der Schwenkwinkel des linken Rades beträgt bei Linkseinschlag 43°, bei Rechtseinschlag 34°.
Berechnen Sie die Gesamtübersetzung der Lenkung.
7. Der Lenkstockhebel einer Kugelumlauflenkung hat eine wirksame Hebellänge von 190 mm. Bei einer viertel Umdrehung des Lenkrades erfolgt ein Lenkstockhebeleinschlag von 17 mm. Die Übersetzung im Lenkgestänge beträgt 1,21. Gesucht a) die Übersetzung im Lenkgetriebe, b) die Gesamtübersetzung der Lenkung, c) die Zahl der Umdrehungen am Lenkrad von Anschlag zu Anschlag, wenn dabei das linke Vorderrad um 33° nach links und um 31,5° nach rechts schwenkt.

## 3.3.2 Bremsen

### Erzeugung der Spannkraft bei hydraulischen Bremsen

Zur Erzeugung der Spannkraft, die beim Bremsen auf die Bremsbeläge der Scheibenbremse bzw. die Bremsbacken der Trommelbremse wirkt, muss die Fußkraft am Bremspedal verstärkt bzw. übersetzt werden. Die Übersetzung kann durch mechanische Übersetzung, hydraulische Übersetzung und meist dazwischen noch durch pneumatische Verstärkung (Übersetzung) erfolgen.

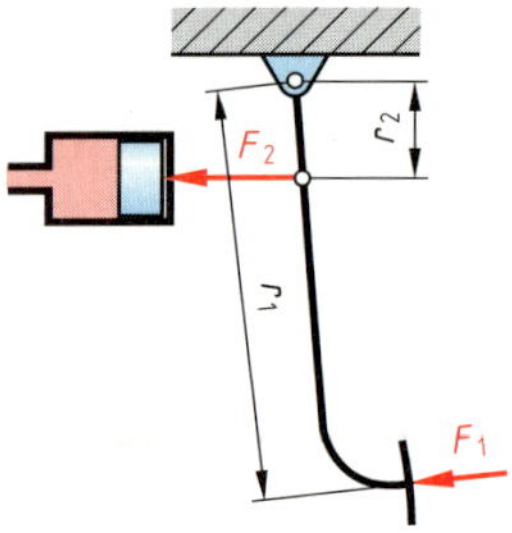


### Mechanische Übersetzung

Das Bremspedal ist ein einseitiger oder seltener zweiseitiger Hebel, der die Fußkraft $F$ mechanisch meist über den Bremskraftverstärker auf den hydraulischen Hauptzylinder überträgt.

| | | | |
|---|---|---|---|
| $F_1$ | Fußkraft in N | $r_1$, $r_2$ | Hebelarme am Bremspedal in mm |
| $F_2 = F_{HZ}$ | Kolbenstangenkraft (Kraft auf den Kolben im Hauptzylinder) in N | $i_{mec}$ | mechanische Übersetzung am Bremspedal |

$$F_1 \cdot r_1 = F_2 \cdot r_2$$

$$F_2 = \frac{F_1 \cdot r_1}{r_2}$$

$$i_{mec} = \frac{F_1}{F_2} = \frac{r_2}{r_1}$$

$$F_2 = \frac{F_1}{i_{mec}}$$

$$F_1 = F_2 \cdot i_{mec}$$

**Beispiel**

Auf ein Bremspedal wirkt eine Fußkraft von 400 N an einem Hebelarm von 240 mm. Der Hebelarm, an dem die Kolbenstange des Hauptzylinders angreift, beträgt 60 mm. Wie groß ist a) die mechanische Übersetzung, b) die Kolbenstangenkraft?

Gegeben: $F_1 = 400$ N; $r_1 = 240$ mm; $r_2 = 60$ mm

Gesucht: a) $i_{mec}$; b) $F_2$ in N

**Lösung:** a) $i_{mec} = \frac{r_2}{r_1} = \frac{60 \text{ mm}}{240 \text{ mm}} = \frac{1}{4} = \mathbf{0{,}25}$

b) $F_2 = F_{HZ} = \frac{F_1}{i_{mec}} = \frac{400 \text{ N}}{0{,}25} = \mathbf{1600\ N}$

### Aufgaben

1. Die Fußkraft $F_1 = 350$ N greift an einem stehenden Bremspedal **(Bild 1)** am Hebelarm $r_1 = 250$ mm an. Die Kolbenstange, die auf den Kolben im Hauptzylinder wirkt, liegt am Hebelarm $r_2 = 58$ mm an. Wie groß ist a) die mechanische Übersetzung $i_{mec}$ des Bremspedals, b) die Kolbenstangenkraft $F_2$ in N?
2. Ein Bremspedal **(Bild 2)** hat eine Übersetzung von 1 : 4,5. Es ist eine Kolbenstangenkraft von 1800 N erforderlich. Der Hebelarm, an dem die Fußkraft angreift, hat 270 mm. Wie groß ist a) die erforderliche Fußkraft, b) der Hebelarm, der auf die Kolbenstange wirkt?
3. Bei einer hydraulischen Bremse ist eine Kolbenstangenkraft von 1200 N erforderlich. Die Fußkraft sollte nicht mehr als 360 N betragen; sie wirkt an einem Hebelarm des Bremspedals von 180 mm. Wie groß ist a) der Hebelarm an dem die Kolbenstange angreift, b) das Übersetzungsverhältnis des Bremspedals?
4. Am Bremshebel einer Handbremse, die auf die beiden Hinterräder wirkt, greift eine Handkraft von 220 N am Hebelarm von 600 mm an. Das Gestänge zur Betätigung der beiden Seilzüge zu den Bremsnocken greift an einem Hebelarm von 30 mm am Bremshebel an. Wie groß ist a) die mechanische Übersetzung am Bremshebel, b) die Gestängekraft?

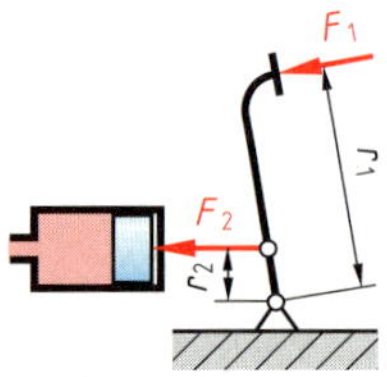


**Bild 1**

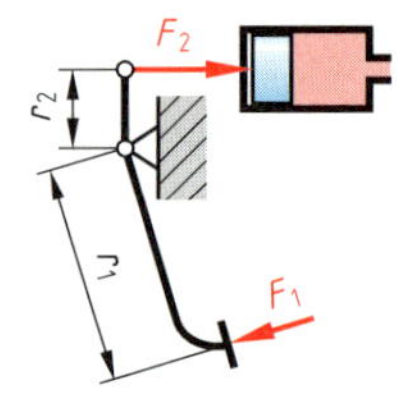


**Bild 2**

## Leitungsdruck, Spannkraft, hydraulische Übersetzung

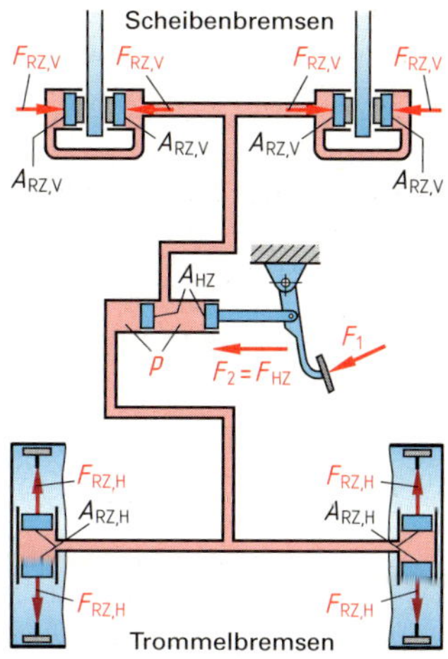


Der Leitungsdruck wird durch den Kolben im Hauptzylinder erzeugt, auf den die Kolbenstangenkraft $F_{HZ}$ wirkt. Der Leitungsdruck wirkt gleichmäßig auf alle Kolben in den Radzylindern und erzeugt dort die Spannkräfte $F_{RZ}$.

Die Radzylinder an der Vorderachse haben meist größere Durchmesser als die an der Hinterachse, da an den Bremsen der Vorderachse durch die Achslastverschiebung beim Bremsen größere Bremskräfte übertragen werden müssen. Die Spannkräfte der Vorderachse bzw. der Hinterachse sind daher getrennt zu berechnen.

| | |
|---|---|
| $p$ | Leitungsdruck in N/cm² (10 N/cm² = 1 bar) |
| $F$ | Fußkraft in N |
| $F_{HZ} = F_2$ | Kolbenstangenkraft (Kraft auf den Kolben im Hauptzylinder) in N |
| $F_{RZ}$ | Spannkraft eines Radzylinderkolbens an der Vorderachse ($F_{RZ,V}$) bzw. Hinterachse ($F_{RZ,H}$) in N |
| $F_S$ | Summe der Spannkräfte der Radzylinderkolben an der Vorderachse ($F_{S,V}$) bzw. Hinterachse ($F_{S,H}$) in N |
| $K$ | Anzahl der Spannkräfte an der Vorderachse ($K_V$) bzw. Hinterachse ($K_H$), z. B. $K = 4$ bei einer Achse mit Simplex-, Duplex-, Zweizylinder-Festsattel-, Schwimmrahmen- oder Einzylinder-Faustsattelbremse; $K = 8$ bei einer Achse mit Vierzylinder-Festsattel- oder Zweizylinder-Faustsattelbremse |
| $A_{HZ}$ | Kolbenfläche des Hauptzylinderkolbens in cm² |
| $A_{RZ}$ | Kolbenfläche eines Radzylinderkolbens an der Vorderachse ($A_{RZ,V}$) bzw. Hinterachse ($A_{RZ,H}$) in cm² |
| $A_S$ | Summe der Kolbenflächen der Radzylinder an der Vorderachse ($A_{S,V}$) bzw. Hinterachse ($A_{S,H}$) in cm² |
| $d_{HZ}$ | Durchmesser des Hauptzylinderkolbens in cm |
| $d_{RZ}$ | Durchmesser eines Radzylinderkolbens an der Vorderachse ($d_{RZ,V}$) bzw. Hinterachse ($d_{RZ,H}$) in cm |
| $i_{hyd}$ | Hydraulische Übersetzung zur Vorderachse ($i_{hyd,V}$) bzw. Hinterachse ($i_{hyd,H}$) |
| $i_{hyd,E}$ | Hydraulische Einzelübersetzung zu einem Radzylinder der Vorderachse ($i_{hyd,E,V}$) bzw. Hinterachse ($i_{hyd,E,H}$) |

An Hauptzylinder und Radzylindern verhalten sich die Kolbenkräfte wie die Kolbenflächen; daraus ergibt sich die hydraulische Übersetzung $i_{hyd}$ der Bremse; diese ist aber wegen der verschieden großen Kolbenflächen an der Vorderachse und der Hinterachse nicht für beide Achsen gleich groß. Sie muss getrennt berechnet werden.

Neben der hydraulischen Übersetzung $i_{hyd}$ der Bremse kann auch die hydraulische Einzelübersetzung $i_{hyd,E}$ zwischen Hauptzylinder und nur einem Radzylinder bestimmt werden. Sie ist bei gleichen Radzylindern einer Achse zu jedem Radzylinder gleich.

$$p = \frac{F_{HZ}}{A_{HZ}}$$

$$F_{HZ} = p \cdot A_{HZ}; \qquad A_{HZ} = \frac{F_{HZ}}{p}$$

$$F_{HZ} = \frac{F_1}{i_{mec}}$$

$$p = \frac{F_1}{A_{HZ} \cdot i_{mec}}; \qquad p = \frac{F_1 \cdot r_1}{A_{HZ} \cdot r_2}$$

$$F_{RZ} = p \cdot A_{RZ}$$

$$p = \frac{F_{RZ}}{A_{RZ}}; \qquad A_{RZ} = \frac{F_{RZ}}{p}$$

$$F_{RZ} = \frac{F_{HZ} \cdot A_{RZ}}{A_{HZ}}$$

$$F_{RZ} = \frac{F_{HZ} \cdot d_{RZ}^2}{d_{HZ}^2}; \qquad F_{HZ} = \frac{F_{RZ} \cdot d_{HZ}^2}{d_{RZ}^2}$$

$$F_S = K \cdot F_{RZ}; \qquad A_S = K \cdot A_{RZ}$$

$$\frac{F_{HZ}}{F_{RZ}} = \frac{A_{HZ}}{A_{RZ}}; \qquad \frac{F_{HZ}}{F_S} = \frac{A_{HZ}}{A_S}$$

$$i_{hyd,E} = \frac{F_{HZ}}{F_{RZ}}; \qquad i_{hyd} = \frac{F_{HZ}}{F_S}$$

$$i_{hyd} = \frac{A_{HZ}}{A_S} = \frac{d_{HZ}^2}{K \cdot d_{RZ}^2}$$

$$F_S = \frac{F_{HZ}}{i_{hyd}}; \qquad F_S = \frac{F_{HZ} \cdot K \cdot d_{RZ}^2}{d_{HZ}^2}$$

**Beispiel**

Auf den Kolben eines Hauptzylinders mit 25,4 mm Durchmesser wirkt eine Kraft von 1600 N. Die Radzylinderkolben der Zweizylinder-Festsattelbremsen an der Vorderachse haben einen Durchmesser von 40 mm, die Radzylinderkolben der Simplexbremsen an der Hinterachse einen Durchmesser von 29 mm. Wie groß ist a) der Druck in der Bremsleitung, b) die Spannkraft an einem Radzylinderkolben der Vorderachse, c) die Spannkraft an einem Radzylinderkolben der Hinterachse, d) die hydraulische Einzelübersetzung eines Radzylinders der Vorderachse, e) die Übersetzung der Bremse zur Vorderachse und die zur Hinterachse, f) die Summe der Spannkräfte an der Vorderachse und die an der Hinterachse?

Gegeben: $d_{HZ} = 25{,}4$ mm, $F_{HZ} = 1600$ N, $K_V = K_H = 4$, $d_{RZ,V} = 40$ mm, $d_{RZ,H} = 29$ mm

Gesucht: a) $p$, b) $F_{RZ,V}$, c) $F_{RZ,H}$, d) $i_{hyd,E,V}$, e) $i_{hyd,V}$, $i_{hyd,H}$, f) $F_{S,V}$, $F_{S,H}$

**Lösung:** a) $p = \frac{F_{HZ}}{A_{HZ}} = \frac{F_{HZ}}{\frac{\pi \cdot d_{HZ}^2}{4}} = \frac{1600\ \text{N}}{\frac{\pi \cdot 2{,}54^2\ \text{cm}^2}{4}} = \frac{1600\ \text{N}}{5{,}07\ \text{cm}^2} = 315{,}6\ \frac{\text{N}}{\text{cm}^2} = \mathbf{31{,}56\ bar}$

b) $F_{RZ,V} = p \cdot A_{RZ,V} = p \cdot \frac{\pi \cdot d_{RZ,V}^2}{4} = 315{,}6\ \frac{\text{N}}{\text{cm}^2} \cdot \frac{\pi \cdot 4^2\ \text{cm}^2}{4} = 315{,}6\ \frac{\text{N}}{\text{cm}^2} \cdot 12{,}56\ \text{cm}^2 = \mathbf{3964\ N}$

c) $F_{RZ,H} = p \cdot A_{RZ,H} = p \cdot \frac{\pi \cdot d_{RZ,H}^2}{4} = 315{,}6\ \frac{\text{N}}{\text{cm}^2} \cdot \frac{\pi \cdot 2{,}9^2\ \text{cm}^2}{4} = 315{,}6\ \frac{\text{N}}{\text{cm}^2} \cdot 6{,}61\ \text{cm}^2 = \mathbf{2086\ N}$

d) $i_{hyd,E,V} = \frac{d_{HZ}^2}{d_{RZ,V}^2} = \frac{2{,}54^2\ \text{cm}^2}{4^2\ \text{cm}^2} = \frac{6{,}45\ \text{cm}^2}{16\ \text{cm}^2} = \mathbf{0{,}403}$

e) $i_{hyd,V} = \frac{d_{HZ}^2}{K \cdot d_{RZ,V}^2} = \frac{2{,}54^2\ \text{cm}^2}{4 \cdot 4^2\ \text{cm}^2} = \frac{6{,}45\ \text{cm}^2}{4 \cdot 16\ \text{cm}^2} = \frac{6{,}45\ \text{cm}^2}{64\ \text{cm}^2} \approx \mathbf{0{,}101}$

$i_{hyd,H} = \frac{d_{HZ}^2}{K \cdot d_{RZ,H}^2} = \frac{2{,}54^2\ \text{cm}^2}{4 \cdot 2{,}9^2\ \text{cm}^2} = \frac{6{,}45\ \text{cm}^2}{4 \cdot 8{,}4\ \text{cm}^2} = \frac{6{,}45\ \text{cm}^2}{33{,}6\ \text{cm}^2} \approx \mathbf{0{,}192}$

f) $F_{S,V} = K \cdot F_{RZ,V} = 4 \cdot 3964\ \text{N} = \mathbf{15\,856\ N}$; $F_{S,H} = K \cdot F_{RZ,H} = 4 \cdot 2086\ \text{N} = \mathbf{8344\ N}$

**Aufgaben**

1. Der Hauptzylinderkolben einer hydraulischen Bremse hat einen Durchmesser $d_{HZ} = 22{,}2$ mm. Die Kolbenstangenkraft beträgt $F_{HZ} = 2400$ N. Wie groß ist der Leitungsdruck $p$ in N/cm² und bar?
2. Welche Kolbenstangenkraft ist erforderlich zur Erzeugung eines Leitungsdruckes von 68 bar bei einem Hauptzylinderdurchmesser von 28,6 mm?
3. In einer hydraulischen Bremse herrscht ein Leitungsdruck von 29 bar bei einer Kolbenstangenkraft auf den Hauptzylinderkolben von 3300 N. Wie groß ist der Durchmesser des Hauptzylinderkolbens?
4. Bei einer Notbremsung wird das Bremspedal mit einer Fußkraft von 600 N betätigt. Die mechanische Übersetzung des Bremspedals ist 0,25; der Durchmesser des Hauptzylinders beträgt 17,5 mm. Wie groß ist a) die Kolbenstangenkraft, b) der Leitungsdruck in bar?
5. In einer hydraulischen Bremse, deren Hauptzylinder eine Bohrung von 19 mm Durchmesser hat, herrscht ein Leitungsdruck von 25 bar. Der Bremszylinderdurchmesser der Schwimmrahmen-Scheibenbremsen an den Vorderrädern beträgt 36 mm, der Radzylinderdurchmesser der Simplexbremsen an den Hinterrädern beträgt 25,4 mm. Wie groß ist a) die Kolbenstangenkraft, b) die Spannkraft auf einen Bremsbelag der Vorderräder, c) die Spannkraft an einem Bremsbacken der Hinterräder, d) die Summe der Spannkräfte an den beiden Vorderrädern, e) die Summe der Spannkräfte an den beiden Hinterrädern, f) die hydraulische Übersetzung zu jeder Achse?
6. Bei einer Bremsanlage wirkt am Bremspedal eine Fußkraft von 250 N an einem Hebelarm von 150 mm. Die Kolbenstange, die auf den Kolben im Hauptzylinder drückt, wird durch das Bremspedal betätigt; sie liegt an einem Hebelarm von 45 mm an. Der Hauptzylinder hat 17,5 mm Durchmesser; die Zweizylinder-Festsattelscheibenbremsen der Vorderräder haben Bremszylinder mit 36 mm Durchmesser, die Radzylinder der Simplexbremsen an den Hinterrädern haben 22,2 mm Durchmesser. Wie groß sind a) die Übersetzung am Bremspedal, b) die Kolbenstangenkraft, c) der Leitungsdruck, d) die hydraulische Übersetzung zur Vorderachse und die zur Hinterachse, e) die Summe der Spannkräfte an der Vorderachse und die an der Hinterachse?

## Pneumatische Übersetzung (Verstärkung)

Das hydraulische Übersetzungsverhältnis einer Bremse wird durch den Pedalweg begrenzt. Große Kraftübersetzung bedeutet große Radzylinderdurchmesser, was bei der Bremsbetätigung die Verdrängung von viel Bremsflüssigkeit erfordert und bei mehreren Radzylindern und kleinem Hauptzylinderdurchmesser einen langen Kolben- und Pedalweg ergibt. Reichen mechanische und hydraulische Übersetzung zur Erzeugung hoher Bremskräfte nicht aus, so kann die Kolbenstangenkraft durch pneumatische Übersetzung $i_{pn}$ verstärkt werden. Der Unterdruckbremskraftverstärker erzeugt eine Verstärkerkraft $F_V$ aus der Druckdifferenz $\Delta p$ zwischen Unterdruckkammer und Außenluftkammer und beaufschlagt damit zusätzlich die Kolbenstange des Hauptzylinders.

Beim Unterdruckbremskraftverstärker ist $p_{abs} < p_a$. Das ergibt als Differenz einen negativen Wert. Man rechnet deshalb mit der Druckdifferenz $\Delta p$.

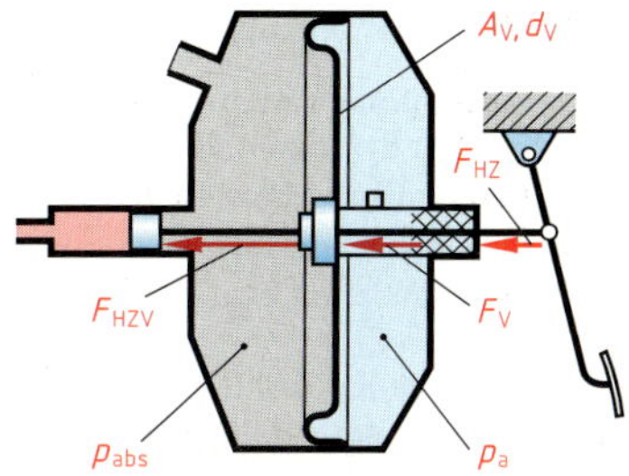


$$F_V = \Delta p \cdot A_V$$

$$F_{HZV} = F_{HZ} + F_V$$

$$F_{HZV} = F_{HZ} + \Delta p \cdot A_V$$

$$F_{HZV} = F_{HZ} + \Delta p \cdot \frac{\pi \cdot d^2}{4}$$

$$i_{pn} = \frac{F_{HZ}}{F_{HZV}}$$

$$\Delta p = p_a - p_{abs}$$

$$\nu = \frac{1}{i_{pn}}$$

$F_V$ Verstärkerkraft in N
$A_V$ Fläche des Verstärkerkolbens in cm²
$d_V$ Durchmesser des Verstärkerkolbens in cm
$F_{HZ}$ Kolbenstangenkraft in N (ohne Verstärkung)
$F_{HZV}$ verstärkte Kolbenstangenkraft in N
$i_{pn}$ pneumatische Übersetzung des Bremskraftverstärkers
$p_{abs}$ absoluter Druck in der Unterdruckkammer in N/cm²
$p_a$ atmosphärischer Druck in der Außenluftkammer in N/cm²
$\Delta p$ Druckdifferenz in N/cm²
$\nu$ Verstärkungsfaktor

**100 hPa = 1 N/cm²**

**Beispiel**

Bei einem Bremskraftverstärker wirkt eine Kolbenstangenkraft von 1500 N. In der Außenluftkammer herrscht ein Druck von 1030 hPa, in der Unterdruckkammer ein Druck von 0,8 bar. Der Verstärkerkolben hat einen Durchmesser von 280 mm. Wie groß ist a) die Druckdifferenz der beiden Kammern, b) die verstärkte Kolbenstangenkraft, c) die pneumatische Übersetzung des Bremskraftverstärkers?

Gegeben: $F_{HZ} = 1500$ N; $p_a = 1030$ hPa = 10,3 N/cm²; $p_{abs} = 0{,}8$ bar = 8 N/cm²; $d_V = 280$ mm

Gesucht: a) $\Delta p$ in N/cm²; b) $F_{HZ}$ in N; c) $i_{pn}$

**Lösung:**

a) $\Delta p = p_a - p_{abs} = 10{,}3\,\frac{\text{N}}{\text{cm}^2} - 8\,\frac{\text{N}}{\text{cm}^2} = \mathbf{2{,}3\,\frac{N}{cm^2}}$

b) $F_{HZV} = F_{HZ} + \Delta p \cdot \frac{\pi \cdot d_V^2}{4} =$

$= 1500\text{ N} + 2{,}3\,\frac{\text{N}}{\text{cm}^2} \cdot \frac{\pi \cdot 28^2\text{ cm}^2}{4} =$

$= 1500\text{ N} + 1416{,}2\text{ N} = \mathbf{2916{,}2\ N}$

c) $i_{pn} = \frac{F_{HZ}}{F_{HZV}} = \frac{1500\text{ N}}{2916{,}2\text{ N}} = \mathbf{0{,}51}$

### Aufgaben

1. In einem Unterdruckbremskraftverstärker herrscht bei $p_a = 1035$ hPa Luftdruck in der Unterdruckkammer ein absoluter Druck von $p_{abs} = 0{,}75$ bar. Der Durchmesser des Verstärkerkolbens beträgt $d_V = 285$ mm; die Kolbenstangenkraft wirkt mit 827 N. Wie groß ist a) die auf den Verstärkerkolben wirkende Druckdifferenz $\Delta p$ in N/cm², b) die Verstärkerkraft $F_V$ in N, c) die verstärkte Kolbenstangenkraft $F_{HZV}$ in N, d) die pneumatische Verstärkung $i_{pn}$, e) der Verstärkungsfaktor $\nu$?
2. Ein Bremskraftverstärker hat einen Verstärkerkolben mit 280 mm Durchmesser; der Luftdruck beträgt 1015 hPa. Die Kolbenstangenkraft soll um eine Kraft von 1100 N verstärkt werden. a) Welche wirksame Druckdifferenz ist erforderlich? b) Welcher absolute Druck muss in der Unterdruckkammer herrschen?

## Gesamtübersetzung bei der hydraulischen Bremse

$$i = i_{mec} \cdot i_{pn} \cdot i_{hyd}$$

$$i = \frac{F_1}{F_S}$$

$i$ Gesamtübersetzung zur Vorderachse $i_V$ bzw. Hinterachse ($i_H$) einer hydraulischen Bremse mit Bremskraftverstärker

$i_{mec}$ mechanische Übersetzung am Bremspedal

$i_{pn}$ pneumatische Übersetzung im Bremskraftverstärker

$i_{hyd}$ hydraulische Übersetzung der Bremse zur Vorderachse ($i_{hyd,V}$) bzw. Hinterachse ($i_{hyd,H}$)

$F_1$ Fußkraft auf das Bremspedal in N

$F_S$ Summe der Spannkräfte an der Vorder- ($F_{S,V}$) bzw. Hinterachse ($F_{S,H}$)

$F_{RZ}$ Spannkraft an einem Radzylinderkolben der Vorderachse ($F_{RZ,V}$) bzw. Hinterachse ($F_{RZ,H}$)

$K$ Anzahl der Spannkräfte an der Vorderachse ($K_V$) bzw. Hinterachse ($K_H$)

$$F_S = \frac{F_1}{i}$$

$$F_1 = i \cdot F_S$$

$$F_S = \frac{F_1}{i_{mec} \cdot i_{pn} \cdot i_{hyd}}$$

$$F_{RZ} = \frac{F_S}{K}$$

$$F_{RZ} = \frac{F_1}{K \cdot i}$$

$$F_1 = i \cdot F_{RZ} \cdot K$$

**Beispiel**

Die Pedalkraft beträgt 90 N, die mechanische Übersetzung am Bremspedal 1 : 6, die pneumatische Übersetzung im Bremskraftverstärker 3 : 8, die hydraulische Übersetzung zur Hinterachse 0,05. An der Hinterachse befinden sich Simplexbremsen. Wie groß ist a) die Gesamtübersetzung zur Hinterachse, b) die Summe der Spannkräfte an den Radzylindern der Hinterachse, c) die Spannkraft an einem Radzylinder der Hinterachse?

Gegeben: $F_1 = 90$ N; $i_{mec} = 1 : 6$; $i_{pn} = 3 : 8$; $i_{hyd,H} = 0{,}05$; $K_H = 4$

Gesucht: a) $i_H$; b) $F_{S,H}$ in N; c) $F_{RZ,H}$ in N

**Lösung:** a) $i_H = i_{mec} \cdot i_{pn} \cdot i_{hyd,H} = \frac{1}{6} \cdot \frac{3}{8} \cdot 0{,}05 = \mathbf{0{,}003}$

b) $F_{S,H} = \frac{F_1}{i_H} = \frac{90\text{ N}}{0{,}003} = \mathbf{30\,000\text{ N}}$

c) $F_{RZ,H} = \frac{F_{S,H}}{K_H} = \frac{30\,000\text{ N}}{4} = \mathbf{7500\text{ N}}$

### Aufgaben

1. In einer hydraulischen Bremsanlage beträgt die Übersetzung am Bremspedal $i_{mec} = 0{,}24$, die Übersetzung des Bremskraftverstärkers $i_{pn} = 2 : 5$ und die hydraulische Übersetzung zu den Vorderrädern $i_{hyd,V} = 1 : 16$. Es wirkt eine Pedalkraft von 80 N. Wie groß ist a) die Gesamtübersetzung $i_V$ der Bremse zu den Vorderrädern, b) die Summe der Spannkräfte $F_{S,V}$ an den Vorderrädern ?
2. Bei einem Unterdruckbremskraftverstärker beträgt die eingesteuerte Kolbenstangenkraft 800 N, die verstärkte Kolbenkraft auf den Kolben im Hauptzylinder 1860 N. Die mechanische Übersetzung am Bremspedal ist 0,24; die hydraulische Übersetzung zu den Vorderrädern 0,04. Jedes Vorderrad hat zwei wirksame Bremskolben. Wie groß ist a) die Übersetzung im Bremskraftverstärker, b) die Gesamtübersetzung der Bremse zu den Vorderrädern, c) die Summe der Spannkräfte an den Vorderrädern, d) die Spannkraft eines Bremszylinderkolbens, e) die Fußkraft am Bremspedal?
3. Bei einer Bremsanlage beträgt bei einer Fußkraft von 65 N die Summe der Spannkräfte an den Bremszylinderkolben der Vorderachse 26 000 N. Die Übersetzung des Bremspedals ist 1 : 5, die des Bremskraftverstärkers 0,22. Berechnen Sie a) die Gesamtübersetzung der Bremse zur Vorderachse, b) die vom Bremspedal her in den Bremskraftverstärker eingesteuerte Kolbenstangenkraft, c) die verstärkte Kolbenstangenkraft, d) die hydraulische Übersetzung der Bremse zur Vorderachse.
4. Die Bremsanlage eines Pkw hat zu den Vorderrädern mit Zweizylinder-Festsattelscheibenbremsen eine Gesamtübersetzung von 0,002 und zu den Hinterrädern mit Simplexbremsen eine Gesamtübersetzung von 0,004. Das Bremspedal wird mit einer Fußkraft von 115 N betätigt; es hat eine Übersetzung von 1 : 4,5. Der Bremskraftverstärker verstärkt im Verhältnis 3 : 7. Der Hauptzylinderkolben hat 28,6 mm Durchmesser. a) Welche Spannkraft wirkt an einem Bremskolben der Vorderräder und welche an einem Radzylinderkolben der Hinterräder? b) Welche Kolbenstangenkraft ist wirksam? c) Wie groß ist der Leitungsdruck in der Bremsanlage?

5. Die Gesamtübersetzung einer Bremse zu den Hinterrädern beträgt 0,004. Die Spannkraft an einem der 4 Radzylinderkolben ist 1570 N; es herrscht ein Leitungsdruck von 80 bar. Wie groß ist a) der Durchmesser eines Radzylinders der Hinterradbremsen, b) die Summe der Spannkräfte an den Radzylinderkolben der Hinterradbremsen, c) die wirksame Fußkraft am Bremspedal?

6. Das Bremspedal einer Bremsanlage mit einarmigem Hebel hat einen Hebelarm von 350 mm, an dem eine Fußkraft von 90 N angreift und einen Hebelarm von 70 mm, an dem die Kolbenstange anliegt. Der atmosphärische Druck ist 1040 hPa; in der Unterdruckkammer des Bremskraftverstärkers wirkt ein absoluter Druck von 0,85 bar auf den Verstärkerkolben von 290 mm Durchmesser. Der Durchmesser des Hauptzylinders ist 19 mm; der Durchmesser der Radzylinder der Einzylinder-Faustsattelscheibenbremsen an der Vorderachse beträgt 40 mm; die Simplexbremsen an der Hinterachse haben Radzylinder mit 25,4 mm Durchmesser. Wie groß ist a) die Übersetzung am Bremspedal, b) die in den Bremskraftverstärker eingesteuerte Kolbenstangenkraft, c) die verstärkte Kolbenstangenkraft, die auf den Kolben im Hauptzylinder wirkt, d) die Verstärkung des Bremskraftverstärkers, e) der Leitungsdruck in der Bremsanlage, f) die hydraulische Übersetzung zur Vorderachse und die zur Hinterachse, g) die Gesamtübersetzung zur Vorderachse und die zur Hinterachse, h) die Summe der Spannkräfte an der Vorderachse und die an der Hinterachse, i) die Spannkraft an einem Radzylinder der Vorderachse bzw. Hinterachse?

7. Bei einer hydraulischen Bremsanlage hat der Bremskraftverstärker eine Übersetzung von 1 : 4,5. Im gestuften Hauptzylinder herrscht im Druckstangenkreis (Bremskreis 1), dessen Hauptzylinder-Durchmesser 24 mm beträgt, ein Druck von 70 bar. Die Fußkraft am Bremspedal beträgt 150 N. Im Bremskreis 2 mit dem schwimmenden Kolben beträgt der Hauptzylinder-Durchmesser 19 mm. Der Bremskreis 1 beinhaltet die Zweizylinder-Festsattelscheibenbremsen an der Vorderachse, deren Radzylinderdurchmesser 60 mm beträgt; Bremskreis 2 wirkt auf die Radzylinderkolben der Zweizylinder-Festsattelscheibenbremsen der Hinterachse mit 38 mm Durchmesser. Berechnen Sie a) die Kolbenstangenkraft auf den Druckstangenkolben im Hauptzylinder, b) die Übersetzung zwischen Bremspedal und Druckstangenkolben im Hauptzylinder, c) die Übersetzung des Bremspedals, d) die Kolbenstangenkraft des schwimmenden Kolbens im Hauptzylinder, e) den Leitungsdruck in Bremskreis 2, f) die Spannkraft eines Radzylinderkolbens an der Vorderachse, g) die Summe der Spannkräfte an der Vorderachse, h) die Gesamtübersetzung der Bremsanlage zu der Vorderachse und die zu der Hinterachse.

8. Eine Bremsanlage hat eine Übersetzung am Bremspedal von 1 : 2,5, der Hebelarm am Bremshebel, an dem die Fußkraft angreift, ist 330 mm; der Bremskraftverstärker verstärkt im Verhältnis 1 : 3,5; der Hauptzylinder hat einen Durchmesser von 22 mm; die Radzylinder der Einzylinder-Faustsattelscheibenbremsen an der Vorderachse haben 54 mm Durchmesser. In der Bremsanlage herrscht ein Leitungsdruck von 85 bar. Wie groß ist a) die Spannkraft an einem Radzylinder der Vorderachse, b) die Summe der Spannkräfte aller Radzylinder der Vorderachse, c) die verstärkte Kolbenstangenkraft am Hauptzylinder, d) die Kolbenstangenkraft vor dem Bremskraftverstärker, e) die Fußkraft am Bremspedal, f) die Hebelarmlänge am Bremspedal, an dem die Kolbenstange angreift, g) die Gesamtübersetzung der Bremsanlage zur Vorderachse?

9. Hydraulische Bremsanlage mit gestuftem Tandem-Hauptzylinder nach **Bild 1**. Berechnen Sie a) die mechanische Übersetzung am Bremspedal, b) die Kolbenstangenkraft am Bremskraftverstärker, c) die verstärkte Kolbenstangenkraft am Hauptzylinder, d) den Leitungsdruck im Kolbenstangenkreis (Bremskreis 1) und im Zwischenkolbenkreis (Bremskreis 2), e) die Spannkraft an einem Radzylinder der Vorderachse und die an einem Radzylinder der Hinterachse, f) die Summe der Spannkräfte an der Vorderachse und die an der Hinterachse, g) die Gesamtübersetzung zu jeder Achse, h) den Leitungsdruck in Bremskreis 2 bei Ausfall von Bremskreis 1, i) die Spannkraft an einem Radzylinder der Hinterachse bei Ausfall von Bremskreis 1.

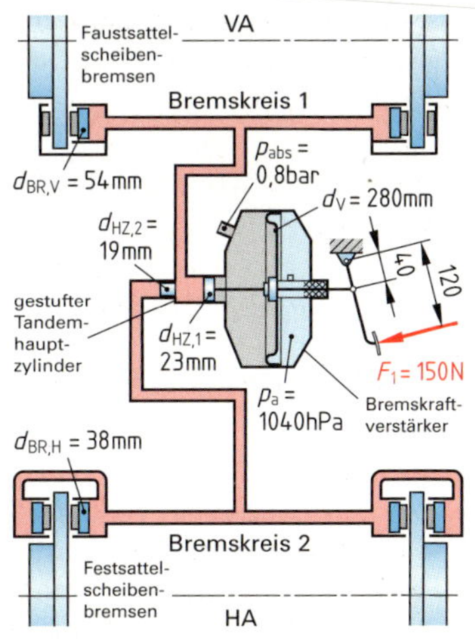


**Bild 1**

## Umfangskraft

### Scheibenbremse

Bei der Scheibenbremse drücken die Spannkräfte $F_{RZ}$ beim Bremsen die Bremsbeläge gegen die Bremsscheibe. Die Anzahl der Spannkräfte $K_R$ ist je nach der Bauart der Scheibenbremse zwei oder vier (z. B. Zweizylinder-Festsattel- und Einzylinder-Faustsattelbremse = 2; Vierzylinder-Festsattel- und Zweizylinder-Faustsattelbremse = 4). An der Bremsscheibe entsteht dabei durch die Gleitreibung $\mu_G$ die Umfangskraft $F_U$.

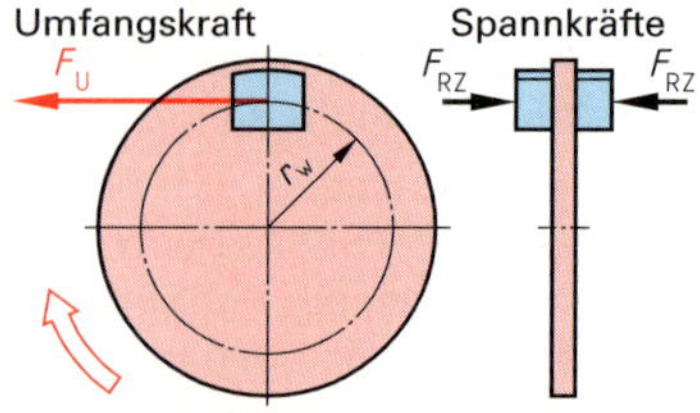


$$F_U = K_R \cdot \mu_G \cdot F_{RZ}$$

$$F_{RZ} = \frac{F_U}{K_R \cdot \mu_G}$$

**Beispiel**

Welche Umfangskraft erzeugen die von zwei Bremszylinderkolben auf die Bremsbeläge einer Scheibenbremse wirkenden Spannkräfte von je 3500 N, bei einer Gleitreibungszahl zwischen Scheibe und Bremsbelag von 0,4?

Gegeben: $F_{RZ} = 3500$ N; $K_R = 2$; $\mu_G = 0{,}4$

Gesucht: $F_U$ in N

**Lösung:** $F_U = K_R \cdot \mu_G \cdot F_{RZ} = 2 \cdot 0{,}4 \cdot 3500\ \text{N} = \mathbf{2800\ N}$

### Trommelbremse

Bei der Trommelbremse wird beim Andrücken der Bremsbeläge durch die Selbstverstärkung die Spannkraft $F_{RZ}$ verstärkt. Die Selbstverstärkung, auch als innere Übersetzung bezeichnet, hängt von der Bremsenbauart und der Gleitreibungszahl $\mu_G$ zwischen Trommel und Belag ab. Bei der Berechnung wird die Selbstverstärkung durch den in Diagrammen vorgegebenen Bremsenkennwert $C$ berücksichtigt.

$$\text{Bremsenkennwert } C = \frac{\text{Umfangskraft an der Trommel}}{\text{Spannkraft eines Radzylinderkolbens}} = \frac{F_U}{F_{RZ}}$$

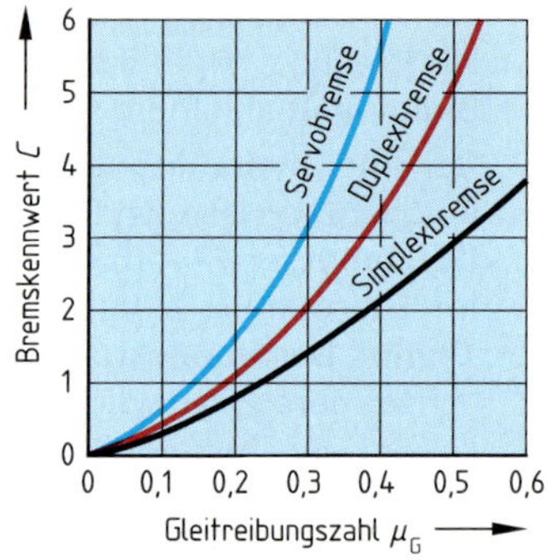


**Diagramm für Bremsenkennwerte**

$$F_U = C \cdot F_{RZ}$$

$$F_{RZ} = \frac{F_U}{C}$$

**Beispiel**

Welche Umfangskraft wirkt an der Bremstrommel einer Simplexbremse, deren Bremsbacken mit einer Kraft von 900 N gegen die Trommel gepresst werden? Die Gleitreibungszahl zwischen Belag und Trommel ist 0,3.

Gegeben: $F_{RZ} = 900$ N; $\mu_G = 0{,}3$; $C = 1{,}3$ (nach Diagramm)

Gesucht: $F_U$ in N

**Lösung:** $F_U = C \cdot F_{RZ} = 1{,}3 \cdot 900\ \text{N} = \mathbf{1170\ N}$

- $F_U$ Umfangskraft am wirksamen Radius einer Bremsscheibe in N
- $F_{RZ}$ Spannkraft eines Bremszylinderkolbens in N
- $K_R$ Anzahl der Spannkräfte einer Radbremse
- $\mu_G$ Gleitreibungszahl (Bremse)
- $C$ Bremsenkennwert nach Bauart der Bremse und Gleitreibungszahl aus Diagramm bestimmt

### Aufgaben

1. Bei einer Zweizylinder-Festsattelscheibenbremse wird jeder Bremsbelag mit einer Spannkraft $F_{RZ} = 4600$ N gegen die Bremsscheibe gedrückt. Die Gleitreibungszahl zwischen Scheibe und Bremsbelag ist $\mu_G = 0{,}4$. Wie groß ist die Umfangskraft an der Bremsscheibe?
2. Ein Lkw hat an den Vorderrädern Duplexbremsen und an den Hinterrädern Simplexbremsen. Die Gleitreibungszahl zwischen Trommel und Belag beträgt jeweils 0,3. Jeder Bremsbacken der Vorderräder wird mit einer Spannkraft von 2800 N und jeder Bremsbacken der Hinterräder mit einer Spannkraft von 1840 N gegen die Bremstrommel gedrückt. Welche Umfangskraft wirkt dabei an der Bremstrommel eines Vorderrades und welche an der Bremstrommel eines Hinterrades?

## Bremsmoment, Bremskraft

Die Umfangskraft $F_U$ zusammen mit dem wirksamen Halbmesser $r_w$ bewirkt am Rad ein Bremsmoment $M_{BR}$.

Dem Bremsmoment der Bremse wirkt das am dynamischen Reifenhalbmesser $r_{dyn}$ durch die Bremskraft $F_{BR}$ am Rad erzeugte Drehmoment entgegen.

Die größtmögliche übertragbare Bremskraft $F_{BR}$ eines Rades auf die Fahrbahn, ohne dass Blockieren bzw. Gleiten des Rades auftritt, ist gleich der Haftreibungskraft $F_H$.

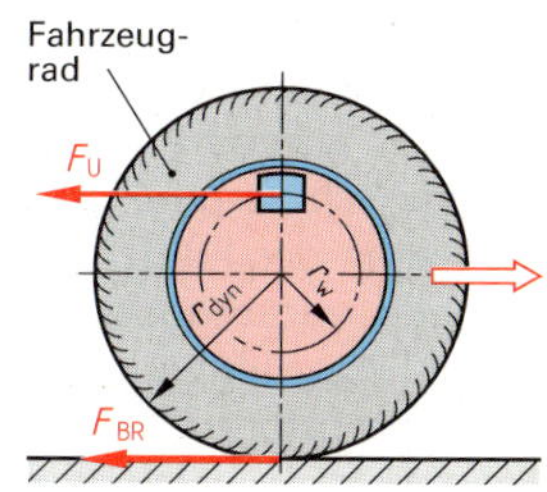


$M_{BR}$ Bremsmoment am Rad in Nm

$F_U$ Umfangskraft am wirksamen Halbmesser der Scheibenbremse bzw. Innenhalbmesser der Bremstrommel in N

$F_{BR}$ Bremskraft am dynamischen Halbmesser eines Reifens in N

$r_w$ wirksamer Halbmesser der Scheibenbremse bzw. Innenhalbmesser der Bremstrommel in m

$r_{dyn}$ dynamischer Reifenhalbmesser in m

$U_{dyn}$ Abrollumfang eines Reifens in m

$G_R$ Radaufstandskraft (Radlast) in N

$\mu_H$ Haftreibungszahl zwischen Reifen und Fahrbahn

$F_{BR,max}$ größtmögliche Bremskraft eines Rades in N kurz vor der Blockiergrenze

$F_{HR}$ Haftreibungskraft eines Rades am dynamischen Reifenhalbmesser in N

$$M_{BR} = F_U \cdot r_w = F_{BR} \cdot r_{dyn}$$

$$F_U \cdot r_w = F_{BR} \cdot r_{dyn}$$

$$F_{BR} = \frac{F_U \cdot r_w}{r_{dyn}}; \quad r_{dyn} = \frac{U_{dyn}}{2 \cdot \pi}$$

$$F_U = \frac{F_{BR} \cdot r_{dyn}}{r_w}; \quad F_U = \frac{M_{BR}}{r_w}$$

$$F_{HR} = \mu_H \cdot G_R = F_{BR,max}$$

**Beispiel**

Am wirksamen Halbmesser von 90 mm einer Bremsscheibe greift eine Umfangskraft von 2800 N an. Der dynamische Reifenhalbmesser ist 320 mm. a) Welche Bremskraft wirkt am Reifenumfang? b) Welche größtmögliche Bremskraft ist ohne Blockieren des Rades bei einer Haftreibungszahl 0,8 und einer Radaufstandskraft von 6000 N erreichbar? c) Welche Umfangskraft ist für die größtmögliche Bremskraft am Rad erforderlich?

Gegeben: $r_w = 90$ mm; $F_U = 2800$ N; $r_{dyn} = 320$ mm; $\mu_H = 0{,}8$; $G_R = 6000$ N

Gesucht: a) $F_{BR}$ in N; b) $F_{BR,max}$ in N; c) $F_{U,max}$ für $F_{BR,max}$ in N

**Lösung:** a) $F_{BR} = \frac{F_U \cdot r_w}{r_{dyn}} = \frac{2800\ \text{N} \cdot 0{,}09\ \text{m}}{0{,}32\ \text{m}} = \mathbf{787{,}5\ N}$ b) $F_{BR,max} = \mu_H \cdot G_R = 0{,}8 \cdot 6000\ \text{N} = \mathbf{4800\ N}$

c) $F_{U,max} = \frac{F_{BR,max} \cdot r_{dyn}}{r_w} = \frac{4800\ \text{N} \cdot 0{,}32\ \text{m}}{0{,}09\ \text{m}} = \mathbf{17\,066{,}7\ N}$

### Aufgaben

1. An einer Scheibenbremse wirkt eine Umfangskraft von 4680 N. Die Gleitreibungszahl zwischen Bremsscheibe und Belag beträgt 0,4. Die Kolben der Bremszylinder haben 36 mm Durchmesser. Der wirksame Halbmesser der Bremsscheibe ist 105 mm. Der Reifen hat einen dynamischen Reifenumfang von 1935 mm. Wie groß ist a) die Spannkraft eines Bremszylinderkolbens, b) die Bremskraft am Fahrzeugrad?
2. Bei einer Einzylinder-Faustsattelscheibenbremse wirkt auf die Bremsbeläge jeweils eine Spannkraft von 1400 N; die Gleitreibungszahl zwischen Scheibe und Bremsbelag ist 0,4; der wirksame Halbmesser an der Bremsscheibe beträgt 93 mm; der dynamische Reifenhalbmesser 304 mm. Berechnen Sie a) die Umfangskraft an der Bremsscheibe, b) das Bremsmoment am Fahrzeugrad, c) die wirksame Bremskraft am Rad, d) die größtmögliche Bremskraft am Rad, ohne dass Blockieren auftritt (Radaufstandskraft 730 N, Haftreibungszahl Reifen – Fahrbahn 0,8).
3. Ein Pkw hat an seinen Hinterrädern Simplexbremsen. Beim Bremsen werden die Bremsbacken mit einer Spannkraft von je 1500 N gegen die Bremstrommel gepresst. Die Gleitreibungszahl zwischen Trommel und Bremsbelag beträgt am linken Rad 0,35; durch Verölung am rechten Rad ist sie auf einen Wert von 0,15 abgesunken. Die Bremstrommeln haben einen Innendurchmesser von 289 mm. Die Haftreibungszahl zwischen Reifen und Fahrbahn ist 0,5, der Abrollumfang des Reifens 1845 mm. Berechnen Sie jeweils für das linke und das rechte Hinterrad a) die Umfangskraft an der Bremstrommel, b) das Bremsmoment, c) die Bremskraft, d) die Mindestaufstandskraft, bei der beim Bremsen noch kein Gleiten auftritt.

## Trägheitskraft, Bremskraft

Zum Abbremsen eines Fahrzeugs wird die Haftreibung zwischen Reifen und Fahrbahn ausgenützt. Die Bremskräfte an den Rädern $F_{BR,V}$ und $F_{BR,H}$ ergeben die Gesamtbremskraft $F_B$ des Fahrzeugs, die man sich im Schwerpunkt des Fahrzeugs angreifend denkt. Der Gesamtbremskraft des Fahrzeugs wirkt die durch die Fahrzeugmasse $m$ beim Bremsen auftretende Trägheitskraft $F$ entgegen; sie ist gleich dem Produkt aus Fahrzeugmasse und Bremsverzögerung $a$. Die größtmögliche Gesamtbremskraft $F_{B,max}$ wird beim Abbremsen bis kurz vor der Blockiergrenze erreicht; sie ist durch die Haftreibungszahl $\mu_H$ und die Fahrzeugmasse $m$ bzw. Gewichtskraft des Fahrzeugs $G$ begrenzt.

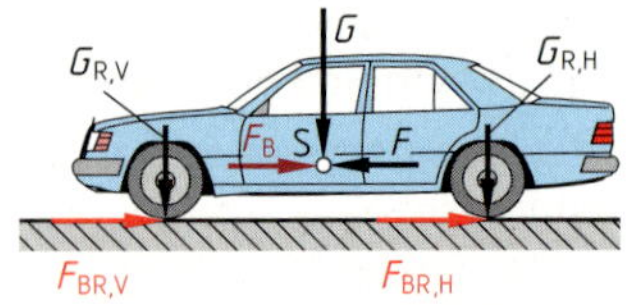


$$F_B = 2\,F_{BR,V} + 2\,F_{BR,H}$$

$$F = m \cdot a = F_B$$

$$a = \frac{F_B}{m}; \qquad a_{max} = \frac{F_{B,max}}{m}$$

$$F_{B,max} = \mu_H \cdot G$$

$$\mu_H = \frac{F_{B,max}}{G}; \qquad G = m \cdot g$$

$$a_{max} = \mu_H \cdot g$$

| | |
|---|---|
| $F_B$ | Gesamtbremskraft in N = Summe der an den Radumfängen wirkenden Bremskräfte |
| $F_{B,max}$ | größtmögliche erreichbare Bremskraft in N (Abbremsung bis kurz vor der Blockiergrenze) |
| $F$ | Trägheitskraft des Fahrzeugs in N |
| $m$ | Fahrzeugmasse in kg |
| $a$ | Verzögerung in m/s² |
| $a_{max}$ | größtmögliche Verzögerung in m/s² |
| $G$ | Gewichtskraft des Fahrzeugs in N |
| $\mu_H$ | Haftreibungszahl |

**Beispiel 1**

Ein Kfz mit einem Gewicht (Masse) von 1500 kg wird mit 6 m/s² abgebremst. Wie groß ist die Bremskraft?

Gegeben: $m = 1500$ kg; $a = 6$ m/s²

Gesucht: $F$ in N

**Lösung:** $F = m \cdot a = 1500\ \text{kg} \cdot 6\ \text{m/s}^2 = \mathbf{9000\ N}$

**Beispiel 2**

Ein Kfz mit einem Gewicht (Masse) von 1200 kg wird abgebremst. An jedem Vorderrad wirkt eine Bremskraft von 2060 N und an jedem Hinterrad eine Bremskraft von 1240 N. Welche Bremsverzögerung tritt auf?

Gegeben: $m = 1200$ kg; $F_{BR,V} = 2060$ N; $F_{BR,H} = 1240$ N

Gesucht: $a$ in m/s²

**Lösung:** $F_B = 2 \cdot F_{BR,V} + 2 \cdot F_{BR,H} = 2 \cdot 2060\ \text{N} + 2 \cdot 1240\ \text{N} = 4120\ \text{N} + 2480\ \text{N} = \mathbf{6600\ N}$

$$a = \frac{F_B}{m} = \frac{6600\ \text{N}}{1200\ \text{kg}} = \mathbf{5{,}5\ m/s^2}$$

### Aufgaben

1. Das Gewicht (Masse) eines Pkw beträgt 1420 kg, die Verzögerung 5 m/s². Wie groß ist die Trägheitskraft?
2. Ein Pkw hat ein Gewicht von 970 kg; an jedem Vorderrad wirkt eine Bremskraft von 1020 N und an jedem Hinterrad eine Bremskraft von 680 N. Wie groß ist a) die Gesamtbremskraft, b) die Bremsverzögerung, c) die größtmögliche Gesamtbremskraft, wenn die Haftreibungszahl 0,6 beträgt?
3. Ein Kfz hat ein Gewicht von 1180 kg. Die Haftreibungszahl zwischen Reifen und Fahrbahn ist 0,4. Beim Bremsen verteilt sich das Fahrzeuggewicht auf die Vorder- und Hinterräder im Verhältnis 5 : 3. Wie groß ist a) die größtmögliche Gesamtbremskraft, b) die größtmögliche Radbremskraft an einem Vorderrad und die an einem Hinterrad, c) die Bremsverzögerung?
4. Ein Lkw mit einem fahrfertigen Gewicht von 4800 kg wird mit einer Verzögerung von 5,4 m/s² auf einer trockenen Asphaltstraße ($\mu_H = 0{,}55$) abgebremst. Wie groß sind a) die Gesamtbremskraft, b) die größtmögliche Bremskraft, c) die größtmögliche Bremsverzögerung, d) die größtmögliche Gesamtbremskraft bei nasser Asphaltstraße ($\mu_H = 0{,}4$), e) die größtmögliche Bremsverzögerung bei nasser Asphaltstraße?
5. Bei einem Fahrzeug mit einem fahrfertigen Gewicht von 1450 kg beträgt die größtmögliche Bremskraft 8600 N. a) Welchen Belag hat die Straße, b) Welches ist die größtmögliche Verzögerung?

## Bremsarbeit, Bremsleistung

Um ein stehendes Fahrzeug in Bewegung zu setzen, muss Arbeit aufgewendet werden. Diese Arbeit ist im rollenden Fahrzeug gespeichert (kinetische Energie) und wird beim Bremsen in Wärme umgewandelt.

$$W_B = F_B \cdot s$$

$$F_B = m \cdot a$$

$$s = \frac{v^2}{2\,a}$$

$$W_B = \frac{m \cdot v^2}{2}$$

$$P_B = \frac{m \cdot v^2}{2 \cdot t}$$

$$t = \frac{v}{a}$$

$$P_B = \frac{W_B}{t}$$

| | |
|---|---|
| $W_B$ | Bremsarbeit in Nm oder J |
| $m$ | Fahrzeugmasse in kg |
| $a$ | Verzögerung in $m/s^2$ |
| $s$ | Bremsweg in m |
| $v$ | Geschwindigkeit in m/s |
| $F_B$ | Gesamtbremskraft in N |
| $P_B$ | Bremsleistung in Nm/s, W |
| $t$ | Bremszeit in s |

**Beispiel**

Ein Pkw mit einem Gewicht von 1500 kg wird aus einer Geschwindigkeit von 80 km/h auf Stillstand abgebremst. Die Bremsverzögerung beträgt 6 $m/s^2$. Wie groß ist a) die Bremsarbeit, b) die Bremsleistung?

Gegeben: $m = 1500$ kg; $v = 80$ km/h; $a = 6$ $m/s^2$

Gesucht: a) $W_B$ in Nm; b) $P_B$ in kW

**Lösung:** a) $v = 80 \text{ km/h} = \frac{80}{3{,}6} = 22{,}2 \text{ m/s}$

$$W_B = \frac{m \cdot v^2}{2} = \frac{1500 \text{ kg} \cdot (22{,}2 \text{ m/s})^2}{2} = \frac{1500 \text{ kg} \cdot 492{,}84 \text{ m}^2/\text{s}^2}{2} =$$

$$= \mathbf{369\,630 \text{ Nm}}$$

b) $t = \frac{v}{a} = \frac{22{,}2 \text{ m/s}}{6 \text{ m/s}^2} = 3{,}7 \text{ s}$

$$P_B = \frac{W_B}{t} = \frac{369\,630 \text{ Nm}}{3{,}7 \text{ s}} = 99\,900 \text{ Nm/s} = 99\,900 \text{ W} \approx \mathbf{100 \text{ kW}}$$

### Aufgaben

1. Ein 38-t-Lastzug wird mit einer mittleren Verzögerung von 5 $m/s^2$ aus einer Geschwindigkeit von 80 km/h auf Stillstand abgebremst. Berechnen Sie a) die Gesamtbremskraft in N, b) die Bremsarbeit in Nm, c) die Zeit vom Ansprechen der Bremsen bis zum Stillstand, d) die Bremsleistung in kW, e) die Wassermenge in l, die von der als Wärme freiwerdenden Bremsarbeit um 50 °C erwärmt werden könnte.
2. Ein Pkw mit einem Gewicht von 1580 kg wird von 100 km/h auf 60 km/h abgebremst; die Verzögerung beträgt dabei 6,2 $m/s^2$. Wie groß ist a) die Gesamtbremskraft, b) die Bremszeit, c) der Bremsweg, d) die Bremsarbeit, e) die Bremsleistung?
3. Ein Lkw hat ein Leergewicht von 5,5 t und befördert eine Last von 7,5 t. Er wird aus einer Geschwindigkeit von 75 km/h mit einer Bremsverzögerung von 5,8 $m/s^2$ abgebremst. Wie groß ist bei beladenem Lkw a) die erforderliche Gesamtbremskraft, b) die Bremsarbeit, c) die Bremsleistung?
4. Die Bremskraft eines Pkw beträgt 5020 N; sein Fahrzeuggewicht ist 970 kg. Er wird aus einer Fahrgeschwindigkeit von 65 km/h bis zum Stillstand abgebremst. Wie groß sind a) die Bremsverzögerung, b) der Bremsweg, c) die Bremszeit, d) die Bremsarbeit, e) die Bremsleistung?
5. Ein Pkw wird mit 7000 N abgebremst. Das Fahrzeuggewicht beträgt 1190 kg. Berechnen Sie a) die Verzögerung mit der gebremst wurde, b) die Bewegungsenergie, die umgesetzt werden muss, wenn das Fahrzeug eine Geschwindigkeit von 72 km/h hatte, c) die Bremszeit, d) die Bremsleistung.
6. Ein Pkw hat eine mittlere Bremsverzögerung von 6,8 $m/s^2$ bei einer Bremszeit von 3 s. Sein Fahrzeuggewicht mit Fahrer beträgt 1530 kg. Wie groß ist a) die Geschwindigkeit des Fahrzeugs vor dem Bremsen, b) die Bremsenergie, die das Fahrzeug beim Bremsen abgibt, c) die Bremskraft, d) die Länge des Bremsweges?

## Bremsenprüfung, Abbremsung

Auf dem Rollenbremsenprüfstand werden die Bremskräfte für jedes Rad einzeln gemessen, daraus die Gesamtbremskraft $F_B$ ermittelt und daraus mit dem Gesamtgewicht des Fahrzeugs (Kraftwagengewicht) $G_{Kw}$ die Abbremsung $z$ bestimmt. Aus der Abbremsung lässt sich die Bremsverzögerung $a$ errechnen.

$$\text{Abbremsung} = \frac{\text{Gesamtbremskraft}}{\text{Fahrzeuggewichtskraft}} \cdot 100\,\%$$

| | |
|---|---|
| $z$ | Abbremsung in % |
| $F_B$ | Gesamtbremskraft in N (Summe der Radbremskräfte) |
| $F_{BRvl}$ | Radbremskraft vorn links in N |
| $F_{BRvr}$ | Radbremskraft vorn rechts in N |
| $F_{BRhl}$ | Radbremskraft hinten links in N |
| $F_{BRhr}$ | Radbremskraft hinten rechts in N |
| $G_{Kw}$ | Fahrzeuggewichtskraft in N |
| $g$ | Fallbeschleunigung in m/s² |
| $a$ | Bremsverzögerung in m/s² |
| $p_1$ | Berechnungsdruck in bar |
| $p_2$ | eingesteuerter Druck in bar (Blockiergrenze) |

Die Fahrzeuge werden meist in leerem Zustand geprüft. Das Gesamtgewicht der Fahrzeuge mit Druckluftbremsen ist aber wesentlich höher als ihr Leergewicht. Es wird deshalb die Blockiergrenze bereits vor der höchstmöglichen Bremskraft erreicht. Da die Bremskraft mit dem eingesteuerten Druck linear ansteigt, kann man über das Verhältnis von Berechnungsdruck $p_1$ zu eingesteuertem Druck $p_2$ unter Berücksichtigung des Ansprechdruckes von 0,4 bar auf die Abbremsung bei beladenem Fahrzeug hochrechnen.

$$F_B = F_{BRvl} + F_{BRvr} + F_{BRhl} + F_{BRhr}$$

Fahrzeuge ohne Druckluftbremse

$$z = \frac{F_B}{G_{Kw}} \cdot 100\%$$

$$F_B = m \cdot a; \quad G_{Kw} = m \cdot g$$

$$\frac{F_B}{G_{Kw}} \cdot 100\% = \frac{m \cdot a}{m \cdot g} \cdot 100\%$$

$$z = \frac{a}{g} \cdot 100\%$$

$$a = \frac{z \cdot g}{100\%}; \quad g \approx 10\ \text{m/s}^2$$

$$a \approx \frac{10 \cdot z}{100\%}$$

Vereinfachte Hochrechnung für Fahrzeuge mit Druckluftbremse

$$z \approx \frac{(p_1 - 0{,}4) \cdot F_B}{(p_2 - 0{,}4) \cdot G_{Kw}} \cdot 100\%$$

0,4 Ansprechdruck in bar

**Beispiel**

Auf dem Rollenprüfstand werden an einem Pkw folgende Bremskräfte gemessen: Rad vorn links 2100 N, Rad vorn rechts 1940 N, Rad hinten links 1700 N, Rad hinten rechts 1860 N. Das Fahrzeuggewicht beträgt 1170 kg. Wie groß ist a) die Abbremsung in %, b) die ungefähre Verzögerung in m/s², c) der Unterschied der Bremskräfte der Vorderräder in Prozent bezogen auf das stärker bremsende Rad?

Gegeben: $F_{BR,vl} = 2100$ N, $F_{BR,vr} = 1940$ N, $F_{BR,hl} = 1700$ N, $F_{BR,hr} = 1860$ N, $G = 1170$ kg

Gesucht: a) $z$ in %, b) $a$ in m/s², c) Unterschied der Bremskräfte der Vorderräder in %

**Lösung:** a) $F_B = F_{BRvl} + F_{BRvr} + F_{BRhl} + F_{BRhr} = 2100\ \text{N} + 1940\ \text{N} + 1700\ \text{N} + 1860\ \text{N} = 7600\ \text{N}$

$$G_{Kw} = G \cdot m \approx 1170\ \text{kg} \cdot 10\ \text{m/s}^2 = 11\,700\ \text{N}; \quad z = \frac{F_B}{G_{Kw}} \cdot 100\% = \frac{7600\ \text{N}}{11\,700\ \text{N}} \cdot 100\% \approx \mathbf{65\%}$$

b) $$a \approx \frac{10 \cdot z}{100\%} = \frac{10 \cdot 65\%}{100\%} = \mathbf{6{,}5\ m/s^2}$$

c) $$\Delta F_{BR} = F_{BRvl} - F_{BRvr} = 2100\ \text{N} - 1940\ \text{N} = 160\ \text{N}; \quad \Delta F_{BR\%} = \frac{100\% \cdot 160\ \text{N}}{2100\ \text{N}} = \mathbf{7{,}6\%}$$

### Aufgaben

1. An einem Pkw werden auf dem Rollenbremsenprüfstand gemessen: $F_{BRvr} = 2250$ N, $F_{BRvl} = 2480$ N, $F_{BRhr} = 2080$ N, $F_{BRhl} = 1980$ N. Die Gewichtskraft ist 14500 N. Wie groß ist a) die Abbremsung in %, b) die Verzögerung in m/s², c) die Abweichung der Bremskräfte der Vorderräder in % des stärker bremsenden Rades?
2. Bei einem Pkw mit 1570 kg Gesamtgewicht werden auf dem Rollenprüfstand am rechten Vorderrad 2850 N, am linken Vorderrad 2930 N, am rechten Hinterrad 2032 N, am linken Hinterrad 1995 N an Bremskräften gemessen. Wie groß ist a) die gesamte Bremskraft in N, b) die Abbremsung in %, c) die Verzögerung in m/s², d) die Abweichung der Bremskräfte der Räder der Vorder- bzw. der Hinterachse in % vom stärker bremsenden Rad?
3. Für einen Lkw mit einer Gewichtskraft von 160 000 N werden auf dem Prüfstand als Summe der Radbremskräfte 42 000 N festgestellt. Der Berechnungsdruck ist 7,5 bar, der eingesteuerte Druck 3,6 bar. Wie groß ist a) die Abbremsung in %, b) die Bremsverzögerung?

## 3.4 Elektrotechnik – Kraftfahrzeugelektrik

### 3.4.1 Leiterwiderstand

Der Widerstand $R$ eines Leiters ist abhängig vom spezifischen elektrischen Widerstand $\varrho$ des Werkstoffes, von der Leiterlänge $l$ und der Leiterquerschnittfläche $A$.

Der spezifische elektrische Widerstand $\varrho$* ist vom Werkstoff abhängig; er ist der Widerstand eines Leiters von 1 mm² Querschnitt und 1 m Länge. Er ist temperaturabhängig und wird meistens für eine Bezugstemperatur von 20 °C angegeben.

Die elektrische Leitfähigkeit $\varkappa$** ist der Kehrwert des spezifischen elektrischen Widerstandes $\varrho$.

Die elektrische Leitfähigkeit $\varkappa$ sagt aus, wie viel Meter eines Leiterwerkstoffes von 1 mm² Leiterquerschnittfläche notwendig sind, um einen Widerstand von 1 Ω zu erhalten.

$$R = \frac{\varrho \cdot l}{A}$$

$$A = \frac{\varrho \cdot l}{R}; \quad l = \frac{A \cdot R}{\varrho}$$

$$\varrho = \frac{A \cdot R}{l}$$

$$\varrho = \frac{1}{\varkappa} \qquad \varkappa = \frac{1}{\varrho}$$

$$R = \frac{l}{\varkappa \cdot A}$$

$$A = \frac{l}{R \cdot \varkappa}; \quad \varkappa = \frac{l}{A \cdot R}$$

$$l = R \cdot \varkappa \cdot A$$

- $R$ Widerstand in Ω
- $l$ Leiterlänge in m
- $A$ Leiterquerschnittfläche in mm²
- $\varkappa$ Elektr. Leitfähigkeit in $\frac{\text{m}}{\Omega\ \text{mm}^2}$
- $\varrho$ Spezifischer elektrischer Widerstand in $\frac{\Omega \text{mm}^2}{\text{m}}$

**Beispiel**

Berechnen Sie den Widerstand einer 1,2 m langen Starterhauptleitung aus Kupfer mit einer Leiterquerschnittfläche von 50 mm². Spezifisch elektrischer Widerstand $\varrho = 0{,}0178\ \Omega\ \text{mm}^2/\text{m}$ bzw. elektr. Leitfähigkeit $\varkappa = 56\ \text{m}/\Omega\ \text{mm}^2$.

Gegeben: $l = 1{,}2$ m; $A = 50$ mm²; $\varrho = 0{,}0178\ \Omega\ \text{mm}^2/\text{m}$ bzw. $\varkappa = 56\ \text{m}/\Omega\ \text{mm}^2$

Gesucht: $R$ in Ω

**1. Lösung:** $R = \frac{\varrho \cdot l}{A} = \frac{0{,}0178\ \Omega\ \text{mm}^2/\text{m} \cdot 1{,}2\ \text{m}}{50\ \text{mm}^2} = \mathbf{0{,}00043\ \Omega}$

**2. Lösung:** $R = \frac{l}{\varkappa \cdot A} = \frac{1{,}2\ \text{m}}{56\ \text{m}/\Omega\ \text{mm}^2 \cdot 50\ \text{mm}^2} = \mathbf{0{,}00043\ \Omega}$

**Aufgaben**

1. Eine Lichtleitung im Kraftfahrzeug aus Kupfer hat eine Länge von 5 m und einen Querschnitt von 1 mm². Wie groß ist der Widerstand der Leitung?
2. Eine Kupferleitung hat einen Widerstand von 0,05 Ω und einen Querschnitt von 4 mm². Welche Länge hat die Leitung?
3. In einem Fahrzeug wird eine Starterhauptleitung aus Kupfer von 2 m Länge eingebaut, deren Widerstand 0,001 Ω beträgt. Wie groß ist der Leitungsquerschnitt?
4. Eine Relaisspule hat einen Widerstand von 5 Ω. Es sind 112 m Kupferdraht aufgewickelt. Wie groß sind Leiterquerschnitt und Leiterdurchmesser?
5. Eine Starterhauptleitung aus Aluminium soll gegen eine gleich lange Leitung aus Kupfer ($\varrho$ bzw. $\varkappa$ siehe Tabellenbuch) ausgewechselt werden. Die Länge der Aluminiumleitung beträgt 0,8 m, der Leiterquerschnitt 50 mm². a) Wie groß ist der Querschnitt der Kupferleitung, wenn der Widerstand beider Leitungen gleich groß sein soll? b) Welcher genormte Querschnitt muss verlegt werden? c) Welchen Widerstand hat die Leitung mit dem genormten Querschnitt?
6. In einer Baumaschine wird der Batteriekasten verlegt. Dadurch muss die Starterhauptleitung aus Kupfer mit einem Querschnitt von 35 mm² von 0,8 m auf 1,8 m verlängert werden. a) Welcher Querschnitt müsste verlegt werden, wenn sich der Widerstand nicht vergrößern darf ? b) Welcher genormte Querschnitt wird tatsächlich verlegt?

* $\varrho$ griechischer Kleinbuchstabe rho; ** $\varkappa$ griechischer Kleinbuchstabe kappa

## 3.4.2 Ohmsches Gesetz

Das ohmsche Gesetz stellt den Zusammenhang zwischen den drei Grundgrößen der Elektrotechnik, der Spannung $U$, der Stromstärke $I$ und dem Widerstand $R$ im Stromkreis dar.

Wird bei konstantem Widerstand $R$ die Spannung $U$ verändert, so ändert sich die Stromstärke $I$ im gleichen Verhältnis.

Wird bei konstanter Spannung $U$ der Widerstand $R$ verändert, so ändert sich die Stromstärke $I$ im umgekehrten Verhältnis.

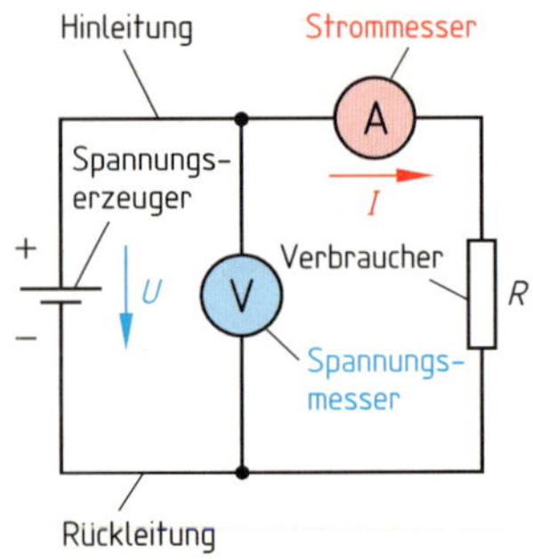


**Die Stromstärke $I$ ist das Verhältnis der Spannung $U$ zum Widerstand $R$.**

$$I = \frac{U}{R}$$

$$U = I \cdot R$$

$$R = \frac{U}{I}$$

$U$ Spannung in V
$I$ Stromstärke in A
$R$ Widerstand in Ω

**Beispiel**

Eine Scheibenheizung für eine Betriebsspannung von 12 V hat einen Gesamtwiderstand von 2,4 Ω. Wie groß ist der Strom in der Zuleitung zur Heckscheibe?

Gegeben: $U = 12$ V; $R = 2{,}4\ \Omega$
Gesucht: $I$ in A

**Lösung:** $I = \frac{U}{R} = \frac{12\ \text{V}}{2{,}4\ \Omega} = \mathbf{5\ A}$

### Aufgaben

1. Eine Halogen-Scheinwerferlampe hat eine Nennspannung $U$ von 12 V. Der Widerstand $R$ der Glühwendel beträgt 2,618 Ω. Welcher Strom $I$ fließt durch die Glühwendel?
2. In einer Glühkerze mit einer Nennspannung $U$ von 0,9 V fließt ein Strom $I$ von 49 A. Wie groß ist der Widerstand $R$ der Glühschleife?
3. In einer Glühstiftkerze mit einem Widerstand $R$ von 4,8 Ω fließt ein Strom $I$ von 5 A. Für welche Spannung $U$ ist die Glühstiftkerze ausgelegt?
4. Eine Relaisspule hat einen Widerstand von 60 Ω. Es fließt ein Strom von 0,2 A in der Spule. Für welche Spannung ist die Spule ausgelegt?
5. An welcher Spannung liegt eine Parkleuchte, die bei einem Widerstand der Leuchtwendel von 24 Ω einen Strom von 0,5 A aufnimmt?
6. An eine Starterbatterie wird bei einer Klemmenspannung von 12,8 V ein Widerstand von 0,2 Ω angeschlossen. Wie groß ist der Strom im Widerstand?
7. Wegen einer nicht einwandfreien Leitungsisolation fließt bei einer Betriebsspannung von 28 V ein Fehlerstrom von 0,5 mA. Wie groß ist der Isolationswiderstand an der Fehlerstelle?
8. An einem Widerstand liegt eine Spannung von 250 mV. Im Widerstand fließt ein Strom von 500 μA. Wie groß ist der Widerstand?
9. In einem Widerstand von 0,3 MΩ fließt ein Strom von 40 μA. An welcher Spannung liegt der Widerstand?
10. Der Vorwiderstand in einer Vorglühanlage soll neu gewickelt werden. Im Betriebszustand liegt er an einer Spannung von 3,3 V, der Strom beträgt 50 A. $\varrho = 1{,}2\ \Omega\text{mm}^2/\text{m}$, $A = 4\ \text{mm}^2$. Wie groß ist die Länge des Widerstandsdrahtes?
11. Eine 12-V-Relaisspule aus Kupferdraht mit einem Drahtdurchmesser von 0,1 mm hat 400 Windungen. Der mittlere Windungsdurchmesser beträgt 15 mm. Berechnen Sie a) Widerstand, b) Drahtlänge, c) Strom.

## 3.4.3 Stromdichte

Die Stromdichte $S$ ist der Strom $I$ in A, der je $mm^2$ der Leiterquerschnittfläche $A$ fließt. Um die Belastung zweier Leitungen vergleichen zu können, betrachtet man die jeweilige Stromdichte. Je nach Belastungsart und Belastungsdauer sind für isolierte Leitungen die zulässigen Stromdichten festgelegt.

$$S = \frac{I}{A}$$

$$A = \frac{I}{S}$$

$$I = A \cdot S$$

**Beispiel**

Durch eine Glühlampe, deren Wendel einen Querschnitt von 0,015 $mm^2$ hat, fließt ein Strom von 6 A. Die Zuleitung hat einen Querschnitt von 1,5 $mm^2$. Wie groß ist die Stromdichte a) in der Wendel, b) in der Zuleitung?

Gegeben: $A_W = 0{,}015\ mm^2$; $A_Z = 1{,}5\ mm^2$; $I = 6$ A

Gesucht: a) $S_W$ in $A/mm^2$; b) $S_Z$ in $A/mm^2$

**Lösung:** a) $S = \frac{I}{A} = \frac{6\ A}{0{,}015\ mm^2} = \mathbf{400\ \frac{A}{mm^2}}$

b) $S = \frac{I}{A} = \frac{6\ A}{1{,}5\ mm^2} = \mathbf{4\ \frac{A}{mm^2}}$

$S$ Stromdichte in $A/mm^2$
$I$ Stromstärke in A
$A$ Leiterquerschnittfläche in $mm^2$

### Aufgaben

1. In einer Starterhauptleitung fließt ein Strom von 450 A. Die zulässige Stromdichte beträgt 30 $A/mm^2$. a) Welcher Querschnitt ergibt sich durch Rechnung? b) Welcher Querschnitt wird tatsächlich verlegt?
2. Durch eine Relaisspule fließt ein Strom von 1,5 A, wobei die Stromdichte 3,2 $A/mm^2$ betragen soll. Wie groß sind a) der Leiterquerschnitt, b) der Leiterdurchmesser?
3. Der Anschlussbolzen eines Magnetschalters hat ein Gewinde M10, dessen Kerndurchmesser 8,16 mm beträgt. Die maximal zulässige Stromdichte beträgt 30 $A/mm^2$. Der Magnetschalter liegt an einer Spannung von 12 V. Wie groß darf der Starterstrom höchstenfalls werden?
4. In einer Leitung mit einem Durchmesser von 10 mm fließt ein Strom von 785 A. Wie groß sind a) der Leiterquerschnitt, b) die Stromdichte?
5. In der elektrischen Zuleitung zu einer Werkstätte fließt ein Strom von maximal 110 A. Die zulässige Stromdichte in der verlegten Leitung beträgt 3,14 $A/mm^2$. Wie groß ist ihr Querschnitt?

## 3.4.4 Widerstand und Temperatur

Der elektrische Widerstand eines Leiters ist neben dem Werkstoff und den geometrischen Abmessungen auch noch von seiner Temperatur abhängig. Metallische Leiter leiten den elektrischen Strom in kaltem Zustand besser als in warmem Zustand.

Der Temperaturbeiwert $\alpha$ gibt an, um wieviel Ohm sich ein Widerstand von 1 Ω bei einer Temperaturänderung von 1 K ändert.

$$\Delta R = R_w - R_k$$

$$\Delta T = t_2 - t_1$$

$$\Delta R = \alpha \cdot R_k \cdot \Delta T$$

$$R_w = R_k \cdot (1 + \alpha \cdot \Delta T)$$

$$\Delta T = \frac{R_w - R_k}{R_k \cdot \alpha}$$

**Beispiel**

Eine Kupferleitung hat bei 20 °C einen Widerstand von 0,143 Ω. Die Leitung erwärmt sich auf 80 °C. Wie groß ist der Warmwiderstand?

Gegeben: $t_1 = 20$ °C; $t_2 = 85$ °C; $R_k = 0{,}143\ \Omega$; $\alpha = 0{,}0039$ 1/K (lt. Tabelle)

Gesucht: $\Delta T$ in K; $R_w$ in Ω

**Lösung:** $\Delta T = t_2 - t_1 = 80\ °C - 20\ °C = 60\ °C = \mathbf{60\ K}$

$$R_w = R_k \cdot (1 + \alpha \cdot \Delta T) = 0{,}143\ \Omega \left(1 + 0{,}0039\ \frac{1}{K} \cdot 60\ K\right) = \mathbf{0{,}176\ \Omega}$$

$\Delta R$ Widerstandsänderung in Ω
$R_w$ Warmwiderstand in Ω
$R_k$ Kaltwiderstand in Ω
$\alpha$ Temperaturbeiwert in 1/K
$\Delta T$ Temperaturänderung in K
$t_1$ Anfangstemperatur in °C
$t_2$ Endtemperatur in °C

## Aufgaben

1. Die Kupferwicklung eines Startermotors hat bei 20 °C einen Widerstand von 6,2 Ω. Sie erwärmt sich im Betrieb auf 120 °C. Wie groß ist der Widerstand der warmen Wicklung?
2. Die Kupferwicklung eines Relais hat einen Widerstand von 40 Ω bei 20 °C Umgebungstemperatur. Sie kühlt sich im Winter auf – 20 °C ab und erwärmt sich im Sommer auf +80 °C. Berechnen Sie für die jeweilige Temperatur a) die Widerstandsänderung, b) den Widerstand der Wicklung.
3. Eine Leitung aus Aluminium hat bei 20 °C einen Widerstand von 1,45 Ω. Im Betrieb erhöht sich der Widerstand auf 1,6 Ω. Wie groß ist a) die Temperaturzunahme, b) die Betriebstemperatur der Wicklung?
4. In der Nebenschlusswicklung eines Gleichstrom-Nebenschlussmotors fließt bei einer Spannung von 28 V ein Strom von 0,7 A. Auf welchen Wert sinkt der Strom ab, wenn sich die Kupferwicklung von 20 °C auf 75 °C erwärmt?
5. Ein Widerstand aus Manganin wird um 85 K erwärmt. Dabei erhöht sich sein Widerstandswert um 0,5 Ω. Wie groß ist der Widerstand vor der Erwärmung?

## 3.4.5 Spannungsabfall in Leitungen

In jedem Stromkreis sind Leitungen und Verbraucher in Reihe geschaltet. Wegen des Widerstandes der Leitungen tritt in jeder stromdurchflossenen Leitung ein Spannungsabfall $U_a$ auf. Die Spannung $U_V$ am Verbraucher ist gegenüber der Spannung $U$ der Spannungsquelle um den Spannungsabfall $U_a$ vermindert.

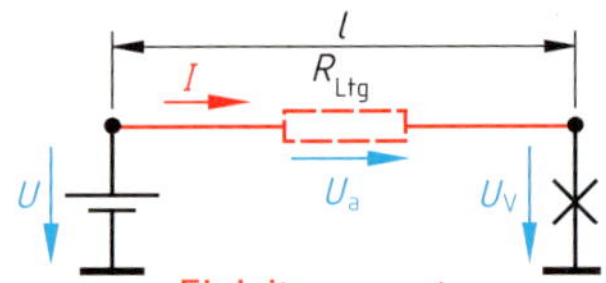

Einleitungssystem

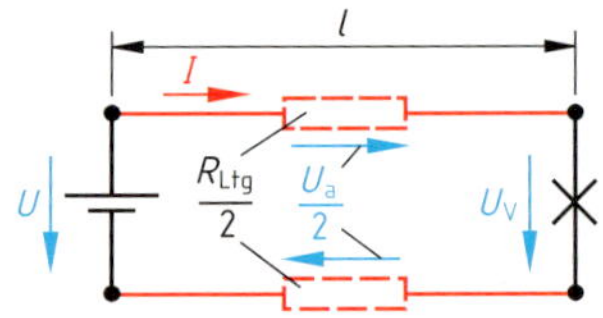

Zweileitungssystem

In Fahrzeugen mit Einleitungssystem wird nur der Spannungsabfall an der Hinleitung (Plusleitung) berücksichtigt. Der Spannungsabfall in der Minusleitung ist vernachlässigbar klein.

In Fahrzeugen mit Zweileitungssystem muss der Spannungsabfall in der Hin- und Rückleitung berücksichtigt werden.

Die maximal zulässigen Spannungsabfälle in Leitungen im Kraftfahrzeug sind festgelegt (siehe Leitungsberechnung).

$$U_a = I \cdot R_{Ltg}$$

Wird in die Gleichung $U_a = I \cdot R_{Ltg}$ der Widerstand $R_{Ltg}$ durch $\varrho \cdot l/A$ ersetzt, so erhält man den Spannungsabfall $U_a$.

Einleitungssystem

$$U_a = \frac{I \cdot \varrho \cdot l}{A}$$

Bei Zweileitungssystemen muss die Gesamtlänge $2 \cdot l$ (Hin- und Rückleitung) in die Gleichung eingesetzt werden.

Zweileitungssystem

$$U_a = \frac{I \cdot \varrho \cdot 2 \cdot l}{A}$$

Die Spannung $U_V$ am Verbraucher ist die Differenz der Klemmenspannung $U$ der Spannungsquelle und dem Spannungsabfall $U_a$.

$$U_V = U - U_a$$

**Beispiel**

In einem Fahrzeug wird eine 10 m lange Kupferleitung mit einer Leiterquerschnittfläche von 4 mm² mit einem Strom von 11,3 A belastet. Berechnen Sie den Spannungsabfall in der Leitung.

Gegeben: $I$ = 11,3 A; $l$ = 10 m; $A$ = 4 mm²; $\varrho$ = 0,0178 Ω mm²/m

Gesucht: $U_a$ in V

**Lösung:** $$U_a = \frac{I \cdot \varrho \cdot l}{A} = \frac{11{,}3\ \text{A} \cdot 0{,}0178\ \frac{\Omega\text{mm}^2}{\text{m}} \cdot 10\ \text{m}}{4\ \text{mm}^2} = \mathbf{0{,}5\ V}$$

| | |
|---|---|
| $U_a$ | Spannungsabfall in V |
| $I$ | Strom in A |
| $R_{Ltg}$ | Leitungswiderstand in Ω |
| $\varrho$ | spezifischer elektrischer Widerstand in Ω mm²/m |
| $l$ | Leiterlänge in m |
| $A$ | Leiterquerschnittfläche in mm² |
| $U_V$ | Spannung am Verbraucher in V |
| $U$ | Klemmenspannung in V |

## Aufgaben

1. In einer Starterhauptleitung entsteht bei einem Stromdurchgang $I$ von 500 A ein Spannungsabfall $U_a$ von 0,75 V. Welchen Widerstand hat die Leitung?
2. Wie groß ist der Spannungsabfall in einer Starterhauptleitung aus Kupfer, deren Länge 1,2 m und deren Leiterquerschnittfläche 70 $mm^2$ beträgt. Der Kurzschlussstrom beträgt 2500 A.
3. In einer Starterhauptleitung aus Aluminium von 1,5 m Länge entsteht bei einem Stromdurchgang von 800 A ein Spannungsabfall von 0,4 V. Die Spannung am Starter beträgt 10,8 V. Wie groß ist a) der Widerstand der Leitung, b) der Querschnitt der Leitung, c) die Stromdichte?
4. Eine Heckscheibenheizung nimmt einen Strom von 15 A auf. Die Zuleitung zur Heckscheibe hat eine Länge von 5,2 m; sie besteht aus Kupfer. Der zulässige Spannungsabfall in der Leitung beträgt 0,8 V, die Bordspannung 13,2 V. Berechnen Sie a) die Leiterquerschnittfläche, b) den verlegten Normquerschnitt, c) den tatsächlichen Spannungsabfall, d) den prozentualen Spannungsabfall, e) die Spannung an der Heckscheibenheizung.

## 3.4.6 Reihenschaltung von Widerständen

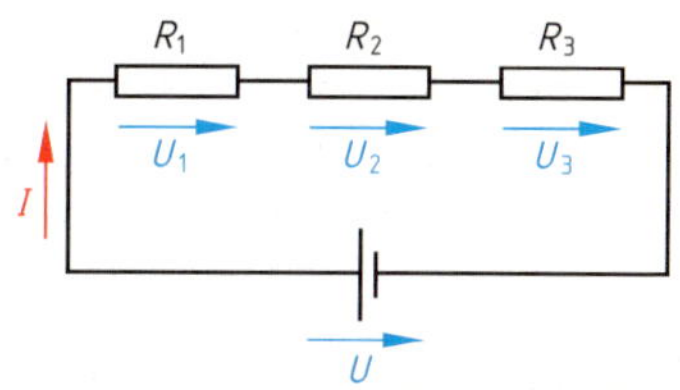


In einer Reihenschaltung werden alle Widerstände bzw. Verbraucher im Stromkreis in Reihe (hintereinander) geschaltet; sie bilden einen Stromkreis.

Die Gesamtspannung wird in Teilspannungen aufgeteilt (Spannungsteilung).

In einer Reihenschaltung (Hintereinanderschaltung) werden alle Widerstände vom gleichen Strom durchflossen.

$$I = I_1 = I_2 = I_3 = \ldots$$

In einer Reihenschaltung ist die Gesamtspannung gleich der Summe der Teilspannungen (2. Kirchhoffsche Regel).

$$U = U_1 + U_2 + U_3 + \ldots$$

In einer Reihenschaltung ist der Gesamtwiderstand gleich der Summe der Teilwiderstände.

$$R = R_1 + R_2 + R_3 + \ldots$$

Nach dem ohmschen Gesetz ist die Spannung an einem Teilwiderstand gleich dem Produkt aus Teilwiderstand und Stromstärke.

$$U_1 = I \cdot R_1; \qquad U_2 = I \cdot R_2$$

In einer Reihenschaltung verhalten sich die Teilspannungen wie die Teilwiderstände.

$$U_1 : U_2 : U_3 = R_1 : R_2 : R_3$$

| | |
|---|---|
| $I$ | Gesamtstrom in A |
| $I_1, I_2, I_3$ | Teilströme in A |
| $R$ | Gesamtwiderstand in Ω |
| $R_1, R_2, R_3$ | Teilwiderstände in Ω |
| $U$ | Gesamtspannung in V |
| $U_1, U_2, U_3$ | Teilspannungen in V |

**Beispiel**

Die Widerstände $R_1 = 2\ \Omega$, $R_2 = 4\ \Omega$, $R_3 = 6\ \Omega$ liegen in Reihenschaltung an einer Spannung von 12 V. Berechnen Sie a) den Gesamtwiderstand, b) den Strom, c) den jeweiligen Spannungsabfall. d) Zeichnen Sie den jeweiligen Spannungsabfall über den Teilwiderständen auf.

Gegeben: $R_1 = 2\ \Omega$; $R_2 = 4\ \Omega$; $R_3 = 6\ \Omega$; Reihenschaltung
Gesucht: a) $R$; b) $I$; c) $U_1$, $U_2$, $U_3$; d) Spannungsverlauf

**Lösung:**

a) $R = R_1 + R_2 + R_3 = 2\ \Omega + 4\ \Omega + 6\ \Omega = \mathbf{12\ \Omega}$

b) $I = \frac{U}{R} = \frac{12\ \text{V}}{12\ \Omega} = \mathbf{1\ A}$

c)
$$U_1 = I \cdot R_1 = 1\ \text{A} \cdot 2\ \Omega = \mathbf{2\ V}$$
$$U_2 = I \cdot R_2 = 1\ \text{A} \cdot 4\ \Omega = \mathbf{4\ V}$$
$$U_3 = I \cdot R_3 = 1\ \text{A} \cdot 6\ \Omega = \mathbf{6\ V}$$
$$U = U_1 + U_2 + U_3 = 2\ \text{V} + 4\ \text{V} + 6\ \text{V} = \mathbf{12\ V}$$

d)

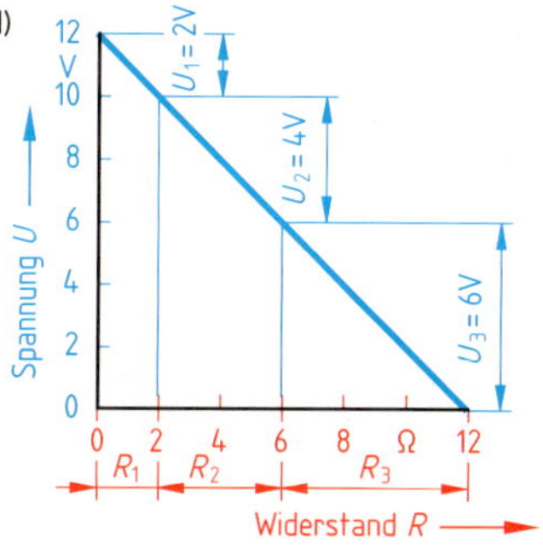

## Aufgaben

1. Die Widerstände $R_1 = 3\ \Omega$, $R_2 = 5\ \Omega$, $R_3 = 2\ \Omega$ liegen in Reihe an einer Spannung von 6 V. Berechnen Sie a) den Gesamtwiderstand, b) den Strom, c) die Spannungsabfälle.
2. Vier gleich große Widerstände mit einem Widerstandswert von je 3 Ω sind in Reihe geschaltet. Es fließt ein Strom von 0,5 A im 4. Widerstand. Bestimmen Sie den Strom in den übrigen Widerständen, die Spannungsabfälle an den einzelnen Widerständen sowie die Gesamtspannung.
3. Die Widerstände $R_1 = 8\ \Omega$, $R_2 = 42\ \Omega$, $R_3 = 150\ \Omega$ liegen in einer Reihenschaltung an einer Spannung von 10 V. Berechnen Sie a) den Gesamtwiderstand, b) den Strom in den einzelnen Widerständen, c) die Spannungsabfälle in den einzelnen Widerständen.

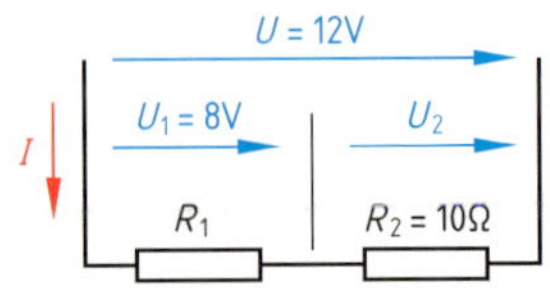


Bild 1

4. In einer Reihenschaltung aus zwei Widerständen sind bekannt die Gesamtspannung $U = 50$ V, der Teilwiderstand $R_2 = 0{,}4\ \Omega$, der Gesamtwiderstand $R = 2\ \Omega$. Berechnen Sie den Teilwiderstand $R_1$ sowie die Teilspannungen an den Widerständen.
5. Zwei Widerstände sind nach **Bild 1** geschaltet. Berechnen Sie a) $U_2$, b) $R_1$, c) $R$.

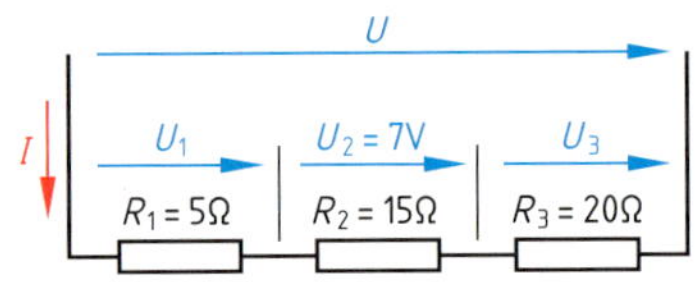


Bild 2

6. Die Widerstände $R_1$, $R_2$, $R_3$ sind nach **Bild 2** geschaltet. Berechnen Sie a) den Strom $I$, die Teilspannungen $U_1$ und $U_3$, c) die Gesamtspannung $U$, d) den Gesamtwiderstand $R$.
7. Drei Widerstände sind nach **Bild 3** geschaltet. Berechnen Sie a) die Teilspannungen $U_2$ und $U_3$, b) die Teilwiderstände $R_1$ und $R_2$, c) den Gesamtwiderstand $R$.

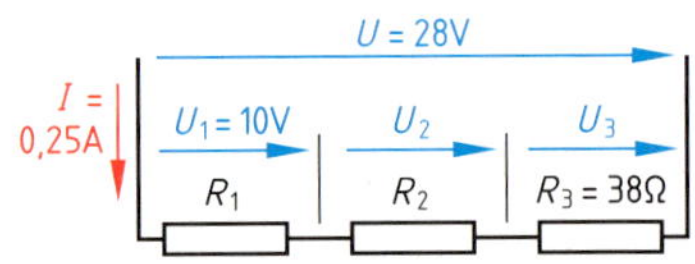


Bild 3

8. Berechnen Sie in der Schaltung nach **Bild 4** a) den Strom, b) den Gesamtwiderstand, c) den Widerstand $R_1$, d) die fehlenden Teilspannungen.
9. Eine 12-V-Starterbatterie soll an einer Gleichspannungsquelle von 220 V aufgeladen werden **(Bild 5)**. Beim Beginn der Ladung beträgt die Ladespannung 2 V je Zelle bei einem Ladestrom von 20 A. Am Ende der Ladung beträgt die Ladespannung 2,6 V je Zelle bei einem Ladestrom von 5 A. Wie groß ist jeweils der erforderliche Vorwiderstand bei Beginn und Ende der Ladung?

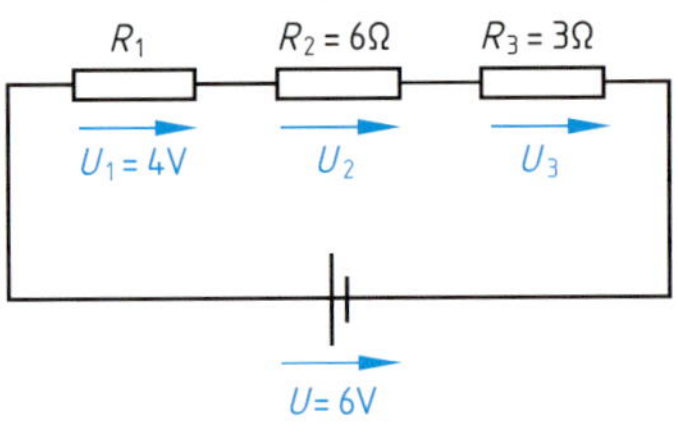


Bild 4

10. Berechnen Sie in der Schaltung nach **Bild 6** für beide Schalterstellungen a) den Strom, b) den Spannungsabfall am Vorwiderstand, c) die Größe des Vorwiderstandes, d) die Drahtlänge des Vorwiderstandes, wenn der Drahtdurchmesser 2,5 mm und $\varrho = 1{,}4\ \Omega\ \text{mm}^2/\text{m}$ beträgt.

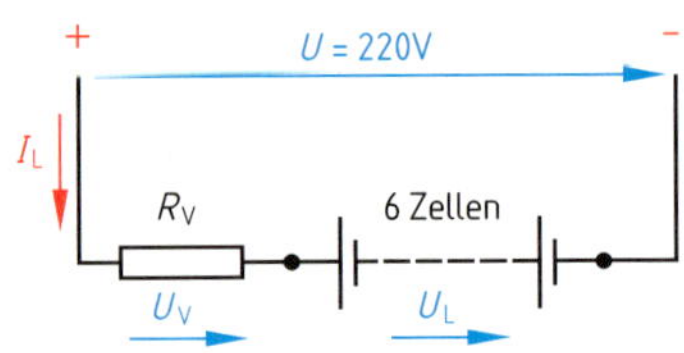


Bild 5

11. Wie verändern sich die Spannungs- und Stromwerte aus Aufgabe 10, wenn versehentlich eine falsche Glühkerze mit den Werten 0,9 V/0,018 Ω eingebaut wurde?
12. Die Schaltung nach **Bild 6** hat die gleichen Werte wie Aufgabe 10. Nach der 2. Glühkerze besteht jedoch ein Masseschluss. Berechnen Sie für beide Schalterstellungen a) den Strom, b) die prozentuale Stromzunahme gegenüber Aufgabe 10, c) die Spannungsabfälle.

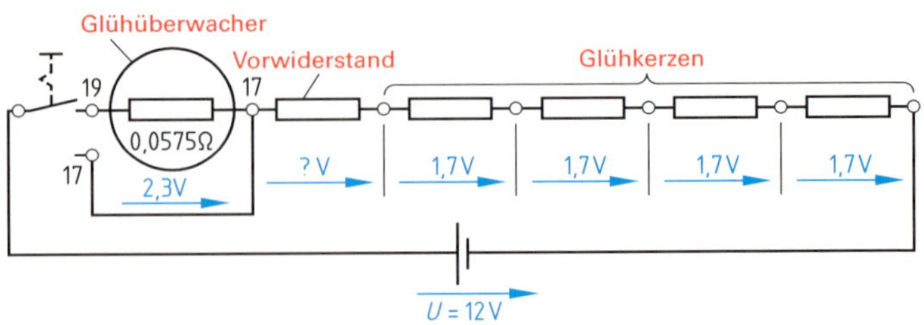


Bild 6

## 3.4.7 Parallelschaltung von Widerständen

In einer Parallelschaltung werden alle Widerstände bzw. Verbraucher parallel (nebeneinander) geschaltet. Sie bilden dabei so viele Einzelstromkreise wie Widerstände parallel geschaltet sind. Der Gesamtstrom wird in Teilströme aufgeteilt (Stromverzweigung).

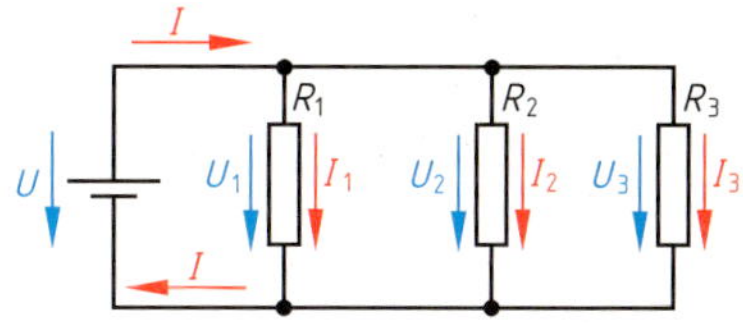


In einer Parallelschaltung liegt an allen Widerständen die gleiche Spannung.

$$U = U_1 = U_2 = U_3 = \dots$$

In einer Parallelschaltung ist der Gesamtstrom gleich der Summe der Teilströme (1. Kirchhoffsche Regel)

$$I = I_1 + I_2 + I_3 + \dots$$

In der Gleichung $I = I_1 + I_2 + I_3$ können die jeweiligen Ströme nach dem ohmschen Gesetz ersetzt werden.

$$I = \frac{U}{R}; \quad I_1 = \frac{U}{R_1}$$

$$I_2 = \frac{U}{R_2}; \quad I_3 = \frac{U}{R_3}$$

Setzt man diese Ergebnisse in die Gleichung $I = I_1 + I_2 + I_3 \dots$ ein, so erhält man

$$\frac{U}{R} = \frac{U}{R_1} + \frac{U}{R_2} + \frac{U}{R_3} + \dots$$

Teilt man beide Seiten der Gleichung durch die Spannung $U$, so erhält man den Kehrwert des Gesamtwiderstandes; er ist gleich der Summe der Kehrwerte der Teilwiderstände.

$$\frac{1}{R} = \frac{1}{R_1} + \frac{1}{R_2} + \frac{1}{R_3} + \dots$$

**In einer Parallelschaltung ist der Gesamtwiderstand immer kleiner als der kleinste Teilwiderstand.**

Für 2 parallele Widerstände gilt:

$$R = \frac{R_1 \cdot R_2}{R_1 + R_2}$$

Für $n$ gleiche parallele Widerstände $R_1$ gilt:

$$R = \frac{R_1}{n}$$

**Beispiel**

Die Widerstände $R_1 = 4\ \Omega$ und $R_2 = 2\ \Omega$ liegen in einer Parallelschaltung an einer Spannung von 12 V. Berechnen Sie a) den Gesamtwiderstand, b) den Gesamtstrom, c) die Teilströme.

Gegeben: $R_1 = 4\ \Omega$; $R_2 = 2\ \Omega$; $U = 12$ V

Gesucht: a) $R$ in $\Omega$; b) $I$ in A; c) $I_1$, $I_2$ in A

**Lösung:**

a) $R = \frac{R_1 \cdot R_2}{R_1 + R_2} = \frac{4\ \Omega \cdot 2\ \Omega}{4\ \Omega + 2\ \Omega} = \frac{8\ \Omega^2}{6\ \Omega} = \frac{8}{6}\ \Omega = \mathbf{\frac{4}{3}\ \Omega}$

b) $I = \frac{U}{R} = \frac{12\ \text{V}}{\frac{4}{3}\ \Omega} = \frac{12}{1} \cdot \frac{3}{4}\ \text{A} = \mathbf{9\ A}$

c) $I_1 = \frac{U}{R_1} = \frac{12\ \text{V}}{4\ \Omega} = \mathbf{3\ A}$ $\quad I_2 = \frac{U}{R_2} = \frac{12\ \text{V}}{2\ \Omega} = \mathbf{6\ A}$

| | |
|---|---|
| $I$ | Gesamtstrom in A |
| $I_1, I_2, I_3$ | Teilströme in A |
| $R$ | Gesamtwiderstand in $\Omega$ |
| $R_1, R_2, R_3$ | Teilwiderstände in $\Omega$ |
| $U$ | Gesamtspannung in V |
| $U_1, U_2, U_3$ | Teilspannungen in V |
| $n$ | Zahl der gleichen Widerstände |

### Aufgaben

1. Die Widerstände $R_1 = 35\ \Omega$ und $R_2 = 56\ \Omega$ sind parallel geschaltet. Gesucht: Gesamtwiderstand.
2. Die Widerstände $R_1 = 6\ \Omega$, $R_2 = 8\ \Omega$ und $R_3 = 12\ \Omega$ sind parallel geschaltet. Berechnen Sie den Gesamtwiderstand der Schaltung.
3. Vier Widerstände mit den Werten $R_1 = 200\ \Omega$, $R_2 = 400\ \Omega$, $R_3 = 800\ \Omega$, $R_4 = 1{,}2\ \text{k}\Omega$ sind parallel geschaltet. Wie groß ist der Gesamtwiderstand?
4. Zehn gleich große Widerstände mit einem Teilwiderstand von 12 $\Omega$ sind parallel geschaltet. Wie groß ist der Ersatzwiderstand?

5. Berechnen Sie für die Schaltung nach **Bild 1**, **2** und **3** jeweils die fehlenden Werte sowie den Gesamtwiderstand.

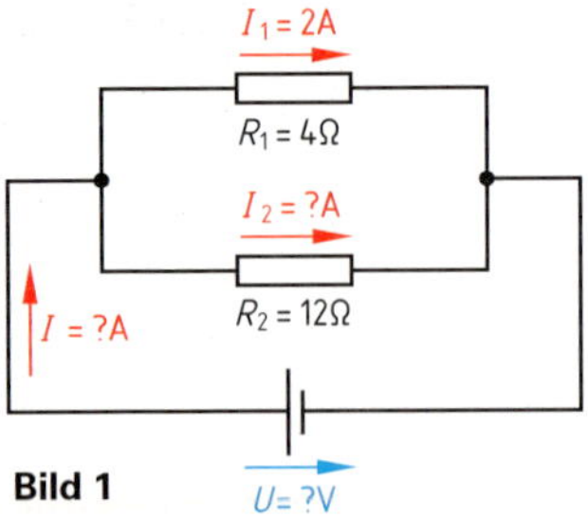


**Bild 1**

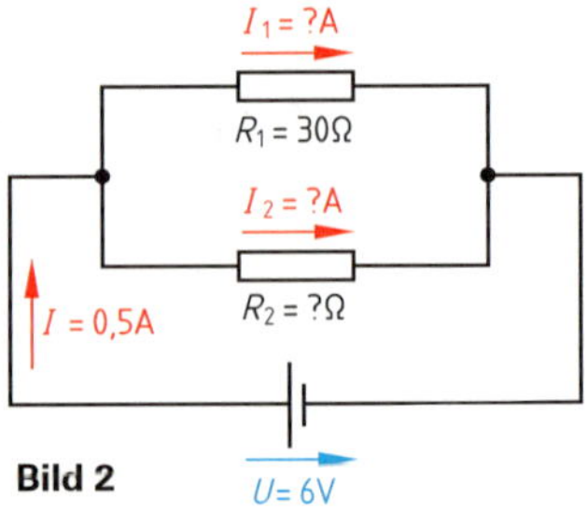


**Bild 2**

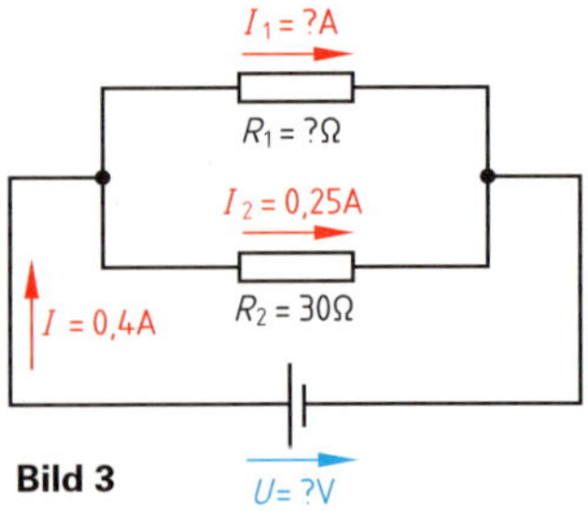


**Bild 3**

6. Zwei Widerstände von je 62,5 Ω sind zusammen mit einem dritten, unbekannten Widerstand parallel geschaltet und liegen an einer Spannung von 12,5 V. Die Schaltung nimmt einen Strom von 0,5 A auf. Berechnen Sie die Teilströme, den unbekannten Teilwiderstand, den Gesamtwiderstand.
7. In einer Parallelschaltung beträgt $I_1 = 0{,}8$ A, $I_2 = 0{,}6$ A, $R_1 = 0{,}15$ kΩ. Berechnen Sie $R_2$, $R$ und $I$.

## 3.4.8 Gruppenschaltung von Widerständen

Gruppenschaltungen werden auch gemischte Schaltungen genannt. Sie setzen sich jeweils aus Gruppen von Reihenschaltungen und Parallelschaltungen von Widerständen zusammen. Je nach Anordnung der Widerstände unterscheidet man grundsätzlich zwischen der erweiterten Reihenschaltung **(Bild 4)** und der erweiterten Parallelschaltung **(Bild 5)**.

Zur Berechnung des Gesamtwiderstandes (Ersatzwiderstand) der Schaltung werden schrittweise Ersatzwiderstände für die einzelnen Widerstandsgruppen gebildet; diese Widerstandsgruppen sind entweder eine Reihenschaltung oder eine Parallelschaltung von Widerständen. Dieses Verfahren wird so lange fortgesetzt, bis zuletzt nur eine einzige Widerstandsgruppe übrig bleibt. Der Ersatzwiderstand dieser letzten Gruppe ist der Gesamtwiderstand der Gruppenschaltung.

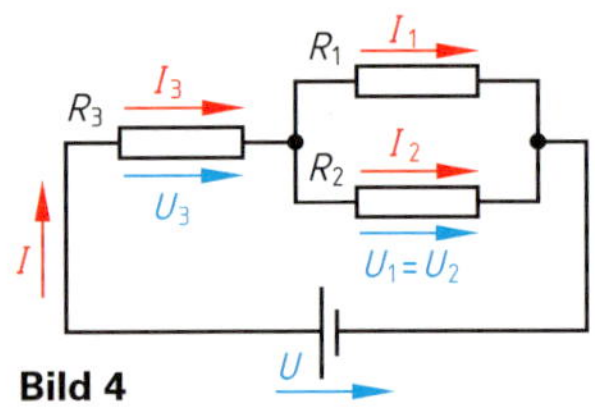


**Bild 4**

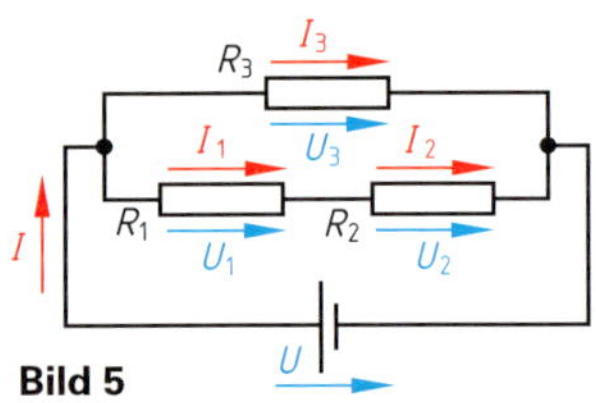


**Bild 5**

**Beispiel**

Gruppenschaltung nach **Bild 6.1** (siehe Lösung)

Gegeben: Gruppenschaltung nach Bild 6.1 $R_1 = 4\ \Omega$; $R_2 = 6\ \Omega$; $R_3 = 10\ \Omega$; $R_4 = 5\ \Omega$

Gesucht: Gesamtwiderstand $R$ in Ω; Ersatzschaltbilder

**Lösung:**

Gegebene Schaltung

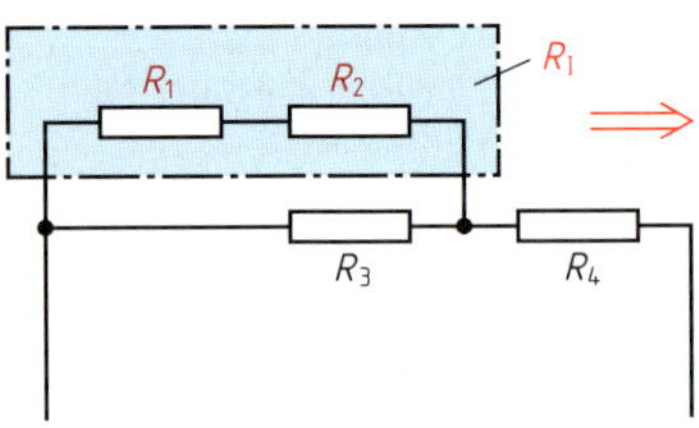


**Bild 6.1**

$$R_\mathrm{I} = R_1 + R_2 = 4\ \Omega + 6\ \Omega = \mathbf{10\ \Omega}$$

1. Ersatzschaltbild

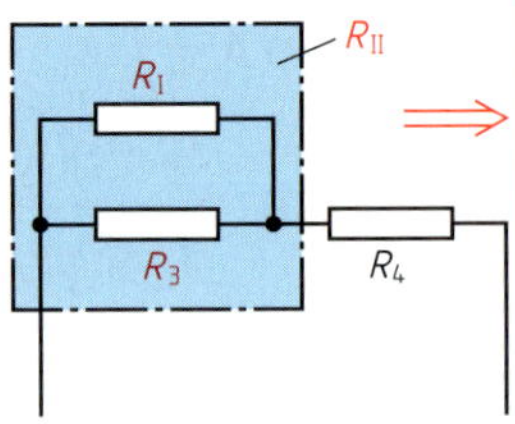


**Bild 6.2**

$$R_\mathrm{II} = \frac{R_\mathrm{I} \cdot R_3}{R_\mathrm{I} + R_3} = \frac{10\ \Omega \cdot 10\ \Omega}{10\ \Omega + 10\ \Omega} = \mathbf{5\ \Omega}$$

2. Ersatzschaltbild

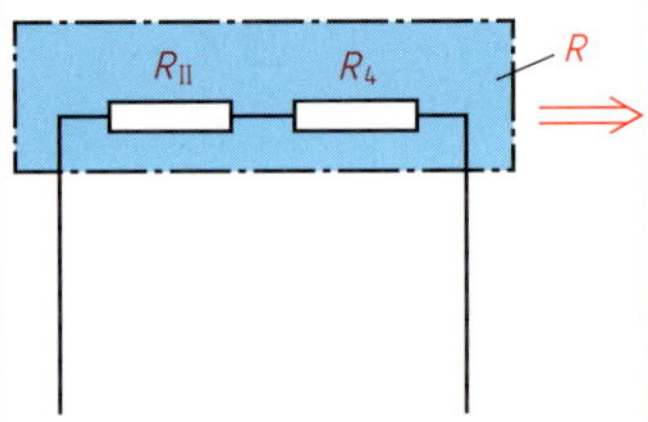


**Bild 6.3**

$$R = R_\mathrm{II} + R_4 = 5\ \Omega + 5\ \Omega = \mathbf{10\ \Omega}$$

3. Ersatzschaltbild

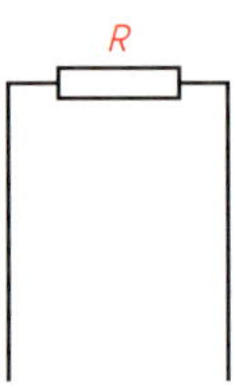


**Bild 6.4**

$$R = \mathbf{10\ \Omega}$$

## Aufgaben

1. Berechnen Sie $U_1$, $U_2$, $U_3$, $I_2$, $I$, $R_1$, $R$ für die Schaltung nach **Bild 1**.
2. Berechnen Sie $I_3$, $I$, $U_1$, $U$, $R_2$, $R$ für die Schaltung nach **Bild 2**.
3. Berechnen Sie $I_1$, $R_1$, $U_2$, $U_3$, $R_3$, $R$ für die Schaltung nach **Bild 3**.
4. Berechnen Sie $U$, $R_3$, $R$, $I_2$, $I$, $U_2$, $U_3$ für die Schaltung nach **Bild 4**.

   $R_3$: $l = 2$ m, $A = 4$ mm², $\varkappa = 2{,}5$ m/Ω mm².
5. Einer Reihenschaltung aus den Widerständen $R_1 = 40\ \Omega$ und $R_2 = 20\ \Omega$ ist ein Widerstand $R_3 = 30\ \Omega$ parallel geschaltet. Die erweiterte Parallelschaltung liegt an einer Spannung von 12 V. Berechnen Sie a) den Gesamtwiderstand, b) den Gesamtstrom, c) die Teilströme, d) die Teilspannungen.
6. Eine Heckscheibenheizung besteht aus 10 parallel geschalteten Heizdrähten mit einem Widerstandswert von je 4 Ω. Die Zuleitung aus Kupfer hat eine Länge von 5 m und eine Leiterquerschnittfläche von 2,5 mm². die Klemmenspannung der Starterbatterie beträgt 12 V. Berechnen Sie a) den Strom in der Zuleitung, b) den Spannungsabfall in der Zuleitung, c) die Heizleistung der Heizdrähte.

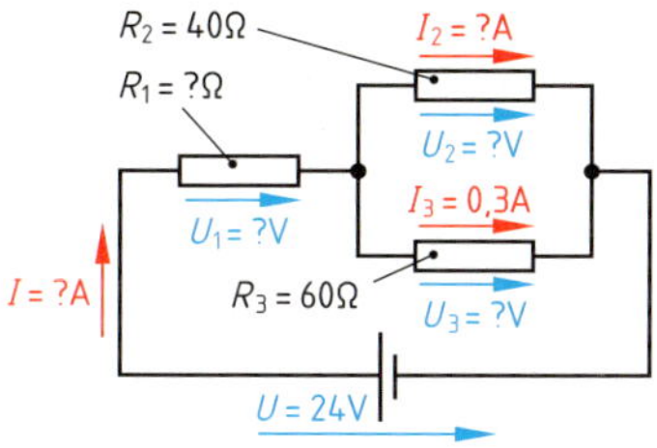


**Bild 1**

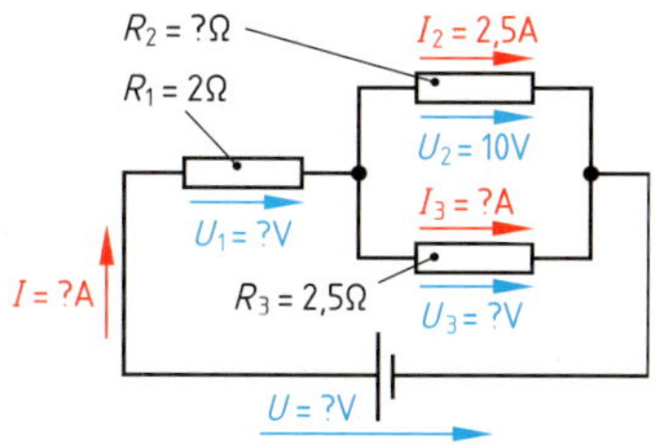


**Bild 2**

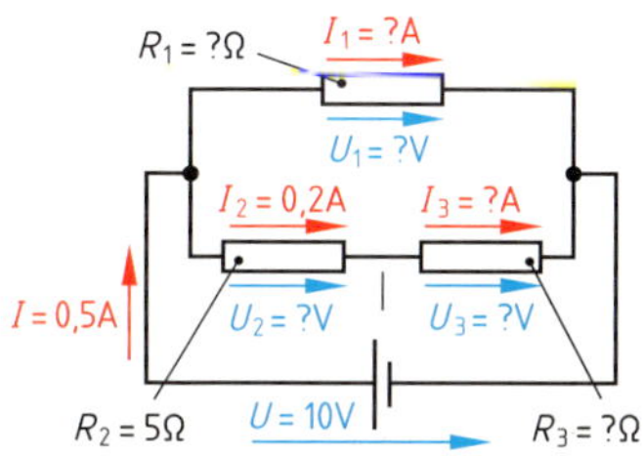


**Bild 3**

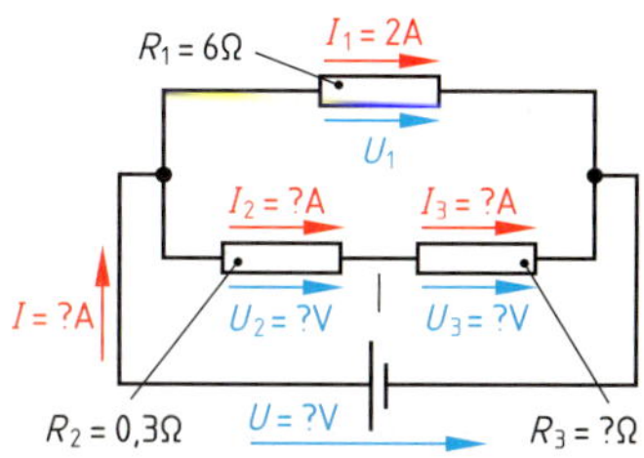


**Bild 4**

## 3.4.9 Spannungsteiler

### Unbelasteter Spannungsteiler

Beim unbelasteten Spannungsteiler wird die Spannung durch zwei in Reihe geschaltete Teilwiderstände $R_1$ und $R_2$ aufgeteilt **(Bild 5)**.

Einen verstellbaren Widerstand in einer Spannungsteilerschaltung nennt man Potentiometer **(Bild 6)**. Befindet sich der Schleifkontakt M in der Stellung A, so ist $U_1 = 0$ V und $U_{20} = U$. Befindet sich der Schleifkontakt in der Stellung B, so ist $U_1 = U$ und $U_{20} = 0$ V. Die Spannung $U_{20}$ kann somit zwischen 0 V und $U$ stufenlos eingestellt werden.

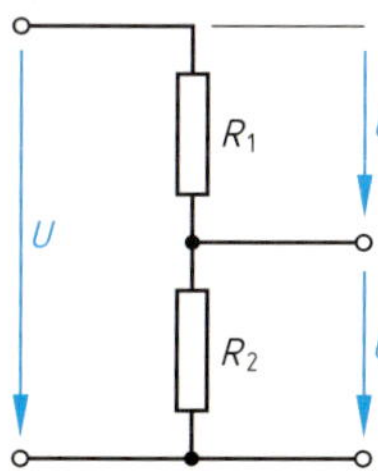


**Bild 5**

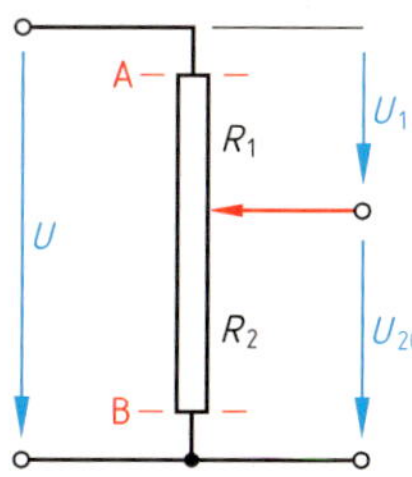


**Bild 6**

$$\frac{U_{20}}{U} = \frac{R_2}{R_1 + R_2}$$

$$U_{20} = \frac{R_2}{R_1 + R_2} \cdot U$$

$$R_1 = R_2 \cdot \left(\frac{U}{U_{20}} - 1\right); \quad R_2 = \frac{R_1}{\frac{U}{U_{20}} - 1}$$

| | |
|---|---|
| $R_1$, $R_2$ | Teilwiderstand in Ω |
| $R_1$+$R_2$ | Gesamtwiderstand in Ω |
| $U$ | Gesamtspannung in V |
| $U_{20}$ | Leerlaufspannung in V |

**Beispiel**

Ein unbelasteter Spannungsteiler, dessen erster Widerstand 10 Ω und dessen zweiter Widerstand 30 Ω groß ist, liegt an einer Spannung von 12 V. Wie groß ist die Leerlaufspannung?

Gegeben: $R_1 = 10\ \Omega$; $R_2 = 30\ \Omega$; $U = 12$ V

Gesucht: $U_{20}$ in V

**Lösung:** $U_{20} = \frac{R_2}{R_1 + R_2} \cdot U = \frac{30\ \Omega}{10\ \Omega + 30\ \Omega} \cdot 12\ \text{V} = \mathbf{9\ V}$

## Belasteter Spannungsteiler

Durch Zuschalten des Lastwiderstandes $R_L$ an den unbelasteten Spannungsteiler entsteht eine gemischte Schaltung **(Bild 1)**.

Der belastete Spannungsteiler verhält sich ähnlich wie eine belastete Spannungsquelle. Je größer der Laststrom $I_L$ ist, desto kleiner wird die Spannung $U_2$ am Lastwiderstand $R_L$.

Ein Lastverhältnis von $q > 10$ ($q = I_q : I_L = R_L : R_2$) bewirkt, dass bei einer Änderung des Lastwiderstandes $R_L$ sich die Spannung $U_2$ am Lastwiderstand nur geringfügig ändert; dabei muss jedoch $R_L > 10\ R_2$ sein. Eine solche Spannungsteilerschaltung kann zur Spannungskonstanthaltung eingesetzt werden.

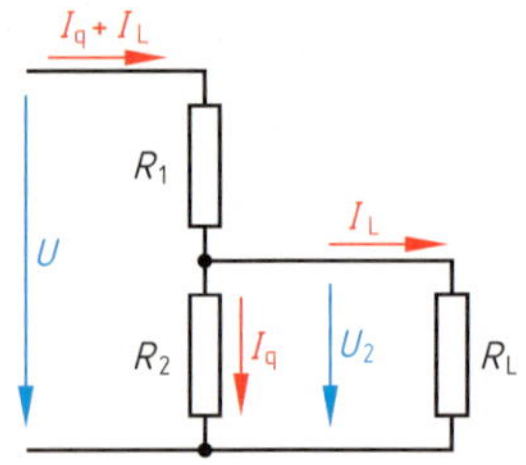

**Bild 1**

$$U_2 = \frac{U}{\dfrac{R_1 \cdot (R_L + R_2)}{R_L \cdot R_2} + 1}$$

$$R_2 = R_L \cdot \frac{U}{U_2} \cdot \left(\frac{U_{20} - U_2}{U - U_{20}}\right)$$

$$R_1 = R_2 \cdot \left(\frac{U}{U_{20}} - 1\right)$$

| | |
|---|---|
| $U_2$ | Spannung bei Belastung in V |
| $U$ | Gesamtspannung in V |
| $R_1$; $R_2$ | Teilwiderstand in Ω |
| $R_L$ | Lastwiderstand in Ω |
| $I_L$ | Laststrom in A |
| $I_q$ | Querstrom in A |
| $U_{20}$ | Leerlaufspannung in V |

**Beispiel**

Ein Spannungsteiler, dessen erster Widerstand 10 Ω und dessen zweiter Widerstand 30 Ω groß ist, liegt an einer Spannung von 12 V. Der Lastwiderstand beträgt 600 Ω. Wie groß ist die Spannung am Lastwiderstand?

Gegeben: $R_1 = 10\ \Omega$; $R_2 = 30\ \Omega$; $R_L = 600\ \Omega$; $U = 12\ V$

Gesucht: $U_2$

**Lösung:**
$$U_2 = \frac{U}{\dfrac{R_1 \cdot (R_L + R_2)}{R_L \cdot R_2} + 1} = \frac{12\ V}{\dfrac{10\ \Omega \cdot (600\ \Omega + 30\ \Omega)}{600\ \Omega \cdot 30\ \Omega} + 1} =$$
$$= \mathbf{8{,}88\ V}$$

### Aufgaben

1. Ein unbelasteter Spannungsteiler besteht aus den Widerständen $R_1 = 1{,}5\ k\Omega$, $R_2 = 6{,}0\ k\Omega$; er liegt an einer Spannung von 24 V. Berechnen Sie die Leerlaufspannung.
2. Für die Füllstandsanzeige eines Kraftstoffbehälters wird ein Potentiometer als unbelasteter Spannungsteiler verwendet. Der Gesamtwiderstand von 1200 Ω liegt an der Bordspannung von 12 V. Bei vollem Kraftstoffbehälter liegt die volle Spannung am Anzeigeinstrument an. Berechnen Sie für den halbvollen und den leeren Kraftstoffbehälter die jeweilige Spannung am Anzeigeinstrument.
3. Ein Temperaturfühler (NTC-Widerstand) bildet mit einem Messwiderstand $R_2$ einen unbelasteten Spannungsteiler. Der Spannungsteiler liegt an einer Spannung von 5 V. Bei +20 °C hat der NTC einen Widerstandswert von 2500 Ω; dabei fällt an ihm eine Spannung von 3,57 V ab. Bei +90 °C hat er einen Widerstandswert von 250 Ω. Bei +60 °C wurde am NTC eine Spannung von 1,9 V gemessen. Berechnen Sie a) den Messwiderstand $R_2$, b) die Spannung am NTC bei 90 °C, c) den Widerstandswert des NTC bei +60 °C.
4. Am belasteten Spannungsteiler mit den Widerständen $R_1 = 100\ \Omega$, $R_2 = 50\ \Omega$ und dem Lastwiderstand $R_L = 80\ \Omega$ beträgt die Gesamtspannung 24 V. Berechnen Sie die Spannung am Lastwiderstand.
5. Ein Spannungsteiler mit den Widerständen $R_1 = 10\ \Omega$ und $R_2 = 40\ \Omega$ liegt an einer Spannung von 10 V. Die Lastwiderstände haben folgende Werte: $R_{L1} = 10\ \Omega$ bzw. $R_{L2} = 100\ \Omega$ bzw. $R_{L3} = 1000\ \Omega$. Berechnen Sie für den a) unbelasteten Spannungsteiler die Leerlaufspannung; b) belasteten Spannungsteiler die jeweiligen Spannungen bei Belastung.
6. Ein Spannungsteiler, dessen Gesamtwiderstand 24 Ω beträgt, liegt an einer Spannung von 12 V. Seine Leerlaufspannung beträgt 5 V. Es wird ein Belastungswiderstand von 500 Ω zugeschaltet. Berechnen Sie a) für den unbelasteten Spannungsteiler die Teilwiderstände und die Teilspannung, b) im Lastfall die Spannung am Lastwiderstand und den prozentualen Spannungsabfall gegenüber dem unbelasteten Spannungsteiler.

## 3.4.10 Elektrische Leistung bei Gleichstrom

Die von elektrischen Verbrauchern (z. B. Glühlampen, Motoren, Glühkerzen) aufgenommene elektrische Leistung $P_{zu}$ bzw. die von elektrischen Spannungserzeugern (z. B. Batterien, Generatoren) abgegebene elektrische Leistung $P_{ab}$ ist das Produkt aus Spannung $U$ und Strom $I$.

In der Gleichung für die elektrische Leistung $P = U \cdot I$ kann $U$ bzw. $I$ nach dem ohmschen Gesetz ersetzt werden.

**Beispiel 1**

In einer Glühstiftkerze fließt bei einer Betriebsspannung von 22 V ein Strom von 5 A. Wie groß ist die von der Glühkerze aufgenommene Leistung?

Gegeben: $U = 22\ \text{V};\ I = 5\ \text{A}$

Gesucht: $P$ in W

**Lösung:** $P = U \cdot I = 22\ \text{V} \cdot 5\ \text{A} = \mathbf{110\ W}$

**Beispiel 2**

Eine Glühstiftkerze hat einen Widerstand von 4,4 Ω. Im Betriebszustand fließt ein Strom von 5 A. Wie groß ist die von der Glühkerze aufgenommene Leistung?

Gegeben: $I = 5\ \text{A};\ R = 4{,}4\ \Omega$

Gesucht: $P$ in W

**Lösung:** $P = I^2 \cdot R = 5^2\ \text{A}^2 \cdot 4{,}4\ \Omega = \mathbf{110\ W}$

**Beispiel 3**

Eine Glühstiftkerze hat einen Widerstand von 4,4 Ω. Im Betriebszustand liegt sie an einer Spannung von 22 V. Wie groß ist die aufgenommene Leistung?

Gegeben: $R = 4{,}4\ \Omega;\ U = 22\ \text{V}$

Gesucht: $P$ in W

**Lösung:** $P = \frac{U^2}{R} = \frac{22^2\ \text{V}^2}{4{,}4\ \Omega} = \mathbf{110\ W}$

$$P = U \cdot I$$

$$U = \frac{P}{I}; \qquad I = \frac{P}{U}$$

$$P = I^2 \cdot R$$

$$I = \sqrt{\frac{P}{R}}; \qquad R = \frac{P}{I^2}$$

$$P = \frac{U^2}{R}$$

$$U = \sqrt{P \cdot R}; \qquad R = \frac{U^2}{P}$$

$P$ Leistung in W
$U$ Spannung in V
$I$ Strom in A
$R$ Widerstand in Ω

$$1\ \text{W} = 1\ \frac{\text{Nm}}{\text{s}} = 1\ \frac{\text{J}}{\text{s}}$$

### Aufgaben

1. In einer Halogen-Scheinwerferlampe fließt bei einer Spannung von 12 V ein Strom von 4,58 A. Wie groß ist die aufgenommene Leistung der Lampe?
2. Berechnen Sie zu den Glühlampen 15 W/12 V; 18 W/24 V; 21 W/12 V; 5 W/24 V; 70 W/24 V a) den Strom; b) den Widerstand des Glühfadens.
3. Ein Generator gibt bei einer Spannung von 13,8 V einen Strom von 30 A ab. Wie groß ist die abgegebene Leistung?
4. In einer Glühkerze mit einem Glühschleifenwiderstand von 0,0183 Ω fließt ein Strom von 49 A. a) Wie groß ist die aufgenommene Leistung? b) Welche Spannung liegt an der Glühkerze?
5. Eine Relaisspule für 12 V hat einen Widerstand von 100 Ω. a) Wie groß ist die aufgenommene Leistung der Spule? b) Wie groß ist der Strom?
6. Ein Heizflansch mit einem Widerstand von 0,24 Ω gibt im Betriebszustand eine Leistung von 720 W ab. a) Wie groß ist der aufgenommene Strom? b) An welcher Spannung liegt der Heizflansch?
7. Vier Glühkerzen (Glühschleifen) mit einem Widerstand von je 0,046 Ω, ein Glühüberwacher mit 0,05 Ω und ein Vorwiderstand mit 0,07 Ω liegen in Reihe an einer Spannung von 12,3 V. Wie groß ist die aufgenommene Leistung der Vorglühanlage? Welche Leistung nehmen die einzelnen Bauelemente auf?
8. Es werden zwei Glühlampen 12 V/5 W und 12 V/21 W in Reihe an eine Spannung von 24 V gelegt. Berechnen Sie den Strom, die von den einzelnen Lampen aufgenommene Leistung und die Spannungsaufteilung. Welche Glühlampe wird zerstört (Begründung)?

## 3.4.11 Elektrische Arbeit

Wird über eine bestimmte Zeit elektrische Leistung aufgenommen oder abgegeben, so wird elektrische Arbeit verrichtet.

Die elektrische Arbeit $W$ nimmt mit der Größe der zugeführten bzw. abgegebenen Leistung $P$ und der Zeit $t$ (Betriebsdauer) zu.

Wird in der Gleichung $W = P \cdot t$ die Leistung $P$ durch $U \cdot I$ ersetzt, so erhält man

$$W = P \cdot t$$

$$P = \frac{W}{t}; \qquad t = \frac{W}{P}$$

$$W = U \cdot I \cdot t$$

$$U = \frac{W}{I \cdot t}; \qquad I = \frac{W}{U \cdot t}$$

| | | | | | |
|---|---|---|---|---|---|
| $U$ | Spannung in V | $W$ | elektrische Arbeit in Ws | $t$ | Zeit in s |
| $I$ | Strom in A | $P$ | elektrische Leistung in W | | |

1 Ws = 1 Nm = 1 J

3 600 000 Ws = 1 kWh

**Beispiel**

Ein Generator gibt bei 14,6 V einen Strom von 28 A während 5 Betriebsstunden ab. Wie groß ist die abgegebene Arbeit?

Gegeben: $U = 14{,}6$ V; $I = 28$ A; $t = 5$ h

Gesucht: $W$ in kWh

**Lösung:** $W = U \cdot I \cdot t = 14{,}6\ \text{V} \cdot 28\ \text{A} \cdot 5\ \text{h} = 2044\ \text{Wh} = \mathbf{2{,}044\ kWh}$

### Aufgaben

1. Ein Starter nimmt bei einer Batteriespannung von 10,8 V einen Strom von 350 A auf. Er ist täglich 3 Minuten in Betrieb. Wie groß ist die elektrische Arbeit, die ihm dabei zugeführt wird?
2. Eine Starterbatterie wird 5 Stunden lang mit einem Strom von 9 A belastet; die Batteriespannung beträgt dabei 12 V. Berechnen Sie die von der Starterbatterie abgegebene Arbeit.
3. In einer Ladeleitung mit einem Widerstand von 0,006 Ω fließt 4 Stunden lang ein Strom von 25 A. Wie groß ist der Energieverlust (Verlustarbeit) in der Ladeleitung?

## 3.4.12 Wirkungsgrad

In jeder Maschine treten Verluste auf, die bewirken, dass die abgegebene Energie bzw. Leistung stets kleiner ist als die zugeführte.

Der Wirkungsgrad ist das Verhältnis von abgegebener Energie bzw. Leistung zur zugeführten Energie bzw. Leistung.

Finden in einer Anlage mehrere Energieumformungen statt, so ist der Gesamtwirkungsgrad gleich dem Produkt aus den Einzelwirkungsgraden.

$$W_V = W_{zu} - W_{ab}$$

$$\eta = \frac{W_{ab}}{W_{zu}}$$

$$P_V = P_{zu} - P_{ab}$$

$$\eta = \frac{P_{ab}}{P_{zu}}$$

$$P_{zu} = \frac{P_{ab}}{\eta}; \qquad P_{ab} = \eta \cdot P_{zu}$$

$$\eta = \eta_1 \cdot \eta_2 \cdot \ldots$$

**Beispiel 1**

Ein Generator, der im Betrieb eine Leistung von 250 W abgibt, benötigt eine Antriebsleistung von 330 W. Wie groß ist der Wirkungsgrad?

Gegeben: $P_{ab} = 250$ W; $P_{zu} = 330$ W

Gesucht: $\eta$; $\eta$ in Prozent

**Lösung:** $\eta = \frac{P_{ab}}{P_{zu}} = \frac{250\ \text{W}}{330\ \text{W}} = \mathbf{0{,}76}$ bzw. **76%**

**Beispiel 2**

Der Generator eines Stromaggregates wird von einem Dieselmotor angetrieben. Der Wirkungsgrad des Dieselmotors beträgt 40%, der des Generators 90%. Wie groß ist der Gesamtwirkungsgrad der Anlage?

Gegeben: $\eta_1 = 0{,}4$; $\eta_2 = 0{,}9$

Gesucht: $\eta$; $\eta$ in Prozent

**Lösung:** $\eta = \eta_1 \cdot \eta_2 = 0{,}4 \cdot 0{,}9 = 0{,}36 = \mathbf{36\%}$

| | |
|---|---|
| $P_V$ | Verlustleistung in W |
| $P_{ab}$ | abgegebene Leistung in W |
| $P_{zu}$ | zugeführte Leistung in W |
| $\eta_1, \eta_2$ | Einzelwirkungsgrade |
| $W_V$ | Energieverlust in Ws |
| $W_{ab}$ | abgegebene Arbeit in Ws |
| $W_{zu}$ | zugeführte Arbeit in Ws |
| $\eta$ | Wirkungsgrad |

**Aufgaben**

1. Ein Elektromotor nimmt eine Leistung $P_{zu}$ von 350 W auf und gibt 250 W ab. Berechnen Sie den Wirkungsgrad $\eta$ und die Verluste $P_V$.
2. Ein Starter nimmt eine Leistung von 7000 W auf und gibt 5050 Nm/s ab. Berechnen Sie den Wirkungsgrad und die Verluste in W.
3. Ein Starter mit einem Wirkungsgrad von 50% nimmt eine Leistung von 5880 W auf. Wie groß ist die abgegebene Leistung in Nm/s?
4. Ein Starter mit einer Nennleistung von 1400 Nm/s hat einen Wirkungsgrad von 55%. Berechnen Sie die aufgenommene Leistung in W.
5. Ein Starter nimmt eine Leistung von 4800 W auf; die Verluste betragen 1,9 kW. Wie groß ist der Wirkungsgrad?
6. Die Pumpe einer Scheibenwaschanlage hat einen Wirkungsgrad von 0,2; der Elektromotor, der sie antreibt, hat einen Wirkungsgrad von 0,41. Berechnen Sie den Gesamtwirkungsgrad.
7. In einer Zuleitung mit einem Widerstand von 20 Ω fließt 10 Stunden lang ein Strom von 30 A. Berechnen Sie a) die Verlustleistung, b) die Verlustarbeit in kWh und J, c) den Spannungsabfall.
8. Die Widerstände $R_1 = 10\ \Omega$, $R_2 = 5\ \Omega$, $R_3 = 30\ \Omega$ liegen in Reihenschaltung während 5 Betriebsstunden an einer Spannung von 9 V. Berechnen Sie a) den Gesamtwiderstand, b) den Strom, c) die aufgenommene Leistung, d) die aufgenommene Arbeit, e) die erzeugte Wärmemenge.

**Gemischte Aufgaben**

1. Die Primärwicklung einer Zündspule hat einen Widerstand von 3 Ω, der Vorwiderstand 0,9 Ω. Die Zündung ist für 12 V ausgelegt. Versehentlich bleibt die Zündanlage für 12 Stunden eingeschaltet. Berechnen Sie a) die Verlustleistung in der Zündspule und im Vorwiderstand, b) die Verlustarbeit in der Zündspule und im Vorwiderstand, c) die in der Zündspule erzeugte Wärmemenge.
2. Der Motor eines Ventilators nimmt bei einer Spannung von 12 V einen Strom von 11 A auf. Er gibt dabei eine Leistung von 75 W ab. Der Motor ist 4 Stunden in Betrieb. Berechnen Sie den Wirkungsgrad, die Verluste in W, die aufgenommene und die abgegebene Arbeit.
3. Ein Lkw-Starter nimmt bei einer Klemmenspannung von 9,8 V einen Strom von 700 A auf. Der Wirkungsgrad beträgt 0,48. Berechnen Sie die zugeführte und die abgegebene Leistung in W und Nm/s.
4. Ein Generator gibt bei einer Klemmenspannung von 12,6 V eine Leistung von 240 W ab. Der Wirkungsgrad beträgt 75%. Berechnen Sie die zugeführte Leistung in W und Nm/s sowie den Ladestrom des Generators.
5. Ein Starter gibt bei einem Wirkungsgrad von 0,61 eine Leistung von 2950 Nm/s ab. Seine Klemmenspannung beträgt dabei 9,8 V. Der Starter ist 1 Minute in Betrieb. Berechnen Sie die aufgenommene Leistung, die aufgenommene und abgegebene Arbeit, die Stromaufnahme.
6. Ein Generator mit einem Wirkungsgrad von 60% gibt eine Spannung von 14 V ab. Er benötigt eine Antriebsleistung von 465 Nm/s. Der Generator ist 4 Stunden in Betrieb. Berechnen Sie die abgegebene Leistung, die aufgenommene und die abgegebene Arbeit in Nm und kWh, den abgegebenen Strom.
7. Ein Starter mit einem Wirkungsgrad von 65% nimmt eine Leistung von 3400 W auf. Der Starter ist eine Minute in Betrieb. In welche Höhe könnte man mit der abgegebenen Arbeit eine Last von 1000 kg anheben?
8. Ein Starter liegt im Betriebszustand (Startdrehzahl) an einer Spannung von 10,0 V; dabei hat er einen Wirkungsgrad von 52%. Auf dem Starterritzel befinden sich 9 Zähne. Das Übersetzungsverhältnis zwischen Ritzel und Zahnkranz beträgt 17. Der Dieselmotor benötigt bei einer Startdrehzahl von 80 1/min ein Antriebsdrehmoment von 306 Nm. Berechnen Sie für den Starter a) die Zähnezahl des Zahnkranzes, b) die Starterdrehzahl, c) das Drehmoment bei Starterdrehzahl, d) die abgegebene und zugeführte Leistung, e) den Starterstrom.

9. Der Antriebsmotor einer Hebebühne hebt in 10 Sekunden einen Pkw mit einem Gewicht von 1850 kg auf eine Höhe von 1,8 m. Die Rampe (beweglicher Teil der Hebebühne) wiegt 140 kg. Der Gesamtwirkungsgrad des Hebebühnenantriebs beträgt 90%. Welche Antriebsleistung muss der Elektromotor haben?

10. In einem Staubecken befinden sich 300 000 m$^3$ Wasser; die Gefällhöhe beträgt 120 m. Es kann innerhalb von 20 Stunden entleert werden. Die Kraftwerksanlage hat einen Gesamtwirkungsgrad von 75%. Wie groß ist a) die erzeugte elektrische Energie, b) die Generatorleistung?

11. Ein Drehstromgenerator gibt bei einer Spannung von 14,2 V einen Strom von 42,2 A ab; der Wirkungsgrad beträgt 60%. Die Riemenscheibe am Generator hat einen Wirkdurchmesser von 120 mm; sie dreht sich mit 4500 1/min. Wie groß ist die Zugkraft im Keilriemen?

12. Ein Notstromaggregat verbraucht während 2 Betriebsstunden 5 kg Dieselöl mit einem spezifischen Heizwert von 40 200 kJ/kg. Der Wirkungsgrad des Dieselmotors beträgt 32%, der Wirkungsgrad des Generators 80%. Der Generator erzeugt eine Spannung von 220 V. Berechnen Sie a) die abgegebene elektrische Energie, b) die Leistung des Generators, c) den Strom.

13. Ein Drehstromgenerator benötigt eine Antriebsleistung von 2 kW. Der Generator ist täglich 12 Stunden in Betrieb. Der Dieselmotor, der den Generator antreibt, hat einen spezifischen Kraftstoffverbrauch $b_{eff}$ = 245 g/kWh, $\varrho$ = 0,82 g/cm$^3$. Berechnen Sie die dem Generator zugeführte Arbeit. Welche Kraftstoffmenge in g und l ist zum Antrieb des Generators notwendig?

14. Ein Drehstromgenerator gibt bei einer Klemmenspannung von 12,7 V einen Ladestrom von 65 A während 12 Stunden täglich ab. Das Fahrzeug ist jährlich an 200 Arbeitstagen in Betrieb. Der Wirkungsgrad des Generators beträgt 75%. Der Dieselmotor, der den Generator antreibt, hat einen spezifischen Kraftstoffverbrauch von 250 g/kWh. Der Kraftstoffpreis beträgt 1,04 €/l. Berechnen Sie a) die zugeführte Leistung, b) die abgegebene Leistung, c) die zugeführte Arbeit, d) die abgegebene Arbeit, e) den täglichen Kraftstoffverbrauch, f) den jährlichen Kraftstoffverbrauch, g) die jährlichen Kraftstoffkosten, h) die Kosten für 1 kWh.

15. Ein 12-V-Starter mit Reihenschlussmotor nimmt bei einer Klemmenspannung von 8,5 V einen Kurzschlussstrom von 1050 A auf. Bei einer Starterdrehzahl von 2000 1/min gibt er eine Leistung von 2,5 kW bei einem Wirkungsgrad von 70% ab; die Klemmenspannung ist dabei auf 10 V angestiegen. Die Starterhauptleitung aus Kupfer hat eine Länge von 0,8 m. Berechnen Sie a) den Gesamtwiderstand der Anker- und Feldwicklung, b) den Starterstrom bei 2000 1/min, c) das Drehmoment am Starterritzel, d) den Leiterquerschnitt der genormten Starterhauptleitung.

16. In einer 12-V/24-V-Anlage werden während des Startvorgangs zwei 12-V/84-Ah-Starterbatterien in Reihe geschaltet; dabei fließt 10 s lang ein durchschnittlicher Strom von 360 A. Nach dem Startvorgang werden die Starterbatterien wieder parallel geschaltet. Sie werden von einem Gesamtladestrom von 20 A wieder aufgeladen. Der Ladewirkungsgrad (Amperestundenwirkungsgrad) beträgt 91%. Nach wie vielen Minuten haben die Starterbatterien ihren alten Ladezustand wieder erreicht?

17. Eine Vorglühanlage hat sechs parallel geschaltete Glühstiftkerzen mit den Nenndaten 12 V/120 W. Die Vorglühanlage ist während eines Vorglühvorganges 20 s in Betrieb. Die Länge der Zuleitung bis zu den Glühkerzen beträgt 90 cm. Der zulässige maximale Spannungsabfall in der Zuleitung ist 1 V, die maximal zulässige Stromdichte 30 A/mm$^2$. Berechnen Sie a) den genormten Leitungsquerschnitt, b) den Strom in der verlegten Zuleitung, c) die tatsächliche Heizleistung der Glühkerzen, d) die Verlustleistung in der Zuleitung, e) die von den Glühkerzen während eines Glühvorgangs abgegebene Wärmemenge.

18. Eine Scheibenheizung besteht aus 14 parallelen Heizdrähten. Jeder Heizdraht hat einen Widerstand von 7 $\Omega$. Die Heckscheibe ist 130 cm breit und 60 cm hoch. Die Zuleitung zur Heckscheibe besteht aus einer 6,4 m langen Kupferleitung mit einer Leiterquerschnittfläche von 2,5 mm$^2$. Die Bordspannung beträgt 12 V. Die Anlage ist 30 min in Betrieb. Berechnen Sie a) den Strom in der Zuleitung, b) den Spannungsabfall in der Zuleitung, c) die von der Heckscheibe aufgenommene Heizleistung, d) die Verlustleistung in der Zuleitung, e) die spezifische Heizleistung in W/dm$^2$, f) die von der Scheibenheizung abgegebene Wärmemenge.

## 3.4.13 Umwandlung von elektrischer Energie in Wärmeenergie

Fließt durch einen Widerstand ein elektrischer Strom, so entsteht Wärme, d. h. die elektrische Arbeit $W = P \cdot t = I^2 \cdot R \cdot t$ wird in die Wärmeenergie $Q$ umgewandelt, d. h. $Q = W$.

Die durch den elektrischen Strom hervorgebrachte Stromwärme $Q_S$ kann nicht immer verlustfrei übertragen werden; genutzt werden kann nur die Nutzwärme $Q_N$.

$$Q = W$$

$$\Delta T = t_2 - t_1$$

$$Q = m \cdot c \cdot \Delta T$$

$$\eta_W = \frac{Q_N}{Q_S}$$

**Beispiel**

Gegeben: Ein Tauchsieder, der eine Leistung von 750 W aufnimmt, erwärmt 1,5 l Wasser in 9 Minuten von 18 °C auf 78 °C; $c = 4{,}2$ kJ/kgK.

Gesucht: a) $T$ in K, b) $Q_N$ in kJ; c) $W$ in Ws; d) $Q_S$ in kJ; e) $\eta_W$

**Lösung:**

a) $\Delta T = t_2 - t_1 = 78\ °C - 18\ °C = 60\ °C = \mathbf{60\ K}$

b) $Q_N = m \cdot c \cdot \Delta T = 1{,}5\ \text{kg} \cdot 4{,}2\ \frac{\text{kJ}}{\text{kg K}} \cdot 60\ \text{K} = \mathbf{378\ kJ}$

c) $W = P \cdot t = 750\ \text{W} \cdot 9\ \text{min} \cdot 60\ \frac{\text{s}}{\text{min}} = \mathbf{405\,000\ Ws}$

d) $Q_S = 405\,000\ \text{Ws} = 405\,000\ \text{J} = \mathbf{405\ kJ}$

e) $\eta_W = \frac{Q_N}{Q_S} = \frac{378\ \text{kJ}}{405\ \text{kJ}} = \mathbf{0{,}93}$

| | |
|---|---|
| $W$ | Arbeit in Ws |
| $Q$ | Wärmemenge in kJ |
| $m$ | Masse in kg |
| $c$ | spezifische Wärmekapazität in $\frac{\text{kJ}}{\text{kg K}}$ |
| $\Delta T$ | Temperaturdifferenz in K |
| $t_1$ | Anfangstemperatur |
| $t_2$ | Endtemperatur |
| $\eta_W$ | Wärmewirkungsgrad |
| $Q_S$ | Stromwärme in kJ |
| $Q_N$ | Nutzwärme in kJ |

1 J = 1 Ws = 1 Nm

### Aufgaben

1. Welche Wärmemenge wird in einer Glühkerze erzeugt, die bei einer Spannung von 24 V einen Strom von 5 A aufnimmt? Die Glühkerze ist 30 s in Betrieb.
2. In einem Heißwasserboiler werden 80 l Wasser von 8 °C auf 80 °C erwärmt. Welche Wärmemenge muss zugeführt werden, wenn der Wärmewirkungsgrad 95% beträgt?
3. Wie groß ist der Wärmewirkungsgrad eines Tauchsieders mit einer Leistungsaufnahme von 1000 W, der in 15 Minuten vier Liter Wasser von 10 °C auf 60 °C erwärmt?
4. Eine Glühlampe nimmt an einer Spannung von 12 V einen Strom von 4,5 A auf. Die Lichtausbeute beträgt 5%. Welche Wärmemenge erzeugt die Glühlampe während einer achtstündigen Betriebsdauer?
5. Eine beheizte Heckscheibe eines Pkw nimmt einen Strom von 5 A auf. Der Heizdraht hat einen Widerstand von 2,4 Ω. Die Heckscheibe ist täglich 5 Stunden eingeschaltet. Wie groß ist a) die Betriebsspannung, b) die aufgenommene elektrische Arbeit, c) die erzeugte Wärmemenge?
6. Eine Scheibenheizung nimmt bei einer Betriebsspannung von 24 V einen Strom von 10 A auf. Sie besteht aus 10 gleichgroßen, parallelgeschalteten Heizdrähten. Die Anlage ist drei Stunden in Betrieb. Berechnen Sie a) die aufgenommene Leistung, b) die erzeugte Wärmemenge, c) den Gesamtwiderstand der Heckscheibenheizung, d) den Widerstand eines Drahtes.
7. In einer Reinigungsanlage werden mit einem Durchlauferhitzer, der einen Anschlusswert von 20 kW hat, in 15 Minuten 50 l Wasser von 18 °C auf 98 °C erwärmt, $c = 4{,}2$ kJ/kgK. Berechnen Sie a) die Nutzwärme, b) die Stromwärme, c) den Wärmewirkungsgrad.
8. In einem elektrisch beheizten Glühofen sollen 30 kg Stahl in 20 Minuten von 20 °C auf 860 °C erwärmt werden. Die spezifische Wärmekapazität von Stahl beträgt $c = 0{,}5$ kJ/kgK. Der Glühofen hat einen Wirkungsgrad von 90%. Wie groß ist a) die Nutzwärme, b) die Stromwärme, c) die zugeführte elektrische Arbeit, d) die Leistungsaufnahme?

## 3.4.14 Drehstrom

Sind drei Wechselströme um je 120° phasenverschoben und durch die innere Schaltung der Spulen (Stern- oder Dreieckschaltung) des Generators oder Transformators miteinander verkettet, so nennt man dieses System von Wechselströmen Dreiphasenwechselstrom oder Drehstrom.

**Sternschaltung**

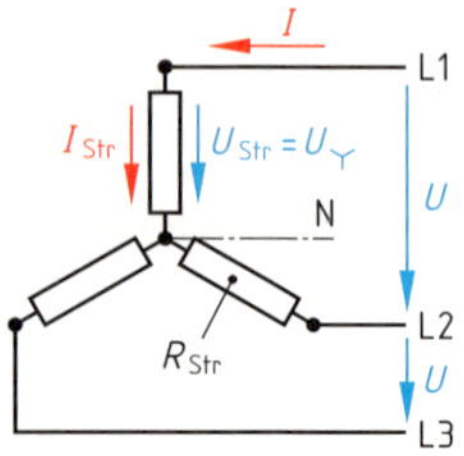


**Verkettung von Spannung und Strom**

| | |
|---|---|
| $I$ | Leiterstrom (Strom in jedem Außenleiter) in A |
| $U$ | Leiterspannung (Spannung zwischen den Außenleitern) in V |
| $I_{Str}$ | Strangstrom in A |
| $U_{Str}$ | Strangspannung in V |
| $P_{Str}$ | Strangleistung in W |
| $P$ | Gesamtleistung in W (Drehstromleistung) |

**Dreieckschaltung**

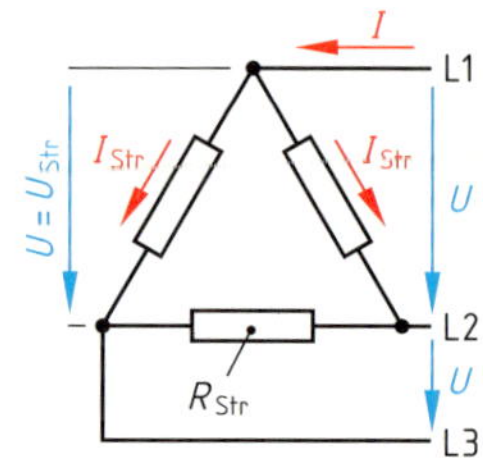


Der Verkettungsfaktor für die Strangspannung und die Leiterspannung bei Sternschaltung (Y-Schaltung) bzw. für den Strangstrom und den Leiterstrom bei Dreieckschaltung (△-Schaltung) ist $\sqrt{3} = 1{,}73$.

$$U_{Str} = \frac{U}{\sqrt{3}}$$

$$I_{Str} = I$$

$$P_{Str} = U_{Str} \cdot I_{Str}$$

$$U_{Str} = U$$

$$I_{Str} = \frac{I}{\sqrt{3}}$$

$$P_{Str} = U_{Str} \cdot I_{Str}$$

Die Gesamtleistung $P$ ist gleich der Summe der Leistungen $P_{Str}$ der drei Stränge.

$$P = 3 \cdot P_{Str}$$

$$P = 3 \cdot P_{Str} = 3 \cdot U_{Str} \cdot I_{Str} = 3 \cdot \frac{U}{\sqrt{3}} \cdot I =$$

$$= 3\,\frac{U \cdot I}{\sqrt{3}} \cdot \frac{\sqrt{3}}{\sqrt{3}} = \frac{3 \cdot U \cdot I \cdot \sqrt{3}}{3} = U \cdot I \cdot \sqrt{3}$$

$$P = 3 \cdot P_{Str} = 3 \cdot U_{Str} \cdot I_{Str} = 3 \cdot U \cdot \frac{I}{\sqrt{3}} =$$

$$= 3\,\frac{U \cdot I}{\sqrt{3}} \cdot \frac{\sqrt{3}}{\sqrt{3}} = \frac{3 \cdot U \cdot I \cdot \sqrt{3}}{3} = U \cdot I \cdot \sqrt{3}$$

$$P = \sqrt{3} \cdot U \cdot I$$

**Beispiel**

Drei Widerstände von je 380 Ω liegen in Sternschaltung an einem Drehstromnetz von 380 V. Wie groß sind a) Strangspannung, b) Strangstrom, c) Leiterstrom, d) Leistung?

Gegeben: Y-Schaltung; $U = 380$ V; $R_{Str} = 380\ \Omega$

Gesucht: a) $U_{Str}$; b) $I_{Str}$; c) $I$; d) $P$

**Lösung:**

a) $U_{Str} = \frac{U}{\sqrt{3}} = \frac{380\ \text{V}}{1{,}73} = \mathbf{220\ V}$

b) $I_{Str} = \frac{U_{Str}}{R_{Str}} = \frac{220\ \text{V}}{380\ \Omega} = \mathbf{0{,}579\ A}$

c) $I = I_{Str} = \mathbf{0{,}579\ A}$

d) $P = \sqrt{3} \cdot U \cdot I = 1{,}73 \cdot 380\ \text{V} \cdot 0{,}579\ \text{A} = \mathbf{380\ W}$

**Beispiel**

Drei Widerstände von je 380 Ω liegen in Dreieckschaltung an einem Drehstromnetz von 380 V. Wie groß sind a) Strangspannung, b) Strangstrom, c) Leiterstrom, d) Leistung?

Gegeben: △-Schaltung; $U = 380$ V; $R_{Str} = 380\ \Omega$

Gesucht: a) $U_{Str}$; b) $I_{Str}$; c) $I$; d) $P$

**Lösung:**

a) $U_{Str} = U = \mathbf{380\ V}$

b) $I_{Str} = \frac{U_{Str}}{R_{Str}} = \frac{380\ \text{V}}{380\ \Omega} = \mathbf{1\ A}$

c) $I = \sqrt{3} \cdot I_{Str} = 1{,}73 \cdot 1\ \text{A} = \mathbf{1{,}73\ A}$

d) $P = \sqrt{3} \cdot U \cdot I = 1{,}73 \cdot 380\ \text{V} \cdot 1{,}73\ \text{A} = \mathbf{1140\ W}$

## Aufgaben

1. Ein Drehstromgenerator in Y-Schaltung gibt im Betrieb bei einer Leiterspannung von 15,6 V einen Strom von 25 A ab. Wie groß sind a) Strangspannung, b) Strangleistung, c) Gesamtleistung?
2. Ein Drehstromgenerator ist in Y geschaltet. Bei einem Leiterstrom von 9,37 A beträgt die Strangleistung 150 W. Wie groß sind a) Gesamtleistung, b) Strangspannung, c) Leiterspannung?
3. Ein Drehstromgenerator in Y-Schaltung gibt eine Drehstromleistung von 400 W ab. Die Leiterspannung beträgt 30 V. Berechnen Sie a) die Strangleistung, b) die Strangspannung, c) den Leiterstrom.
4. An einem Drehstromnetz von 380 V ist ein Glühofen angeschlossen. Die Heizstäbe mit gleich großen Widerständen sind in Dreieck geschaltet. In den Zuleitungen fließt ein Strom von 15 A. Berechnen Sie a) den Strangstrom, b) die Strangspannung, c) die Strangleistung, d) die Gesamtleistung, e) den Widerstand eines Heizstabes. Wie verändern sich die Werte, wenn die Widerstände in Sternschaltung zusammengeschaltet werden?

## 3.4.15 Transformatoren

Transformatoren ändern Spannungen und Stromstärken. Beim idealen Transformator (verlustfreie Übertragung der Leistung von der Primärseite auf die Sekundärseite, d. h. $P_{zu} = P_{ab}$) verhält sich die Primärspannung $U_1$ zur Sekundärspannung $U_2$ wie die Primärwindungszahl $N_1$ zur Sekundärwindungszahl $N_2$.

$U_1$ Primärspannung in V
$I_1$ Primärstrom in A
$N_1$ Primärwindungszahl
$U_2$ Sekundärspannung in V
$I_2$ Sekundärstrom in A
$N_2$ Sekundärwindungszahl
$n$ Übersetzungsverhältnis

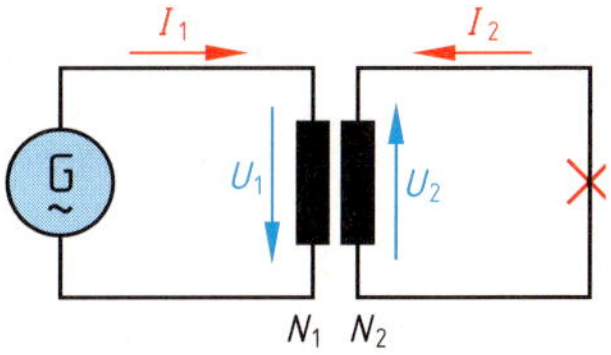


$$\frac{U_1}{U_2} = \frac{N_1}{N_2}$$

$$U_1 = U_2 \cdot \frac{N_1}{N_2}; \quad U_2 = U_1 \cdot \frac{N_2}{N_1}$$

$$N_1 = N_2 \cdot \frac{U_1}{U_2}; \quad N_2 = N_1 \cdot \frac{U_2}{U_1}$$

$$\frac{I_1}{I_2} = \frac{N_2}{N_1}$$

$$n = \frac{U_1}{U_2} = \frac{I_2}{I_1} = \frac{N_1}{N_2}$$

Die Transformatorengesetze sind nur für sinusförmige Wechselspannungen gültig.

**Beispiel**

Von einem Transformator sind folgende Werte bekannt: Primärspannung 220 V, Sekundärspannung 24 V, Primärwindungszahl 440 Windungen, Sekundärstrom 2 A. Es sind zu berechnen a) die Sekundärwindungszahl, b) der Primärstrom.

Gegeben: $U_1 = 220$ V; $U_2 = 24$ V; $N_1 = 440$; $I_2 = 2$ A

Gesucht: a) $N_2$; b) $I_1$ in A

**Lösung:** a) $N_2 = N_1 \cdot \frac{U_2}{U_1} = 440 \cdot \frac{24\ \text{V}}{220\ \text{V}} = \mathbf{48}$

b) $I_1 = I_2 \cdot \frac{U_2}{U_1} = 2\ \text{A} \cdot \frac{24\ \text{V}}{220\ \text{V}} = \mathbf{0{,}218\ A}$

## Aufgaben

1. Die Windungszahlen eines Transformators betragen: $N_1 = 540$, $N_2 = 60$. Auf der Sekundärseite wird ein Strom von 6 A entnommen. Wie groß ist der Primärstrom?
2. Ein Schweißtransformator liegt an der Primärseite an einer Spannung von 220 V. Die Windungszahl auf der Primärseite beträgt 176 Windungen, auf der Sekundärseite 50 Windungen. Wie groß ist die Sekundärspannung?
3. Die Primärwindungszahl eines Transformators beträgt 733 Windungen, die Sekundärwindungszahl 80 Windungen. An der Sekundärseite wird eine Spannung von 24 V abgegeben. Für welche Primärspannung ist der Transformator ausgelegt?
4. Ein Transformator für $U_1/U_2 = 220$ V/12 V nimmt auf der Primärseite einen Strom von 0,4 A auf. Welchen Strom gibt der Transformator ab?
5. Bei einem Punktschweißgerät besteht die Ausgangswicklung aus einer Windung. Der Schweißstrom beträgt 300 A, die Primärstromstärke beträgt 5 A. Berechnen Sie die Primärwindungszahl.

## 3.4.16 Starterbatterien

### Kapazität, Wirkungsgrade

**Kapazität.** Man versteht darunter diejenige Strommenge in Ah (Amperestunden), die dem vollgeladenen Akkumulator entnommen werden kann. Da die Entladevorgänge von der Höhe des entnommenen Stromes und von der Temperatur des Elektrolyten (Schwefelsäure) abhängig sind, hat man für Akkumulatoren in Kraftfahrzeugen die Nennkapazität $K_{20}$ auf eine 20-stündige Entladedauer bei 27 °C bezogen, wobei die Zellenspannung bis auf 1,75 V absinken darf.

Die Entladekapazität (abgegebene Strommenge) $K_2$ in Ah ist das Produkt aus dem Entladestrom $I_2$ in A und der Entladezeit $t_2$ in h.

Die Ladekapazität (zugeführte Strommenge) $K_1$ in Ah ist das Produkt aus dem Ladestrom $I_1$ in A und der Ladezeit $t_1$ in h.

**Amperestunden-Wirkungsgrad** $\eta_{Ah}$. Er ist das Verhältnis der abgegebenen Strommenge $K_2$ zur zugeführten Strommenge $K_1$.

**Wattstunden-Wirkungsgrad** $\eta_{Wh}$. Er ist das Verhältnis der abgegebenen elektrischen Arbeit $W_2$ zur zugeführten elektrischen Arbeit $W_1$.

$$K_2 = I_2 \cdot t_2$$

$$K_1 = I_1 \cdot t_1$$

$$\eta_{Ah} = \frac{K_2}{K_1}$$

$$\eta_{Ah} = \frac{I_2 \cdot t_2}{I_1 \cdot t_1}$$

$$\eta_{Wh} = \frac{W_2}{W_1}$$

$$\eta_{Wh} = \frac{U_2 \cdot I_2 \cdot t_2}{U_1 \cdot I_1 \cdot t_1}$$

| | |
|---|---|
| $K_1$ | Ladekapazität in Ah |
| $K_2$ | Entladekapazität in Ah |
| $I_1$ | Ladestrom in A |
| $I_2$ | Entladestrom in A |
| $t_1$ | Ladezeit in h |
| $t_2$ | Entladezeit in h |
| $W_1$ | zugeführte elektrische Arbeit in Wh |
| $W_2$ | abgegebene elektrische Arbeit in Wh |
| $\eta_{Ah}$ | Amperestunden-Wirkungsgrad |
| $\eta_{Wh}$ | Wattstunden-Wirkungsgrad |

**Beispiel**

Eine 12-V-Starterbatterie wird 10 h lang ein Strom von 7,5 A entnommen; sie wird in 11 h mit einem Ladestrom von 7,5 A wieder aufgeladen. Wie groß sind a) Entladekapazität, b) Ladekapazität, c) Amperestunden-Wirkungsgrad?

Gegeben: $I_1 = 7{,}5$ A; $I_2 = 7{,}5$ A; $t_1 = 11$ h; $t_2 = 10$ h

Gesucht: a) $K_2$ in Ah; b) $K_1$ in Ah; c) $\eta_{Ah}$

**Lösung:** a) $K_2 = I_2 \cdot t_2 = 7{,}5\ \text{A} \cdot 10\ \text{h} = \mathbf{75\ Ah}$

b) $K_1 = I_1 \cdot t_1 = 7{,}5\ \text{A} \cdot 11\ \text{h} = \mathbf{82{,}5\ Ah}$

c) $\eta_{Ah} = \frac{K_2}{K_1} = \frac{75\ \text{Ah}}{82{,}5\ \text{Ah}} = \mathbf{0{,}909}$

### Aufgaben

1. Wie groß sind die Entladestromstärken bei 20-stündiger Entladung für die Starterbatterien a) 12 V, 135 Ah; b) 12 V, 84 Ah; c) 6 V, 84 Ah; d) 6 V, 8 Ah?
2. Welche Kapazität muss eine Batterie haben, wenn sie 20 Stunden lang einen Strom von 2,8 A abgeben soll?
3. Eine 12-V/84-Ah-Starterbatterie kann bei +27 °C 20 h lang einen Strom von 4,2 A, bei –10 °C 20 h lang einen Strom von 2,4 A abgeben. Wie groß ist der Kapazitätsverlust?
4. Eine 12-V-Starterbatterie hat eine Kapazität von 84 Ah. Sie wird durch ein Rundfunkgerät mit 30 W belastet. Wie lange kann das Rundfunkgerät ohne Aufladen der Batterie betrieben werden?
5. Eine 12-V-Starterbatterie wird 6 h lang mit 12,5 A entladen. Um die Stromentnahme wieder auszugleichen, muss die Batterie 8,5 h lang mit einem gleich großen Strom geladen werden. Berechnen Sie a) die Entladekapazität, b) die Ladekapazität, c) den Amperestunden-Wirkungsgrad.
6. Eine voll geladene 12-V/84-Ah-Starterbatterie wird 5 h lang mit einem Strom von 13,5 A belastet, bis sie entladen ist. Sie wird in 13,5 h mit einem Strom von 8 A wieder voll aufgeladen. Wie groß ist der Amperestunden-Wirkungsgrad?

7. Ein Pkw ist mit einer Starterbatterie 12 V/75 Ah ausgerüstet. Beim Verlassen des Wagens wurde vergessen, die Beleuchtung auszuschalten. Es brennen 2 Abblendlampen je 55 W, 2 Schlussleuchten je 5 W, eine Kennzeichenleuchte 5 W und eine Instrumentenleuchte 4 W. Welche Ladung hat die Batterie nach 2 Stunden, wenn sie vorher schon zur Hälfte entladen war?
8. In einer voll geladenen 12-V/56-Ah-Starterbatterie fließt bei einer mittleren Entladespannung von 12 V, 5 h lang ein Entladestrom von 8,5 A. Die Batterie wird in 12 h mit 6 A, bei einer mittleren Ladespannung von 14,4 V wieder voll aufgeladen. Berechnen Sie a) die Entladekapazität, b) die Ladekapazität, c) den Amperestundenwirkungsgrad, d) die abgegebene elektrische Arbeit, e) die aufgenommene elektrische Arbeit, f) den Wattstunden-Wirkungsgrad.
9. Eine 12-V/84-Ah-Starterbatterie wird mit einer mittleren Ladespannung von 14,5 V bei einem Strom von 8,4 A 13 Stunden lang geladen. Die Entladung erfolgt in 5 h bei einem Entladestrom von 13,5 A. Die mittlere Entladespannung beträgt 12 V. Das Batterieladegerät hat einen Wirkungsgrad von 65 %. Der Preis für 1 kWh beträgt 0,15 €. Berechnen Sie a) den Amperestunden-Wirkungsgrad, b) den Wattstunden-Wirkungsgrad, c) die Stromkosten für eine Batterieladung

## Klemmenspannung und Innenwiderstand

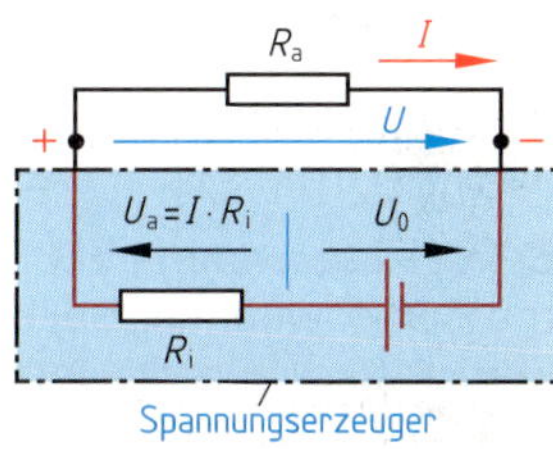


Wird einer Batterie ein Strom $I$ entnommen, so tritt wegen des Innenwiderstandes $R_i$ der Batterie am Innenwiderstand ein Spannungsabfall $U_a$ auf.

Der Innenwiderstand $R_i$ ändert seinen Wert. Er ist z. B. abhängig von der Kapazität, dem Alter und Ladezustand der Batterie, von der Temperatur und Dichte der Säure.

Die Klemmenspannung $U$ ist bei Belastung gegenüber der Leerlaufspannung $U_0$ um den Spannungsabfall $I \cdot R_i$ kleiner. Die Leerlaufspannung $U_0$ ist die Spannung der unbelasteten Batterie.

$$U = U_0 - I \cdot R_i$$

$$U_0 = U + I \cdot R_i$$

$$R_i = \frac{U_0 - U}{I}$$

Die Klemmenspannung $U$ lässt sich nach dem ohmschen Gesetz aus dem Außenwiderstand $R_a$ (Widerstand des Verbrauchers) und dem Strom $I$ im Verbraucher berechnen.

$$U = I \cdot R_a$$

Nach Einsetzen von $I \cdot R_a$ für $U$ in die Gleichung $U_0 = U + I \cdot R_i$ und anschließender Umformung erhält man den Belastungsstrom $I$. Bei der Berechnung des Kurzschlussstromes $I_K$ ist $R_a = 0\ \Omega$.

$$I = \frac{U_0}{R_a + R_i}$$

$$I_K = \frac{U_0}{R_i}$$

$$R_i = \frac{U_0}{I_K}$$

**Beispiel**

Eine 88-Ah-Starterbatterie hat eine Leerlaufspannung von 13,2 V. Bei der Kurzschlussprüfung der Starterbatterie wird ein Kurzschlussstrom von 1860 A gemessen. Die Belastungsversuche werden bei 10 A bzw. 100 A durchgeführt. Berechnen Sie a) den Innenwiderstand, b) die Klemmenspannung für beide Belastungsfälle.

Gegeben: $U_0 = 13{,}2\ \text{V}$; $I_K = 1860\ \text{A}$; $I_{10} = 10\ \text{A}$; $I_{100} = 100\ \text{A}$

Gesucht: a) $R_i$ in $\Omega$; b) $U_{10}$ bzw. $U_{100}$ in V

**Lösung:** a) $R_i = \frac{U_0}{I_K} = \frac{13{,}2\ \text{V}}{1860\ \text{A}} = \mathbf{0{,}0071\ \Omega}$

b) $U_{10} = U_0 - I \cdot R_i = 13{,}2\ \text{V} - 10\ \text{A} \cdot 0{,}0071\ \Omega = \mathbf{13{,}13\ V}$

$U_{100} = U_0 - I \cdot R_i = 13{,}2\ \text{V} - 100\ \text{A} \cdot 0{,}0071\ \Omega = \mathbf{12{,}49\ V}$

$U$ Klemmenspannung in V
$U_0$ Leerlaufspannung in V
$I$ Strom in A
$R_i$ Innenwiderstand in Ω
$R_a$ Außenwiderstand in Ω
$I_K$ Kurzschlussstrom in A

**Aufgaben**

1. Eine 12-V/180-Ah-Starterbatterie wird mit einem Strom von 100 A bzw. 700 A belastet. Sie hat einen Innenwiderstand von $0{,}00\overline{3}\ \Omega$. Berechnen Sie die jeweilige Klemmenspannung.
2. Eine 12-V/56-Ah-Starterbatterie hat eine Leerlaufspannung von 14,1 V. Der Belastungsstrom beträgt 270 A. Sie hat einen Innenwiderstand von 0,0107 Ω. Berechnen Sie a) die Klemmenspannung, b) den Kurzschlussstrom.
3. Eine Taschenlampenbatterie hat eine Leerlaufspannung von 4,5 V und einen Innenwiderstand von 0,9 Ω. Die Batterie wird durch eine Glühlampe belastet, die einen Widerstand von 20,25 Ω hat. Berechnen Sie a) den Belastungsstrom, b) die Klemmenspannung, c) die aufgenommene Leistung der Glühlampe, d) den Kurzschlussstrom.
4. Ein Akkumulator hat eine Leerlaufspannung von 12,2 V. Bei einer Belastung von 8 A sinkt die Klemmenspannung auf 11,7 V ab. Berechnen Sie a) den Inneren Widerstand, b) die Klemmenspannung bei 12 A Belastung, c) den Kurzschlussstrom.
5. Einer 12-V/56-Ah-Starterbatterie wird bei blockiertem Starter ein Strom von 560 A entnommen. Bei dieser Belastung tritt an ihrem Innenwiderstand ein Spannungsabfall von 4,75 V auf; ihre Leerlaufspannung beträgt 13,2 V. Berechnen Sie a) den Innenwiderstand, b) den Belastungswiderstand (Widerstand von Anker- und Feldwicklung), c) den Kurzschlussstrom.

## 3.4.17 Leitungsberechnung

Bei der Berechnung des Mindestquerschnittes einer elektrischen Leitung müssen sowohl der Spannungsabfall $U_a$ als auch die Stromdichte $S$ (wg. Erwärmung) berücksichtigt werden. Es wird berechnet

1. der Leitungsquerschnitt bei zulässigem Spannungsabfall,
2. der Leitungsquerschnitt bei zulässiger Stromdichte.

Von den unter 1. und 2. ermittelten Querschnitten ist der größere der erforderliche Mindestquerschnitt $A_{min}$. Verlegt wird der nächst größere Normquerschnitt $A_{Norm}$ (siehe Tabellenbuch Kraftfahrzeugtechnik).

### 1. Leitungsquerschnitt bei zulässigem Spannungsabfall

Der Spannungsabfall in einer Leitung wird nach dem ohmschen Gesetz aus dem Strom in der Leitung und dem Leitungswiderstand berechnet. Durch Einsetzen der Gleichung für den Widerstand $R = \varrho \cdot l/A$ in die Gleichung für den Spannungsabfall und anschließendes Umformen kann die Leiterquerschnittfläche $A$ berechnet werden.

Die in Tabellen angegebenen Werte für den maximal zulässigen Spannungsabfall $U_a$ werden für die Berechnung der Plusleitung verwendet; Spannungsabfälle in der Masseleitung bleiben unberücksichtigt.

Bei Fahrzeugen mit Kunststoffkarosserie muss eine gesonderte Masserückleitung vom Verbraucher zur Spannungsquelle verlegt werden. Dabei darf der Spannungsabfall für Plus- und die Masserückleitung nicht größer sein als der Tabellenwert für die Plusleitung.

### 2. Leitungsquerschnitt bei zulässiger Stromdichte

Die Stromdichte $S = I/A$ ist der Strom in A, der je mm² Leiterquerschnittfläche $A$ fließt. Nach Umformung der Gleichung erhält man den für den fließenden Strom erforderlichen Mindestquerschnitt $A_{min}$.

Die zulässige Stromdichte für Haupt- und Steuerleitungen, die nur kurzzeitig belastet werden, beträgt $S \leqq 30\ \text{A/mm}^2$.

$$U_a = I \cdot R_{Ltg}$$

$$U_a = \frac{I \cdot \varrho \cdot l}{A}$$

$$A = \frac{I \cdot \varrho \cdot l}{U_a}$$

$$l = \frac{A \cdot U_a}{I \cdot \varrho}$$

$$A = \frac{I}{S}$$

$U_a$ Spannungsabfall in V
$I$ Strom in A
$\varrho$ spezifischer elektrischer Widerstand in Ω mm²/m
$l$ Leiterlänge in m
$A$ Leiterquerschnittfläche in mm²
$S$ Stromdichte in A/mm²

Belastbarkeit von Leitungen

| $A$ (mm²) | $I$ (A) | $S$ A/mm² |
|---|---|---|
| 1,5 | 25 | 16,7 |
| 2,5 | 34 | 13,6 |
| 4 | 45 | 11,2 |
| 6 | 57 | 9,5 |
| 10 | 78 | 7,8 |
| 16 | 104 | 6,5 |

**Beispiel 1**

In einer 12-V-Anlage fließt in der Starterhauptleitung aus Kupfer ein Kurzschlussstrom von 900 A. Die Leitungslänge beträgt 1 m. Zulässige Stromdichte und zulässiger Spannungsabfall können aus der Tabelle entnommen werden. Berechnen Sie den Mindestquerschnitt der Leitung. Welcher genormte Querschnitt wird verlegt?

Gegeben: 12-V-Anlage; $I_K = 900$ A; $l = 1$ m; $\varrho = 0{,}0178\ \Omega\ mm^2/m$; $U_a = 0{,}5$ V; $S = 30\ A/mm^2$

Gesucht: $A_{min}$ in $mm^2$; $A_{Norm}$ in $mm^2$

**Lösung:** 1. $A_{min} = \dfrac{I_K \cdot \varrho \cdot l}{U_a} = \dfrac{900\ A \cdot 0{,}0178\ \frac{\Omega\ mm^2}{m} \cdot 1\ m}{0{,}5\ V} = \mathbf{32{,}1\ mm^2}$

2. $A_{min} = \dfrac{I_K}{S} = \dfrac{900\ A}{30\ \frac{A}{mm^2}} = \mathbf{30\ mm^2}$ Verlegter Normquerschnitt: $A_{Norm} = \mathbf{35\ mm^2}$

**Beispiel 2**

In der Anlage nach Beispiel 1 soll die Starterhauptleitung auf 2,5 m verlängert werden. Berechnen Sie den Mindestquerschnitt der Leitung; welcher genormte Querschnitt wird verlegt?

Gegeben: 12-V-Anlage; $I_K = 900$ A; $l = 2{,}5$ m; $\varrho = 0{,}0178\ \Omega\ mm^2/m$; $U_a = 0{,}5$ V; $S = 30\ A/mm^2$

Gesucht: $A_{min}$ in $mm^2$; $A_{Norm}$ in $mm^2$

**Lösung:** 1. $A_{min} = \dfrac{I_K \cdot \varrho \cdot l}{U_a} = \dfrac{900\ A \cdot 0{,}0178\ \frac{\Omega\ mm^2}{m} \cdot 2{,}5\ m}{0{,}5\ V} = \mathbf{80{,}25\ mm^2}$

2. $A_{min} = \dfrac{I_K}{S} = \dfrac{900\ A}{30\ \frac{A}{mm^2}} = \mathbf{30\ mm^2}$ Verlegter Normquerschnitt: $A_{Norm} = \mathbf{95\ mm^2}$

**Aufgaben**

1. In einer 12-V-Anlage fließt in der 2 m langen Lichtleitung aus Kupfer ein Strom von 15 A. Berechnen Sie den Mindestquerschnitt und bestimmen Sie den zu verlegenden Normquerschnitt.
2. Ein 12-V-Generator gibt einen Maximalstrom von 50 A ab. Die Ladeleitung aus Kupfer hat eine Länge von 1,5 m. Welcher Normquerschnitt muss verlegt werden?
3. Ein 12-V-Generator gibt einen Maximalstrom von 42 A ab. Die 0,9 m lange Ladeleitung aus Kupfer hat einen Querschnitt von 4 $mm^2$. Ist der Querschnitt der Ladeleitung richtig ausgelegt? Begründung!
4. Ein 12-V-Starter mit einem Kurzschlussstrom von 1080 A benötigt eine 1,3 m lange Starterhauptleitung. Bestimmen Sie jeweils den zu verlegenden Leitungsquerschnitt, wenn die Leitung aus Kupfer bzw. Aluminium besteht.
5. Ein 24-V-Starter nimmt einen Kurzschlussstrom von 1730 A auf. Die Starterhauptleitung aus Kupfer muss von 0,8 m auf 1,7 m verlängert werden. Bestimmen Sie den zu verlegenden Leitungsquerschnitt.
6. Ein 12-V-Starter nimmt bei Abgabe der Nennleistung von 3,3 kW einen Strom von 500 A auf. Der Kurzschlussstrom beträgt $2{,}5 \cdot I_n$. Bestimmen Sie den Querschnitt der 1,4 m langen Starterhauptleitung aus Kupfer.
7. Ein 24-V-Starter mit einer Nennleistung von 4 kW hat einen Wirkungsgrad von 57 %. Bei einer Klemmenspannung von 21,5 V am Starter beträgt der Kurzschlussstrom $4 \cdot I_n$. Die Starterhauptleitung aus Kupfer hat eine Länge von 1,2 m. Bestimmen Sie den Querschnitt der Starterhauptleitung. Wie groß ist die Verlustleistung in der Leitung?
8. In einer 12-V-Anlage fließt in der Starterhauptleitung ein Kurzschlussstrom von 900 A. Die Leitungslänge der Kupferleitung beträgt 1 m. Nach einem Fahrzeugumbau muss die Starterhauptleitung durch eine Aluminiumleitung von 2,3 m Länge ersetzt werden. Berechnen Sie für beide Fälle a) den Leiterquerschnitt, b) den genormten Querschnitt, c) den Spannungsabfall bei genormtem Querschnitt, d) die Verlustleistung in der Leitung bei genormtem Querschnitt.

## 3.4.18 Winkel und Zeiten beim Zündvorgang

### Spulenzündanlagen mit Verteiler

**Zündabstand $\gamma$ am Verteiler.** Er ist der Drehwinkel der Verteilerwelle zwischen zwei Zündfunken. Er ergibt sich als Summe von Schließwinkel $\alpha$ und Öffnungswinkel $\beta$.

**Schließwinkel $\alpha$.** Er ist der Drehwinkel der Verteilerwelle, bei der der Unterbrecherkontakt geschlossen ist bzw. der Leistungstransistor durchgeschaltet ist und der Primärstrom fließt.

**Öffnungswinkel $\beta$.** Er ist der Drehwinkel der Verteilerwelle, bei der der Unterbrecherkontakt geöffnet ist bzw. der Leistungstransistor sperrt und der Primärstrom unterbrochen ist.

Bei Zweitaktmotoren dreht sich die Verteilerwelle mit Kurbelwellendrehzahl, bei Viertaktmotoren mit halber Kurbelwellendrehzahl.

Die Anzahl der Zündfunken $z$ je min, die erzeugt werden, ist das Produkt aus der Drehzahl der Verteilerwelle und der Anzahl der Zylinder.

Bei der Berechnung der einzelnen Zeitabschnitte eines Zündvorgangs wird bei Viertaktmotoren $x = 3$, bei Zweitaktmotoren $x = 6$ eingesetzt.

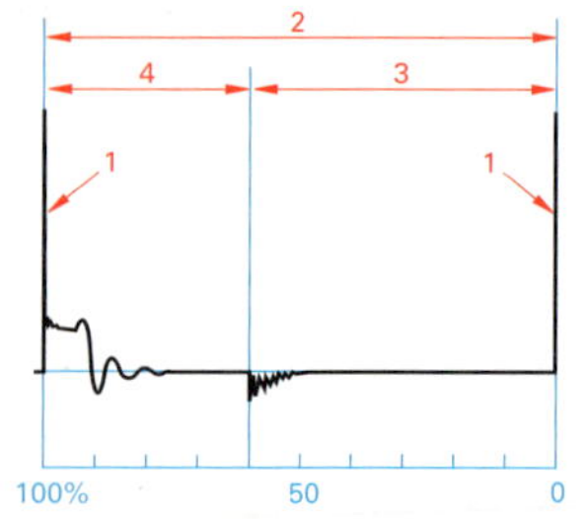


① Zündspannungsnadel
② Zündabstand $\gamma \triangleq$ 100 %
② $t_D$ Zeit zwischen zwei Zündfunken
③ Schließwinkel $\alpha$ in %
④ $t_S$ Schließzeit
④ Öffnungswinkel $\beta$ in %
④ $t_Ö$ Öffnungszeit

### Spulenzündanlagen mit ruhender Hochspannungsverteilung

Grundsätzlich bleiben alle Gleichungen erhalten.

Wird der Zündauslöseimpuls z. B. über Segmente an der Kurbelwelle ausgelöst, so sind nur halb soviele Segmente wie Zylinder vorhanden, sodass sich bei 2 Kurbelwellenumdrehungen die entsprechende Anzahl an wirksamen Zündfunken ergibt. Dies entspräche an einem gedachten Verteiler einer Verteilerumdrehung.

Der Schließwinkel $\alpha$ kann auf Schließwinkeltestern und in Einstelltabellen auch als Prozentwert vom Zündabstand $\gamma$ am Verteiler angegeben werden. Dabei entspricht der Zündabstand $\gamma$ gleich 100 %.

$$\gamma = \alpha + \beta$$

$$\gamma = \frac{360°}{z}$$

$$n_{V2} = n \qquad n_{V4} = \frac{n}{2}$$

$$z_F = n_V \cdot z$$

$$t_D = \frac{\gamma}{x \cdot n}$$

$$t_S = \frac{\alpha}{x \cdot n}$$

$$t_Ö = \frac{\beta}{x \cdot n}$$

$$t_D = t_S + t_Ö$$

$$\alpha = \frac{3{,}6 \cdot \alpha_p}{z}$$

$$\alpha_p = \frac{\alpha \cdot z}{3{,}6}$$

- $\gamma$ Zündabstand in °
- $\alpha$ Schließwinkel in °
- $\beta$ Öffnungswinkel in °
- $\alpha_p$ Schließwinkel in %
- $n$ Motordrehzahl in 1/min
- $t_D$ Zeit zwischen 2 Zündfunken in s
- $t_S$ Schließzeit in s
- $t_Ö$ Öffnungszeit in s
- $n_{V4}$ Drehzahl der Verteilerwelle bei Viertaktmotoren in 1/min
- $n_{V2}$ Drehzahl der Verteilerwelle bei Zweitaktmotoren in 1/min
- $z$ Zylinderzahl
- $z_F$ Anzahl der Zündfunken je Minute in 1/min
- $x$ Faktor zur Kennzeichnung von 2- bzw. 4-Takt-Motoren

**Beispiel**

Ein Viertaktmotor mit 6 Zylindern läuft mit einer Drehzahl von 6000 1/min. Der Schließwinkel beträgt 36°. Berechnen Sie a) den Zündabstand, b) den Öffnungswinkel, c) die Funkenzahl, d) die Schließzeit.

Gegeben: $z = 6$; $n = 6000$ 1/min; $\alpha = 36°$

Gesucht: a) $\gamma$ in °; b) $\beta$ in °; c) $z_F$ in 1/min; d) $t_S$ in s

**Lösung:** a) $\gamma = \frac{360°}{z} = \frac{360°}{6} = \mathbf{60°}$; b) $\beta = \gamma - \alpha = 60° - 36° = \mathbf{24°}$

c) $z_F = n_{V4} \cdot z = \frac{n}{2} \cdot z = \frac{6000\ 1/\text{min}}{2} \cdot 6 = \mathbf{18\,000\ 1/min}$

d) $t_S = \frac{\alpha}{x \cdot n} = \frac{36}{3 \cdot 6000} = \mathbf{0{,}002\ s}$

**Aufgaben**

1. Berechnen Sie für folgende Viertaktmotoren den Schließwinkel in Prozent a) 4 Zylinder, Schließwinkel 54°, b) 6 Zylinder, Schließwinkel 36°, c) 8 Zylinder, Schließwinkel 30°.
2. Berechnen Sie für folgende Viertaktmotoren den Schließwinkel in Grad a) 4 Zylinder, Schließwinkel 64 %, b) 6 Zylinder, Schließwinkel 68 %, c) 8 Zylinder, Schließwinkel 74 %.
3. Berechnen Sie für folgende Motoren den Zündabstand, die Drehzahl der Verteilerwelle und die Funkenzahl a) Viertaktmotor, 4 Zylinder, Motordrehzahl 2500 1/min; b) Viertaktmotor, 8 Zylinder, Motordrehzahl 5500 1/min; c) Zweitaktmotor, 3 Zylinder, Motordrehzahl 6500 1/min.
4. Ein Zweitaktmotor mit 3 Zylindern hat eine Höchstdrehzahl von 8000 1/min. Der Schließwinkel beträgt 72°. Wie groß ist a) der Zündabstand an der Verteilerwelle, b) der Öffnungswinkel, c) die Zeit zwischen 2 Zündfunken, d) die Schließzeit, e) die Öffnungszeit?
5. Ein Viertaktmotor mit 6 Zylindern hat einen Schließwinkel von 60 %. Die Motorhöchstdrehzahl beträgt 5200 1/min. Berechnen Sie a) den Schließwinkel in Grad, b) den Zündabstand an der Verteilerwelle, c) den Öffnungswinkel, d) die Zeit zwischen 2 Zündfunken, e) die Schließzeit.
6. Die Zündanlage eines Viertaktmotors mit 6 Zylindern gibt 18 000 Funken je Minute ab. Der Schließwinkel beträgt dabei 38°. Berechnen Sie a) die Drehzahl der Verteilerwelle, b) die Motordrehzahl, c) die Zeit zwischen 2 Zündfunken, d) die Schließzeit, e) die Öffnungszeit.
7. Bei einem Viertaktmotor mit 4 Zylindern beträgt bei einer Drehzahl von 6000 1/min die Schließzeit 0,003 s. Wie groß ist a) der Schließwinkel, b) der Öffnungswinkel, c) die Zeit zwischen 2 Zündfunken, d) die Öffnungszeit?
8. Ein Zweitaktmotor mit 3 Zylindern soll in einem Rennmotorrad nach einer vorgenommenen Leistungssteigerung eine Höchstdrehzahl von 11 000 1/min erreichen. Der Schließwinkel beträgt 72°. Eine ausreichend hohe Zündspannung kann die Zündanlage noch abgeben, wenn $t_D$ = 0,0025 s (Zeit zwischen 2 Zündfunken) nicht unterschritten wird. Berechnen Sie a) die Höchstdrehzahl, die der Motor mit der vorgegebenen Zündanlage erreichen kann, b) die Schließzeit bei Höchstdrehzahl.
9. Durch Abnützung des Gleitstückes am Unterbrecherkontakt vergrößert sich der Schließwinkel eines Motors mit 6 Zylindern von 60 % auf 70 %. Der Motor hat eine Leerlaufdrehzahl von 750 1/min. Berechnen Sie a) die Schließwinkel in Grad, b) die Zeit zwischen 2 Zündfunken, c) die Schließzeiten, d) die Öffnungszeiten, e) die prozentuale Vergrößerung der Schließzeit.
10. Bei einem Viertaktmotor mit 8 Zylindern wurde die Zeit zwischen 2 Zündfunken mit 0,005 s ermittelt; die Öffnungszeit betrug dabei 0,002 s. Berechnen Sie a) die Motordrehzahl, b) den Schließwinkel in Grad, c) den Schließwinkel in %.
11. Ein Kolben eines Viertaktmotors mit 6 Zylindern benötigt zwischen Zündzeitpunkt und Erreichen von OT 0,54 ms; dies entspricht einer Frühzündung von 18°. Die Zündanlage hat einen Schließwinkel von 60%. Berechnen Sie a) die Motordrehzahl, b) die Zeit zwischen 2 Zündfunken, c) die Schließzeit, d) die Öffnungszeit.
12. In der Zündanlage eines Viertaktmotors mit 6 Zylindern ändert sich der Schließwinkel von 20 % bei 1500 1/min auf 80 % bei 6000 1/min. Berechnen Sie für beide Drehzahlen die Schließzeit.
13. Ein Viertaktmotor mit 8 Zylindern wird in einem Rennwagen eingesetzt. Der Unterbrecherkontakt erhält bei seiner Grundeinstellung einen Schließwinkel von 25°. Durch Abnützung des Gleitstückes erhöht sich der Schließwinkel auf 33°. Berechnen Sie bei einer Höchstdrehzahl des Motors von 8500 1/min a) die Zeit zwischen 2 Zündfunken, b) die Öffnungszeit, c) die Schließzeit, d) die prozentuale Vergrößerung der Schließzeit.
14. Bei einem Viertaktmotor mit 4 Zylindern hat die Scheibe auf der Kurbelwelle, auf der die Zündzeitpunktmarkierungen aufgebracht sind, einen Durchmesser von 114,6 mm. Der Schließwinkel des Unterbrecherkontaktes beträgt 58 %. Berechnen Sie die Bogenlänge auf der Scheibe für den Zündabstand und den Schließwinkel.

# 4 Kostenrechnen (Kalkulation)

## 4.1 Lohnberechnung

### Zeitlohn

Viele Arbeiten im Kfz-Betrieb lassen sich am einfachsten im Zeitlohn abrechnen, da die erforderliche Leistung des einzelnen Mitarbeiters nur mit großem Aufwand oder überhaupt nicht erfassbar ist. Dies ist z. B. in den Abteilungen Gebrauchtwagen, Tankstelle, Verwaltung, Diagnose der Fall. Vergütet wird dem Mitarbeiter die Zeit, die er am Arbeitsplatz anwesend ist, z. B. für eine Woche der Wochenlohn.

### Leistungslohn

Er wird in Kfz-Betrieben eingeführt, damit für die Mitarbeiter ein Ansporn zur Mehrleistung vorhanden ist. Die Automobilhersteller haben für die am häufigsten vorkommenden Instandsetzungs- und Pflegearbeiten Richtzeiten festgelegt. Die Richtzeiten werden in Arbeitswerten (AW) oder Zeiteinheiten (ZE) angegeben. Der Werkstattfaktor (Soll-Leistung je h) gibt die Anzahl der Arbeitswerte je Stunde an. In der Regel beträgt er 12 AW/h.

Die Vorgabezeiten errechnen sich aus den Arbeitswerten für eine bestimmte Arbeitsposition und dem Werkstattfaktor.

Die Istleistung ist die tatsächlich erzielte Arbeitsleistung in AW. Wird die Soll-Leistung überschritten, so erhöht sich der Arbeitslohn.

Der Leistungsgrad gibt das Verhältnis von Istleistung zur Soll-Leistung an und lässt bedingt Vergleiche zwischen einzelnen Mechanikern zu.

**Beispiel**

Der Stundenlohnsatz eines Mechanikers beträgt 10,15 €/h. Werkstattfaktor 12 AW/h. Bei einer wöchentlichen Arbeitszeit von 37,5 h erreicht er 542 AW. Wie groß sind a) Soll-Leistung in AW, b) Leistungsgrad, c) Leistungslohnsatz, d) Leistungslohn?

**Lösung:**

a) Soll-Leistung = Leistungslohnstunden x Werkstattfaktor = 37,5 h · 12 AW/h = **450 AW**

b) Leistungsgrad = Istleistung in AW/Soll-Leistung in AW = 542 AW / 450 AW = **1,2**

c) Leistungslohnsatz
= Stundenlohnsatz x Leistungsgrad
= 10,15 €/h · 1,2 = **12,18 €/h**

d) Leistungslohn
= Leistungslohnstunden x Leistungslohnsatz
= 37,5 h · 12,18 €/h = **456,75 €**

Zeitlohn = Stundenzahl x Std.-Lohnsatz

$$\text{Stundenlohnsatz} = \frac{\text{Zeitlohn}}{\text{Stundenzahl}}$$

$$\text{Zuschlag} = \frac{\text{Stundenlohnsatz x Zuschlagsatz}}{100\ \%}$$

$$\text{Werkstattschnittlöhne} = \frac{\text{Summe d. Stundenlöhne}}{\text{Anzahl der Stunden}}$$

$$\text{Zeitvorgabe für 1 AW} = \frac{\text{60 Minuten}}{\text{Werkstattfaktor}}$$

$$\text{Vorgabezeit in Minuten für 1 Arbeitsposition} = \frac{\text{60 x AW-Vorgabe}}{\text{Werkstattfaktor}}$$

$$\text{Werkstattfaktor} = \frac{\text{AW-Summe mehr. Mechaniker}}{\text{Zeitaufwand der Mechaniker}}$$

Soll-Leistung = Leistungslohnstd. x Werkstattfaktor

$$\text{Leistungsfaktor} = \frac{\text{Istleistung in AW}}{\text{Aufgewendete Arbeitszeit in h}}$$

$$\text{Leistungsgrad} = \frac{\text{Istleistung in AW}}{\text{Soll-Leistung in AW}}$$

Leistungslohn
= Leistungslohnstunden x Leistungslohnsatz

Leistungslohnsatz
= Stundenlohnsatz x Leistungsgrad

Leistungslohn
= Lohn für Normalleistung + Mehrarbeitszulage

Lohn für Normalleistung
= Leistungslohnstunden x Stundenlohnsatz

## Aufgaben

1. Ein Kfz-Mechaniker verdient im Zeitlohn 10,20 € je Stunde bei einer wöchentlichen Arbeitszeit von 37,5 Stunden. Er arbeitet 48 Stunden in der Woche. Für die Überstunden erhält er einen Zuschlag von 25%. Wie groß ist sein Verdienst?

2. Ein Kfz-Mechaniker verdient 375,80 € bei einer wöchentlichen Arbeitszeit von 37,5 Stunden. Welchen Stundenlohnsatz erhält er?

3. Ein Facharbeiter führt während seiner achtstündigen Arbeitszeit folgende Arbeiten mit den entsprechenden Richtzeiten aus: Frontscheibe aus- und einbauen (1,2 h), Dachverkleidung aus- und einbauen (3,15 h), Stoßstange vorn ersetzen (0,9 h), Scheibenwischermotor aus- und einbauen (0,55 h), Kupplungsgeberzylinder ausbauen, zerlegen, zusammenbauen und wieder einbauen (1,15 h), Zylinderkopf aus- und einbauen, Ventile einstellen (3,40 h). Sein Stundenlohnsatz beträgt 10,12 €/h. Wie groß sind a) sein Leistungslohn, b) sein tatsächlicher Stundenlohn, c) sein Verdienst, wenn im Zeitlohn abgerechnet wird?

4. Ein Kfz-Mechaniker, der auf einem Arbeitsplatz mit einer Soll-Leistung von 12 AW/h einen Stundenlohnsatz von 10,10 €/h hat, verrichtet während seines achtstündigen Arbeitstages folgende Arbeiten: Bremsschlauch auswechseln (6 AW), Bremsleitung erneuern (23 AW), zwei Bremstrommeln ausdrehen (6 AW), 4 Bremsbacken für Hinterräder neu belegen (je 5 AW), zwei Nebelscheinwerfer einbauen und anschließen (29 AW). Kupplung aus- und einbauen (30 AW). Wie groß sind a) die Gesamtanzahl der Arbeitswerte, b) der Leistungslohnsatz, c) die Soll-Leistung und die Mehrleistung in AW, d) der Leistungsfaktor und der Leistungsgrad?

5. Monatliche Arbeitsstunden im Zeitlohn 172 h; Stundenlohnsatz 10,90 €/h. Gesucht: Zeitlohn (brutto).

6. Monatliche Arbeitsstunden im Zeitlohn 178 h; davon 6 h Mehrarbeit, Mehrarbeitszuschlag 25 %; Stundenlohnsatz 9,70 €/h. Gesucht: Zeitlohn (brutto).

7. Monatliche Arbeitsstunden im Leistungslohn 184 h; davon Mehrarbeit 18 Stunden. Leistungsfaktor 120 %; Stundenlohnsatz 9,70 €/h; Mehrarbeitszuschlag 25 %. Gesucht: Arbeitslohn (brutto).

8. Bei einem Werkstattfaktor von 12 AW sollen für folgende Arbeitspositionen die Vorgabezeiten in Minuten und in Stunden ermittelt werden:

   Auspuffanlage ersetzen 15 AW; Motor aus- und einbauen 54 AW; Radialdichtring ersetzen 4 AW; Lenkungsdämpfer ersetzen 8 AW; Radhaus vorn links ersetzen 342 AW; einen Ventilkegel nacharbeiten 1 AW; Wasserkühler ersetzen 10 AW.

9. Bei der Ermittlung des Werkstattfaktors einer Werkstatt wurden in einem Zeitraum von 1645 Stunden 21 746 Arbeitswerte erarbeitet. Bestimmen Sie a) den Werkstattfaktor, b) die Soll-Leistung für einen Kfz-Mechaniker.

10. Bei einem Werkstattfaktor von 12 AW/h sind bei folgenden Kfz-Mechanikern die in einem bestimmten Zeitraum erarbeiteten Arbeitswerte ermittelt worden:

    Kfz-Mechaniker 1: 164 Stunden – 2365 AW; Kfz-Mechaniker 2: 178 Stunden – 2686 AW;

    Kfz-Mechaniker 3: 145 Stunden – 2184 AW; Kfz-Mechaniker 4: 154 Stunden – 2290 AW.

    Berechnen Sie für die einzelnen Kfz-Mechaniker a) den Leistungsfaktor, b) die Soll-Leistung, c) den Leistungsgrad, d) den Leistungslohnsatz, wenn der Stundenlohnsatz bei allen Mechanikern 9,90 €/h beträgt, e) den Leistungslohn.

11. Welchen Brutto-Arbeitslohn erhält ein Kfz-Mechaniker, der bei 170 Stunden Arbeitszeit 2730 Arbeitswerte schafft. Der Werkstattfaktor ist 13 AW/h, der verrechnete Stundenlohnsatz beträgt 10,84 €/h.

12. Bei einem Leistungsgrad von 1,2 und einem Stundenlohnsatz von 9,92 €/h werden 183 Stunden gearbeitet, davon 16 Stunden Mehrarbeit. Bestimmen Sie den Brutto-Arbeitslohn.

## 4.2 Kostenarten

### 4.2.1 Einzelkosten

Einzelkosten sind Fertigungslohnkosten und Materialkosten, sie lassen sich den Leistungen direkt zuordnen. Bei der Handelswarenkalkulation treten zusätzlich Verkaufssonderkosten auf.

**Fertigungslöhne (Produktive Löhne)**

Sie entstehen bei Reparaturarbeiten oder Fertigungsarbeiten an einem Fahrzeug oder einem Produkt. Sie lassen sich direkt erfassen und zwar bei

K-Aufträgen als Löhne für Leistungen an Kundenfahrzeugen

I-Aufträgen als Löhne für interne Leistungen z. B. Inspektion von Vorführwagen, vertraglicher Kundendienst

W-Aufträgen als Löhne, die den Gemeinkosten zugeordnet werden.

Grundlage für die Errechnung der Fertigungslöhne bildet der Lohn für Normalleistung, der auf der Basis von 12 Arbeitswerten je Stunde oder aus dem Werkstattschnittlohn (Durchschnittsstundenlohn der Werkstatt) errechnet wird.

Die Fertigungslohnstunden für K/I-Aufträge können auch aus der Gesamtstundenzahl ermittelt werden, wenn man die Hilfslohnstunden für W-Aufträge kennt.

**Beispiel**

6 Mechaniker arbeiten monatlich im Durchschnitt je 150 h bei einer Gesamt-Istleistung von 12 300 AW. Außerdem sind 3 Auszubildende zu je 50 h eingesetzt. Wie groß sind die Fertigungslöhne, wenn der Werkstattfaktor 12 AW/h, der AW-Lohnsatz 0,92 €/AW, der Anrechnungsfaktor der Auszubildenden 3 AW/h und die Vergütung der Auszubildenden 3,70 €/h beträgt. Der Werkstattschnittlohn wurde mit 10,20 €/h ermittelt.

**Lösung:** Löhne für Normalleistung
= Fertigungslohnstd. x Werkstattschnittlohn
= 6 · 150 h · 10,20 €/h = 9 180 €

Mehrleistung in AW
= Istleistung – Soll-Leistung – Azubi-Mitarbeit
= 12 300 AW – 6 · 150 h · 12 AW/h
– 3 · 50 h · 3 AW/h = 1050 AW

Mehrleistungszulage
= Mehrleistung in AW x AW-Lohnsatz
= 1050 AW · 0,92 €/AW = 966 €

Produktive Azubi-Vergütung
= Mitarbeitsstunden x Vergütung je Std.
= 3 · 50 h · 3,70 €/h = 555 €

Fertigungslöhne
= Löhne für Normalleistung
+ Löhne für Mehrleistung
+ produktive Azubi-Vergütung
= 9 180 € + 966 € + 555 €
= **10 701 €**

Fertigungslohnstunden
$$= \frac{\text{Gesamtarbeitsstunden x K/I-Anteil in \%}}{100\%}$$

Fertigungslohnstunden
= Gesamtstunden – Hilfslohnstunden

Fertigungslöhne
$$= \frac{\text{Gesamtarbeitslöhne x K/I-Anteil in \%}}{100\%}$$

Fertigungslöhne
= Löhne für Normalleistung
+ Löhne für Mehrleistung
+ Lohnzuschläge für Mehr-, Nacht-, Feiertagsarbeit
+ produktive Azubi-Vergütung

Löhne für Normalleistung
= Fertigungslohnstunden Gesellen
x Werkstattschnittlohn

Produktive Azubi-Vergütung
= Mitarbeitsstunden x Vergütung je Std.

Hilfslohnstunden für W-Aufträge
= Zeit für allgemeine Werkstattarbeiten
+ Leerlauf- und Wartezeit
+ Zeit für Reparatur von Werkstattfahrzeugen
+ Zeit für eigene Gewährleistung
+ Zeit für Urlaub, Lohnfortzahlung, Feiertage, Schulung

$$\text{Leistungsfaktor} = \frac{\text{Istleistung in AW}}{\text{Fertigungslohnstunden}}$$

## 4.2.2 Gemeinkosten

Gemeinkosten sind Kosten des Betriebes, die unabhängig von einem Reparatur- oder Wartungsauftrag entstehen, aber zur Aufrechterhaltung eines Betriebes erforderlich sind.

Gemeinkostensumme
= Hilfslöhne
+ Gehälter
+ soziale Aufwendungen
+ Raumkosten
+ Einrichtungskosten
+ Gemeinkostenmaterial
+ Steuern und Gebühren
+ sonstige Kosten
+ ggf. Anteil aus Verwaltungskosten

### Gemeinkostenzuschlagsatz

Für die Kostenermittlung können die Gemeinkosten in einem bestimmten Zuschlagsatz den Lohnkosten oder den Materialkosten oder beiden zugeschlagen werden. In der Kfz-Werkstatt werden die Gemeinkosten üblicherweise den Fertigungslöhnen zugeschlagen.

Gemeinkostenzuschlagsatz Werkstatt

$$= \frac{\text{Gemeinkostensumme x 100 \%}}{\text{Fertigungslöhne}}$$

Gemeinkostenzuschlagsatz Lager

$$= \frac{\text{Gemeinkostensumme Lager x 100 \%}}{\text{Anschaffungskosten verkaufter Ware}}$$

### Hilfslöhne

Hilfslöhne hängen nicht unmittelbar mit der Reparatur oder Fertigung zusammen. Es sind Löhne für Zeiten, in denen der Monteur nicht produktiv arbeitet, z.B. Werkstattnacharbeiten, Fortbildung. Sie werden als Gemeinkosten verrechnet.

Hilfslöhne
= Hilfslohnstunden x Werkstattschnittlohn

Hilfslohnstunden

$$= \frac{\text{Gesamtarbeitsstd. x Hilfslohnanteil in \%}}{\text{100 \%}}$$

### Kalkulatorische Kosten

Sie entstehen dadurch, dass der Unternehmer Leistungen erbringt, für die unmittelbar keine Aufwendungen entstehen, z.B. Mietwert des eigenen Gebäudes.

Kalkulatorische Kosten
= Mietwert des eigenen Betriebes
+ Kalkulatorischer Unternehmerlohn
+ Kalkulatorische Abschreibung
+ Kalkulatorische Verzinsung

Kalkulatorische Verzinsung

$$= \frac{\text{betriebsnotwend. Kapital x Zinssatz in \%}}{\text{100 \%}}$$

Kalkulatorische Abschreibung

$$= \frac{\text{Abschreibungsgrundwert}}{\text{Nutzungsdauer}}$$

**Beispiel**

Während eines halben Jahres sind in einem Betrieb folgende Gemeinkosten angefallen: Hilfslöhne 26 740 €; Gehälter 44 482 €; Sozialkosten 33 633 €; Gemeinkostenmaterial 30 493 €; Betriebssteuern und Beiträge 12 740 €; Raumkosten 28 120 €; kalkulatorische Kosten 19 122 €; Kfz-Unterhaltskosten 5 010 €; sonstige Gemeinkosten 7393 €; Berechnen Sie die Gemeinkostensumme und den Gemeinkostenzuschlagsatz der Werkstatt, wenn die Fertigungslöhne 88 689 € betragen.

**Lösung:**

| Gemeinkostensumme | |
|---|---|
| = Hilfslöhne | 26 740 € |
| + Gehälter | 44 482 € |
| + soziale Aufwendungen | 33 633 € |
| + Raumkosten | 28 120 € |
| + Gemeinkostenmaterial | 30 493 € |
| + Steuern u. Gebühren | 12 740 € |
| + Kfz-Kosten | 5 010 € |
| + sonstige Kosten | 7 393 € |
| = | **188 611 €** |

Gemeinkostenzuschlagsatz der Werkstatt

$$= \frac{\text{Gemeinkostensumme} \cdot 100\%}{\text{Fertigungslöhne}} =$$

$$= \frac{188\,611\text{ €} \cdot 100\%}{88\,689\text{ €}} = \mathbf{212{,}7\%}$$

**Aufgaben**

1. Für K- und I-Aufträge wurden in einer Kfz-Werkstatt 75 % der Gesamtlohnkosten aufgewendet. Berechnen Sie die Fertigungslöhne, wenn die Gesamtlohnkosten 37 240 € betragen!
2. Aus den Abrechnungsunterlagen eines Kfz-Betriebes wurden innerhalb von 2 Monaten folgende Löhne ermittelt: Gesamtlohnkosten 53 494 €; davon entfielen auf Löhne für Normalleistung 31 860 €, auf Mehrleistungszulagen 4 572 €, auf Mehrarbeitszulagen 1 452 €; die produktive Ausbildungsvergütung betrug 2 038 €. Berechnen Sie a) die Fertigungslöhne, b) die Hilfslöhne, c) den Prozentanteil der Hilfslöhne an den Gesamtkosten!
3. In einer Kfz-Werkstatt wurden in einem Quartal 12 450 Arbeitsstunden geleistet. Die Gesamtlohnkosten der Werkstatt betrugen 120 425 €. Berechnen Sie a) den Werkstattschnittlohn, b) die Fertigungs- und Hilfslöhne, wenn der Anteil der Hilfslöhne 30 % betrug!
4. Im Abrechnungszeitraum von 2 Monaten sollen die Fertigungslöhne errechnet werden: 8 Mechaniker haben bei 22 Arbeitstagen je Monat eine tägliche Arbeitszeit von 7,5 h. Der Werkstattschnittlohn beträgt 11,15 €/h, für die K- und I-Aufträge wurden 70 % der Gesamtlohnkosten aufgewendet, der Mehrleistungssatz beträgt 24 %.
5. Bei 26 193 € Fertigungslöhnen entstanden einer Kfz-Werkstatt Gemeinkosten in Höhe von 64 796 €. Berechnen Sie den Gemeinkostenzuschlag in Prozent der Fertigungslöhne!
6. In einer Kfz-Werkstatt entstanden bei 42 166 € Gesamtlohnkosten Gemeinkosten ohne Hilfslöhne in Höhe von 74 812 €, wobei der Anteil der Hilfslöhne an den Gesamtlohnkosten 27 % betrug. Berechnen Sie a) die Fertigungslöhne, b) die Hilfslöhne, c) die Gemeinkosten und d) den Gemeinkostenzuschlag in Prozent der Fertigungslöhne!
7. Aus der Buchhaltung eines Kfz-Betriebes wurden für das abgelaufene Jahr folgende Kosten entnommen:

| | | | |
|---|---|---|---|
| Gesamtlohnkosten | 202 487 € | Betriebssteuern, Beiträge | 14 418 € |
| Hilfslöhne | 37 902 € | Raumkosten | 30 514 € |
| Gehälter | 94 773 € | kalkulator. Abschreibung | 26 230 € |
| Sozialkosten | 63 611 € | kalkulator. Unternehmerlohn | 23 519 € |
| Gemeinkosten Material | 17 905 € | sonstige Gemeinkosten | 19 409 € |

   Berechnen Sie a) die Fertigungslöhne, b) den Prozentanteil der Hilfslöhne an den Gesamtlohnkosten, c) die Gemeinkosten, d) den Gemeinkostenzuschlag in Prozent der Fertigungslöhne!
8. Berechnen Sie den Gesamtbetrag der kalkulatorischen Kosten einer Kfz-Werkstatt aus den folgenden Angaben:
   a) kalkulatorische Abschreibung von Einrichtung, Maschinen, Werkzeug mit einem Anschaffungswert von 254 521 € bei einer Nutzungsdauer von 15 Jahren, kalkulatorische Abschreibung von Betriebsfahrzeugen mit einem Anschaffungswert von 66 136 € bei einer Nutzungsdauer von 10 Jahren,
   b) kalkulatorischer Unternehmerlohn 3 500 €/Monat,
   c) kalkulatorische Miete für Gebäude und Anlagen mit 670 $m^2$ und einer Miete von 6,08 €/$m^2$,
   d) kalkulatorische Zinsen des betriebsnotwendigen Kapitals von 352 000 € bei einem Zinssatz von 12 %!
9. Berechnen Sie a) die Fertigungslöhne, b) die Hilfslöhne, c) die Gemeinkostensumme und d) den Gemeinkostenzuschlag in % der Fertigungslöhne, wenn die Gesamtlohnkosten 95 320 €, der Anteil der Hilfslöhne an den Gesamtlohnkosten 27 % und die Summe der Gemeinkosten ohne die Hilfslöhne 157 718 € betragen!
10. Während eines Jahres entstanden in einem Kfz-Betrieb folgende Kosten: Gesamtlohnkosten 88 162 €, wovon die Hilfslöhne 28 % ausmachten. Die Gemeinkosten betrugen ohne die Hilfslöhne und ohne Gehälter 120 465 €. An Gehältern mussten 12 404 € ausbezahlt werden. Berechnen Sie a) die Hilfslöhne, b) die Fertigungslöhne, c) die Gemeinkosten und d) den Gemeinkostenzuschlag in %!

11. Während eines Vierteljahres wurde in einer Werkstatt von 6 Kfz-Mechanikern jeweils 22 Tage im Monat täglich 7,5 Stunden gearbeitet und ein Werkstatt-Schnittlohn von 10,50 €/h erzielt. Der Anteil der K- und I-Aufträge betrug 75 %, der Mehrleistungssatz betrug 18 %. Berechnen Sie die Fertigungslöhne.

12. In einem halben Jahr entstanden einer Werkstatt folgende Kosten:

| | | | |
|---|---|---|---|
| Fertigungslöhne | 91 210 € | soziale Aufwendungen | 31 895 € |
| Hilfslöhne | 26 100 € | Raumkosten | 18 287 € |
| Gehälter | 63 135 € | Einrichtungskosten | 6 452 € |
| Steuern u. Gebühren | 6 914 € | Gemeinkostenmaterial | 16 640 € |
| sonstige Kosten | 4 210 € | | |

Berechnen Sie die Gemeinkostensumme und den Gemeinkostenzuschlagsatz der Werkstatt.

## 4.3 Kostenrechnung in der Kfz-Werkstatt

Um die Reparaturkosten eines Kraftfahrzeuges zu ermitteln, können den Material- und Lohnkosten bestimmte Prozentsätze zugeschlagen werden (Zuschlagkalkulation) oder die Reparaturkosten werden mit Hilfe von Stundenverrechnungssatz und Materialkosten (aus den verbindlichen Listenpreisen) ermittelt (vereinfachte Kalkulation).

### 4.3.1 Zuschlagkalkulation

Die für einen bestimmten Auftrag anfallenden Gemeinkosten werden den bekannten Kosten (Fertigungslohnkosten) als Prozentsatz zugeschlagen. Dieser Prozentsatz kann für die Fertigungslohnkosten oder Materialkosten getrennt oder als gemeinsamer Zuschlagsatz ermittelt werden. Zu den so errechneten Werkstattkosten (Selbstkosten) kommt noch ein Gewinnzuschlag.

Gemeinkostenzuschlag des Lagers

$$= \frac{\text{Bezugspreise Ersatzteile x GKZ-S in \%}}{100\ \%}$$

Fertigungslohnkosten
= Fertigungslohnstd. x Werkstattschnittlohn

Gemeinkostenzuschlag der Werkstatt

$$= \frac{\text{Fertigungslohnkosten x GKZ-S in \%}}{100\ \%}$$

Gewinnzuschlag

$$= \frac{\text{Selbstkosten x Gewinnzuschlagsatz in \%}}{100\ \%}$$

GKZ-S = Gemeinkostenzuschlagsatz

**Beispiel**

Bei einem Auftrag entstanden Materialkosten in Höhe von 49,60 € und Fertigungslohnkosten in Höhe von 38,86 €. Der Gemeinkostenzuschlag des Lagers beträgt 28 %, der der Werkstatt 260 %. Berechnen Sie die Reparaturkosten, wenn der Gewinnzuschlag 12 % beträgt.

**Lösung:**

Bezugspreis der Teile = 49,60 €

Gemeinkostenzuschlag des Lagers =

$$= \frac{49{,}60\ € \cdot 28\%}{100\%} = 13{,}89\ €$$

Fertigungslohnkosten = 38,86 €

Gemeinkostenzuschlag der Werkstatt =

$$= \frac{38{,}86\ € \cdot 260\%}{100\%} = 101{,}04\ €$$

Selbstkosten = 203,39 €

$$\text{Gewinnzuschlag} = \frac{203{,}39\ € \cdot 12\%}{100\%} = 24{,}41\ €$$

Reparaturkosten = **227,80 €**

Bezugspreis der Teile (Materialkosten)
+ Gemeinkostenzuschlag des Lagers
+ Fertigungslohnkosten
+ Gemeinkostenzuschlag der Werkstatt
= Selbstkosten

Selbstkosten
+ Gewinnzuschlag
+ ggf. Fremdzuschlag
+ ggf. Sonderleistungen
= Reparaturkosten

## 4.3.2 Vereinfachte Kalkulation

Stundenverrechnungssatz und Kostenindex ermöglichen eine schnelle und hinreichend genaue Kostenrechnung. Der Kostenindex ist ein kalkulierter Werkstattindex und berücksichtigt neben den Fertigungslohnkosten alle Gemeinkosten und den Gewinn.

Die Reparaturkosten errechnen sich aus den Ersatzteilkosten, dem Arbeitspreis, evtl. Fremdleistungen, z. B. Lackierarbeiten und evtl. Sonderleistungen z. B. Überführen oder Abschleppen von Fahrzeugen.

### Stundenverrechnungssatz, Kostenindex

Der Stundenverrechnungssatz ist der Arbeitspreis, der dem Kunden für eine Reparaturstunde (Fertigungslohnstunde) berechnet wird.

Aus dem Kostenindex kann man entnehmen, wie viel mal soviel der Kunde für eine Reparatur bezahlen muss, als der Mechaniker für die Ausführung der Arbeit erhält.

Den kalkulatorischen Werkstattindex nennt man Kostenindex; den überprüfbaren, erzielten Werkstattindex nennt man Erlöseindex. Der Kostenindex wird zur Ermittlung des Stundenverrechnungssatzes verwendet. Er errechnet sich aus den Fertigungslöhnen und den kalkulatorischen Gemeinkosten des letzten Abrechnungszeitraumes sowie einem Gewinnzuschlag.

Wird der Werkstattschnittlohn mit dem Kostenindex multipliziert, so erhält man den kalkulierten Stundenverrechnungssatz.

Multipliziert man die Fertigungslohnstunden mit dem Stundenverrechnungssatz, so erhält man den Arbeitspreis, den der Kunde für die Ausführung einer Arbeit bezahlen muss.

### AW-Verrechnungssatz

Der AW-Verrechnungssatz dient zur Ermittlung des Arbeitspreises für eine bestimmte Arbeitsposition. Er errechnet sich aus dem Werkstattschnittlohn und dem Kostenindex (kalkuliert) oder dem Erlöseindex (erlöst). Er ersetzt den Stundenverrechnungssatz bei der Ermittlung des Arbeitspreises einer Arbeitsposition.

Der ZE-Verrechnungssatz errechnet sich wie der AW-Verrechnungssatz, wenn der Werkstattfaktor in Zeiteinheiten (ZE) je Stunde verwendet wird.

### Gewinn und Umsatzrendite

Über einen prozentualen Gewinnzuschlag auf die Selbstkosten (Fertigungslöhne + Gemeinkosten) kann die Höhe eines Sollgewinnes kalkuliert werden. Er dient zur Ermittlung des Stundenverrechnungssatzes und des Kostenindex.

$$\text{Arbeitspreis} = \text{Fertigungslohnstunden} \times \text{Stundenverrechnungssatz}$$

$$\text{Arbeitspreis} = \text{verrechenbare AW} \times \text{AW-Verrechnungssatz}$$

$$\text{Reparaturkosten} = \text{Listenpreis der Teile} + \text{Arbeitspreis} + \text{Fremdleistungen} + \text{Sonderleistungen}$$

$$\text{Selbstkosten} = \text{FL} + \text{GK}$$

$$\text{Stundenverrechnungssatz} = \frac{(\text{FL} + \text{GK}) + \text{GWZ}}{\text{Fertigungslohnstunden}}$$

$$\text{Stundenverrechnungssatz} = \text{Werkstattschnittlohn} \times \text{Kostenindex}$$

$$\text{Kostenindex} = \frac{(\text{FL} + \text{GK}) + \text{GWZ}}{\text{FL}}$$

$$\text{AW-Verrechnungssatz} = \frac{\text{Werkstattschnittlohn} \times \text{Kostenindex}}{\text{Werkstattfaktor}}$$

$$\text{AW-Verrechnungssatz} = \frac{\text{Stundenverrechnungssatz}}{\text{Werkstattfaktor}}$$

$$\text{Gewinnzuschlag} = \frac{(\text{FL} + \text{GK}) \times \text{Gewinnzuschlagsatz in \%}}{100\ \%}$$

$$\text{Bruttogewinn} = \text{Lohnerlöse} - \text{Fertigungslöhne}$$

$$\text{Bruttogewinn in \%} = \frac{\text{Bruttogewinn} \times 100\ \%}{\text{Lohnerlöse}}$$

FL = Fertigungslöhne
GK = Gemeinkosten
GWZ = Gewinnzuschlag

Zieht man von den Lohnerlösen einer Werkstatt die Fertigungslöhne ab, so erhält man den Bruttogewinn (Bruttoertrag, Rohgewinn).

Den Nettogewinn (Gewinn, Betriebsgewinn) einer Werkstatt erhält man, wenn man vom Bruttogewinn die Gemeinkosten abzieht.

Die Umsatzrendite der Werkstatt (Nettogewinn in %) gibt an, wie viel Prozent Nettogewinn aus dem Umsatz erwirtschaftet wurde. Man errechnet sie aus Nettogewinn und Lohnerlösen.

Lohnerlöse sind Erlöse aus Leistungen für K-Aufträge + I-Aufträge + G-Aufträge (G = Gewährleistungen des Herstellers).

$$\text{Nettogewinn} = \text{Bruttogewinn} - \text{Gemeinkosten}$$

$$\text{Umsatzrendite} = \frac{\text{Nettogewinn} \times 100\,\%}{\text{Lohnerlöse}}$$

## Fremdleistungen, Sonderleistungen

Fremdleistungen werden von anderen Betrieben erbracht, z. B. Elektriker-, Lackierer-, Sattler-, Karosseriearbeiten. Sie können mit einem Gewinnzuschlag von 10 %...20 % auf den Nettopreis (ohne Umsatzsteuer) der Fremdwerkstatt in die Rechnung übernommen werden.

Sonderleistungen sind Probefahrten, Überführungen, Bergen und Abschleppen von Fahrzeugen.

$$\text{Rechnungsbetrag} = \text{Nettopreis} + \text{Aufschlag}$$

$$\text{Aufschlag} = \frac{\text{Nettopreis} \times \text{Gewinnzuschlag in }\%}{100\,\%}$$

**Beispiel**

Aus den Unterlagen der Buchhaltung werden für einen bestimmten Zeitraum folgende Werte entnommen: 8 820 Fertigungslohnstunden; 10,15 €/h Werkstattschnittlohn; 254 000 € Gemeinkosten; 36 900 € Gewinn. Wie groß sind Stundenverrechnungssatz und Kostenindex (Erlöseindex)?

**Lösung:** Fertigungslöhne = Fertigungslohnstunden x Werkstattschnittlohn = 8 820 h · 10,15 €/h = 89 523 €

$$\text{Stundenverrechnungssatz} = \frac{FL + GK + GWZ}{\text{Fertigungslohnstunden}} = \frac{89\,523\text{ €} + 254\,000\text{ €} + 36\,900\text{ €}}{8\,820\text{ h}} = \mathbf{43{,}13\text{ €/h}}$$

$$\text{Kostenindex} = \frac{FL + GK + GWZ}{FL} = \frac{89\,523\text{ €} + 254\,000\text{ €} + 36\,900\text{ €}}{89\,523\text{ €}} = \mathbf{4{,}25}$$

## Aufgaben

### Zuschlagkalkulation

1. An der Zündanlage eines Kraftfahrzeuges wurden alle Zündkerzen ersetzt und Schließwinkel und Zündzeitpunkt eingestellt. An Materialkosten fielen 30,80 €, an Fertigungslohnkosten 11,25 € an. Berechnen Sie die Reparaturkosten, wenn der Gemeinkostenzuschlag des Lagers 26 % und der der Werkstatt 248 % beträgt und ein Gewinnzuschlag von 10 % einkalkuliert wird.
2. An einem Fahrzeug muss der Auspuff ausgetauscht werden. An Materialkosten entstehen 143,60 € bei einer Arbeitszeit von 35 Minuten. Der Werkstattschnittlohn beträgt 9,82 €/h. Berechnen Sie die Reparaturkosten bei 11% Gewinnzuschlag, 21 % Gemeinkostenzuschlag des Lagers und 238 % Gemeinkostenzuschlag der Werkstatt.
3. Bei der Reparatur einer Kupplung fielen folgende Kosten an: a) Bezugspreise folgender Teile: Kupplungsscheibe 49,35 €; Kupplungsdruckplatte 101,20 €; Ausrücklager 24,60 €; b) Fertigungslohnkosten: Kupplungsscheibe und Kupplungsdruckplatte aus- und einbauen 130 Minuten; Ausrücklager ersetzen 8 Minuten; Kupplungsspiel einstellen 10 Minuten. Wie groß sind die Reparaturkosten bei einem Werkstattschnittlohn von 10,10 €/h, wenn der Gemeinkostenzuschlag des Lagers 23 %, der der Werkstatt 252 % und der Gewinnzuschlag 9 % beträgt?
4. An einem Vorderrad sollen alle Lager und Dichtringe ersetzt werden, Ersatzteilpreise 53,85 €. Arbeitszeit 50 Minuten, Einstellen des Lagerspieles 8 Minuten. Der Werkstattschnittlohn beträgt 10,25 €/h. Wie groß sind die Reparaturkosten, wenn der Gemeinkostenzuschlag des Lagers 26 %, der der Werkstatt 250 % und der Gewinnzuschlag 11 % beträgt?

### Vereinfachte Kalkulation

5. Welchen Arbeitspreis muss eine Werkstatt dem Kunden für eine bestimmte Arbeit verrechnen, wenn 3 Stunden 40 Minuten dafür gearbeitet wurden und ein Stundenverrechnungssatz von 50,10 €/h zugrunde gelegt wird?
6. Bei Selbstkosten von 129 255 € wurde von der Werkstatt ein Gewinn von 13 600 € erwirtschaftet. Die Summe der Fertigungslöhne betrug 32 800 €. Wie groß sind a) Gemeinkosten, b) Kostenindex?
7. Aus den Unterlagen der Buchhaltung eines Kfz-Betriebes werden folgende Angaben entnommen: Fertigungslöhne 80 107 €; Gemeinkosten 247 720 €; Gewinnzuschlagsatz 8,5 %. Bestimmen Sie a) Gewinnzuschlag, b) Kostenindex (Erlöseindex).
8. Eine Kfz-Werkstatt hat folgende Aufwendungen: 74 035 € Fertigungslöhne bei 7010 Fertigungslohnstunden, 189 200 € Gemeinkosten. Der Gewinn beträgt 24 300 €. Wie groß sind a) Werkstattschnittlohn, b) Erlöseindex, c) Stundenverrechnungssatz, d) Gewinnzuschlagsatz in %?
9. An einem Pkw werden folgende Arbeiten ausgeführt: Ersetzen der Federbeinstoßdämpfer 31 AW, Aus- und Einbau des Stabilisators 8 AW; Vorderachse optisch vermessen u. einstellen 15 AW. Welcher AW-Verrechnungssatz und welcher Arbeitspreis ergibt sich, wenn der Kostenindex 4,1, der Werkstattschnittlohn 10,70 € und der Werkstattfaktor 12 AW/h beträgt?
10. In einem Kfz-Betrieb, der den Index 4,81 hat, werden dem Kunden für die Arbeitsstunde 48,62 € berechnet. Wie groß ist der Durchschnittslohn der Kfz-Mechaniker?
11. An einem Lkw müssen die Bremsen überholt werden. Hierzu sind folgende Aufwendungen nötig: 8 Bremsbeläge zu je 4,58 €, 112 Niete zu je 0,10 €. Die Bremstrommeln werden ausgedreht. Arbeitsaufwand: 4 Gesellenstunden und 2 Stunden von Auszubildenden. Der Stundenlohn des Gesellen beträgt 10,75 €/h, der des Auszubildenden 4,35 €/h. Der Werkstattindex ist 4,15. Berechnen Sie den Reparaturpreis!
12. Für 3,5 Stunden Arbeitszeit werden 180,25 € Lohnkosten in Rechnung gestellt. Der Durchschnittslohn der Kfz-Mechaniker beträgt 10,95 €/h. Wie groß ist der Kostenindex?
13. In einer Kfz-Werkstatt wurden aus der Buchhaltung folgende Angaben entnommen: Gemeinkosten 192 250 €; Fertigungslöhne 70 560 €; Gewinn- und Wagniszuschlag 26 330 €. Der Werkstattschnittlohn beträgt 10,20 €/h. Für die Behebung eines Unfallschadens wurden 14,5 Stunden aufgewendet, die Materialkosten betrugen 971,50 € (Listenpreis). Berechnen Sie a) den Erlöseindex, b) den Stundenverrechnungssatz, c) den Arbeitspreis, d) die Reparaturkosten.

## 4.4 Abschreibung

Nach dem Einkommensteuergesetz sind **A**bsetzungen **f**ür **A**bnutzung **(AfA)** Kosten betriebsnotwendiger Anlagegüter, die die Wertminderung berücksichtigen.

### Kalkulatorische Abschreibung

Die fiskalischen Abschreibungen wirken wie Betriebsausgaben, die den zu versteuernden Gewinn reduzieren. Durch Abschreibung werden die durch den Gebrauch bzw. durch das Veralten eines Gegenstandes auftretenden Wertminderungen anteilmäßig auf die gesamte Nutzungsdauer (= angenommene Lebensdauer) verteilt. Der Teilbetrag, der in einem Jahr anfällt, wird üblicherweise anteilmäßig kalkulatorisch auf die produzierten Güter oder Dienstleistungen aufgeschlagen.

Anschaffungswert = Bareinkaufspreis
+ Bezugskosten
+ Aufstellkosten
+ Anschlusskosten

Beispiele für die Nutzungsdauer von Anlagegütern:

| | |
|---|---|
| Arbeitsmaschinen | 5...10 Jahre |
| Büroeinrichtung | 5...10 Jahre |
| Pkw und Kleinlieferwagen | 5 Jahre |
| Omnibusse | 6 Jahre |
| Lkw ab 2 t | 7 Jahre |
| Anhänger | 8 Jahre |

## 4.4.1 Lineare Abschreibung

Den jährlichen Abschreibungsbetrag erhält man, wenn der Anschaffungswert durch die Nutzungsdauer dividiert wird. Der Abschreibungssatz ist der Prozentsatz, bezogen auf den Anschaffungswert, der jährlich abgeschrieben wird.

$$\text{Jährlicher Abschreibungsbetrag} = \frac{\text{Anschaffungswert}}{\text{Nutzungsdauer}}$$

$$\text{Jährlicher Abschreibungsbetrag} = \frac{\text{Anschaffungswert x Abschreibungssatz in \%}}{100\ \%}$$

$$\text{Jährlicher Abschreibungssatz in \%} = \frac{100\ \%}{\text{Nutzungsdauer}}$$

Buchwert
= Anschaffungswert
– Gesamtabschreibungsbetrag

**Beispiel**

Eine Maschine zum Ausdrehen von Bremstrommeln kostet 22 250 €. Die wahrscheinliche Nutzungsdauer beträgt 10 Jahre. a) Wie groß ist der jährliche Abschreibungsbetrag, b) der Buchwert nach 5 Jahren?

**Lösung:**

a) Jährlicher Abschreibungsbetrag =

$$= \frac{\text{Anschaffungswert}}{\text{Nutzungsdauer}} = \frac{22\,250\ €}{10\ \text{Jahre}} = \mathbf{2\,225\ \frac{€}{Jahr}}$$

b) Gesamtabschreibungsbetrag =
= jährlicher Abschreibungsbetrag x 5 Jahre =
= 2 225 €/Jahr x 5 Jahre = **11 125 €**

Buchwert nach 5 Jahren =
= Anschaffungswert – Ges. Abschreibungsbetrag =
= 22 250 € – 11 125 € = **11 125 €**

## 4.4.2 Degressive Abschreibung

Der jährliche Abschreibungsbetrag wird nicht auf den Anschaffungspreis bezogen, sondern auf den jeweiligen Buchwert. Da der Buchwert jährlich kleiner wird, werden auch die jährlichen Abschreibungsbeträge kleiner.

$$\text{Jährlicher Abschreibungsbetrag} = \frac{\text{Buchwert x Abschreibungssatz in \%}}{100\ \%}$$

Buchwert nach einem Jahr
= Anschaffungswert
– Abschreibungsbetrag im 1. Jahr

Buchwert nach zwei Jahren
= Buchwert nach einem Jahr
– Abschreibungsbetrag im 2. Jahr

$$\text{Abschreibung bei Restwertberücksichtigung} = \frac{\text{Wiederbeschaffungskosten}}{\text{Nutzungsdauer}}$$

**Beispiel**

Der Buchwert eines Bremsenprüfstandes beträgt 65 000 €. Wie groß ist der Buchwert nach dem 1. Jahr, und wie groß sind die Abschreibungsbeträge im 1. und 2. Jahr, wenn ein jährlicher Abschreibungssatz von 20 % zugrunde gelegt wird?

**Lösung:**

Abschreibungsbetrag im 1. Jahr =

$$= \frac{\text{Buchwert x Abschreibungssatz (\%)}}{100\%} =$$

$$= \frac{65\,000\ € \cdot 20\ \%}{100\%} = \mathbf{13\,000\ €}$$

Buchwert nach dem 1. Jahr =
= Buchwert – Abschreibungsbetrag im 1. Jahr =
= 65 000 € – 13 000 € = **52 000 €**

Abschreibungsbetrag im 2. Jahr =

$$= \frac{52\,000\ € \cdot 20\ \%}{100\%} = \mathbf{10\,400\ €}$$

Wiederbeschaffungskosten = Anschaffungswert
+ Teuerungszuschlag
+ Umbaukosten
– Restwert

Restwert = Erlös aus dem Verkauf der gebrauchten Anlage

### 4.4.3 Abschreibung nach Leistungseinheiten

Der Anschaffungswert wird durch die maximal erzielbaren Leistungseinheiten dividiert. Den jährlichen Abschreibungsbetrag erhält man aus dem Abschreibungsbetrag je Leistungseinheit und den in diesem Zeitraum angefallenen Leistungseinheiten.

**Beispiel**

Ein Lieferwagen kostet 29 800 €. Seine maximale Fahrleistung beträgt 175 000 km, in einem Jahr werden 40 000 km zurückgelegt. Wie groß sind a) der Abschreibungsbetrag je Kilometer, b) der Abschreibungsbetrag in einem Jahr?

**Lösung:** a) Abschreibung je Kilometer =

$$= \frac{\text{Anschaffungswert}}{\text{Maximale Fahrleistung}} = \frac{29\,800\ €}{175\,000\ \text{km}} = \mathbf{0{,}17\ €/km}$$

b) Jährlicher Abschreibungsbetrag =

$$= \frac{\text{Anschaffungswert x Jahresleistung}}{\text{Gesamtleistung}} = \frac{29\,800\ € \cdot 40\,000\ \text{km}}{175\,000\ \text{km}} = \mathbf{6\,811{,}43\ €}$$

Angabe der Leistungseinheiten
z.B. in Kilometer (km), Stück (Stk), Betriebsstunden (h)

Jährlicher Abschreibungsbetrag

$$= \frac{\text{Anschaffungswert x Jahresleistung}}{\text{Gesamtleistung}}$$

Abschreibung je km

$$= \frac{\text{Anschaffungswert}}{\text{maximale Fahrleistung}}$$

Anschaffungswert = Kaufpreis der Maschine
+ Bezugskosten
+ Aufstellkosten
+ Anschlusskosten

Abschreibung I in €/Jahr

$$= \frac{\text{Anschaffungswert}}{\text{2 x Nutzungsdauer}}$$

Abschreibung II in €/Jahr

$$= \frac{\text{Anschaffungswert x Leistungseinheiten/Jahr}}{\text{2 x Gesamtleistungseinheiten}}$$

**Aufgaben**

1. Eine Bohrmaschine hat einen Anschaffungswert von 860 €. Die Nutzungsdauer beträgt 10 Jahre. Wie groß sind a) der jährliche Abschreibungssatz in %, b) der jährliche Abschreibungsbetrag bei linearer Abschreibung?
2. Ein Bremsenprüfstand kostet 14 700 €, seine Nutzungsdauer beträgt 6 Jahre. Wie groß sind a) der jährliche Abschreibungsbetrag, b) der Buchwert nach 3 Jahren bei linearer Abschreibung?
3. Ein Stoßdämpferprüfgerät kostet 6 190 € und soll degressiv mit einem Abschreibungssatz von 25 % abgeschrieben werden. Wie groß ist der Buchwert nach dem 4. Jahr und der jährliche Abschreibungsbetrag im 5. Jahr?
4. Eine Hebebühne kostete 13 504 € und soll bei einer Nutzungsdauer von 8 Jahren für 4 Jahre degressiv zu einem Abschreibungssatz von 20 % vom Buchwert abgeschrieben werden. Der Rest soll linear abgeschrieben werden. Wie groß ist a) der Buchwert nach 4 Jahren, b) der jährliche Abschreibungsbetrag bei linearer Abschreibung und c) der Buchwert nach 6 Jahren?
5. Ein Sattelkraftfahrzeug mit einem Anschaffungspreis von 85 900 € soll nach Leistungseinheiten abgeschrieben werden. Die maximale Fahrleistung beträgt 510 000 km. Wie groß sind a) der Abschreibungsbetrag je Kilometer, b) der Buchwert nach 250 000 km Fahrstrecke?
6. Ein Reiseomnibus kostet 455 000 €. Wert der Bereifung 5 200 €. Seine Nutzungsdauer beträgt 7 Jahre, seine Höchstfahrleistung 390 000 km. Für kalkulatorische Zwecke soll er jeweils zu 50 % linear und nach Leistungseinheiten abgeschrieben werden. In einem Jahr legt er 58 000 km zurück. Wie groß ist der Gesamtabschreibungsbetrag für dieses Jahr, und mit welchem AfA-Betrag wird der Kilometer Fahrstrecke belastet?
7. Für einen Motorprüfstand müssen 41 000 € zuzüglich 2,3 % Montage- und Anschlusskosten aufgebracht werden. Voraussichtliche Nutzungsdauer 10 Jahre, Abschreibung 4 Jahre degressiv mit 25 % des Buchwertes, danach linear. Berechnen Sie a) den Abschreibungsbetrag im 1. Jahr, b) den Buchwert nach 4 Jahren, c) den linearen Abschreibungsbetrag und d) den Buchwert nach 8 Jahren.

## 4.5 Fahrzeugkosten, Kilometerkosten (km-Kosten)

### Kombinierte Abschreibung

Sie wird zur Ermittlung der Unterhaltskosten von Maschinen und Fahrzeugen verwendet und setzt sich aus Abschreibung I und Abschreibung II zusammen. Abschreibung I berücksichtigt die Wertminderung durch Veralten, ein Teil der Anschaffungskosten wird linear abgeschrieben. Abschreibung II berücksichtigt die Wertminderung durch Abnutzung. Der Rest der Anschaffungskosten wird nach Leistungseinheiten abgeschrieben. Üblicherweise werden jeweils 50 % der Anschaffungskosten nach Abschreibung I bzw. nach Abschreibung II abgeschrieben. Die kombinierte Abschreibung ist rein kalkulatorisch.

Die Unterhaltskosten, die für ein Kraftfahrzeug innerhalb eines Jahres entstehen, setzen sich zusammen aus den festen Kosten und den für die Gesamtfahrstrecke entstandenen Betriebskosten, den beweglichen Kosten.

Anschaffungskosten = Kaufpreis
+ Überführungskosten
+ Zulassungskosten
+ Kennzeichenkosten

### Feste Kosten im Jahr

Feste Kosten im Jahr
= Abschreibung I
(zeitliche Wertminderung durch Veralten)
+ Kapitalverzinsung
+ Kraftfahrzeugsteuer
+ Versicherungen (z. B. Kfz-Haftpflichtversicherung, Fahrzeugversicherung, Insassen-Unfallversicherung einschließlich Versicherungssteuer)
+ Miete für Garage

Abschreibung I errechnet sich aus dem Beschaffungswert abzüglich der Reifenkosten.

Abschreibungsgrundwert
= Wiederbeschaffungskosten – Reifenkosten

$$\text{Abschreibung I} = \frac{\text{Abschreibungsgrundwert}}{2 \times \text{Nutzungsdauer in Jahren}}$$

Wiederbeschaffungskosten
= Anschaffungskosten
+ Teuerung
+ Entsorgung
– Restwert (Erlös des Gebrauchtwagens)

### Bewegliche Kosten für 100 km

Bewegliche Kosten für 100 km
= Abschreibung II (Abnutzung)
+ Kraftstoffkosten
+ Schmierstoffkosten
+ Reifenkosten
+ Wartungskosten
+ Reparaturrücklage

$$\text{Kapitalverzinsung} = \frac{\text{Anschaffungskosten} \times \text{Zinssatz in \%}}{2 \times 100\%}$$

$$\text{Abschreibung II} = \frac{\text{Abschreibungsgrundwert} \times 100}{2 \times \text{Gesamtfahrleistung in km}}$$

Kraft- bzw. Schmierstoffkosten
= Verbrauch je 100 km x Literpreis

### Gesamtkosten

Unterhaltskosten im Jahr
= feste Kosten in €/Jahr
+ bewegliche Kosten in €/Jahr

Gesamtkosten im Jahr
= feste Kosten in €/Jahr
+ bewegliche Kosten in €/Jahr
+ Fahrerlohnkosten in €/Jahr
+ Restgemeinkosten in €/Jahr

Die Gesamtkosten im Jahr werden auch als Kfz-Arbeitsplatzkosten bezeichnet.

$$\text{Reifenkosten je 100 km} = \frac{\text{Bereifungskosten} \times 100}{\text{Reifenleistung in km}}$$

$$\text{Bewegliche Kosten in €/Jahr} = \frac{\text{bewegliche Kosten} \times \text{Jahresfahrstrecke}}{100\text{ km}}$$

$$\text{Kfz-Kilometerkosten} = \frac{\text{Unterhaltskosten im Jahr}}{\text{Jahresfahrstrecke in km}}$$

**Beispiel**

Kaufpreis Pkw 33 670 €, Kraftfahrzeugsteuer 249 €/Jahr; Haftpflichtversicherung 499 €/Jahr; Vollkaskoversicherung 585,40 €/Jahr; Zinssatz 8,5 %; Garage 490,80 €/Jahr; Kraftstoffverbrauch 10,5 l/100 km; Superbenzin 1,06 €/l; Ölverbrauch 0,2 l/100 km; Ölpreis 4,20 €/l; Wartungskosten 4,50 €/100 km; Kosten für Bereifung ohne Ersatzrad 492 €; Reifenlebensdauer 40 000 km; Kfz-Lebensdauer 5 Jahre; Jahresfahrleistung 20 000 km; maximale Fahrleistung 175 000 km. Berechnen Sie a) die festen Kosten, b) die beweglichen Kosten für 100 km Fahrstrecke.

**Lösung:**

a) **Feste Kosten** während eines Jahres

$$\text{Kapitalverzinsung} = \frac{\text{Anschaffungskosten x Zinssatz in \%}}{2 \cdot 100\%} = \frac{33\,670\text{ €} \cdot 8{,}5\%}{2 \cdot 100\%} = \mathbf{1430{,}98\text{ €}}$$

$$\text{Abschreibung I} = \frac{\text{Abschreibungsgrundwert}}{2 \text{ x Nutzungsdauer}} = \frac{33\,670\text{ €} - 490{,}80\text{ €}}{2 \cdot 5\text{ Jahre}} = \mathbf{3317{,}92\text{ €}}$$

| | |
|---|---|
| Kapitalverzinsung | 1 430,98 € |
| Abschreibung I | 3 317,92 € |
| Kraftfahrzeugsteuer | 249,00 € |
| Haftpflichtversicherung | 499,00 € |
| Vollkaskoversicherung | 585,40 € |
| Garage | 492,00 € |
| Feste Kosten | **6 574,30** € |

b) **Bewegliche Kosten** je 100 km Fahrstrecke

$$\text{Abschreibung II} = \frac{\text{Anschaffungsgrundwert x 100}}{2 \text{ x Gesamtfahrleistung in km}} = \frac{(33\,670\text{ €} - 490{,}80\text{ €}) \cdot 100}{2 \cdot 175\,000\text{ km}} = \mathbf{9{,}48\text{ €}}$$

$$\text{Reifenkosten} = \frac{\text{Bereifungskosten x 100}}{\text{Reifenleistung in km}} = \frac{490{,}80\text{ €} \cdot 100}{40\,000\text{ km}} = \mathbf{1{,}23\text{ €}}$$

| | |
|---|---|
| Abschreibung II | 9,48 € |
| Reifenkosten | 1,23 € |
| Kraftstoffkosten = 10,5 l · 1,06 €/l = | 11,13 € |
| Schmierstoffkosten = 0,2 l · 4,20 €/l = | 0,84 € |
| Instandsetzung und Wartung | 4,50 € |
| Bewegliche Kosten | **27,18** € |

## Aufgaben

1. Ein Pkw kostet 19 430 €. Angaben zur Unterhaltskostenberechnung: Kfz-Steuer 311 €/Jahr, Haftpflichtversicherung 264 €/Jahr, Teilkaskoversicherung 102,25 €/Jahr, Kraftstoffverbrauch 6,2 l/100 km Dieselkraftstoff zu 0,79 €/l; Motorölverbrauch 0,15 l/100 km, Motorölpreis 4,20 €/l, Reifenkosten 428 €, Reifenleistung (Lebensdauer) 50 000 km, Instandsetzungs- und Wartungskosten 5,10 €/100 km, Zulassungskosten 35,80 €, Kennzeichenkosten 17,90 €, Überführungskosten des Pkw 92,30 €, Zinssatz 8 %, Nutzungsdauer 6 Jahre, Jahresfahrstrecke 25 000 km, Gesamtfahrleistung 150 000 km, Garage 41 €/Monat. Berechnen Sie a) die festen Kosten im Jahr, b) die beweglichen Kosten für 100 km, c) die Unterhaltskosten im Jahr, d) die Kfz-Kilometerkosten.
2. Berechnen Sie für einen Omnibus a) die Kfz-Unterhaltskosten, b) die Kfz-Kilometerkosten, c) die Kfz-Arbeitsplatzkosten (Gesamtkosten) mit jährlichen Fahrleistungen von 50 000 km und 100 000 km nach folgenden Angaben:

| | | | |
|---|---|---|---|
| Kaufpreis | 420 000 € | Fahrerlohn im Jahr | 38 654 € |
| Reifenkosten | 4 908 € | Kraftstoffverbrauch | 30 l/100 km |
| Zinssatz im Jahr | 6,9% | Preis für Dieselkraftstoff | 0,79 €/l |
| Nutzungsdauer | 6 Jahre | Schmierölverbrauch | 0,6 l/100 km |
| Kfz-Steuer | 2 700 € | Durchschnittlicher Schmierölpreis | 4,90 €/l |
| Haftpflichtversicherung | 2 960 € | Reparatur- und Wartungskosten | 13,60 €/100 km |
| Vollkasko | 3 690 € | Gesamtfahrleistung | 800 000 km |
| Garage je Monat | 67 € | Reifenlebensdauer | 80 000 km |

3. Berechnen Sie für ein Motorrad mit jährlichen Fahrleistungen von 20 000 km und 40 000 km die Kfz-Kilometerkosten nach folgenden Angaben: Kaufpreis 7 670 €; Reifenkosten 184 €; Zinssatz im Jahr 7%; Nutzungsdauer 5 Jahre; Kfz-Steuer 73,60 €; Haftpflichtversicherung 767 €; Vollkasko 1 840 €; Garage 16 € je Monat; Kraftstoffverbrauch 7,2 l/100 km; Superbenzin 1,06 €/l; Reparatur- und Wartungskosten 2,85 €/100 km; Gesamtfahrleistung 120 000 km; Reifenlebensdauer 10 000 km.

4. Der Kaufpreis eines Pkw beträgt 32 297 €, Überführungskosten 92 €, Zulassungskosten 41 €, Kaufpreis der Bereifung 634 €, Zinssatz 7,6% im Jahr, Kfz-Steuer 207 €/Jahr, Haftpflichtversicherung 706,60 €/Jahr, Teilkaskoversicherung 125,80 €/Jahr, Garage 36 €/Monat, Kraftstoffverbrauch 12,5 l/100 km Superbenzin zu 1,07 €/l, Motorölverbrauch 0,1 l/100 km, Ölpreis 8,20 €/l, Reparatur- und Wartungskosten 5,95 €/100 km, Reifenfahrleistung 40 000 km, Nutzungsdauer 5 Jahre, Gesamtfahrleistung 175 000 km. Wie groß sind für jährliche Fahrleistungen von 30 000 km und 60 000 km a) die Kfz-Unterhaltskosten, b) die Kfz-Kilometerkosten?

5. Für die Haltung und den Betrieb eines 22-t-Lkw entstehen folgende Kosten:

   a) Feste Kosten: Kapitalverzinsung 4 286 €/Jahr, Abschreibung I 4 026,42 €/Jahr, Kfz-Steuer 3 966,35 €/Jahr, Haftpflichtversicherung 2 801,90 €/Jahr, Vollkaskoversicherung 3 773,30 €/Jahr, Garage 67 €/Monat, Fahrerlohn 41 724 €/Jahr.

   b) Bewegliche Kosten je 100 km Fahrstrecke: Abschreibung II 9,96 €/100 km; Kraftstoffkosten 31,80 €/100 km, Öl- und Schmierstoffkosten 9,20 €/100 km, Reifenverschleiß 5,15 €/100 km, Reparatur- und Wartungskosten 10,85 €/100 km.
   Ermitteln Sie die a) festen Kosten, b) beweglichen Kosten, c) Kfz-Unterhaltskosten, d) Kfz-Kilometerkosten, e) Kfz-Arbeitsplatzkosten (Gesamtkosten) bei jährlichen Fahrleistungen von 50 000 km und 80 000 km.

6. Für einen Nutzkraftwagen-Kombi sollen für jährliche Fahrleistungen von 30 000 km, 40 000 km und 50 000 km a) die Kfz-Unterhaltskosten, b) die Kfz-Kilometerkosten, c) die Kfz-Arbeitsplatzkosten ermittelt werden.

   Kaufpreis 25 662 €, Kaufpreis der Bereifung 552 €, Verzinsung des Anlagekapitals 7,8%, Kraftfahrzeugsteuer 160,50 €/Jahr, Prämie für Haftpflichtversicherung 1 477,60 €/Jahr, Prämie für Teilkaskoversicherung: 280,70 €/Jahr, Fahrerlohn 35 085 €/Jahr, Ölverbrauch 0,5 l/100 km, Motorölpreis 8,50 €/l, Instandsetzungskosten 6,65 €/100 km, Kraftstoffverbrauch 12,5 l/100 km, Preis für Dieselkraftstoff 0,79 €/l, Reifenfahrleistung 38 000 km, Nutzungsdauer 5 Jahre bei 175 000 km.

## 4.6 Maschinenkosten

Wie bei den Unterhaltskosten von Kraftfahrzeugen entstehen auch beim Betrieb von Maschinen feste Kosten und bewegliche Kosten.

### Feste Kosten im Jahr

Sie sind unabhängig vom Einsatz der Maschine, d.h. sie entstehen durch die Investition und den Aufwand für die Aufrechterhaltung der dauernden Betriebsbereitschaft.

Feste Kosten im Jahr = Abschreibungsbetrag
+ Kapitalverzinsung
+ Mietwert der Fläche
+ Instandhaltung I

### Bewegliche Kosten

Sie sind abhängig vom Einsatz der Maschine, d.h. sie nehmen mit steigender Produktionsmenge zu. Man kann sie für eine bestimmte Maschinenlaufzeit (z.B. 1 Stunde) oder für eine Leistungseinheit (z.B. Bremsenprüfung) angeben.

$$\text{Abschreibungsbetrag} = \frac{\text{Anschaffungskosten (bzw. Wiederbeschaffungskosten)}}{\text{Nutzungsdauer in Jahren}}$$

Wiederbeschaffungskosten
= Anschaffungskosten
+ Teuerung
+ Entsorgungskosten
+ Umbaukosten
– Restwert bzw. Schrottwert

Anschaffungskosten = Listenpreis
– Rabatt
+ Sonderzubehörkosten
+ Transportkosten
+ Aufstellkosten
+ Anschlusskosten

$$\text{Kapitalverzinsung} = \frac{\text{Anschaffungskosten x Zinsfuß}}{2 \text{ x } 100\ \%}$$

Bewegliche Kosten im Jahr = Instandhaltung II
+ Energiekosten
+ Werkzeugkosten
+ Betriebsmittelkosten

**Instandhaltungskosten** werden je nach Maschinenart in Form eines Prozentsatzes von 3%...9% vom Anschaffungswert festgelegt. $^1/_3$ der Instandhaltungskosten werden der Instandhaltung I, $^2/_3$ der Instandhaltung II zugeteilt.

**Werkzeugkosten** entstehen in Höhe von 0,5 €/h bis 2,5 €/h bei in Kfz-Betrieben üblicherweise vorkommenden Maschinen.

**Arbeitsplatzkosten.** Ein großer Teil der Gemeinkosten kann direkt ermittelt werden (z.B. Abschreibungsbetrag), sodass nur noch ein Rest durch Zuschlag auf die Fertigungslöhne als Restgemeinkosten verrechnet wird.

## Gesamtkosten

Feste Kosten im Jahr und bewegliche Kosten im Jahr ergeben die Maschinenkosten im Jahr. Die Kosten, die eine Maschine oder ein Arbeitsplatz in 1 Stunde verursacht, erhält man, wenn die Gesamtkosten durch die Laufzeit der Maschine dividiert werden.

Kapitalverzinsung bei Restwertberücksichtigung

$$= \frac{(\text{Anschaffungswert} + \text{Restwert}) \times \text{Zinsfuß}}{2 \times 100\%}$$

Arbeitsplatzkosten im Jahr
= Maschinenkosten im Jahr
+ Fertigungslöhne im Jahr
+ Restgemeinkosten

Restgemeinkosten

$$= \frac{\text{Fertigungslöhne} \times \text{Zuschlagsatz in } \%}{100\ \%}$$

Maschinenstundensatz

$$= \frac{\text{Maschinenkosten im Jahr}}{\text{Laufzeit der Maschine im Jahr}}$$

Arbeitsplatzkosten je Stunde

$$= \frac{\text{Arbeitsplatzkosten im Jahr}}{\text{Laufzeit der Maschine im Jahr}}$$

Maschinenkosten im Jahr
= feste Maschinenkosten
+ bewegliche Maschinenkosten

## Aufgaben

1. Eine Kfz-Werkstatt kauft einen Bremsenprüfstand zu einem Preis von 19 450 €. Für den Transport berechnet die Lieferfirma 307 €, für das Aufstellen und Anschließen des Prüfstandes 588 €. Die Nutzungsdauer wird mit 10 Jahren angesetzt, danach soll der Prüfstand durch einen neuen ersetzt werden. Über die 10 Jahre hinweg wird mit einer Preissteigerungsrate von 48% gerechnet. Für den alten Prüfstand wird ein Erlös von 920 € angenommen.

   Zinssatz 8 % im Jahr
   Reparatur und Wartung 3 % vom Anschaffungswert
   Flächenbedarf 30 m²
   Monatliche Miete 6,20 €/m²
   Stundenlohnsatz 10,75 €/h
   Elektrische Anschlussleistung 4 kW
   Arbeitspreis 0,18 €/kWh
   Betriebszeit ca. 400 h/Jahr
   Restgemeinkosten 190 % der Lohnkosten

   Berechnen Sie a) die Wiederbeschaffungskosten, b) die festen und beweglichen Maschinenkosten im Jahr, c) die Arbeitsplatzkosten im Jahr, d) den Maschinenstundensatz und die Arbeitsplatzkosten je Stunde.

2. Für die Anschaffung eines Testers muss eine Werkstatt 33 650 € aufbringen. Die voraussichtliche Nutzungsdauer wird auf 5 Jahre geschätzt. Um danach ein gleichwertiges Gerät wiederzubeschaffen, muss mit einer Preissteigerung von 27 % gerechnet werden. Beim Kauf des neuen Testers wird für das alte Gerät voraussichtlich ein Betrag von 8 180 € vom Händler gutgeschrieben. Transportkosten 65 €, Zinssatz 8,7 % im Jahr, elektrische Anschlussleistung 1,2 kW, Arbeitspreis 0,18 €/kWh, Betriebszeit voraussichtlich 1300 h/Jahr, Instandhaltung 4 % vom Anschaffungswert, Stundenlohnsatz 12,70 €/h, Restgemeinkosten 180 % der Lohnkosten. Berechnen Sie a) die jährliche Abschreibung des Testers auf der Grundlage der Wiederbeschaffungskosten, b) die Arbeitsplatzkosten je Stunde, c) den Maschinenstundensatz.

# 5 Prüfungsaufgaben – Projektorientiert

## 5.1 Prozentrechnen, Dreisatzrechnen, Mischungsrechnen

1. Ein gebrauchtes Kraftfahrzeug wird für 11 800,00 € verkauft. Der Neupreis betrug 17 280,00 €. Wie groß ist der Wertverlust in Euro und in Prozent?

2. Durch richtige Motoreinstellung wurde der Kraftstoffverbrauch um 560 $cm^3$ je 100 km verringert, das sind 6,5 %. Berechnen Sie den Verbrauch des Kraftfahrzeugs vor und nach der Neueinstellung in l/100 km.

3. Ein Pkw-Motor mit einem Grauguss-Zylinderblock hat eine Masse von 80 kg. Durch Verwendung einer Al-Legierung werden 16 kg an Gewicht eingespart. Wie viel Prozent beträgt die Gewichtsersparnis?

4. Ein Fahrzeug hat ein Leergewicht von 1130 kg und eine maximale Zuladung von 510 kg. Mit wie viel kg werden Vorder- und Hinterachse bei 2/3 Zuladung belastet, wenn die Gewichtsverteilung VA : HA 60 % : 40 % beträgt?

5. Ein Kraftfahrzeug verbraucht 45 Liter Kraftstoff für eine Fahrstrecke von 634 km. Um wie viel % weicht der Kraftstoffverbrauch von dem vom Hersteller mit 6,3 l/100 km angegebenen Durchschnittsverbrauch ab?

6. Bei einem Motor wird die im Serienmodell eingebaute Nockenwelle durch eine Sportnockenwelle ersetzt. Die Höchstleistung erhöht sich dadurch um 14 kW. Dies entspricht einer Leistungssteigerung von 8,75 %. Welche Leistung hat der getunte Motor?

7. Ein Facharbeiter erhält einen Stundenlohn von 9,80 €. Die Lohnerhöhung beträgt 4,2 %. Nach allen Abzügen erhält er 990,00 € bei einer monatlichen Arbeitszeit von 162 Stunden ausbezahlt. Wie viel Prozent betragen die Abzüge?

8. Der Listenpreis eines Keilriemens beträgt 12,40 €. Beim Verkauf von mindestens 12 Keilriemen werden 20 % Rabatt abgezogen und 16 % Mehrwertsteuer aufgeschlagen. Wie hoch ist der Rechnungspreis beim Verkauf von 18 Keilriemen?

9. Ein Pkw fährt in 0,3 Stunden 22,5 km. Wie viel km legt er in 1 h und 20 min zurück?

10. Ein Pkw hat eine Motorölfüllung von 4,5 Liter. Bei einer Motordrehzahl von 4000 1/min wird das Öl in 27 Sekunden einmal umgewälzt. Wie viel Liter Öl werden bei einer durchschnittlichen Drehzahl von 3600 1/min in 1,42 Stunden umgewälzt?

11. In einer Werkstatt sind 6 Kfz-Mechaniker je 38,5 h pro Woche (5 Tage) beschäftigt. Die reinen Bruttolohnkosten je Woche betragen 6 652,80 €. Aufgrund vermehrter Arbeit werden zwei Mechaniker mehr eingestellt.

    Wie hoch sind die durchschnittlichen Bruttolohnkosten in einem Monat mit 21 Tagen?

12. Ein Zweitaktgemisch von 38,25 Liter enthält 0,75 Liter Öl. Wie viel Öl muss bei gleichem Mischungsverhältnis in 25,5 Liter Benzin-Öl-Mischung enthalten sein?

13. Für die Frostsicherheit bis – 30 °C sind für eine Kühlsystemfüllung von 8 Liter 3,2 Liter Gefrierschutzmittel erforderlich. Wie viel Liter Gefrierschutzmittel sind notwendig, wenn 120 Liter Kühlflüssigkeit vorbereitet werden sollen?

14. Eine Zweitaktmischung von 46,5 Liter enthält 1,5 Liter Öl.

    a) Welchem Mischungsverhältnis entspricht dies?

    b) Wie kann die Zweitaktmischung auf ein Mischungsverhältnis von 40 : 1 korrigiert werden?

15. Das Kühlsystem eines Fahrzeugs hat ein Fassungsvermögen von 8,1 Liter. Wie viel Liter Wasser und Gefrierschutzmittel müssen eingefüllt werden, wenn ein Mischungsverhältnis von Gefrierschutzmittel : Wasser = 4 : 5 verlangt wird?

## 5.2 Volumen, Dichte, Masse

1. Ein Reservekanister wiegt leer 2,5 kg. Wenn er vollständig mit Benzin gefüllt ist, hat er ein Gewicht von 10,5 kg. Wie viel Liter Benzin mit der Dichte 0,79 $kg/dm^3$ enthält der Kanister?
2. Ein rechteckiger Kraftstoffbehälter für Dieselkraftstoff ($\varrho$ = 0,83 $kg/dm^3$) hat folgende Innenmaße: $l$ = 690 mm; $b$ = 360 mm; $h$ = 215 mm. Für Ecken- und Kantenabrundungen sind 3,5 % des Fassungsvermögens abzuziehen. Berechnen Sie das Gewicht der Füllung!
3. Ein zu 75 % gefüllter rechteckiger Kraftstoffbehälter wiegt 18 kg. Der Kraftstoffbehälter hat folgende Innenabmessungen: Länge 315 mm, Breite 160 mm. Wie hoch ist der Kraftstoffbehälter innen, wenn er leer 4,2 kg wiegt und die Dichte des Kraftstoffes 0,73 $kg/dm^3$ ist?

## 5.3 Wärmetechnik, Energieverbrauch

1. Ein mit Wolfram legiertes Auslassventil mit einer Länge von 130 mm erwärmt sich im Betrieb im Mittel von 20 °C auf 550 °C. a) Ermitteln Sie mit Hilfe eines Tabellenbuches die Längenausdehnungszahl. b) Um wie viel mm hat sich das Ventil ausgedehnt?
2. Ein wassergekühlter Leichtmetallzylinder mit 84 mm Bohrung erwärmt sich im Betrieb um 105 °C. Der dazugehörige Kolben erwärmt sich am Feuersteg um 260 °C und am Schaftende um 130 °C. Das Kolbenspiel beträgt dabei 4/100 mm ($\alpha_{AlZyl}$ = 0,000022 1/K, $\alpha_{Kolben}$ = 0,000018 1/K).

   a) Welchen Durchmesser hat der Kolben im kalten Zustand am Schaftende und am Feuersteg? b) Um wie viel Prozent hat sich der Kolben im warmen Zustand am Feuersteg ausgedehnt?
3. Ein Kraftstoffbehälter aus Stahlblech hat bei 8 °C eine Füllmenge von 62 Liter Benzin. Wie groß muss das Sicherheitsvolumen des Kraftstoffbehälters mindestens sein, wenn sich das Benzin auf maximal 60 °C erwärmt und dabei eine 1,2fache Sicherheit vorgeschrieben ist ($\gamma_{Benzin}$ = 0,001 1/K; $\alpha_{Stahl}$ = 0,0000115 1/K)?
4. Ein Pkw mit 1230 kg Gesamtgewicht hat Reifen mit einer Rollwiderstandszahl von 0,015. a) Wie groß ist bei 15 000 km Jahresfahrleistung der Energieverbrauch in kJ und kWh? b) Wie viel Liter Kraftstoff werden dafür verbraucht, wenn der spezifische Heizwert des Kraftstoffes 43 500 kJ/kg und seine Dichte 0,73 $kg/dm^3$ ist?
5. Ein Reifen hat vor Fahrtantritt bei 20 °C einen Reifenfülldruck von 2,2 bar. Der Luftdruck beträgt 980 hPa. Nach Fahrtende wird ein Reifenfülldruck von 2,5 bar bei einem Luftdruck von 1020 hPa gemessen. Auf welche Temperatur in °C hat sich der Reifen erwärmt? (Das Reifenvolumen wird konstant mit 38 Liter angenommen.)
6. Ein Ottomotor hat bei einer Drehzahl von 4000 1/min einen spezifischen Kraftstoffverbrauch von 320 g/kWh. Das Motordrehmoment beträgt 280 Nm. Der Nutzwirkungsgrad des Motors ist 26,35%.

   a) Wie groß ist die Nutzleistung des Motors? b) Wie hoch ist der Kraftstoffverbrauch in kg/h? c) Wie groß ist die durch den Kraftstoff in einer Stunde zugeführte Wärmeenergie, wenn der spezifische Heizwert des Kraftstoffes 42 700 kJ/kg beträgt? d) Wie groß ist die abgegebene mechanische Energie in kJ/h und kWh je Stunde?
7. Ein Lkw mit 40 t Gesamtgewicht wird bei einer mittleren Bremsverzögerung von 5,0 $m/s^2$ in 4 s auf 0 km/h abgebremst. a) Wie groß war die Anfangsgeschwindigkeit beim Bremsvorgang? b) Wie viel m beträgt der Bremsweg? c) Wie groß ist die durch den Bremsvorgang umgewandelte Bremsenergie in Wärmeenergie in kJ und kWh? d) Um wie viel Grad erwärmt sich dabei **eine** Bremstrommel aus Grauguss mit 32 kg Masse und einer spezifischen Wärmekapazität von 0,50 kJ/kg · K, wenn sie 20 % der Bremsenergie aufnimmt?
8. Ein Pkw hat ein Kühlsystem mit 9 Liter Inhalt und verbraucht auf 100 km 8,9 Liter Kraftstoff mit einem spezifischen Heizwert von 43 250 kJ/kg und einer Dichte von 0,74 $kg/dm^3$. 33 % der anfallenden Wärme werden durch die Kühlflüssigkeit abgeführt, wobei sich die Kühlflüssigkeit bei einer Umwälzung von 96 °C auf 92 °C abkühlt ($c_{Kühlflüssigkeit}$ = 3,68 kJ/kg · K). a) Wie viel Wärmeenergie führt die Kühlflüssigkeit auf 100 km Fahrtstrecke ab? b) Welche Wärmeenergie wird von der Kühlflüssigkeit bei einer Umwälzung aufgenommen? c) Wie oft wird die Kühlflüssigkeit auf 100 km Fahrtstrecke umgewälzt?

## 5.4 Motor

1. Ein Sechszylinder V-Motor hat folgende Kenndaten:

   Arbeitsverfahren Otto-Viertakt
   Bohrung 82,5 mm, Hub 86,5 mm
   Verdichtung 10,0, mechanischer Wirkungsgrad 92%

   **Folgende Größen sind zu berechnen (Bild 1):**

   a) Gesamthubraum in Liter
   b) Verdichtungsraum
   c) Veränderung der Zylinderkopfdichtung, um das Verdichtungsverhältnis auf 10,6 zu erhöhen
   d) Hubverhältnis
   e) mittlere Kolbengeschwindigkeit bei max. Leistung
   f) Leistung bei maximalem Drehmoment
   g) Literleistung
   h) Innenleistung bei maximaler Nutzleistung
   i) Kolbenkraft bei einem Gasdruck von 65 bar
   j) Pleuelstangenverhältnis (Pleuellänge 173 mm)
   k) Motordrehmoment bei 30° Kurbelwinkel n. OT, wobei der Gasdruck noch 3/5 des maximalen Wertes von 65 bar ist.

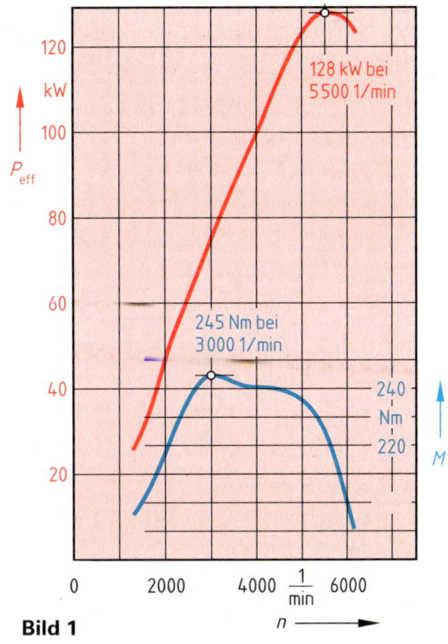


**Bild 1**

2. Ein wassergekühlter Fünfzylinder-Dieselmotor hat folgende Kennwerte:

   Motorhubraum 2497 cm³, Hub 84 mm
   Verdichtungsraum 23,78 cm³, Arbeitsverfahren: Viertakt
   Eö 12° v. OT, Es 18° n. UT, Aö 25° v. UT, As 16° n. OT
   Mittl. indizierter Arbeitsdruck 8,25 bar bei 4600 1/min
   Spez. Kraftstoffverbrauch 248 g/kWh bei 2800 1/min

   Kraftstoffkennwerte: Dichte = 0,83 kg/dm³,
   Heizwert = 42 400 kJ/kg

   **Folgende Größen sind zu berechnen (Bild 2):**

   a) Zylinderdurchmesser in mm
   b) Hubverhältnis
   c) Verdichtungsverhältnis
   d) Öffnungswinkel des Einlassventils
   e) Ventilüberschneidung
   f) Öffnungszeit des Auslassventils bei maximalem Drehmoment
   g) maximale Kolbengeschwindigkeit bei 60 kW Leistung
   h) innere Kolbenkraft *F* bei 4600 1/min
   i) innere Motorarbeit in Nm bei 4600 1/min
   j) Innenleistung bei effektiver Nennleistung
   k) mechanischer Wirkungsgrad in % bei Nennleistung

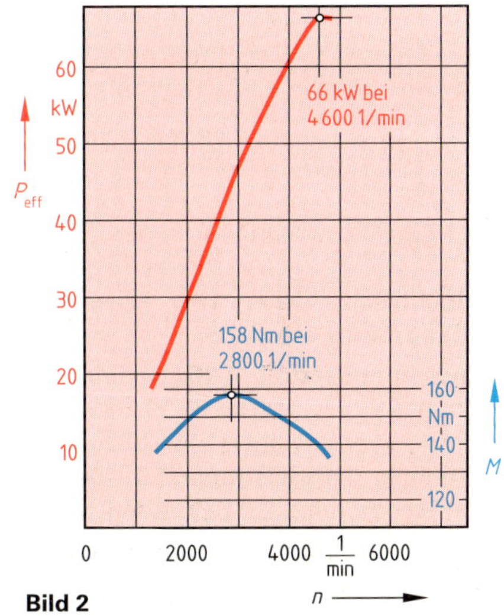


**Bild 2**

Bei nachfolgenden Berechnungen (l–q) wird der Punkt des maximalen Motordrehmoments zugrunde gelegt.

l) Nutzleistung des Motors
m) Kraftstoffverbrauch in kg/h
n) Kraftstoffverbrauch in l/h
o) Wärmeverbrauch (zugeführte Wärmemenge je Stunde) in kJ/h
p) Nutzwirkungsgrad des Motors in %
q) abzuführende Wärmemenge in kJ/h.

## 5.5 Triebwerk

1. Der Kettenantrieb eines Kraftrades hat am Getriebe $z_1 = 22$ Zähne und am Hinterrad $z_2 = 48$ Zähne. Die Antriebsdrehzahl beträgt 2850 1/min. Reifengröße 110/70 VB 18. a) Wie groß ist die Drehzahl des Hinterrades? b) Welche Fahrgeschwindigkeit erreicht das Kraftrad?

2. Ein Triebwerk **(Bild 1)** soll ein maximales Motordrehmoment von 262 Nm bei 3600 1/min und eine Nennleistung von 115 kW bei 5200 1/min übertragen. Von dem Triebwerk sind folgende weitere Daten bekannt:

   **Kupplung:** Einscheiben-Kupplung, mittlerer Durchmesser 206 mm, Haftreibungszahl 0,35, max. Flächenpressung 20 N/cm², Sicherheitszahl 1,7.

   **Getriebe:**

   | | |
   |---|---|
   | 1. Gang: $z_1/z_2 = 13/40$ | 4. Gang: $z_7/z_8 = 26/27$ |
   | 2. Gang: $z_3/z_4 = 18/35$ | R. Gang: $z_9/z_{12} = 9/27$ |
   | 3. Gang: $z_5/z_6 = 22/31$ | Wirkungsgrad = 93 % |

   **Ausgleichsgetriebe:**

   Kegelrad/Tellerrad: $z_k/z_T = 12/49$, Wirkungsgrad = 98%

   **Bereifung:** 195/50 R 15

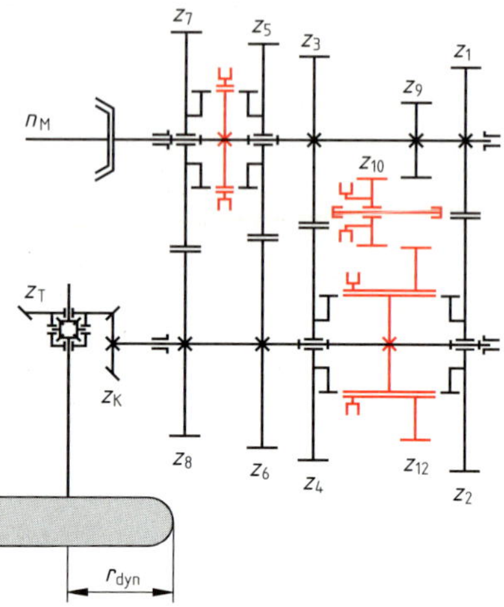


**Bild 1**

   **Folgende Größen sind zu berechnen:**

   a) Übertragbares Kupplungsdrehmoment
   b) Reibkraft an einer Kupplungsreibfläche
   c) Anpresskraft der Membranfeder
   d) Belagfläche eines Reibbelages
   e) Getriebeübersetzung in den einzelnen Gängen
   f) Gesamtübersetzung im Triebwerk in allen Gängen
   g) Gesamtwirkungsgrad des Triebwerks
   h) maximales Antriebsdrehmoment an den Rädern im 3. Gang
   i) Fahrgeschwindigkeit bei Nennleistung im 3. Gang
   j) Antriebskraft an den Rädern in kN im 3. Gang bei Nennleistung
   k) Motordrehzahl im 2. Gang bei einer Fahrgeschwindigkeit von 65 km/h.

3. Technische Daten und Messwerte eines Fahrzeugs **(Diagramm 1 und 2)**:

   **Achsübersetzung** 4,10; Bereifung 205/60 R 15 H; Wirkungsgrad Getriebe 92%; Wirkungsgrad Achsantrieb 97%; Leergewicht 1145 kg; zulässiges Gesamtgewicht 1605 kg. **Fahrleistungen:** 0–100 km/h in 11,0 Sekunden, 0–140 km/h in 22,6 Sekunden.

   **Folgende Größen sind zu berechnen bzw. aus den Diagrammen zu ermitteln:**

   a) Übersetzungen des Getriebes in allen Gängen
   b) Fahrgeschwindigkeit bei maximaler Leistung und bei maximalem Drehmoment im 5. Gang
   c) Drehzahlen von Motor und Antriebsrädern, wenn bei Nennleistung vom 4. in den 5. Gang geschaltet wird
   d) Drehmoment an den Antriebsrädern bei einer Motordrehzahl von 3000 1/min im 5. Gang
   e) mittlere Beschleunigung für die Fahrleistungen 0–100 km/h und 0–140 km/h
   f) Beschleunigungskraft von 0–100 km/h, wenn das Fahrzeug eine Zuladung von 75% zum Leergewicht hat
   g) Leistungsgewicht des Fahrzeugs.

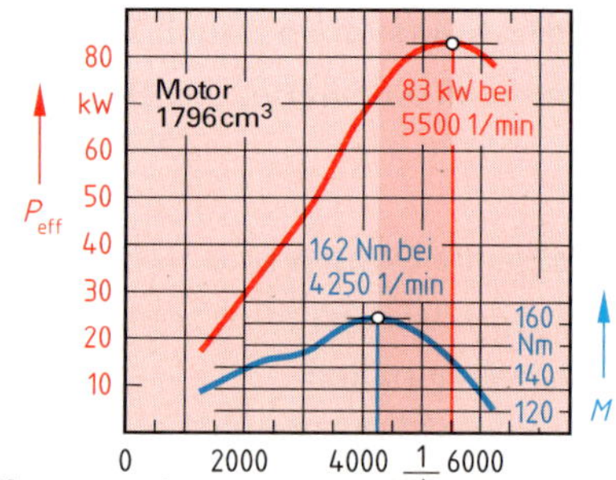


**Diagramm 1**

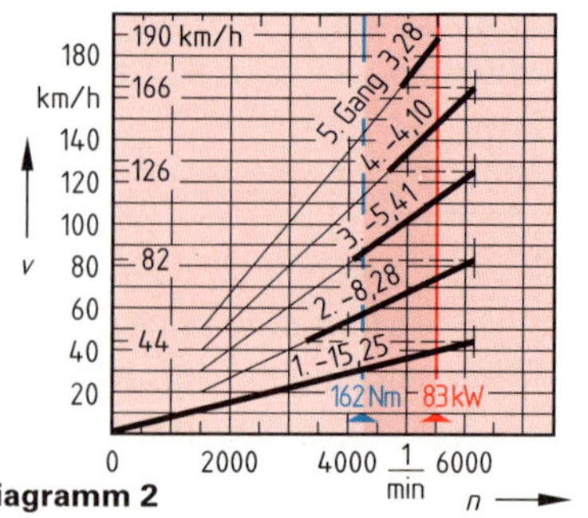


**Diagramm 2**

## 5.6 Bremsen

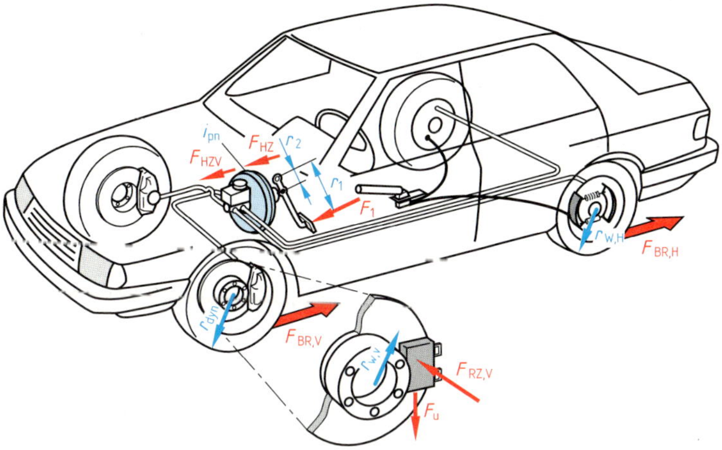


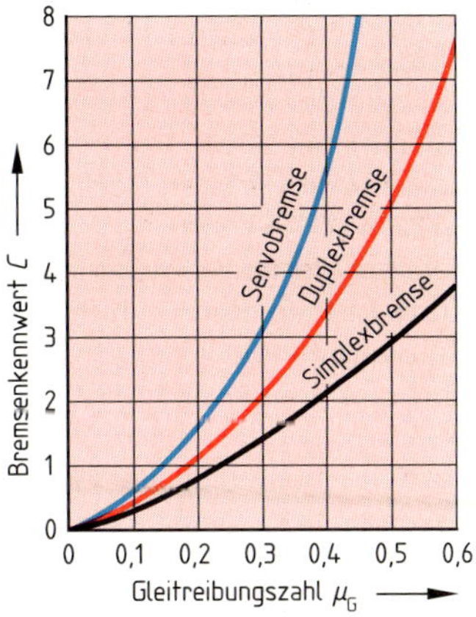


**Diagramm für Bremsenkennwerte**

### Daten zur Berechnung der Bremsanlage

**Fahrzeug**

| | | |
|---|---|---|
| Fahrzeugmasse | $m_F$ | = 1350 kg |
| Reifengröße 195/65 R 14 | $U_{dyn}$ | = 1860 mm |
| Reibungsz. Reifen-Straße | $\mu_H$ | = 0,9 |
| Fahrgeschwindigkeit | $v$ | = 130 km/h |
| Reaktionszeit | $t_R$ | = 0,55 s |
| Gewichtsverteilung beim Bremsvorgang VA zu HA | $i_{Achs}$ | = 70% : 30% |

**Druckerzeugung**

| | | |
|---|---|---|
| Bremspedal-Hebelarme | $r_1$ | = 350 mm |
| | $r_2$ | = 70 mm |
| Pedalkraft | $F_1$ | = 120 N |
| Übers. des Bremskraftverst. | $i_{pn}$ | = 0,222 |
| Durchmesser Hauptzylinder | $d_{HZ}$ | = 20 mm |

**Vorderradbremsen**

Faustsattelscheibenbremse

| | | |
|---|---|---|
| Durchmesser je Bremszylinder | $d_{RZ,V}$ | = 60 mm |
| Wirks. Bremsscheibenradius | $r_{WS}$ | = 110 mm |
| Reibungszahl Scheibe - Belag | $\mu_G$ | = 0,4 |
| Bremsscheiben aus Stahlguss | $m_S$ | = 2,2 kg |
| Bremsscheibenanfangstemp. | $t_1$ | = 20 °C |

**Hinterradbremsen**

Simplexbremse

| | | |
|---|---|---|
| Durchmesser je Radzylinder | $d_{RZ,H}$ | = 22 mm |
| Innenhalbmesser der Bremstrommel | $r_{WT}$ | = 70 mm |
| Reibungszahl Belag - Trommel | $\mu_G$ | = 0,25 |

**Berechnen Sie:**

1. die mech. Übersetzung am Bremspedal
2. die auf den Bremskraftverstärker wirkende Kraft $F_{HZ}$
3. die auf den Hauptzylinder wirkende verstärkte Kraft $F_{HZV}$
4. den Leitungsdruck in bar
5. die hydraulische Übersetzung zu den Vorderrädern, und die zu den Hinterrädern
6. die Spannkraft an den Radzylinderkolben der Vorder- bzw. Hinterräder
7. die Umfangskraft an einer Bremsscheibe
8. die Umfangskraft an einer Bremstrommel
9. die Bremskraft je Vorderrad und Hinterrad
10. die Gesamtbremskraft
11. das Bremsmoment je Vorderrad und Hinterrad
12. die maximal übertragbare Bremskraft ($F_{Bmax}$) je Rad der Vorder- und Hinterachse unter Beachtung der Achslastverlagerung

Bei den Aufgaben 13 bis 19 ist mit $F_{Bmax}$ zu rechnen!

13. die mittlere Bremsverzögerung
14. den Bremsweg, wenn das Fahrzeug bis zum Stillstand abgebremst wird
15. den Anhalteweg
16. die Bremszeit
17. die Bremsarbeit in Nm, kJ und kWh je Vorder- und Hinterrad
18. die Erwärmung einer Bremsscheibe bei Abbremsung bis zum Stillstand
19. die Bremsleistung in Nm/s und kW.

## 5.7 Fahrzeug

Daten und Messwerte eines Fahrzeuges

**Motor**

Vierzylinder-4-Takt-Dieselmotor, 66 kW bei 4000 1/min, 182 Nm bei 2300 1/min, Verdichtung 19,5, mittl. innerer Kolbendruck 14 bar, Bohrung 79,5 mm, Hub 95,5 mm, Eö 12° v. OT, Es 37° n. UT, Aö 45° v. UT, As 6° n. OT, Schwungraddurchmesser 320 mm
Kraftstoffbehälterinhalt 66 Liter Diesel
Heizwert 43 000 kJ/kg, Dichte 0,84 kg/dm$^3$
Verbrauch nach 93/116 EG: Stadtzyklus: 6,9 l/100 km; Überlandzyklus: 4,5 l/100 km
Testverbrauch 5,9 l/100 km

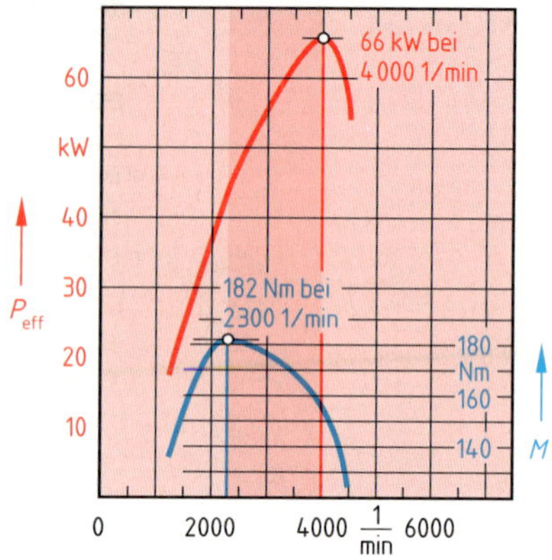


**Diagramm 1**

**Kraftübertragung/Fahrwerk**

Getriebe Übersetzungen
4,211 – 2,214 – 1,379 – 1,000 – 0,810 – R 4,211
Achsantrieb: 3,270
Einscheiben-Trockenkupplung:
Belagdurchmesser außen 350 mm, innen 195 mm, Anpressdruck 20 N/cm$^2$, Haftreibungszahl 0,35
Reifen: 195/65 R 15 T, Rollreibungszahl 0,015
Wirkungsgrad des (inneren) Triebwerks 0,94
Luftwiderstandsbeiwert 0,32

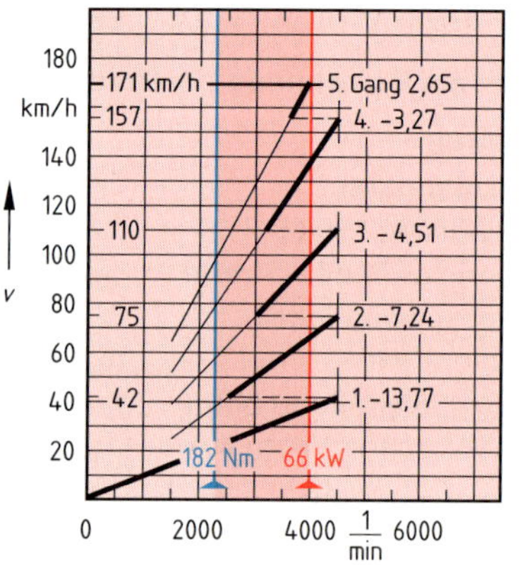


**Diagramm 2**

**Maße und Gewichte**

Länge, Breite, Höhe: 4482 mm, 1703 mm, 1415 mm
Leergewicht, zul. Gesamtgewicht: 1392 kg, 1860 kg

**Berechnen Sie oder ermitteln Sie aus den Diagrammen:**

Für den Motor

1. Motorhubraum in Liter
2. Verdichtungsraum
3. Öffnungszeit von Auslass- und Einlassventil bei maximalem Drehmoment
4. Bogenlänge am Schwungrad für den Ventilüberschneidungswinkel
5. Hubraumleistung
6. Innere Motorarbeit
7. Mechanischen Wirkungsgrad des Motors bei maximaler Leistung
8. Durchschnittsverbrauch nach Richtlinie 93/116 EG
9. Prozentualen Mehrverbrauch im Test gegenüber dem Durchschnittsverbrauch nach 93/116 EG
10. Reichweite des Fahrzeugs bei Testverbrauch, wenn der Kraftstoffbehälter zu 2/3 gefüllt ist.

Für das Triebwerk

11. Fahrgeschwindigkeit im 3. Gang bei 3000 1/min
12. Änderung der Motordrehzahl, wenn bei 4000 1/min vom 3. Gang in den 4. Gang hochgeschaltet wird
13. Übertragbares Kupplungsdrehmoment
14. Drehmoment an den Antriebsrädern bei größter Nutzleistung im 5. Gang
15. Energieverbrauch der Reifen in kWh bei einer Jahresfahrleistung von 15 000 km, wenn das Fahrzeug im Durchschnitt zu 50% beladen wird
16. Kraftstoffverbrauch aufgrund der ermittelten Rollwiderstandsarbeit aus Aufgabe 15
17. Luftwiderstand des Fahrzeugs im 5. Gang bei 3500 1/min (Luftdichte 1,29 kg/m$^3$)
18. Gesamtfahrwiderstand bei 5% Steigung und 100 km/h im 3. Gang bei voller Zuladung
19. Abnahme der zur Verfügung stehenden Antriebskraft, wenn bei maximaler Leistung vom 2. Gang in den 3. Gang geschaltet wird.

## Fahrzeug

Von einem Fahrzeug sind folgende Messwerte bzw. Daten bekannt:

**Motor**

Vierzylinder-Viertakt-Reihenmotor, 162 kW bei 5800 1/min, 330 Nm bei 3500 1/min, Verdichtung 8,0, Bohrung 100 mm, Hub 78,9 mm, Kühlsysteminhalt 8,5 Liter, Kraftstoffbehälterinhalt 80 Liter Benzin, Heizwert 43 500 kJ/kg, Dichte 0,74 kg/l, Bordspannung 12 Volt, Batterie 55 Ah,
Generator 1610 Watt/14 Volt.

**Kraftübertragung**

Übersetzungen Getriebe: 3,500 – 2,056 – 1,400 – 1,031 – 0,827 – R 3,500, Achsantrieb: 3,375, $\eta_{Tri} = 0,94$, $\eta_{Trä} = 0,82$
Reifen 225/50 ZR 16 auf 8 J x 16 Felgen, $U_{dyn}$ = 1930 mm

**Maße und Gewichte**

Radstand 240,0 cm, Spurweite vorn 147,7 cm, hinten 145,2 cm, Leergewicht 1280 kg, zul. Gesamtgewicht 1600 kg

**Folgende Größen sind zu berechnen:**

1. Motorhubraum in $cm^3$ und in Liter
2. Verdichtungsraum
3. Hubverhältnis
4. Hubraumleistung
5. Motorleistung bei Abgabe des maximalen Drehmoments
6. Drehmoment bei Abgabe der maximalen Leistung
7. Kolbenkraft bei 62 bar Verbrennungshöchstdruck
8. Mittl. Kolbengeschwindigkeit bei 5200 1/min
9. Innenleistung des Motors bei max. Nutzleistung und einem mittleren indizierten Druck von 16,5 bar
10. Mechanischer Wirkungsgrad bei max. Nutzleistung
11. Gesamtübersetzungen in den einzelnen Gängen
12. Prozentuale Abweichung des Abrollumfangs des Reifens vom Konstruktionsmaß
13. Geschwindigkeit des Fahrzeugs im 4. Gang bei 4750 1/min
14. Drehzahl des Motors bei 180 km/h im 5. Gang
15. Antriebsdrehmoment im 2. Gang bei 3500 1/min
16. Leistungsgewicht des Fahrzeugs
17. Durchschnittsverbrauch nach Richtlinie 93/116 EG
18. Prozentualer Mehrverbrauch im Test gegenüber dem Durchschnittsverbrauch nach 93/116 EG
19. Reichweite des Fahrzeugs bei voll gefülltem Kraftstoffbehälter bei Testverbrauch
20. Energieinhalt des vollen Kraftstoffbehälters in kWh
21. Achslasten bei voll beladenem Fahrzeug, wenn die Vorderachse mit 56% belastet ist
22. Maximale Stromabgabe des Generators
23. Entladezeit der Batterie, wenn ihr 9,4 A entnommen werden bei 84% Entladekapazität
24. Gefrierschutzanteil in % bei einem Mischungsverhältnis von Wasser zu Gefrierschutzmittel 7 : 3
25. Fahrwiderstand bei maximaler Geschwindigkeit im 4. Gang
26. Spurdifferenzwinkel, wenn die Entfernung der Hinterachsmitte vom Momentanpol dem 5-fachen Radstand entspricht und die Achsschenkel 4/5 der Spurweite voneinander entfernt sind.

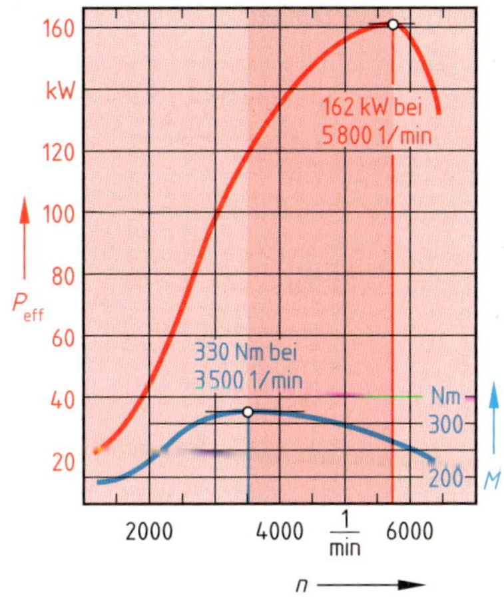


**Diagramm 1**

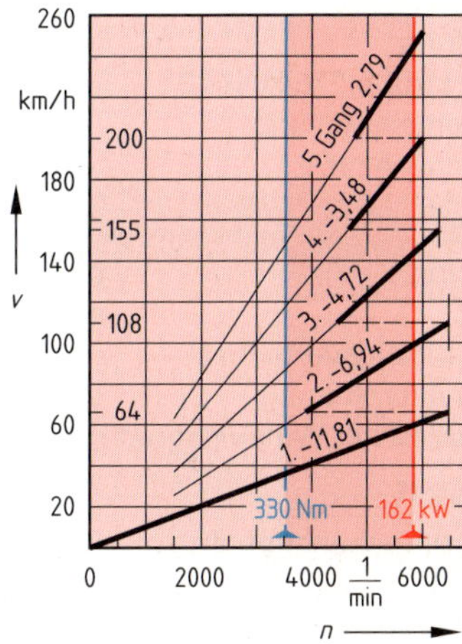


**Diagramm 2**

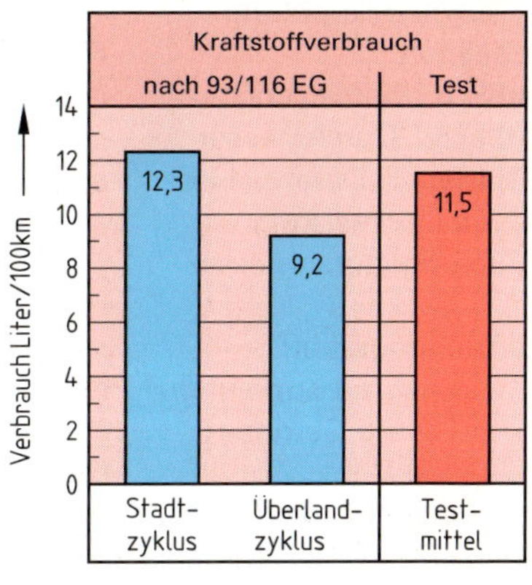


**Diagramm 3**

## Fahrzeug

Technische Daten

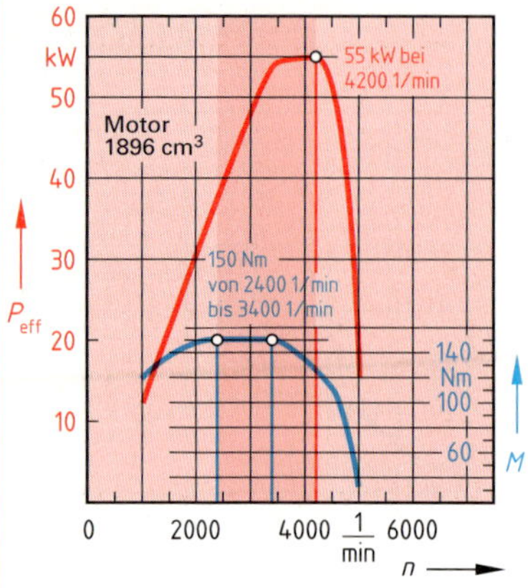


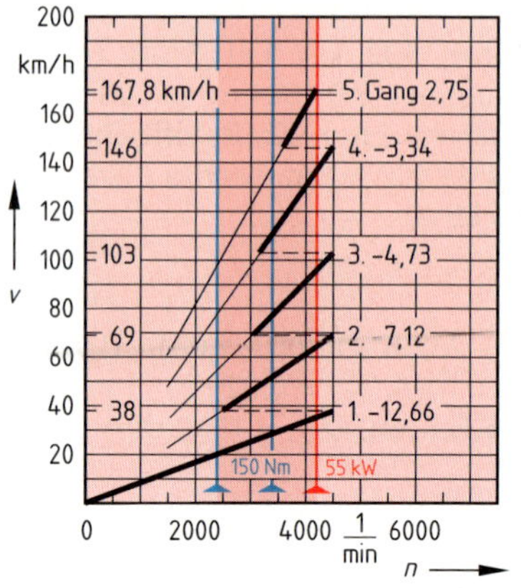


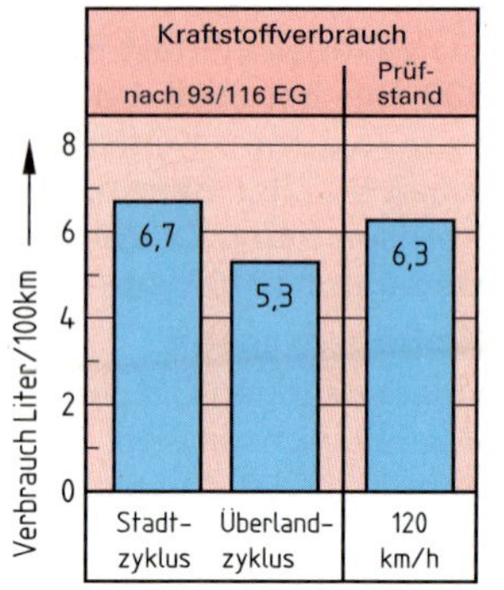


### Fahrzeugwerte

| | | |
|---|---|---|
| Leergewicht | $m_F$ | = 1020 kg |
| Zuladung | $m_z$ | = 505 kg |
| Reifengröße 175/70 R 13 | $U_{dyn}$ | = 1755 mm |
| Gewichtsverteilung | | |
| statisch VA : HA | | 62% : 38% |

### Motor

| | | |
|---|---|---|
| Bohrung | $d$ | = 79,5 mm |
| Hub | $s$ | = 95,4 mm |
| Verdichtungsverhältnis | $\varepsilon$ | = 22,5 |
| Kühlsystemfüllung | $V_K$ | = 6,5 l |
| Mechanischer Wirkungsgrad | $\eta_m$ | = 0,92 |

### Kraftstoff

| | | |
|---|---|---|
| Kraftstoffbehälterinhalt (Diesel) | $V$ | = 55 l |
| Heizwert | $H_u$ | = 42 500 kJ/kg |
| Kraftstoffdichte | $\varrho$ | = 0,85 kg/dm³ |

### Kraftübertragung

| | | |
|---|---|---|
| Einscheibenkupplung | | |
| Pedalkraft | $F$ | = 130 N |
| Äußere Übersetzung | $i_a$ | = 0,08 |
| Geberzyl. Durchmesser | $d_{GZ}$ | = 20 mm |
| Nehmerzyl. Durchmesser | $d_{NZ}$ | = 22 mm |
| Innere Übersetzung | $i_i$ | = 0,4 |
| Kupplungsdurchmesser | $D$ | = 280 mm |
| | $d$ | = 165 mm |
| Haftreibungszahl | $\mu_H$ | = 0,3 |
| Wirkungsgrad Kupplung | $\eta_K$ | = 0,995 |
| Übersetzung Getriebe | | 3,45 – 1,94 – 1,29 – 0,91 – 0,75, R 3, 45 |
| Wirkungsgrad Getriebe | | 95 % |
| Übersetzung Achsantrieb | | 3,67 |
| Wirkungsgrad Achsantrieb | | 98,5 % |

### Bremsanlage

| | | |
|---|---|---|
| Hebelarme am Pedal | $r_1$ | = 234 mm |
| | $r_2$ | = 50 mm |
| Pedalkraft | $F_1$ | = 195 N |
| Bremskraftverstärker | $d_v$ | = 180 mm |
| Druckdifferenz | $\Delta p$ | = 0,40 bar |
| Hauptzylinder | $d_{HZ}$ | = 20 mm |

**Vorne:** Faustsattelbremse

| | | |
|---|---|---|
| Bremszylinder (1 je Seite) | $d_{RZ,V}$ | = 54 mm |
| Wirksamer Bremsscheibenradius | $r_{ws}$ | = 110 mm |
| Reibungszahl Belag - Scheibe | $\mu_G$ | = 0,45 |

**Hinten:** Servobremse

| | | |
|---|---|---|
| Radzylinder | $d_{RZ,H}$ | = 22 mm |
| Bremstrommelradius | $r_{WT}$ | = 70 mm |
| Reibungszahl Belag - Trommel | $\mu_G$ | = 0,25 |
| Bremsenkennwert | $C$ | = 2 |

### Elektrische Anlage

| | |
|---|---|
| Bordspannung | 12 V |
| Starterbatterie | 12 V/ 64 Ah |
| Vier Glühstiftkerzen | je 10,5 V/92 W |
| Stromaufnahme Starter | 215 A/11,6 V |
| Starter-Wirkungsgrad | 65 % |
| Starterhauptleitung (Cu) | 0,8 m |
| Querschnitt | 35 mm² |
| Generator-Drehstrom | 14 V/70 A |
| Wirkungsgrad-Generator | 56 % |

### Verbraucher

| | |
|---|---|
| Zwei H4-Lampen | je 12 V/55 W |
| Zwei Kennzeichenleuchten | je 12 V/5 W |
| Zwei Begrenzungsleuchten | je 12 V/4 W |
| Autoradio | 12 V/28 W |

Verwenden Sie zur Lösung der Aufgaben die Diagramme

Zu berechnen sind:

**Motor/Kraftstoffverbrauch**

1. Zylinderzahl
2. Verdichtungserhöhung, wenn durch Planschleifen des Zylinderkopfes 0,16 mm abgeschliffen wurden
3. Mittlere Kolbengeschwindigkeit bei 55 kW Nutzleistung
4. Motorinnenleistung bei max. Nutzleistung
5. Mittlerer innerer und effektiver Arbeitsdruck bei maximaler Nutzleistung
6. Leistungsgewicht des Fahrzeugs
7. Gefrierschutzmittelmenge im Kühlsystem, wenn das Verhältnis Wasser zu Gefrierschutzmittel 3 : 2 ist
8. Kraftstoffverbrauch nach 93/116 EG
9. Fahrbereich bei Kraftstoffverbrauch nach 93/116 EG und vollem Kraftstoffbehälter
10. Stündlicher Kraftstoffverbrauch in l/h und kg/h bei 120 km/h
11. Motordrehzahl und -drehmoment bei 120 km/h im 5. Gang
12. Genutzte Wärmemenge in kWh bei 120 km/h; Verluste für: Abgas 31%, Kühlung 28%, Reibung 8%, Triebwerk 6 %
13. Durch den Kühler abzuführende Wärmemenge in einer Stunde bei 120 km/h, wenn 28% der anfallenden Wärme durch Kühlung verloren gehen
14. Anzahl der Kühlflüssigkeitsumläufe je Stunde bei 120 km/h, wenn die Temperaturdifferenz zwischen Kühlflüssigkeitseintritt und -austritt 6 °C ist ($c_{KÜHLFL}$ = 3,68 kJ/kg · K; $\varrho_{KÜHLF}$ = 1,04 kg/l).

**Kraftübertragung**

15. Fläche eines Kupplungsreibbelages
16. Kraft am Kupplungsausrücklager
17. Anpresskraft der Kupplungsmembranfeder
18. Flächenpressung des Kupplungsreibbelages
19. Übertragbares maximales Kupplungsdrehmoment
20. Maximales Raddrehmoment
21. Fahrgeschwindigkeiten bei maximalem Raddrehmoment
22. Fahrgeschwindigkeit im 4. Gang bei maximaler Nutzleistung
23. Steigungswiderstand bei 20% Steigung und 3/4 Zuladung
24. Zunahme der zur Verfügung stehenden Beschleunigungskraft, wenn bei 2400 1/min vom 4. Gang in den 3. Gang zurückgeschaltet wird.

**Bremsanlage**

25. Kraft am Hauptzylinder mit und ohne Bremskraftverstärker
26. Verstärkungsfaktor (Bremskraftverstärker)
27. Bremsleitungsdruck
28. Hydraulische Übersetzungen zu den Vorder- und den Hinterrädern
29. Umfangskraft an einer Bremsscheibe und einer Bremstrommel
30. Bremskraft je Vorder- und Hinterrad.

**Anfahr- und Bremsvorgang**

31. Haftreibungsbeiwert zwischen den Reifen der Vorderachse und der Straße bei halber Zuladung, wenn die Vorderachse während des Bremsvorgangs aufgrund der dynamischen Achslastverlagerung mit 70% belastet wird
32. Anhalteweg aus 130 km/h, bei einer Reaktionszeit von 0,85 s und einer Bremsverzögerung von 5,76 m/s$^2$
33. Beim Bremsvorgang umgewandelte Energie in kJ und kWh bei halber Zuladung
34. Statische Radlasten bei $m_{Ges}$
35. Beschleunigungskraft, wenn das zu 3/4 beladene Fahrzeug von 0 auf 100 km/h in 15,6 s beschleunigt wird.

**Elektrische Anlage**

36. Stromaufnahme einer Glühkerze
37. Gesamtstrom beim Vorglühen
38. Starter: Leistungsaufnahme und -abgabe
39. Spannungsabfall in der Starterhauptleitung
40. Generator: Leistungsaufnahme und -abgabe
41. Gesamtverbraucherstrom
42. Batterieentladedauer in h und min, wenn alle Verbraucher eingeschaltet sind und die Entladekapazität der Batterie 65 % beträgt.

## 5.8 Kraftfahrzeugelektrik

In einem Omnibus bleibt versehentlich die Scheibenheizung für 4 h eingeschaltet; sie wird während dieser Zeit nur von der Starterbatterie gespeist. Die Starterbatterie wird anschließend vom Generator wieder aufgeladen.

**Daten der Systeme:**

**Scheibenheizung**

- Nennspannung der Anlage 28 V
- 20 Heizdrähte; je Heizdraht $R_H = 20\ \Omega$; Parallelschaltung
- Zuleitung zu den Heizdrähten: Kupfer; Länge $l = 6$ m; Leiterquerschnittfläche $A = 4\ mm^2$

**Motor** (Dieselmotor)

- Nennleistung $P_{eff} = 280$ kW bei $n_{MN} = 1800$ 1/min
- spez. Kraftstoffverbrauch $b_{eff} = 240$ g/kWh bei Nennleistung
- Motorwirkungsgrad bei Nennleistung $\eta_M = 0{,}38$
- Dichte Dieselkraftstoff: $\varrho = 0{,}82\ kg/dm^3$
- spezifischer Heizwert Diesel $H_u = 42\,500$ kJ/kg
- Literpreis für Dieselkraftstoff 0,74 €/l

**Starterbatterie**

- 2 Starterbatterien in Reihenschaltung
- Nennkapazität $K_{20} = 200$ Ah je Starterbatterie; zu 75 % geladen
- Innenwiderstand $R_i = 0{,}005\ \Omega$ je Batterie
- Wirkungsgrad $\eta_{Ah} = 0{,}86$
- Leerlaufspannung $U_o = 2{,}35$ V/Zelle
- mittlere Ladespannung $U_L = 28{,}4$ V

**Generator**

- Nennleistung $P_{GN} = 4$ kW
- Nennspannung $U_{GN} = 28$ V
- Wirkungsgrad $\eta_G = 0{,}8$
- Riemenscheibe Generator: $d_G = 300$ mm
- Riemenscheibe Motor: $d_M = 400$ mm

**Berechnen Sie**

1. den Gesamtwiderstand $R_{Hges}$ der Scheibenheizung
2. den Widerstand $R_L$ der Zuleitung
3. den Gesamtwiderstand $R$ des Scheibenheizungssystems
4. den gesamten Innenwiderstand $R_i$ des Batteriensystems
5. die Leerlaufspannung $U_o$ des Batteriensystems
6. den Strom $I$, den die Starterbatterien abgeben
7. den Kurzschlussstrom $I_K$, den die Starterbatterien abgeben können
8. die Klemmenspannung $U$ des Batteriensystems
9. den Spannungsabfall $U_a$ in der Zuleitung zur Scheibenheizung
10. die Spannung $U_H$ an den Heizdrähten
11. die Heizleistung $P_H$ eines Heizdrahtes
12. die Heizleistung $P_{Hg}$ aller Heizdrähte
13. die Verlustleistung $P_V$ in der Zuleitung zur Scheibenheizung
14. die im Batteriesystem zur Verfügung stehende Entladekapazität $K_2$*
15. die von der Scheibenheizung entnommene Kapazität $K_E$
16. die nach der Entladung noch vorhandene Restkapazität $K_2$**
17. den Nennstrom $I_{GN}$ des Generators bei Nennspannung
18. den Batterieladestrom $I_L$, wenn 40% des Nennstromes $I_{GN}$ zur Aufladung zur Verfügung stehen
19. die Ladekapazität $K_1$, wenn die Kapazitätsentnahme $K_E$ wieder ausgeglichen werden soll
20. die Ladezeit $t_1$
21. die dem Generator für das Wiederaufladen entnommene Arbeit $W_{Gab}$
22. die dem Generator für das Wiederaufladen zugeführte Energie $W_{Gzu}$
23. die während des Wiederaufladens dem Dieselmotor zugeführte Energie $W_{Mzu}$
24. die verbrauchte Kraftstoffmenge $m$ in kg und $V$ in l, die zum Wiederaufladen der Starterbatterien erforderlich ist
25. die im verbrauchten Kraftstoff enthaltene Wärmeenergie $W_K$
26. die Kraftstoffkosten für die Wiederaufladung der Starterbatterien
27. das Übersetzungsverhältnis $i$ des Riementriebes
28. die Drehzahl $n_G$ des Generators bei $n_{MN}$
29. die Riemengeschwindigkeit $v$ bei $n_{MN}$
30. die dem Generator bei Nennleistung zugeführte Leistung $P_{Gzu}$
31. die Zugkraft $F_{GN}$ im Keilriemen bei Nennleistung $P_{GN}$ des Generators

## 5.9 Aufgabensätze projektbezogen

**Zugelassene Hilfsmittel:** Taschenrechner, Formelsammlung, Tabellenbuch.

**Arbeitszeit:** 90 min je Aufgabensatz.

**Aufgabendarstellung:** Gegeben, Gesucht, Lösung mit Formel, Zahlenwerte mit Einheiten.

### Aufgabensatz A

1. Von einem Pkw sind folgende Daten bekannt:

| | | | |
|---|---|---|---|
| Motorhubraum | 3,1 64 l | Verdichtung | 9,5 |
| Bohrung | 95 mm | Verbrennungshöchstdruck | 58 bar |
| Hub | 74,4 mm | Eö 4° v. OT | Es 50° n. UT |
| mittl. Kolbengeschwindigkeit | 15,8 m/s | Aö 40° v. UT | As 12° n. OT |

Berechnen Sie

a) die Zylinderzahl
b) den Verdichtungsraum eines Zylinders
c) die Drehzahl des Motors bei mittlerer Kolbengeschwindigkeit
d) die Ventilüberschneidung
e) die Öffnungszeit des Einlassventils bei 5200 1/min
f) die Kolbenkraft bei Verbrennungshöchstdruck.

2. Bei einem Pkw mit einer Masse von 1420 kg wird beim Bremsen die Vorderachse mit 65% belastet.
   a) Wie hoch ist die Vorderachsbelastung in kN?
   b) Wie groß ist die maximal übertragbare Haftreibungskraft an den Vorderrädern, wenn der Haftreibungskoeffizient zwischen Fahrbahn und Reifen 0,7 beträgt?
3. Ein Fahrzeug wird aus einer Geschwindigkeit von 130 km/h bis zum Stillstand abgebremst. Die Bremsverzögerung beträgt 6,8 m/s$^2$.
   Wie groß ist der Anhalteweg, wenn die Reaktionszeit des Fahrers 0,8 Sekunden beträgt?
4. Der dynamisch wirksame Halbmesser eines Pkw-Reifens mit dem Geschwindigkeitsindex V ist 320 mm. Wird die zulässige Höchstgeschwindigkeit des Reifens bei maximaler Motordrehzahl von 5800 1/min überschritten, wenn die Getriebeübersetzung im 5. Gang 0,861 und die Achsübersetzung 3,45 ist?
5. Die beheizbaren Lenkergriffe eines Motorrades sind parallel geschaltet und haben je einen Widerstand von 6 Ohm. Welche Leistung wird bei 12 Volt Nennspannung und eingeschalteter Lenkerheizung aufgenommen?
6. Der Preis für einen Liter Kraftstoff erhöhte sich innerhalb eines Jahres von 0,55 € auf 0,78 €. Wie viel Prozent betrug die Preiserhöhung?

### Aufgabensatz B

1. Ein Motor hat folgende Daten: $P_{eff}$ = 138 kW bei 5700 1/min, $M_{max}$ = 260 Nm bei 4300 1/min, Getriebeübersetzungen 3,48 – 2,41 – 1,44 – 1,00 – 0,81, Achsübersetzung 3,46; $U_{dyn}$ = 1865 mm.
   a) Wie groß ist die Leistung des Motors bei maximalem Drehmoment?
   b) Wie groß ist die Fahrgeschwindigkeit im 3. Gang bei maximaler Leistung?
2. Bei einem Motor werden der Lüfter, der Generator und die Wasserpumpe durch die Kurbelwelle über einen Keilriemen angetrieben **(Bild 1)**. Die Motordrehzahl beträgt 3200 1/min.
   a) Wie groß ist die Übersetzung zwischen Kurbelwelle und Wasserpumpe?
   b) Wie groß ist die Drehzahl der Wasserpumpe?
3. Welche mittlere Temperatur erreicht ein Ventil, wenn es bei 20 °C 148 mm lang ist und es sich um 36/100 mm ausdehnt ($\alpha$ = 0,0000112 1/K)?

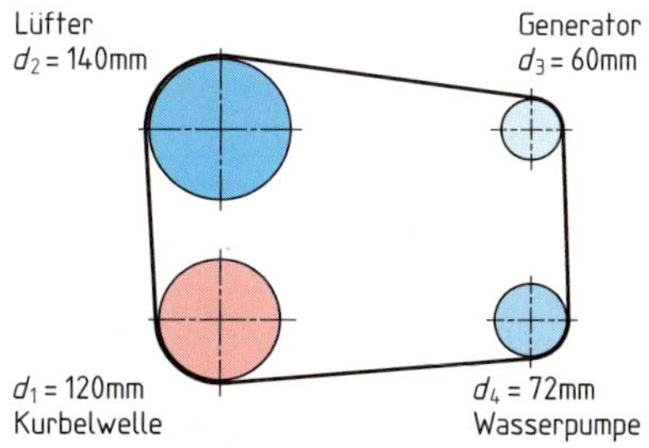


**Bild 1**

4. Bei einer hydraulisch betätigten Kupplung wird mit einer Pedalkraft von 220 N ausgekuppelt. Bei der Kraftübertragung werden folgende Übersetzungsverhältnisse wirksam: Pedal 0,24, Hydraulik 0,68, Ausrückgabel 0,36.

   Wie groß ist die Ausrückkraft am Ausrücklager?
5. Die Kupplungsbeläge einer Kupplungsscheibe haben je einen äußeren Durchmesser von 280 mm und einen inneren von 160 mm, die Haftreibungszahl beträgt 0,35. Die Anpresskraft der Membranfeder ist 5800 N. Wie groß ist das übertragbare Kupplungsdrehmoment?
6. Ein Reservekanister wiegt leer 2,4 kg. Wenn er vollständig mit Superbenzin gefüllt ist (Dichte 0,78 kg/dm³), hat er ein Gewicht von 10,2 kg. Wie viel Liter Benzin kann der Kanister aufnehmen?
7. Aufgrund eines Defekts am Generator sind während einer Fahrt von 42 Minuten folgende Verbraucher von der voll geladenen Batterie (12 V/ 56 Ah) zu versorgen: 2 Halogenscheinwerfer mit je 12 V/55 W; 2 Schlussleuchten mit je 12 V/10 W, 1 Kennzeichenleuchte mit 12 V/5 W; Armaturenbeleuchtung 12 V/4 W, Transistorzündanlage 12 V/70 W, sonstige Verbraucher 6 W.
   a) Wie groß ist die Leistungsaufnahme aller Verbraucher?
   b) Wie groß ist der gesamte Stromverbrauch?
   c) Um wie viel Prozent fällt die Batteriekapazität ab?
8. Ein Fahrzeug beschleunigt von 0 auf 100 km/h in 6,4 Sekunden.

   Wie groß ist der dabei zurückgelegte Weg?

**Aufgabensatz C**

1. Ein Sechszylinder-Viertakt-Dieselmotor hat eine Bohrung von 87 mm, einen Hub von 84 mm und ein Verdichtungsverhältnis von 22. Bei seiner Nenndrehzahl von 4400 1/min hat der Motor einen indizierten Arbeitsdruck von 12 bar.
   a) Wie groß ist die indizierte Leistung?
   b) Wie groß ist die Nutzleistung bei einem mechanischen Wirkungsgrad von 86%?
2. Bei einem Sechszylinder-Viertaktmotor mit L-Jetronic werden pro Arbeitsspiel eines Zylinders 28 mg Normalbenzin bei 4200 1/min mit einem Heizwert von 43 500 kJ/kg verbraucht.
   a) Wie viel Gramm Kraftstoff werden je Minute eingespritzt?
   b) Welche Wärmemenge wird dabei frei?
3. Der Kraftstoffbehälter eines Motorrades enthält 14 3/4 Liter Zweitaktmischung im Verhältnis 1 : 50. Welche Teilmengen von Benzin und Öl wurden gemischt?
4. Ein Fahrzeug fährt in Heilbronn um 8.10 Uhr nach München ab. Die Entfernung beträgt 294 km. Die Durchschnittsgeschwindigkeit beträgt auf freier Strecke 130 km/h. Wann kommt das Fahrzeug in München an, wenn es wegen eines Verkehrsstaus 24 Minuten nur mit einer Durchschnittsgeschwindigkeit von 25 km/h fahren kann?
5. In einer hydraulischen Bremsanlage **(Bild 1)** wirkt auf das Bremspedal eine Fußkraft von 110 N. Die Hebelarme des Pedals betragen $r_1$ = 310 mm und $r_2$ = 62 mm. Der Außenluftdruck beträgt 1035 mbar. Der absolute Druck in der Vakuumkammer ist 0,8 bar. Der Durchmesser des Bremskraftverstärkers ist 290 mm.
   a) Wie groß ist die auf den Bremskraftverstärker wirkende Kraft $F_{HZ}$?
   b) Wie groß ist die Bremskraftverstärkung $F_V$ durch die Druckdifferenz?

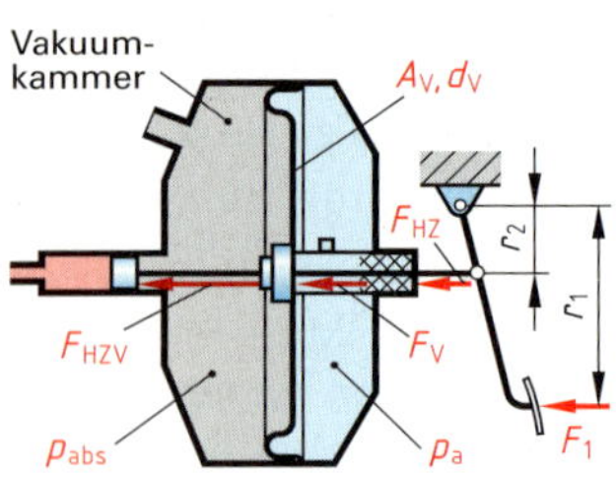

**Bild 1**

6. Bei einer Vorglühanlage sind vier Glühkerzen je 56 W in Reihe mit einem Vorwiderstand geschaltet. Bei 12 V Spannung fließt ein Strom von 40 A. Wie viel Ohm hat der Vorwiderstand?
7. Der Kraftstoffbehälterinhalt eines Fahrzeugs beträgt 68 Liter. Er ist zu 4/5 gefüllt. Wie groß ist die Reichweite des Fahrzeugs, wenn der Streckenverbrauch 9,6 l/100 km beträgt?

# Sachwortverzeichnis